现代普通外科
临床诊治

主编　丁龙龙　　赵梦泉　　刘红霞　　刘艳君

　　　　王保刚　　段建峰　　王军勇　　何家赓

上海科学技术文献出版社

Ⓢ

Shanghai Scientific and Technological Literature Press

图书在版编目（CIP）数据

现代普通外科临床诊治 / 丁龙龙等主编 .-- 上海：
上海科学技术文献出版社,2023
ISBN 978-7-5439-8959-7

Ⅰ.①现… Ⅱ.①丁… Ⅲ.①外科－疾病－诊疗
Ⅳ.①R6

中国国家版本馆CIP数据核字（2023）第199167号

组稿编辑：张　树
责任编辑：王　珺
封面设计：宗　宁

现代普通外科临床诊治

XIANDAI PUTONG WAIKE LINCHUANG ZHENZHI

主　　编：丁龙龙　赵梦泉　刘红霞　刘艳君　王保刚　段建峰　王军勇　何家赓
出版发行：上海科学技术文献出版社
地　　址：上海市长乐路746号
邮政编码：200040
经　　销：全国新华书店
印　　刷：山东麦德森文化传媒有限公司
开　　本：787mm×1092mm　1/16
印　　张：18.5
字　　数：470千字
版　　次：2023年8月第1版　2023年8月第1次印刷
书　　号：ISBN 978-7-5439-8959-7
定　　价：198.00元

编委会

普通外科是以手术为主要方法治疗疾病的临床学科,包括甲状腺和甲状旁腺疾病、乳腺疾病、腹部疾病等,是外科系统最大的专科。对于甲状腺和甲状旁腺手术,医师除了要了解解剖方面涉及的颈部大血管、气道和神经外,还要知道患者还可能伴随的甲状腺和甲状旁腺内分泌异常,以及由此引起的全身性代谢紊乱;而乳腺手术,由乳腺活检到扩大乳腺癌根治,手术范围和创伤差异甚大;腹部手术涉及的脏器非常多,涵盖了从贲门到肛管直肠周围的整个消化道,乃至腹膜后和腹壁的手术。因此,普通外科临床医师需要更全面、更牢固地掌握疾病相关要点,以科学、严谨的态度对待每一例普通外科疾病患者,以娴熟的手法去完成每一台手术。为了弥补年轻的普通外科从业者经验上可能存在的不足,我们特组织具有多年临床经验的普通外科专家共同编写了《现代普通外科临床诊治》一书,旨在通过文字形式分享临床常见普通外科疾病诊断与治疗经验。

本书系统阐述了普通外科疾病的相关内容,涵盖了甲状腺、乳腺、胃、十二指肠、小肠、结直肠等疾病的诊断与治疗。此外,本书还涉及腹腔镜治疗普通外科疾病和中医治疗普通外科疾病的内容。本书在总结临床操作经验的同时,参考国内外最新文献,较全面地反映了普通外科诊断与手术的发展水平,具有较高的参考价值和实用价值。本书适于各级普通外科医师、相关专业人员和医学院校学生学习参考。

由于时间仓促,普通外科系统庞大,加之编者编写水平和经验有限,书中可能存在疏漏之处,恳请各位读者批评指正,以期再版时及时改正。

《现代普通外科临床诊治》编委会

2023 年 4 月

目录 Contents

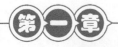

普通外科手术常用技术

第一节 无 菌 术

一、手术人员、参观人员着装要求

（1）根据身高、体型选择合适型号的刷手服。

（2）在更衣室更换刷手服。将上衣下摆放入裤子内。穿手术室专用拖鞋。

（3）戴好帽子、口罩。帽子尽量遮盖头发,特别是鬓角及发髻,以减少暴露。戴布口罩时,口罩上缘不低于鼻梁处,充分遮盖口鼻部。戴一次性口罩时,应在鼻梁处夹紧金属条,防止口罩滑落。

二、刷手的方法及要求

（1）剪短指甲,使指甲平整光滑,将袖口挽至上臂 1/3 以上。

（2）用消毒液、流动水将双手和前臂清洗一遍。

（3）取无菌毛刷淋上消毒液,自指尖至上臂 1/3,彻底无遗漏刷洗手指、指间、手掌和手背,双手交替,用时 2 分钟,刷手臂时手保持高于手臂,用时 1 分钟,指甲及皮肤皱褶处应反复刷洗。

（4）流动水冲洗手和手臂,从指尖到肘部,向一个方向移动冲洗,注意防止肘部水反流到手部。

（5）流动水冲洗手刷,再用手刷按步骤 3 刷洗手及手臂 2 分钟,不再冲洗,将手刷弃入洗手池内。

（6）手及前臂呈上举姿势,保持在胸腰段回手术间,将手、手臂用无菌擦手巾擦干。

（7）刷手期间若被污染,应重新刷手。

三、穿无菌手术衣的注意事项

（1）穿无菌手术衣时,需有足够的空间,以免手术衣抖开过程中被污染。

（2）擦手完毕,双手提起衣领两端,轻轻向前上方抖开,并检查手术衣有无破洞。

（3）未戴手套的手不可拉衣袖或触及其他部位。

（4）穿好无菌手术衣、戴好无菌手套后,手臂应保持在胸前,高不过肩、低不过腰,双手不可交叉放于腋下。

1

四、戴无菌手套的方法及注意事项

(一)无触及戴手套法

(1)刷手护士穿无菌手术衣,手留在袖口内侧不伸出。

(2)隔衣袖取出一只手套,与同侧手掌心相对,手指朝向身体,手套开口置于袖口上。

(3)打开手套反折部,束住袖口,翻起反折,盖住袖口后,向后拽动衣袖,手指插入手套内。

(4)同法戴好另一只手套后,双手调整舒适。

(二)协助术者戴手套法

(1)刷手护士取一只手套,双手从手套反折处撑开手套,将手套的拇指侧朝向医师,注意避免触及医师的手。

(2)医师将手插入。

(3)同法戴另一只手套。

(三)注意事项

(1)未戴手套的手不可触及手套外面。

(2)已戴手套的手不可触及未戴手套的手。

(3)手套的上口要严密地套盖住手术衣袖。

(4)同时检查手套是否有破洞。

(5)如发现有水渗入手套内面,必须立即更换,以防止在手术过程中细菌进入切口而引起感染。

(6)协助术者戴手套时,刷手护士应戴好手套,并避免触及术者皮肤。

五、手术区皮肤消毒的原则

(1)消毒前检查皮肤清洁情况,如油垢较多或粘有胶布痕迹时,应用汽油擦净;备皮不净者,应重新备皮。

(2)消毒范围原则上以最终切口为中心向外 20 cm。

(3)医师应遵循刷手方法,刷手后方可实施消毒。

(4)消毒顺序以手术切口为中心,由内向外、从上到下,已接触边缘的消毒垫,不得返回中央涂擦,若为感染伤口或肛门区消毒,则应由外向内。

(5)医师按顺序消毒一遍后,应更换消毒钳及消毒垫后再消毒第二遍。

(6)使用后的消毒钳应放于指定位置,不可放回无菌台面上。

(7)若用碘酊消毒,待碘酊干后,应用 75% 乙醇彻底脱碘两遍,避免遗漏,以防化学烧伤皮肤。

六、无菌巾、无菌单铺置要求

(1)铺无菌巾由穿无菌衣、戴无菌手套完毕的刷手护士和已刷手的手术医师共同完成。

(2)刷手护士将无菌巾传递给手术医师,注意在传递过程中,手术医师避免触及刷手护士的手套。

(3)在距离切口四周 2~3 cm 铺置无菌巾,无菌巾一旦放下,不要再移动,必须移动时,只能由内向外。

（4）严格遵循铺巾顺序,方法视手术切口而定。原则上第一层无菌巾铺置的顺序是先遮住污染区域,然后顺序铺出手术野。例如,腹部切口铺巾顺序为先铺下方,然后铺对侧,再铺上方,最后铺近侧。

（5）铺第一层治疗巾后可用巾钳固定或用皮肤保护膜覆盖。其他层次固定均用组织钳。

（6）无菌大单在展开时,刷手护士要手持单角向内翻转遮住手背,以免双手被污染。

（7）无菌大单应悬垂至手术床缘 30 cm 以下,无菌台面布单不少于 4 层。

（8）打开无菌单时,应注意无菌单不要触及无菌衣腰以下的部位。

七、手术的无菌原则

（1）手术过程中传递器械时要在医师胸前传递,隔人传递时在主刀手臂下传递。

（2）掉落到手术台平面以下的器械、物品即视为污染。

（3）同侧手术人员调换位置时,先退后一步转身,背靠背或面对面换至另一位置。

（4）手术中如手套破损或触及有菌区,应更换手套。衣袖触及有菌区则套无菌袖套或更换手术衣。

（5）无菌区被浸湿,应加盖 4 层以上无菌单。

（6）切开污染脏器前,用纱垫保护周围组织,以防污染。

（7）皮肤切开及缝合前、后,要用消毒液涂擦切口皮肤一次。

（8）接触有腔器官的器械与物品均视为污染。

（9）污染与非污染的器械、敷料应分别放置。

（10）无菌台上物品一旦被污染或怀疑被污染应立即更换。

八、手术伤口的分类

按手术部位有无细菌的污染或感染,可将手术分为以下三大类。

（一）无菌手术

无菌手术是指经过消毒处理,手术部位内没有细菌的手术。但实际上,多数所谓无菌手术,并非绝对无菌,只是细菌很少或接近无菌。这类手术局部感染发生率低,一般可达到一期愈合。

（二）污染手术

经过消毒处理,手术部位内仍有细菌,但未发展成感染。例如,开放性损伤的清创术、择期性胃切除术、单纯性阑尾切除术等。根据手术局部原有的细菌数量不同,又可分为轻度污染和重度污染两种,后者术后感染率高于前者。

（三）感染手术

手术部位已发生感染（如痈、脓肿）,伤口一般需要引流的手术。大多为二期愈合。

九、手术室一般规则

（1）严格执行无菌操作原则,除参加手术的医护人员及与手术相关的工作人员和学生,其他人员未经许可不得进入手术室。

（2）进入手术室的人员必须换上手术室的专用衣、帽、拖鞋、口罩等。

（3）手术时工作人员暂离手术室外出时,如到病房看患者、接送患者、送病理标本或取血时,必须更换外出的衣和鞋。

(4)手术室内需保持肃静,严禁吸烟。

(5)参加手术的人员必须先进行无菌手术,后进行感染手术。

(6)手术间内要保持肃静,谈话仅限于与手术有关的内容,严禁闲聊谈笑。

(7)手术间内外走廊的门要保持关闭状态,以保证手术间层流的正常运作。

十、参观手术规则

(1)院外人员需经医院有关部门批准后方能按照指定日期、时间、人数及指定的手术进行参观。

(2)每个手术间参观人数一般限于2～3人,且只限在指定的手术间内,不得随意进入其他手术间。特殊感染、夜间急症手术谢绝参观。

(3)参观者要注意减少走动,注意不能触及或跨越无菌区,参观者要与术者保持15 cm以上的距离。

十一、洁净手术间的等级标准

洁净手术间的等级标准见表1-1。

表1-1 洁净手术间的等级标准

等级	手术室名称	手术区空气洁净度级别
Ⅰ	特别洁净手术室	100级
Ⅱ	标准洁净手术室	1 000级
Ⅲ	一般洁净手术室	10 000级
Ⅳ	准洁净手术室	300 000级

十二、各等级洁净手术室适用手术

(一)Ⅰ级特别洁净手术室

Ⅰ级特别洁净手术室适用于关节置换、器官移植及脑外科、心脏外科和眼科等手术中的无菌手术。

(二)Ⅱ级标准洁净手术室

Ⅱ级标准洁净手术室适用于胸外科、整形外科、泌尿外科、肝胆胰外科、骨外科和普通外科中的一类切口无菌手术。

(三)Ⅲ级一般洁净手术室

Ⅲ级一般洁净手术室适用于普通外科、妇产科等手术。

(四)Ⅳ级准洁净手术室

Ⅳ级准洁净手术室适用于肛肠外科及污染类手术。

十三、洁净手术室的温度及湿度

室内应有冷暖空调,温度保持在20～25 ℃,相对湿度为50%～60%。

(刘红霞)

第二节 显 露

手术野充分显露是保证手术顺利进行的先决条件。特别是深部手术,良好的显露不仅使术野解剖清楚,而且便于手术操作,增加手术安全性。手术野显露程度虽与患者的体位、照明、麻醉时肌肉松弛情况等诸多因素有关,但选择适当的切口和做好组织分离是显露手术野的基本要求。

一、切口

正确选择手术切口是显露手术野的重要步骤,理想的手术切口应符合下列要求。

(1)要充分显露手术野,便于手术操作。原则上切口应尽量接近病变部位,同时能适应实际需要,便于延长和扩大。

(2)操作简单,组织损伤小。

(3)有利于切口愈合、瘢痕小及功能恢复。

(4)切口最好和皮肤皱纹平行,尤其面部和颈部手术更为重要,此切口不仅缝合时张力低,而且愈合后瘢痕小。

(5)较深部位切口应与局部血管、神经走行近于平行,可避免对其损伤。

(6)要避开负重部位,如肩部和足部手术的切口设计应避开负重部位,以免劳动时引起疼痛。

组织切开要用手术刀,执刀方法主要有持弓式、指压式、执笔式和反挑式四种。

根据不同切口需要选用不同执刀方法。在切开时,手术刀需与皮肤垂直,用力适当,力求一次切开一层组织,避免偏斜或拉锯式多次切开,造成边缘不整齐而影响愈合。深部筋膜、腱鞘地切开,应先剪一小口,再用止血钳分离张开后剪开,以防损伤深部血管和神经。切开腹膜或胸膜时要防止内脏损伤,切开肌肉多采用顺肌纤维方向钝性分开。

二、分离

分离是显露深部组织、游离病变等的重要操作。分离的范围视手术的需要,按照正常组织间隙进行,这样不仅容易分离,且损伤轻,出血少。常用方法有两种。

(一)锐性分离

用锐利的刀或剪进行的分离。常用于较致密的组织,如腱鞘、瘢痕组织、恶性肿瘤手术中分离。一般用刀刃在直视下沿组织间隙做垂直的短距离地切开或用闭合的剪刀伸入组织间隙内。但不要过深,然后张开分离,仔细观察无重要组织后再剪开。此法组织损伤小,但要求在直视下进行,动作应精细准确。

(二)钝性分离

用刀柄、止血钳、剥离纱球或手指等插入组织间隙内,用适当的力量推开周围组织。常用于正常肌肉、筋膜、腹膜后、脏器间及良性肿瘤包膜外疏松组织的分离。该法分离速度快,可在非直视下进行,但力量要适当,避免粗暴动作造成不必要地组织撕裂或重要组织地损伤。在实际操作中,上述两种方法常配合使用。

(刘艳君)

第三节 止 血

组织切开分离或病变切除等操作过程中均会导致出血,彻底止血不仅能减少失血量,保证患者安全,而且能使手术野显露清楚,便于手术操作,有时因止血不彻底造成组织血肿、继发感染等并发症。常用的止血方法有以下几种。

一、局部压迫止血法

局部压迫止血法是常用的止血初步措施。当毛细血管渗血或小血管出血,暂时用手指或纱布压迫出血处,如凝血功能正常,出血多可自止。对较大血管出血,暂时压迫出血处,待清除术野积血,看清出血点后再予以处理。有时对较大血管破裂出血或毛细血管的弥漫渗血,患者全身情况危急,而用其他止血方法困难或无效时,也可用纱布局部填塞压迫止血,但纱布不能长期留在体内,一般 3～5 天取出,取出时间过早可再次出血,过晚容易继发感染。

二、结扎止血法

结扎止血法是最常用、最可靠的止血方法。在组织切开或分离时,如血管已断裂出血,可用血管钳的尖端快速准确地夹住出血部位的血管,或用纱布暂时压迫,待看清出血点后再予以钳夹。如已看到血管或预知有血管时可先用血管钳夹住血管两端,在其中间切断,然后用丝线结扎出血血管。切忌盲目乱夹造成组织损伤或大出血。常用的结扎方法有两种。

(一)单纯结扎

用缝线绕过血管钳下面血管或组织而结扎,适用于微小血管出血。

(二)缝合结扎

用缝线通过缝针穿过血管端和组织,绕过一侧,再绕过另一侧打结,也可绕过一侧后再穿过血管和组织,于另一侧打结。适用于较大血管重要部位的止血。对较大血管的出血,上述两种方法常合并使用,先在血管的断端做一单纯结扎,再在其远端做一贯穿缝合结扎,更为安全可靠。

三、电凝止血法

电凝止血法是用电灼器通过电流使组织发生凝固的原理达到止血目的。电灼器可以直接电灼出血点,也可先用血管钳夹住出血点,再用电灼器接触血管钳止血。此法止血迅速,常用于面积较广的表浅部位的止血。应用电凝止血时需注意以下两点。

(1)用乙醚麻醉的手术使用该法时,应先关闭麻醉机,以免发生爆炸。

(2)患者皮肤不宜与金属物品接触,以防电伤。

(3)凝血组织可脱落发生再次出血,所以不用于较大血管出血和深部组织出血。

四、其他止血法

用于一般方法难于止住的创面或骨髓腔等部位的渗血,可采用局部止血物品,如吸收性明胶海绵、淀粉海绵、止血纱布、骨蜡等。这些药物可以吸收或被包裹,用于体腔内止血,不必取出。

(段建峰)

第四节 打结与剪线

一、打结

打结是手术操作中最常用和最基本的技术之一。止血、缝合都需要结扎,结扎是否牢靠,与打结技术是否正确有密切关系。不正确的打结易发生结扎松动、滑脱、继发性出血。因此,外科医师必须熟练地掌握打结技术,做到既简单又迅速可靠。

(一)常用的打结方法

常用的打结方法有以下几种。

1.方结

由两个方向相反的单结组成。该结方法简单,速度快,打成后不易松动或滑脱,是手术中最常用的结。

2.外科结

将第一结扣线重绕两次,然后打第二结扣,该结摩擦面比较大,不易松开,但比较费时,一般不采用。

3.三重结

打成方结后,再打一个与第一结扣方向相同的结,加强其牢固性,常用于较大血管或组织的结扎。在使用肠线、尼龙线打结时,因易出现松动、滑脱,也常使用三重结。

4.顺结

由两个方向完全相同的结扣组成。该结扣容易松开滑脱,除浅表部位的结扎止血外,一般不宜使用。

(二)打结技术

1.单手打结法

一般由左手持缝线,右手打结。单手打结速度快、简便,但如两手用力不当,易成滑结。

2.双手打结法

即用双手分别打一结扣,为最可靠的打结法。但所需线较长,速度较慢。常用于深层部位的结扎。

3.持钳打结法

用左手持线,右手持钳进行打结。常用于缝线过短或狭小手术野的中小血管的结扎。

(三)注意事项

打结方法很多,不论采用何种方法,都应注意下列事项。

(1)拉线的方向应顺结扎方向,否则易在结扎处折断或结扎不牢。

(2)双手用力必须相等,否则易成滑结。

(3)在打第二结扣之前,注意第一结扣不要松开,必要时可用一把血管钳压住第一结扣,待第二结扣收紧时,再移去血管钳。

二、剪线

为了防止结扣松开,在剪线时需留一段线头。留线的长短决定于缝线的类型、粗细和结扣的多少。通常丝线留 1~2 mm,肠线和尼龙线留 3~4 mm。粗线可留长些,细线短些;深部结扎可留长些,浅部短些;结扎次数少者要留长些,结扎次数多者可短些;剪线方法是在直视下将剪刀尖端稍张开,沿拉线向下滑至结扣处,向上倾斜 25°~45°,然后剪断缝线,倾斜度的大小,决定于留线头的长短。

(何家赓)

第五节 缝合与拆线

组织切开、断裂或恢复空腔脏器的连续性,除特殊情况外,一般均需缝合后才能达一期愈合。在正常愈合能力下,愈合是否完善,常取决于缝合方法和操作技术是否正确。目前常用的缝合法基本上可以分为两大类,即手工缝合法和器械缝合法。

一、手工缝合法

该法应用灵活,不需要特殊设备和材料,可根据不同性质的切口选用不同的缝线和缝合方法,手工缝合是手术中最常用的缝合法。

手工缝合常用的缝线有铬制肠线、丝线、尼龙线和金属线四种。各种缝线各有其优缺点,可根据手术的需要,选用合适的缝线。一般来说,无菌切口或污染很轻的切口多选用丝线。丝线不能被组织吸收,如发生感染,因异物作用,容易形成经久不愈的窦道,直至取出线头或线头脱出才能愈合;胆管、泌尿道的黏膜缝合及感染或污染严重的创口缝合,选用肠线。肠线在缝合后10~20 天被组织吸收,不产生异物作用;整形手术的缝合和小血管吻合常采用尼龙线,组织反应小,抗张力强;神经、肌腱应用无创线及肌腱缝线;腹壁张力大的缝合常用金属线。

手工缝合方法基本上可分为单纯缝合、内翻缝合和外翻缝合三类,每类中又可分为间断式和连续式两种。

(一)单纯缝合法

操作简单,将切开的组织边缘对正缝合即可。间断式或双间断式缝合("8"字缝合)多用于缝合皮肤、皮下组织、筋膜和肌腱等组织;连续式缝合常用于腹膜、胃肠道吻合的内层缝合;另一种连续式缝合亦称连续交锁式缝合或称毯边式缝合,多用于胃肠道吻合的后壁内层缝合,有较好的止血作用。为使对合整齐,缝合时应使切口两边缘的针距和进针深度尽量相等。

(二)内翻缝合法

将缝合组织的边缘向内翻入缝合,使其外面光滑而有良好的对合。多用于胃肠道的吻合,可减少感染和促进愈合。胃肠道吻合的内层缝合可用肠线做连续内翻缝合,也可用丝线做间断内翻缝合;外层缝合多用丝线做褥式内翻缝合。小范围的内翻,如阑尾根部残端的包埋可用荷包缝合法。

(三)外翻缝合法

将缝合的组织边缘向外翻出缝合,使其内面光滑。多用于血管的吻合和腹膜的缝合,以减少血管内血栓形成和腹膜与腹腔内容物粘连。

手工缝合方法很多,不论采用何种,均应注意下列事项。

(1)应按组织的解剖层次分层进行缝合,缝合的组织间要求对位正,不夹有其他组织,少留残腔。

(2)结扎缝线的松紧度要适当,以切口的边缘紧密相接为宜,过紧影响血液循环,过松则使组织对合不良,影响愈合。

(3)缝合时针间距离以不发生裂隙为宜。例如,皮肤缝合针距通常掌握在 1.0~1.5 cm,进出针与切口边缘的距离以 0.5~1.0 cm 为宜。

(4)对切口边缘对合张力大者,可采用减张缝合。

二、器械缝合法

根据钉书器的原理制成一定形状的器械,将组织钉合或吻合称为器械缝合法。用此法代替手工缝合,可省时省力,且组织对合整齐。但由于手术区的解剖关系和各种器官不同,限制了器械的使用范围。目前常用的缝合器主要用于消化道手术,如管状吻合器、残端闭合器、荷包缝合器等。使用前需详细了解器械的结构、性能和使用方法,才能取得良好效果。

三、拆线

皮肤缝合线需要拆除,因全身不同部位的愈合能力及局部的张力强度不同,所以,拆线的时间也不一样。一般来说,胸、腹、会阴部手术后 7 天拆线;头、面、颈部手术后 5~6 天拆线;四肢、关节部位手术及年老体弱、营养状态差或有增加切口局部张力因素存在者可在手术后 9~12 天拆线或分期进行拆线。

拆线时先用碘酊、乙醇消毒切口,然后用镊子提起线结,用剪刀在线结下靠近皮肤处剪断缝线,随即抽出。这样可使露在皮肤外面的一段线不经皮下组织抽出,可防止皮下组织孔道感染。抽出缝线后,局部再用乙醇涂擦一遍,然后用无菌纱布覆盖,切口有明显感染时,可提前拆除部分或全部缝线。

（范允冲）

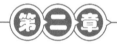

普通外科围术期处理

第一节 术前准备

术前准备最基本的内容是全面了解病情,包括病史、重要器官功能和危险因素的评估,以及完成针对性检查以确立疾病的诊断。无论手术大小,术前都应该认真完成术前小结书写、高年资医师手术审批等规范性步骤。针对手术的特殊准备也应包括在内。此外,术前还应把病情及治疗计划与患者及其家属充分沟通。

一、输血和补液

施行大中手术者,术前应做好血型和交叉配合试验,备好一定数量的血制品。对有水、电解质及酸碱平衡失调和贫血的患者应在术前予以纠正。发热、频繁呕吐、消化道瘘等常有脱水、低钾血症及酸碱失衡,都应检测动脉血气及血电解质浓度,针对性给予补充治疗,待其基本纠正之后再做手术。对于急症患者,也需在患者内环境基本稳定后再行手术。如果一味追求尽早手术,而忽视了内环境的失衡,患者常难以耐受手术创伤,术后很可能会出现器官功能障碍甚至衰竭,导致治疗失败。当存在大动脉出血、开放性气胸等危急病情时,则必须紧急手术。

术前判断患者的血容量状态很重要,可从体征(如皮肤弹性及舌部湿润度等)获得最基本的迹象,每小时尿量也是有价值的指标。重症、复杂患者则需根据中心静脉压(central venous pressure,CVP)测定值来判断。急性失血的患者,可先给予血浆代用品以快速纠正其低血容量状态。然后,再根据血常规检测结果决定是否需要补充血制品。若血红蛋白<70 g/L,血细胞比容<30%,应给予浓缩红细胞。老年、心肺功能不良者,补充血制品的指征可放宽,血红蛋白浓度以达到 100 g/L 水平为宜。慢性贫血患者由于其对低血红蛋白水平已有耐受性,且其循环血容量已处于相对平衡状态,因此,只需小量补充浓缩红细胞以改善贫血状态,若过量补充则反而会有诱发心力衰竭的危险。

二、营养支持

慢性疾病及恶性肿瘤患者的营养不良发生率较高。营养不良者的免疫功能及组织愈合能力均很差,术后并发症的发生率明显增加。但为改善其营养状态并非易事。存在的病因(如恶性肿瘤、消化道梗阻或瘘)使患者不可能在短期内口服摄入更多的食物。因此,一经诊断有不同程度的营养不良(根据体重变化、血浆清蛋白、前清蛋白水平等),就应实施 2 周左右的肠外营养或肠内营养。

三、预防感染

手术前应采取多种措施提高患者的体质,预防感染,如及时处理龋齿或已发现的感染灶、患者在手术前不与罹患感染者接触等。术中严格遵循无菌技术原则,手术操作轻柔,减少组织损伤等都是防止手术野感染的重要环节。下列情况需要应用预防性抗生素:①涉及感染病灶或切口接近感染区域的手术;②肠道手术;③操作时间长、创伤大的手术;④开放性创伤,创面已污染或有广泛软组织损伤,创伤至实施清创的间隔时间较长,或清创所需时间较长及难以彻底清创者;⑤癌肿手术;⑥涉及大血管的手术;⑦需要植入人工制品的手术;⑧器官移植术。

四、胃肠道准备

随着加速康复外科的推广,各类手术不再受到传统约束(术前 12 小时禁食,术前 4 小时禁水)。这些常规措施可使胃保持空虚,防止麻醉或手术过程中因呕吐而发生呼吸道吸入。有幽门梗阻的患者在术前应行洗胃。施行结直肠手术的患者在术前 1 天口服泻剂或行清洁灌肠,并从术前 2～3 天开始口服肠道制菌药物(如卡那霉素、甲硝唑等),以减少肠道菌对手术野的污染。

五、其他准备

手术前夜可酌情给予镇静药,以保证良好的睡眠。如发现患者有与疾病无关的体温升高,或妇女月经来潮等情况,应延迟手术日期。患者在进手术室前应排尽尿液。估计手术时间长或是盆腔手术,应留置导尿管。由于疾病原因或手术需要,可在术前放置胃管。术前应取下患者的可活动义齿,以免麻醉或手术过程中脱落或造成误咽、误吸。手术区域的皮肤毛发一般不做常规剃除,位于头皮、腋部、会阴部的备皮范围以不影响手术操作为度。备皮宜在送手术室之前进行,避免因过早剃毛所致的皮肤微小破损而留存潜在的感染灶,可减少术后感染的发生。

六、患者的心理及生理准备

患者及其家属对手术的认识不一。有些患者认为手术很简单,以往健康状态又很好,因此,对可能发生的并发症或意外毫无思想准备。更多的患者及家属则是对手术有明显的恐惧、焦虑情绪。这两种思想状态都应在术前予以纠正,既不能太乐观,也不要过分紧张。医务人员应从关怀、鼓励出发,就病情、施行手术的必要性及可能取得的效果,手术的危险性及可能发生的并发症,术后恢复过程和预后,以及清醒状态下施行手术因体位造成的不适等,以恰当的言语和安慰的口气对患者做适度的解释,使患者能以正确的心态配合手术和术后治疗。同时,也应就疾病的诊断、手术的必要性及手术方式,术中和术后可能出现的不良反应、并发症及意外情况,术后治疗及预后估计等方面,向患者家属和/或单位负责人做详细介绍和解释,取得他们的信任和同意,协助做好患者的心理准备工作,配合整个治疗过程顺利进行。应履行书面知情同意手续,包括手术知情同意书、麻醉知情同意书、输血治疗同意书等,由患者本人或法律上有责任的亲属(或监护人)签署。遇到为挽救生命的紧急手术而家属来不及赶到时,必须在病历中有病情、紧急手术指征、上级医师的决定等的详细记录。特殊情况下,需在术前向科室主任、医院相关部门汇报、备案。

术前与患者充分沟通的内容还包括:正确对待术后创口疼痛,理解术后早期下床活动的可能性及重要性,强调术后咳痰的重要性,并训练正确的咳痰方法等。术前两周起应停止吸烟。让患者术前做好在病床上解大、小便的训练。

(刘同明)

第二节 术后常规处理

手术后处理是围术期的一个重要阶段,是连接手术与术后康复之间的桥梁。术后处理得当,能减轻手术应激、减少并发症的发生。及时发现异常情况,并做积极处理,可使病情转危为安。

一、术后医嘱及术后病程记录

术后应立即完成术后医嘱及术后病程记录这两项医疗文件,特别是术后病程记录不能忽略。病情变化存在不可预见性,一旦术后发生病情突变,在场的急救医师唯有从术后病程记录中得知手术名称、术中发现及手术过程等信息,作为实施急救的重要参考资料。术后医嘱应很完整,包括生命体征监测、吸氧、静脉输液、抗生素及其他药物的应用,以及伤口护理,各种管道、插管、引流物的处理等。

二、卧位

术后卧式的选择是根据麻醉方式、患者状态、原发病的性质、术式等因素而定。除非有禁忌,全身麻醉尚未清醒的患者应平卧,头转向一侧,使口腔内分泌物或呕吐物易于流出,避免吸入气管。蛛网膜下腔阻滞的患者应平卧或头低卧位12小时,以防止因脑脊液外渗而致头痛。

颅脑手术后,如无休克或昏迷,可取15°～30°头高脚低斜坡卧位。施行颈、胸手术后,多采用高半坐位卧式,以便于呼吸及有效引流。腹部手术后,多取低半坐位卧式或斜坡卧位,以减少腹壁张力。脊柱或臀部手术后,可采用俯卧或仰卧位。腹腔内有污染的患者,在病情许可情况下,尽早改为半坐位或头高脚低位。休克患者,应取下肢抬高15°～20°,头部和躯干抬高20°～30°的特殊体位。肥胖患者可取侧卧位,有利于呼吸和静脉回流。

三、监测

手术后多数患者可返回原病房,需要监护的重症患者可以送进外科重症监测治疗室(intensive care unit,ICU)。常规监测生命体征,包括体温、脉搏、血压、呼吸频率、每小时(或数小时)尿量,记录出入水量。有心、肺疾病或有心肌梗死危险的患者应予无创或有创监测中心静脉压(CVP)、肺动脉楔压(经Swan-Ganz导管)及心电监护,采用经皮氧饱和度监测仪动态观察动脉血氧饱和度。

四、静脉输液

术后患者应酌情给予一定量的静脉输液。术中经手术野有不少不显性液体丢失,手术创伤又会使组织水肿,大量液体重新分布到第三间隙,可能使有效循环血量减少。患者术后又往往不能立即恢复摄食,因此,静脉输液很有必要。术后输液的用量、成分和输注速度,取决于手术的大小、患者器官功能状态和疾病严重程度。肠梗阻、肠穿孔及弥漫性腹膜炎等患者,术后24小时内需补给较多的晶体液。休克和脓毒症患者存在毛细血管渗漏现象,血管内水分渗漏至组织间隙后可使血容量不足,而全身则出现组织水肿。此时应在限制晶体液的同时给予适量的胶体液。

五、预防性抗生素的应用

凡清洁类手术,如甲状腺手术、疝修补术等一般不用抗生素。对于可能有污染的手术,可在手术开始前1小时静脉给予一个剂量的广谱抗生素,如胆囊切除术等。胃肠道手术则可在术后第1天再加1次剂量。只有如器官移植、人工替代物植入等特殊手术,预防性抗生素的使用时限才需延长。至于已有严重污染或已存在感染的病例,抗生素是作为治疗措施,不属预防性使用之列。

六、引流物的处理

根据治疗的需要,术后患者常需放置引流物。除伤口内放置的引流物外,还有放在体腔内和空腔器官内的引流物(或管)。各种引流物的安放均有一定的适应证和作用。手术后对引流物要予以妥善固定,防止滑脱至体外或滑入伤口、体腔或空腔器官内。连接吸引装置要正确无误,并保持管道畅通。负压吸引装置的吸力要恰当,处理引流物时要严格执行无菌技术。每天需观察引流液的量和性质,并予以记录,以便比较和判断病情的变化。当今,由于手术技巧的熟练、麻醉的进步,手术器械也在不断改进和完善,手术的安全性已大为提高。许多手术已不再常规放置引流物。腹部手术对胃肠道的影响也更小,术后放置胃管也不再作为常规。

七、饮食

非腹部手术在麻醉作用消退之后,若无腹胀、恶心呕吐,从术后6小时就可开始少量饮水,然后较快地改为半流质或普通饮食。腹部手术对胃肠道的影响较大,其中主要是胃及结肠动力的恢复较慢。通常是在术后2~3天,待消化道动力恢复之后开始口服摄食。也先从流质饮食开始,逐步改为半流质和普通饮食。一些复杂患者,或存在严重腹膜炎者,肠功能处于障碍甚至衰竭状态,患者的自然摄食需在病情被控制平稳之后。若患者不能正常摄食超过7天,则需经静脉给予营养物质的补充。

八、活动

应鼓励术后早期下床活动,这将有利于增加肺活量,减少肺部并发症,改善全身血液循环,促进切口愈合,减少因静脉血流缓慢并发深静脉血栓形成的发生率。在有良好的镇痛措施、更少导管及引流管的情况下,早期下床活动是完全可能的。早期活动还有利于肠道蠕动和膀胱收缩功能的恢复,减少腹胀和尿潴留的发生。有休克、心力衰竭、严重感染、出血、极度衰弱等情况,以及施行过有特殊固定、制动要求的手术患者,则不宜早期活动。

九、各种不适的处理

(一)疼痛

在麻醉作用消失后,会出现不同程度的切口疼痛。术后疼痛可使呼吸、循环、胃肠道和骨骼肌功能发生变化,甚至引起并发症。胸部和上腹部的术后疼痛,患者会自觉或不自觉地固定胸肌、腹肌和膈肌,不愿深呼吸,以致容易发生术后肺不张。由于活动减少,可引起静脉淤滞、血栓形成和栓塞。术后疼痛还会致儿茶酚胺和其他应激激素释放,引起血管痉挛、高血压,严重时甚至发生脑卒中或心肌梗死。对术后止痛采取有效的措施,不仅可避免上述各种问题,而且也能让患者早期下床活动。目前,常用的措施是经硬膜外导管的镇痛泵药物(芬太尼等)阻滞,药物剂量很小,维持术后 1～2 天已足够。

(二)呃逆

术后呃逆者并不少见,持续不断的呃逆使患者极为烦恼,影响休息和睡眠。术后 8～12 小时内发生的呃逆多由于神经刺激反射所致,常可自行停止。术后持续较久的呃逆,要考虑有无胃潴留、胃扩张等。施行上腹部手术后,如果出现顽固性呃逆,要警惕是否有吻合口或十二指肠残端漏,导致膈下感染之可能。此时,应做 CT 或超声检查以助诊断。一旦明确有膈下积液或感染,需及时做针对性处理。对于一般的术后呃逆者,可采用压迫眶上缘、短时间吸入二氧化碳、抽吸胃内积气、积液,以及给予镇静或解痉药物等措施。不明原因而症状顽固者,可考虑在颈部用 0.25%普鲁卡因做膈神经阻滞。

(三)腹胀

腹胀多见于腹部手术后。腹膜后的脊柱手术、肾切除术等也可引起术后腹胀。此时胃肠道功能受抑制,肠腔内积气过多。一般情况下,腹胀在术后 2～3 天即自行消退,不需特殊处理。如腹胀严重,可给患者放置胃管做持续性胃肠减压,或放置肛管排气减压。芒硝外敷脐部,针刺足三里、气海、大肠俞等穴位,也有减轻腹胀的作用。严重腹胀可因膈肌升高而影响呼吸功能,也可压迫下腔静脉而影响血液回流,会影响胃肠吻合口和腹壁切口的愈合。若术后数天仍有明显腹胀,且无肠鸣音闻及,要怀疑腹膜炎或其他原因所致的肠麻痹。如腹胀伴有阵发性绞痛,又有肠鸣音亢进,甚至有气过水声或金属音,则提示可能存在术后早期粘连性肠梗阻。虽不需要急症手术,但应做针对性的处理。

(四)术后发热

术后 1～3 天内的发热属机体对手术创伤的应激反应,不需做特殊处理,更不应随意使用抗生素。对热度较高者(39 ℃),可采取降温措施,如乙醇擦浴、冰袋置于体侧和头部等,以减轻患者的不适。药物降温的常用药是水杨酸盐类或吩噻嗪类药物,前者可使患者大量出汗而降低体温,后者直接作用于下丘脑,使周围血管舒张散热而降低热度。在小儿高热时不宜应用水杨酸盐类退热,以免出汗过多引起虚脱。若患者术后 3～4 天仍发热不退,则应考虑有感染性并发症的可能。首先应查手术切口有无感染征象;其次应检查有无肺不张或肺炎,或肾盂肾炎、膀胱炎等。必要时需做血、尿检查,超声或 CT 等可能获得感染灶的证据。应及时作针对性处理。对排除了各种感染可能性之后的高热者,若留有中心静脉营养导管,应怀疑导管性脓毒症之可能,应予立即拔除。

十、缝线拆除

缝线的拆除时间根据切口部位、局部血液供应情况、患者年龄来决定。一般头、面、颈部在术后 4～5 天拆线,下腹部、会阴部在术后 6～7 天拆线,胸部、上腹部、背部、臀部手术 7～9 天拆线,四肢手术 10～12 天拆线(近关节处可再适当延长),减张缝线 14 天拆线。青少年患者可适当缩短拆线时间,年老、营养不良患者则应延迟拆线时间,还可根据患者的实际情况采用间隔拆线。

拆线时应记录切口及愈合情况,各分为3类。①清洁切口(Ⅰ类切口):即指无菌切口,如甲状腺腺叶切除术等;②可能污染切口(Ⅱ类切口):指手术时可能带有污染的切口,如胃大部切除术等;③污染切口(Ⅲ类切口):指邻近感染区或组织直接暴露于污染或感染物的切口,如阑尾穿孔的阑尾切除术、肠梗阻的坏死肠段切除术等。切口的三级愈合分别为:①甲级愈合:用"甲"字表示,指愈合优良;②乙级愈合:用"乙"字表示,指愈合处有炎症反应,如红肿、硬结、血肿、积液等,但未化脓;③丙级愈合:用"丙"字表示,指切口化脓,经引流等处理后愈合。应用上述分类分级方法,观察切口愈合情况并做出记录。如甲状腺大部切除术后愈合优良,则记以"Ⅰ/甲":胃大部切除术切口血肿,则记以"Ⅱ/乙",余类推。

(刘翠翠)

第三节 术后并发症的防治

术后并发症的种类很多,有些是各种手术后都可能发生的并发症,如术后出血、切口感染、切口裂开、肺炎、尿路感染等。另一些则是在某些特定手术之后发生的并发症,如甲状腺切除术后的甲状旁腺功能减退、肠吻合术后的肠瘘等。本节重点介绍前一类的并发症,后一类并发症则会在相关章节内叙述。

一、术后出血

术中止血不完善、创面渗血未完全控制、原痉挛的小动脉断端舒张、结扎线脱落、凝血障碍等,都是造成术后出血的原因。术后出血可以发生在手术切口、空腔器官或体腔内。腹腔手术后24小时之内出现休克,应考虑到有内出血。表现为心搏过速、血压下降、尿排出量减少及外周血管收缩。如果腹内持续大量出血,可致腹围增加。超声检查及腹腔穿刺有助于明确诊断,但穿刺阴性并不能排除其可能性。胸腔手术后,胸腔引流管的出血量若超过100 mL/h,就提示有内出血。胸部X线片可显示胸腔积液。术后一旦出现循环衰竭,应首先考虑有内出血,但也要做必要的鉴别诊断,如肺栓塞、心律失常、气胸、心肌梗死和严重的变态反应等也都可能是循环衰竭的原因。当排除上述因素,又在输给足够晶胶体液后休克征象和监测指标均无好转,或继续加重,或一度好转后又恶化等,则提示确有术后出血,应当迅速再手术止血。

二、切口并发症

(一)切口血肿

切口血肿是最常见的并发症,几乎都应归咎于止血技术的缺陷。促成因素包括药物(阿司匹林或小剂量肝素)、凝血功能障碍、术后剧烈咳嗽,以及血压升高等。表现为切口部位不适、肿胀和边缘隆起、变色,有时经皮肤缝线渗出血液。甲状腺、甲状旁腺或颈动脉术后引起的颈部血肿特别危险,迅速扩展的血肿可压迫呼吸道而致患者窒息。切口的小血肿能被吸收,但伤口感染机会较多。对于已有血液溢出的切口大血肿需在无菌条件下清除凝血块,结扎出血点,再次缝合伤口。

(二)切口血清肿

切口血清肿是伤口内的液体积聚,而不是积血或积脓,与手术切断较多的淋巴管(如乳房切除术、腹股沟区域手术等)有关。血清肿使伤口愈合延迟,发生感染的机会也增多。对较大的血清肿可用穿刺抽吸法,再以敷料加压包扎。腹股沟区域血管手术之后的血清肿,抽吸有损伤血管之虞,常让其自行吸收。

(三)切口感染

发生切口感染的原因很多,老龄、应用糖皮质激素、肥胖、营养不良等因素可使切口感染率明显升高。手术时间越长,切口感染的机会也就越多。放置引流物的伤口容易引发感染,目前,提倡尽量少放引流物,已置的引流物也宜尽早拔除。切口感染还可能是院内感染的结果,住 ICU 较久的患者感染率增高。切口感染与局部情况密切相关,如局部组织缺血、坏死、血肿、异物等都易发生感染。若是在术后 3～4 天切口疼痛加重,伴有脉率加快和间歇性低热,伤口有红肿,且压痛加剧,则切口感染的诊断即可确立,但不一定已形成脓肿。可取切口分泌物做革兰染色检查和细菌培养,必要时拆除部分缝线、撑开切口取积液做涂片和培养。一旦确定伤口已感染化脓,则应拆开伤口缝线,冲洗并予引流。感染伤口在敞开引流后一般不需要再用全身性抗菌药物。但对于面部切口感染、疑伴有脓毒症或扩展性蜂窝织炎者,应加用抗生素,以防感染扩展至颅内或全身。

(四)切口裂开

切口裂开大都发生于腹部正中线或腹直肌分离切口。患者营养不良、切口缝合技术缺陷、切口内积血或积液感染者容易发生伤口裂开。此外还有多量腹水、癌症、肥胖、低蛋白血症等因素。手术后咳嗽、呃逆、呕吐、喷嚏等使腹内压力突然增加,也是切口裂开的原因。腹部切口裂开一般发生在手术后的 1 周内。腹部切口裂开有完全裂开及部分裂开两种:完全裂开是指腹壁缝线已断裂,网膜或肠袢从伤口内脱出,伴有较多的血性渗液流出。切口部分裂开则是深层组织已裂开而皮肤缝线尚完整,网膜或肠袢已达皮下。预防措施包括手术时加用全层腹壁减张缝线,术后 2 周再予拆除;告知患者咳嗽时要合理用力,避免突然增加腹压;及时处理腹胀,腹部用腹带包扎等。对于腹部切口完全裂开者,应立即送手术室作再缝合。继发于切口感染的切口裂开,肠袢或网膜已暴露于伤口底部,由于肠袢已与伤口粘连固定,若不发生肠梗阻,则暂不予以再手术。待感染控制后,切口底部形成肉芽组织,两侧皮缘可相向爬行而使切口愈合。对于腹部切口部分裂开者,一般不立即重做缝合,待以后再择期做切口疝修补术。

三、术后感染

(一)腹腔脓肿和腹膜炎

表现为发热、腹痛、腹部触痛及血白细胞增加。如为弥漫性腹膜炎,应急症剖腹探查。如感染局限,行腹部和盆腔超声或 CT 扫描常能明确诊断。腹腔脓肿定位后可在超声引导下做穿刺置管引流,必要时需开腹引流。选用抗生素应针对肠道菌丛和厌氧菌丛,或根据药敏试验结果。

(二)真菌感染

临床上多为假丝酵母菌(念珠菌)所致,常发生在长期应用广谱抗生素的患者。若有持续发热,又未找出确凿的病原菌,此时应想到真菌感染的可能性。应行一系列的真菌检查,包括口腔分泌液、尿液的涂片检查及血培养等。拔除全部静脉插管,检查视网膜是否有假丝酵母菌眼内炎。治疗可选用两性霉素 B 或氟康唑等。

四、呼吸系统并发症

术后发生呼吸系统并发症的机会很多。在术后死因分析中,呼吸系统并发症占第二位。年龄超过60岁、有慢性阻塞性肺疾病(慢性支气管炎、肺气肿、哮喘、肺纤维化)者易发生呼吸系统并发症。

(一)肺膨胀不全

上腹部手术的患者,肺膨胀不全(肺不张)发生率为25%。老年、肥胖、长期吸烟和有呼吸系统疾病的患者更常见,最常发生在术后48小时之内。此时由于肋间肌和膈肌运动减弱,加上体位和活动受限,以致肺组织的回缩弹性减弱。此时肺泡和支气管内又积聚较多分泌液,可堵塞支气管。肺泡内原有的气体被肺间质吸收后,肺泡随之萎瘪,导致肺不张的发生。如果持续超过72小时,肺炎则不可避免。患者的临床表现为突然发热和心搏加速,而呼吸道症状常很轻微,易被忽略。仔细的肺部检查可以发现肺底部呼吸音减低,出现支气管呼吸音。大块肺不张时,可出现呼吸困难、发绀和血压下降等,体检可发现气管向患侧移位。胸部 X 线检查可见到肺不张阴影。

预防措施包括术前深呼吸训练、术前戒烟,有急性上呼吸道感染者应推迟手术;术后叩击胸、背部,鼓励咳嗽和深呼吸;以及经鼻吸引气管内分泌物等。治疗方法有雾化吸入支气管扩张剂、溶黏蛋白药物的应用等。经支气管镜吸引气道内阻塞的分泌物,对肺不张有肯定的治疗效果。

(二)术后肺炎

肺膨胀不全、异物吸入和支气管内积聚大量的分泌物是发生术后肺炎的主要原因。严重腹腔感染需要长期辅助呼吸者,发生术后肺炎的危险性最高。气管插管损害黏膜纤毛转运功能,肺水肿、吸入异物和应用皮质激素等都会影响肺泡巨噬细胞的活性,容易发生肺炎。在手术死因分析中,约半数直接或间接与术后肺炎有关。50%以上的术后肺炎是革兰阴性杆菌引起。

(三)肺栓塞

肺栓塞包括肺动脉的脂肪栓塞和栓子脱落所致的血栓性栓塞。90%的长骨骨折和关节置换术,在肺血管床内均可发现脂肪颗粒。肺脂肪栓塞常见,但很少引起症状。脂肪栓塞综合征多发生在创伤或术后12～72小时,临床表现有神经系统功能异常、呼吸功能不全,腋窝、胸部和上臂出现瘀斑,痰和尿中可见脂肪微滴,有血细胞比容下降、血小板减少、凝血参数改变等。一旦出现综合征之表现,应立即行呼吸机呼气末正压通气和利尿治疗。该综合征的预后与其呼吸功能不全的严重程度相关。而血栓性肺动脉栓塞的后果则极为严重,一旦发生,常导致猝死。患者常有动脉粥样硬化和心律失常病史。

五、泌尿系统并发症

(一)尿潴留

手术后尿潴留多见于老年、盆腔手术、会阴部手术者。切口疼痛引起膀胱和后尿道括约肌反射性痉挛,以及患者不习惯床上排尿等,也是常见原因。蛛网膜下腔或硬膜外麻醉药量过大可抑制术后排尿反射。若术后6～8小时尚未排尿,或者排尿量少而频繁,都应做下腹部检查。耻骨上区叩诊呈浊音即表明有尿潴留,应及时处理。先可协助患者坐于床沿或立起排尿。如无效则需行导尿术。导尿管一般应留置1～2天,有利于膀胱壁逼尿肌收缩力的恢复。有器质性病变,如骶前神经损伤、前列腺肥大等,则留置时间酌情延长。

（二）尿路感染

下尿路感染是最常见的获得性医院内感染。泌尿系统已有的感染、尿潴留和各种泌尿系统操作是尿路感染的主要原因。急性膀胱炎表现为尿频、尿急、尿痛和排尿困难，伴轻度发热。急性肾盂肾炎则有高热、腰部疼痛与触痛。尿液检查有大量白细胞和脓细胞，细菌培养有确诊价值。

预防措施包括术前处理泌尿系统感染、预防和迅速处理尿潴留，以及在无菌条件下进行泌尿系统的操作。治疗措施包括给足量的液体、膀胱彻底引流和抗生素的应用。

六、下肢深静脉血栓形成

与欧美人种不同，中国人术后下肢深静脉血栓形成的发生率并不高。涉及盆腔和髋关节的手术，患者制动和卧床较久，可使下肢血流变慢。此时若患者存在血管壁损害和血液高凝状态，则就成为下肢深静脉血栓形成的主要因素。大多数的发病时间是在手术开始后的 48 小时之内，以左下肢居多。可分为周围型和中央型两类，前者位于小腿腓肠肌静脉丛，后者位于髂、股静脉。临床上最多见的是混合型。周围型的症状轻微，容易被忽视。若血栓蔓延到肢体主干静脉，则症状明显。可有脉搏持续增速，体温轻度升高。中央型出现患肢疼痛、肿胀、局部压痛和浅静脉扩张。下肢血管多普勒超声检查常能找到诊断证据。

下肢深静脉血栓形成若未能及时发现和治疗，将严重影响今后患者下肢的静脉回流，留下后遗症。血栓脱落则可导致致命的肺栓塞。因此，要重视下肢深静脉血栓形成的预防。常用的方法有术后加强踝关节的伸屈活动，以加速血液回流，防止静脉内血液淤滞。注射小剂量肝素抗凝和右旋糖酐-40 减轻血液的黏滞度，以消除血液的高凝状态。对于早期血栓形成病程不超过 3 天的患者，可用尿激酶溶栓疗法。中央型病程在 48 小时以内者，可以施行切开取栓术。72 小时以内者，可用溶栓疗法。对病期超过 3 天的混合型病变，仅能采用抗凝疗法（肝素和香豆素类衍化物），以防止血栓蔓延。

（姜　娜）

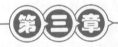

甲状腺与乳腺疾病

第一节　结节性甲状腺肿

结节性甲状腺肿是一种常见的甲状腺病症，又称腺瘤样甲状腺肿，发病率很高，有学者报道可达人群中的 4％，以中年女性多见。多数患者在发现结节性甲状腺肿时，已有多年的病史；部分是由单纯性甲状腺肿发展而来，患者可能无不适感觉，仅少数患者诉说有颈部胀感，待甲状腺肿大至一定程度时才发现。部分是地方性甲状腺肿和散发性甲状腺肿晚期所形成的多发结节。临床表现为甲状腺肿大，并可见到或触及大小不等的多个结节，结节的质地多为中等硬度。临床症状不多，仅为颈前区不适。甲状腺功能多数正常。甲状腺扫描、甲状腺 B 超可以明确诊断。

一、病因与发病机制

结节性甲状腺肿是一种良性疾病，由于机体内甲状腺激素相对不足，致使垂体 TSH 分泌增多，在这种增多的 TSH 长期的刺激下，甲状腺反复增生，伴有各种退行性变，最终形成结节。甲状腺结节的发病机制与病因目前仍不明了，很可能系多因素所致，如遗传、放射、免疫、地理环境因素、致甲状腺肿因素、碘缺乏、化学物质刺激及内分泌变化等多方面综合刺激所致。

致甲状腺肿物质包括某些食物、药物、水源污染、土壤污染及环境污染等；碘缺乏地区有甲状腺肿伴结节性甲状腺肿流行；放射性损伤可以致癌，但应用^{131}I 治疗后数十年经验与统计证明，放射性^{131}I 治疗的主要不良反应不是致癌，而是甲状腺功能减退，尤其是远期功能低下。在某些多结节性甲状腺肿患者的 TGA 及 TMA 检测中发现有 54.7％ 的阳性率，单结节阳性率为16.9％。结节性甲状腺肿患者有先天性代谢性缺陷，导致甲状腺肿代偿性增生过度。环境中缺少硒、氟、钙、氯及镁等微量元素的摄入等。

有人提出"触发因子-促进因子"理论，是由于甲状腺本身在致甲状腺肿物质与放射性损伤或致癌物质促进下，引起患者甲状腺组织细胞内 DNA 性质变化，促使 TSH 或其他免疫球蛋白物质基因突变，不断发展变化，可导致甲状腺组织增生，甚至癌变。早期未发生自主性功能变化以前，经过治疗可获良效，增生的甲状腺结节可以消退，晚期由于自主性功能结节形成或发生其他变化，则用药物治疗难以取效，必须手术切除结节为宜。总之，结节性甲状腺肿发病机制比较复杂，目前仍不确切，有待研究。

二、临床表现

（1）患者有长期单纯性甲状腺肿的病史，发病年龄一般＞30 岁。女性多于男性。甲状腺肿大程度不一,多不对称。结节数目及大小不等,一般为多发性结节,早期也可能只有一个结节。结节质软或稍硬,光滑,无触痛。有时结节境界不清,触摸甲状腺表面仅有不规则或分叶状感觉。病情进展缓慢,多数患者无症状。较大的结节性甲状腺肿可引起压迫症状,出现呼吸困难、吞咽困难和声音嘶哑等。结节内急性出血可致肿块突然增大及疼痛,症状可于几天内消退,增大的肿块可在几周或更长时间内减小。主要表现为甲状腺肿大,并可触及大小不等的多个结节,结节的质地多为中等硬度,活动度好,无压痛;少数患者仅能扣及单个结节。

(2)结节性甲状腺肿出现甲状腺功能亢进(Plummer 病),患者有乏力、体重下降、心悸、心律失常、怕热多汗、易激动等症状,但甲状腺局部无血管杂音及震颤,突眼少见,手指震颤亦少见。老年患者症状常不典型。

(3)注意患者有无接受放射线史,口服药物史及家族史,患者来自地区是否为地方性甲状腺肿流行区等。一般结节性甲状腺肿病史较长,无压迫症状,无甲状腺功能亢进症状,患者多不在意,无意中发现甲状腺结节而来就诊检查。

(4)如为热结节又称毒性结节时,患者年龄多在 50 岁以上,结节性质为中等硬度,有甲亢症状,甚至发生心房纤维性颤动及其他心律失常表现,如有出血时可有痛感,甚至发热。结节较大时可出现压迫症状,如发音障碍,呼吸不畅,胸闷、气短及刺激性咳嗽等症状。

(5)如来自碘缺乏地区的结节性甲状腺肿患者,其甲状腺功能可有低下表现,临床上也可发生心率减慢,水肿与皮肤粗糙及贫血表现等。少数患者也可癌变。结节性质为温结节者比较多见,可用甲状腺制剂治疗,肿大的腺体可呈缩小。冷结节比较少见,有临床甲减者可用甲状腺制剂治疗,但往往需要手术治疗。

三、辅助检查

发现甲状腺呈结节性肿大时,需做以下检查。

(一)甲状腺 B 超

可显示甲状腺肿大,有多个低回声区,还可显示甲状腺结节的大小,有无钙化等。甲状腺 B 超可以明确甲状腺结节为实质性或囊肿性,诊断率达 95%。伴有囊肿的甲状腺结节多为良性结节,可用抽吸治愈或缩小结节。实质性结节者还应进行甲状腺扫描或穿刺病理检查等。具有高分辨力的超声图像检查可以分析结节至 1 mm 病灶,临床上认为单结者,常可发现为多结节,接近于尸检所见,大多数囊肿病变并非真正囊性,而是具有实性组织的病变,并能显示混合性回声波群。

(二)甲状腺扫描

常用的甲状腺扫描有放射性核素^{131}I 和^{99m}Tc,即^{131}I 扫描、^{99m}Tc 扫描。甲状腺结节因对碘的摄取能力不同而图像不同,^{99m}Tc 可像碘一样被甲状腺所摄取,但不能转化。甲状腺扫描可显示甲状腺的吸碘率,有利于判断甲状腺功能;结节性甲状腺肿时可显示有多个稀疏区,稍大的结节可呈凉结节或冷结节。恶性结节不能摄取碘,恶变区将出现放射稀疏区,根据其摄碘能力,可分为无功能的冷结节,正常功能的温结节和高功能的热结节。放射性核素或^{99m}Tc 扫描的缺点是不能完全区分良性或恶性结节,而仅是一个初步判断分析。

(三)甲状腺功能

测定甲状腺功能大多正常。但是要注意 TSH,如升高提示甲状腺功能偏低,需要补充甲状腺激素治疗;如降低需排除合并甲亢的可能。如甲状腺球蛋白抗体(TGA)或甲状腺过氧化物酶抗体(TPOAb)升高,提示有桥本病的可能。

(四)血甲状腺球蛋白和降钙素测定

这两项指标有助于排除甲状腺癌。当甲状腺有结节时,需进行测定。甲状腺癌时甲状腺球蛋白可升高;降钙素升高是甲状腺髓样癌的特异性指标。

(五)甲状腺 CT 或 MRI

当怀疑有甲状腺癌的可能时,需做甲状腺 CT 或 MRI 辅助诊断。

(六)甲状腺吸[131]I 率

结节性甲状腺肿吸[131]I 率正常或增高,但无高峰前移。出现 Plummer 病时,吸[131]I 率升高,或虽在正常范围内而高峰前移。

(七)甲状腺穿刺组织病理检查

应用细针针吸活检术检查,对甲状腺结节的诊断有一定价值,比较安全。穿刺结果有助于手术治疗指征,其细胞学准确度达 50%～97%。但也可取样有误,特别是有囊性变患者及结节较小者,如<1 cm 的病变,穿刺准确度可有困难。细针活检不能确定,还可用粗针再穿刺活检,其结果可能更加准确。但穿刺针进入恶性结节癌肿以后,可将癌细胞扩散为其害处,应特别注意。为了术前明确结节性质,也可采用开放性甲状腺组织活检,以利全面分析。

四、鉴别诊断

(一)甲状腺腺瘤

尤其是与多发性腺瘤鉴别。结节性甲状腺肿患者年龄较大,病史较长,甲状腺肿大呈分叶状或多个大小不等的结节,边界不清,甲状腺激素治疗,腺体呈对称性缩小。多发甲状腺腺瘤甲状腺肿大不对称,可触及多个孤立性结节,如合并单纯性甲状腺肿,腺瘤结节边界亦较清楚,质地较周围组织略坚韧,甲状腺激素治疗,腺体组织缩小,结节更加突出。

(二)结节性甲状腺肿伴甲亢

与 Graves 病鉴别。前者地方性甲状腺肿流行区多见,年龄一般较大,多在 40 岁以上,常在出现结节多年后发病,甲状腺功能亢进症状较轻而不典型。Graves 病发病年龄多在 20～40 岁,两侧甲状腺弥漫肿大,眼球突出,手指震颤,甲状腺局部可触及震颤,以及听到血管杂音。甲状腺扫描发现一个或数个"热结节"。

(三)其他

1.甲状腺囊肿

甲状腺扫描为"冷结节",B 超检查为囊性结节,细针穿刺可明确诊断。

2.甲状腺腺瘤

多数为单发,生长缓慢,无症状。甲状腺扫描为"温结节"。若为毒性腺瘤表现为"热结节"。腺瘤也可发生出血、坏死液化呈"冷结节"。

3.甲状腺癌

甲状腺癌早期除甲状腺结节外可无任何症状,此时与结节性甲状腺肿鉴别困难。可做针刺活组织检查,尤其粗针穿刺诊断意义很大。

4.毒性结节性甲状腺肿

老年人多见,无突眼,心脏异常多见。甲状腺扫描可见多个摄碘功能增强的结节,夹杂不规则的浅淡显影区。

5.甲状腺肿瘤

滤泡性甲状腺癌分泌甲状腺激素引起甲亢。局部可扪及肿块,核素扫描、超声检查及细针穿刺细胞学检查可协助诊断。

五、治疗

(一)甲状腺激素抑制治疗

TSH 是甲状腺细胞生长增殖的主要刺激因子。甲状腺激素治疗可以抑制垂体 TSH 的分泌,减少对甲状腺的刺激,使结节性甲状腺肿停止发展并缩小。一般单纯性结节性甲状腺肿,无论是单结节及多发性结节,如果是温结节或冷结节都可使用甲状腺制剂进行治疗。给甲状腺粉(片)每天 40～80 mg 口服;或用 $L-T_4$,每天 50～100 μg 口服。治疗后肿大的结节缩小者可继续使用至完全消失,有效的甲状腺激素治疗应能抑制 TSH 的分泌,使其维持在正常范围的低限为宜,但不宜过度抑制引起甲亢。对老年人特别是有心脏病者应适当减量。治疗至少 3～6 个月。实质性甲状腺结节用甲状腺素治疗效果尚不理想,仅有 30％～40％的患者有效,结节缩小。如治疗过程中结节变大应考虑手术治疗。

(二)手术治疗

当结节性甲状腺肿经做相应鉴别诊断的检查,或做甲状腺针吸活检怀疑有恶变时,目前主张手术治疗。

手术指征:①结节性甲状腺肿较大,有压迫症状者;②结节迅速增大,或有颈淋巴结肿大,疑恶变者。尽管诊断手段不断改进,多数手术治疗的甲状腺结节均为良性病变。因手术的并发症随手术范围扩大而增加,病变恶性程度的估计在计划手术范围中起主要作用。经细针穿刺、病理检查诊断为恶性者,应进行甲状腺全切;如穿刺结果为良性、而临床疑为恶性者可进行甲状腺叶切除。穿刺结果可疑者根据手术中冷冻切片结果决定手术范围。

(三)毒性结节性甲状腺肿治疗

主要用手术治疗和放射性碘治疗。手术治疗效果好,不易复发。手术前需用抗甲状腺药物治疗控制甲亢病情后再行手术治疗。该类甲状腺肿患者因只有结节具有较高的摄^{131}I 功能,结节以外的甲状腺处于抑制状态,所以放射性碘治疗不会造成结节以外的甲状腺组织损伤。可用于老年患者,特别是有心脏病者。对于老年患者或有其他严重疾病而不能耐受手术者,可用抗甲状腺药物治疗。

(张建民)

第二节　单纯性甲状腺肿

单纯性甲状腺肿是指非炎症和非肿瘤原因所致的、不伴有临床甲状腺功能异常的甲状腺肿。单纯性甲状腺肿患病率约占人群的 5％,可由多种因素所致。常见的外源性因素包括机体缺碘、存在致甲状腺肿物质、某些药物所致;常见的内源性因素包括儿童先天性甲状腺激素合成障碍,以及甲状腺激素合成酶缺陷而引起的代偿性甲状腺增生肿大,一般无甲状腺功能异常。根据发病的流行情况分为 3 类。①地方性甲状腺肿:主要由缺碘所致,呈地方性分布。流行于离海较远,海拔较高的山区,是一种多见于世界各地的地方性多发病,我国西南、西北、华北等地均有分布。②散发性甲状腺肿:主要由先天性甲状腺激素合成障碍或致甲状腺肿物质所引起,散发于全国各地。③高碘性甲状腺肿:是由长期摄入超过生理需求量的高碘水或高碘食物所引起。

单纯性甲状腺肿在任何年龄均可患病,但以青少年患病率高,女性多于男性,男女发病率之比为1:(1.5~3)。

一、病因

(一)缺碘

缺碘是地方性甲状腺肿最常见的原因。国内主要见于西南、西北、华北等地区。主要由于土壤、水源、食物中含碘很低,特别在生长发育、妊娠、哺乳时,不能满足机体对碘的需要,因而影响甲状腺激素的合成。有些地区由于摄入碘过多,也可引起甲状腺肿,可能由于碘过多可抑制甲状腺有机碘形成,因而甲状腺激素合成发生障碍。

(二)致甲状腺肿物质

某些物质可阻碍甲状腺激素合成,从而引起甲状腺肿,称为致甲状腺肿物质。常见者有硫氰酸盐、保泰松、碳酸锂等。硫脲类药物用于治疗甲状腺功能亢进症(甲亢),如剂量过大,常可过分抑制甲状腺激素的合成而引起甲状腺肿大。长期服用含碘药物可阻碍甲状腺内碘的有机化,可引起甲状腺肿。木薯中含有氰基,在肠道内分解形成硫氰酸盐,抑制甲状腺摄碘。致甲状腺肿物质所引起的甲状腺肿常呈散发性,但也可呈地方性或加重地方性甲状腺肿。

(三)高碘

在自然界含碘丰富的地区也有地方性甲状腺肿流行,主要是因为摄入碘过多,从而阻碍了甲状腺内碘的有机化过程抑制 T_4 的合成,促使 TSH 分泌增加而产生甲状腺肿,称为高碘性地方性甲状腺肿。

(四)先天性甲状腺激素合成障碍

甲状腺激素生物合成的过程包括下列各步骤:将碘运输入甲状腺,碘和甲状腺球蛋白中的酪氨酸相结合,碘化酪氨酸的耦联,甲状腺球蛋白水解释放出碘化酪氨酸及甲状腺激素,甲状腺内碘化酪氨酸的脱碘作用及其碘的再利用,甲状腺激素释入血循环。在上述进程的各个步骤中可因一些特殊的酶的缺陷而引起甲状腺激素合成的障碍,迄今已知至少有五种不同的激素生成缺陷,可导致 TSH 的分泌亢进,引起甲状腺肿。有些病例由于存在的缺陷是部分性的,故可通过组织的增生肥大而使甲状腺功能得到代偿,因此临床上只有甲状腺肿大而甲状腺功能仍正常;另一些病例虽然通过甲状腺增生肥大,仍不能产生足够的甲状腺激素以适应生理需要,就同时出现甲状腺肿和甲状腺功能减退症(甲减)。

1.甲状腺摄取碘的缺陷

在这些患者,甲状腺难于从血浆中浓集碘,除甲状腺外,碘也不能运输入唾液及胃液。给正常人示踪剂量的放射性碘后 2 小时测定唾液碘浓度和血浆中碘浓度的比值为 1:(10~100),而患者的比值为 1:1。这种缺陷病因不明,可能是碘进入甲状腺细胞所需能量不足,也可能是甲状腺细胞碘受体或载体异常。

2.碘的有机化缺陷

在这些患者,碘能运输入甲状腺,但不能和酪氨酸结合入甲状腺球蛋白而形成有机复合物,系缺少过氧化物酶所致。放射性碘可迅速聚集在甲状腺内,但由于甲状腺内碘未能进行有机结合而是处于游离状态,所以在给过氯酸钾或硫氰酸盐后可使碘迅速地自甲状腺释出。当血浆中碘逐渐由尿中排出,甲状腺内的碘随即回入血浆。这些患者的碘摄取率在刚给放射性碘后是高的,而在 24 小时后却是低的。甲状腺内含碘量显著减少,没有含碘有机复合物形成,血清蛋白结合碘浓度低。在给予放射性碘追踪剂量后 2 小时,给予 1 g 过氯酸钾或硫氰酸盐能使患者甲状腺内存在的游离碘释入血浆,2 小时后若 20%以上的碘被释出,试验即为阳性。

3.碘化酪氨酸耦联缺陷

在此缺陷中,碘化酪氨酸不能缩合成具有激素活力的碘化甲腺原氨酸(主要为甲状腺素和三碘甲腺原氨酸)。甲状腺内有大量的碘化酪氨酸,但很少有碘化甲腺原氨酸,甲状腺球蛋白内有大量的一碘酪氨酸(MIT)及二碘酪氨酸(DIT),血浆中甲状腺激素含量低。此缺陷与耦联过程的酶缺乏或者甲状腺球蛋白结构异常,不利于碘化酪氨酸耦联有关。

4.碘化酪氨酸脱碘作用的缺陷

此缺陷在于碘一旦结合成一碘酪氨酸或二碘酪氨酸后,不能被再利用。正常甲状腺能对碘化酪氨酸进行脱碘作用,将碘再利用。脱碘作用的缺陷系由于缺乏脱卤素酶,因而一碘酪氨酸及二碘酪氨酸直接由甲状腺释入血循环,由尿液排出,造成内生性的碘损耗,临床出现甲状腺肿大及功能降低。对这些患者可予放射性碘后测定血浆及尿中放射标记的碘化酪氨酸而获得诊断。

5.异常碘化蛋白质的形成和释放

正常人血清酸化至很低 pH 时,正丁醇能提出它的全部碘(即甲状腺激素所含碘)。在有此缺陷患者的血清中,正丁醇仅能提出部分的血清碘,余下的为一种异常的有机复合物,它和甲状腺球蛋白不同,没有代谢作用,也不能抑制 TSH 的产生和释放,这种碘蛋白质主要含有一碘酪氨酸及二碘酪氨酸,而没有甲状腺素和三碘甲腺原氨酸。本病的基本缺陷尚未弄清,可能为甲状腺球蛋白分子结构的改变,也可能为甲状腺内蛋白分解酶的异常,使碘化而未成熟完备的甲状腺球蛋白释入血循环,也可能是正常甲状腺球蛋白产生不足,有时其他蛋白质进入甲状腺被碘化。

(五)肾脏碘清除率增高

引起肾脏碘清除率增高的原因较多,常受内分泌激素和代谢因素的影响。青春发育期和妊娠期碘清除率均增高,造成碘的过量丧失,使机体处于相对缺碘状态,诱发单纯性甲状腺肿。碘清除率增高可表现为家族性,患者常伴有皮质功能亢进症状。艾迪生病及腺垂体功能减退症使碘清除率降低,甲状腺激素 TSH 和雄激素对碘清除率影响较小。

二、发病机制

(一)甲状腺合成、分泌甲状腺激素减少

传统的观点认为,不同病因引起的甲状腺肿反映了共同的发病机制,即一个或几个因素造成甲状腺合成、分泌甲状腺激素减少,继而 TSH 分泌增多,高水平的 TSH 刺激甲状腺生长和甲状腺激素合成,最终甲状腺激素分泌速率恢复正常,患者代谢水平正常,但甲状腺肿大。当疾病严重时,包括 TSH 分泌增多的代偿性反应仍不能使分泌的甲状腺激素适应生理需要时,此时患者既有甲状腺肿又有甲减。因此,单纯性甲状腺肿与具有甲状腺肿的甲减仅是程度上的不同,在发病机制方面不能完全分开,单纯性甲状腺肿的特殊原因可能与甲减一起存在或分别存在。与上述观点不一致的是,临床发现大多数单纯性甲状腺肿患者的血清 TSH 水平并不增高。然而,给予抑制剂量的甲状腺激素后,甲状腺肿缩小。这一事实说明 TSH 对甲状腺肿的发生和维持确有作用。对这种矛盾现象的解释有以下三种:①第一种可能的机制是如果存在某些因素使甲状腺对碘的利用发生障碍,即使 TSH 水平正常,甲状腺肿仍可在其刺激下逐渐发生。对此观点最有力支持的动物实验是,切除大鼠垂体,观察其甲状腺重量对标准剂量的外源 TSH 的反应。结果显示,凡实验前存在有碘耗竭的甲状腺,给予 TSH 后其甲状腺增生显著。②第二种可能性为血清 TSH 浓度仅有轻度增加,目前所使用的放射免疫测定方法难以检测出来。③第三种推测为检测患者血清 TSH 时,甲状腺肿已经形成,当初造成甲状腺肿的刺激——高浓度的 TSH 已不再存在,此时已降至正常的 TSH,即可维持甲状腺肿。

(二)甲状腺生长免疫球蛋白

近年对单纯性甲状腺肿中甲状腺增大的机制提出了一种新的观点,认为在一些患者中可能存在一种"甲状腺生长免疫球蛋白"(TGI),它具有 TSH 样的能刺激甲状腺生长的作用,但又不具有 TSH 或 TRAb 能促进甲状腺功能的作用,因此患者无甲状腺功能亢进。这种自身免疫机制所致的单纯性甲状腺肿患者及其亲属易患自身免疫疾病。另外,患者行甲状腺次全切除术后,甲状腺肿易复发。不过,对此观点支持的资料不多,尚需进一步研究证实。对单纯性甲状腺肿中多结节性甲状腺肿发生机制的认识,单纯性甲状腺肿早期为弥漫性甲状腺肿,以后变为多结节性甲状腺肿。多结节性甲状腺肿具有解剖结构和功能上的不均一性,且倾向于发生功能自主性区域。目前对多结节性甲状腺肿发生机制的认识主要有两种意见,一种观点认为长期的 TSH 刺激或高度刺激与复旧的反复循环,造成了多结节性甲状腺肿的发生,同时也导致了某些增生区域的功能自主性。局部的出血、坏死、纤维化及钙化,更加重了结构和功能上的不均一性。另一种观点主要依据对多结节性甲状腺肿的放射自显影和临床研究的结果,认为在疾病开始时甲状腺内就已经存在解剖和功能上的不均一性的基础,后来由于受到长期刺激而变得更趋明显。由于多结节性甲状腺肿存在有自主性的高功能区域,因此当患者接受碘负荷时,易发生甲状腺毒症。为此,对单纯性多结节性甲状腺肿患者,应避免使用含碘药物;在必需使用含碘造影剂的放射学检查后,应密切观察,甚至有人提出应给予抗甲状腺药物(尤其在缺碘地区),以防甲亢发生。

三、病理改变

早期由于甲状腺激素合成和分泌减少,使垂体促甲状腺激素分泌增多,刺激甲状腺滤泡上皮增生,甲状腺呈对称性肿大,表面光滑,重量为 60～80 g。切面可见结节、出血、纤维化或钙化。镜下滤泡上皮轻度或高度增生。病变进一步发展,滤泡发生复旧。此时上皮细胞变成矮立方型或扁平型。滤泡腔由于胶质蓄积而高度扩张,称为胶性甲状腺肿或单纯性甲状腺肿。由于长期反复增生与复旧,则形成结节性甲状腺肿。

肉眼及镜下可见直径几毫米至数厘米大小不等的结节形成,结节间是散在的正常甲状腺组织。结节表面有时可见明显的纤维组织包膜。结节结构极不一致,滤泡呈实心或含丰富的胶质,滤泡上皮矮立方型。部分上皮增生形成乳头状突起伸入滤泡腔内,间质结缔组织增生、透明性变及钙盐沉着,也可有淋巴细胞浸润,有时可见新鲜或陈旧性出血及坏死所引起的机化、胆固醇结晶沉着、巨噬细胞及异物巨细胞浸润等改变。

四、临床表现

单纯性甲状腺肿多见于女性,本病常发生于青春期和妊娠期内,根据国外资料,约 1% 的男孩和 4% 的女孩在 12 岁时有单纯性甲状腺肿。一般人群发病率约 4%。还有些患者主诉其甲状腺肿见于情感应激时或月经期,但这尚未证实。

（一）症状

单纯性甲状腺肿患者早期常无任何症状,偶然被家人或同事发现,或体格检查时发现甲状腺肿大。病程长者,随着病情的发展,甲状腺可逐渐增大,发展至重度肿大时可引起压迫症状。压迫气管可引起咳嗽与呼吸困难、咽下困难、声音嘶哑;压迫血管致血液回流障碍可出现面部青紫、水肿,颈部与胸部浅表静脉扩张。患者还可有头晕,甚至晕厥发生,但均较少见。

（二）体征

甲状腺一般呈弥漫性的轻、中度肿大,质地软,早期无结节,几年后可有大小不等、质地不一的结节,大多数无血管杂音,少数可闻及血管杂音。有多年的单纯性甲状腺肿病史者,甲状腺肿大常不对称,表面不光滑,呈小叶状或结节状。结节为多发性,边界常不清楚。当甲状腺肿发展成较大时,可造成食管和/或气管的受压、移位。胸廓入口处狭窄可影响头、颈和上肢的静脉回流,造成静脉充血,当患者上臂举起时,这种阻塞表现加重（Pemberton 征）。

（三）并发症

甲状腺内出血可造成伴有疼痛的急性甲状腺肿大,常可引起或加重阻塞、压迫症状。单纯性甲状腺肿多年后可以发生一个或几个结节的结节性甲状腺肿,并可导致甲状腺功能亢进或甲状腺功能减退。结节性甲状腺肿的另一并发症为癌变,如果甲状腺肿的一部分突然增大,质地坚硬,患者出现喉返神经受压所致的声音嘶哑,或在甲状腺旁出现淋巴结肿大,应注意除外甲状腺癌的可能。

五、实验室检查

（一）甲状腺激素及抗体测定

甲状腺功能检查一般是正常的,部分患者 TT_4 正常低值或轻度下降,但 T_3/T_4 比值常增高,这可能是患者甲状腺球蛋白的碘化作用有缺陷所致。弥漫性甲状腺肿患者血清 TSH 和 TRH 兴奋试验正常,甲状腺素抑制试验阳性。病程较长的单纯性多结节性甲状腺肿患者,其功能自主性的倾向可表现为基础 TSH 水平降低或 TRH 兴奋试验时 TSH 反应减弱或缺乏。部分患者甲状腺素抑制试验可不受抑制。病程长者还可有甲状腺激素水平的降低。抗甲状腺球蛋白抗体和抗微粒体抗体阴性。大多数单纯性甲状腺肿患者的血清甲状腺球蛋白（Tg）水平增高,增高的程度与甲状腺肿的体积呈正相关。

（二）甲状腺摄碘率

放射性碘摄取率一般正常,但部分患者由于轻度碘缺乏或甲状腺激素生物合成缺陷,甲状腺摄碘率增高,但高峰不提前,可被 T_3 所抑制,但当甲状腺结节有自主性功能时,可不被其抑制。

（三）甲状腺 B 超

可示甲状腺弥漫性肿大,部分血流丰富;病程长者,可见有结节。

（四）甲状腺扫描

甲状腺放射性核素显像可见甲状腺弥漫性肿大,放射性分布均匀,如为结节性甲状腺肿,放射性分布不均,可呈现有功能的或无功能的结节。

六、诊断

（一）初步诊断

根据甲状腺肿大及实验室检查、影像学检查特点,基本可以确定诊断。

(1)在非地方性甲状腺肿地区,甲状腺肿大无明显症状者,首先应考虑散发性甲状腺肿。

(2)血清 T_3 和 T_4 水平正常,TSH 水平正常或稍低,TRH 兴奋试验 TSH 反应正常或减弱。为明确是否伴有功能亢进,还是由于缺乏甲状腺激素或缺碘引起,还可做甲状腺素抑制试验。TRAb、TPOAb 阴性。

(3)放射性碘摄取率一般正常,少数患者可呈现 ^{131}I 摄取率增高,但高峰无前移。

(4)影像学检查显示甲状腺弥漫性肿大,结节性患者质地常不均匀。

(二)病因诊断

在诊断了甲状腺肿后,还要根据病史、临床检查等特点,明确甲状腺肿的病因。

有长期服用抑制甲状腺激素合成的药物史者,考虑为药物性甲状腺肿。青春期、妊娠期、哺乳期、外伤及慢性消耗性疾病所致者,常有明显的生理、病理特征。对一些代谢缺陷引起的甲状腺肿,则需行进一步的实验室检查才能确诊为何种缺陷。如碘摄取缺陷时,做放射性碘摄取率检查,发现甲状腺不能浓集碘,唾液中也缺乏碘的浓集;过氧化物酶缺陷时,过氯酸钾释放试验为阳性,血中甲状腺激素水平降低;耦联缺陷时,层析测定甲状腺组织标本可发现甲状腺内大量碘化酪氨酸;碘化酪氨酸脱卤素酶缺陷时,在给患者示踪剂量的放射性碘后,用层析法可显示血浆及尿中碘化酪氨酸;正丁醇不溶性蛋白缺陷时,血清蛋白结合碘及正丁醇提取碘,或蛋白结合碘及血清甲状腺激素碘间差别超过 20%;碘和异常蛋白质结合时,可在给放射性碘后于血浆及尿中测得碘和异常蛋白结合的复合物。

七、鉴别诊断

(一)慢性淋巴细胞性甲状腺炎

慢性淋巴细胞性甲状腺炎也称为桥本病,表现为甲状腺弥漫性肿大,但是质地较韧,查甲状腺过氧化物酶抗体和球蛋白抗体常明显增高,提示是一种自身免疫性的甲状腺炎。特别是儿童患者,当抗甲状腺球蛋白抗体和抗微粒体抗体阳性者,应考虑慢性淋巴细胞性甲状腺炎。

(二)甲状腺癌

甲状腺癌时甲状腺肿大,质地韧或偏硬,表面不光滑,有结节,且结节活动度差,周围可有肿大的淋巴结。B超可示多个不规则结节,甲状腺扫描显示冷结节,查血甲状腺球蛋白、降钙素可升高,甲状腺针吸活检有助于诊断。

(三)亚急性甲状腺炎

多在病毒、细菌感染后引发了自身免疫反应。患者可有发热、咽痛,甲状腺肿大,质地韧或偏硬,压痛明显。查甲状腺功能可以升高,而甲状腺扫描示甲状腺区域显影差,摄碘率降低,这是诊断亚急性甲状腺炎的重要依据。亚急性甲状腺炎时血沉快,合并感染时血常规可升高。

(四)结节性甲状腺肿

病史多较长,甲状腺呈结节样肿大,可以发生 T_3 型甲亢,也可以出现甲减。单纯性甲状腺肿随着病程延长,进展至多结节阶段时,自主性功能的病灶可出现,部分患者可从临床甲状腺功能正常逐渐发展为甲状腺功能亢进(毒性多结节性甲状腺肿)。

(五)Graves 病

单纯性甲状腺肿的弥漫性肿大阶段类似于 Graves 病或桥本病的甲状腺特点。如果 Graves 病未处于活动的甲状腺毒症阶段和缺乏眼征表现,单纯性甲状腺肿很难与其区分开,后者 TRAb 多升高。

八、治疗

(一)内科治疗

大多数单纯性甲状腺肿患者无明确病因可寻,但无论何因,其共同发病机制是甲状腺素合成减少,所以甲状腺激素是最为有效的药物治疗。治疗前必须检测 TSH 基础水平或 TRH 兴奋试验,只有无血清 TSH 浓度降低,或 TSH 对 TRH 反应良好时,才可以用甲状腺激素治疗。较年轻的单纯性弥漫性甲状腺肿患者的血清 TSH 水平多正常或稍增高,是使用甲状腺激素治疗的指征。常用左甲状腺素(L-T_4)治疗,根据病情选择用药剂量,如每天 $50\sim100$ μg,能取得较好效果,使甲状腺逐渐缩小。病程长的多结节性甲状腺肿患者,血清基础 TSH 浓度常 <0.5 mU/L,应做 TRH 兴奋试验,如 TSH 反应降低或无反应,表示甲状腺已有自主性功能,不宜用甲状腺激素治疗。

使用甲状腺激素替代治疗,所给予的剂量应不使 TSH 浓度降低至与甲状腺毒症者相似为宜,即稍小于 TSH 完全抑制的剂量(<0.1 mU/L)。早期单纯性弥漫性甲状腺肿阶段的年轻患者,可每天用 $50\sim100$ μg 的 L-T_4 治疗。对老年患者,每天 50 μg 的 L-T_4 足以使 TSH 抑制到适宜的程度($0.2\sim0.5$ mU/L)。

对有明确病因者,应针对病因治疗。如对缺碘或使用致甲状腺肿物质者,应补充碘或停用致甲状腺肿物质,甲状腺肿自然消失。对单纯性甲状腺肿患者补碘应慎重,对无明确证据证实为碘缺乏者,补碘不但无效,而且还有可能引起甲状腺毒症。治疗结果极多样化。早期较小弥漫性增生的甲状腺肿反应良好,$3\sim6$ 个月消退或者消失。晚期,较大的多结节性甲状腺肿,自主性生长的滤泡细胞比例较高,故药物治疗反应较差,仅约 1/3 的病例腺体体积明显缩小;而其他 2/3 的病例中,抑制治疗可防止腺体进一步生长。结节间组织退化,比结节本身的退化更为常见。因此,在治疗期间结节可显现得似乎更为突出。甲状腺最大限度地恢复后,抑制药物可减少到最小剂量,长期维持或有时停止服用。甲状腺肿可保持缩小,也可以复发,难以预测。如复发,应重新开始并无限期地进行抑制性治疗。对甲状腺功能正常的多结节性甲状腺肿患者,至少应每年复查甲状腺功能,并做全面体检,根据需要行影像学检查。

(二)放射性[131]I 治疗

对于血清 TSH 浓度降低的、甲状腺激素水平偏高的单纯性甲状腺肿可给予小剂量放射性[131]I 治疗。治疗前除测定甲状腺的[131]I 摄取率外,还应做甲状腺扫描,以估计甲状腺的功能情况,有放射性[131]I 治疗适应证者方可进行治疗。单纯性甲状腺肿一般不需快速治疗,因此可采取小剂量给予放射性碘。由于患者多为老年人,故应警惕放射性碘所引起的甲状腺激素急剧释放这一少见但可能发生的治疗并发症。如患者有冠心病等不能耐受一时性甲亢的疾病,可于放射性碘治疗前先给予抗甲状腺药物。

(三)外科治疗

对单纯性甲状腺肿的外科治疗无生理学依据,一般而言,不应行外科手术治疗,因为甲状腺的部分切除将更进一步限制甲状腺对激素需要增多的适应能力。但若出现压迫阻塞症状,且给予甲状腺激素治疗无效时,手术是指征。有些患者有肿瘤迹象时,应做相应检查,怀疑有恶变时有手术适应证。术后应给予甲状腺激素替代治疗。替代剂量为 L-T_4 约 1.8 μg/kg,以抑制再生性增生和进一步的致甲状腺肿作用。

九、单纯性甲状腺肿的预防

减少单纯性甲状腺肿发生的根本在于预防。多年来,我国为了降低缺碘地区甲状腺肿的发生率,提倡食用碘盐。通过补碘,使缺碘性甲状腺肿的发病率明显降低。少部分患者是由高碘引起的甲状腺肿,在明确病因后可得到较好的预防。如由缺碘引起者,尤其在青春期、妊娠期、哺乳期等生理性需碘量增加时应注意碘的补充,多吃一些海带、紫菜等含碘的食物,防止在这些时期发生甲状腺肿。服用的药物应避免对甲状腺摄碘的影响。

(王军勇)

第三节 甲状腺腺瘤

甲状腺腺瘤是起源于甲状腺滤泡细胞的良性肿瘤,目前认为本病多为单克隆性,是由与甲状腺癌相似的刺激所致。临床分滤泡状和乳头状实性腺瘤两种,前者多见。常为甲状腺囊内单个边界清楚的结节,有完整的包膜。

一、病因及发病机制

甲状腺腺瘤的病因未明,可能与性别、遗传因素、射线照射、TSH 过度刺激有关,也可能与地方性甲状腺肿疾病有关。

(一)性别

甲状腺腺瘤在女性的发病率为男性的 5～6 倍,提示可能性别因素与发病有关,但目前没有发现雌激素刺激肿瘤细胞生长的证据。

(二)癌基因

甲状腺腺瘤中可发现癌基因 $c\text{-}myc$ 的表达。腺瘤中还可发现癌基因 $H\text{-}ras$ 第 12、13、61 密码子的活化突变和过度表达。高功能腺瘤中还可发现 TSH-G 蛋白腺嘌呤环化酶信号传导通路所涉及蛋白的突变,包括 TSH 受体跨膜功能区的胞外和跨膜段的突变和刺激型 GTP 结合蛋白的突变。上述发现均表明腺瘤的发病可能与癌基因有关,但上述基因突变仅见于少部分腺瘤中。

(三)家族性肿瘤

甲状腺腺瘤可见于一些家族性肿瘤综合征中,包括 Cowden 病和 Catney 联合体病等。

(四)外部射线照射

幼年时期头、颈、胸部曾经进行过 X 线照射治疗的人群,其甲状腺癌发病率约增高 100 倍,而甲状腺腺瘤的发病率也明显增高。

(五)TSH 过度刺激

在部分甲状腺腺瘤患者可发现其血 TSH 水平增高,可能与其发病有关。实验发现,TSH 可刺激正常甲状腺细胞表达前癌基因 $c\text{-}myc$,从而促使细胞增生。

二、病理类型

(一)滤泡状腺瘤

滤泡状腺瘤是最常见的一种甲状腺良性肿瘤,根据其腺瘤实质组织的构成分为以下几种。

1.胚胎型腺瘤

由实体性细胞巢和细胞条索构成,无明显的滤泡和胶体形成。瘤细胞多为立方形,体积不大,细胞大小一致。胞浆少,嗜碱性,边界不甚清;胞核大,染色质多,位于细胞中央。间质很少,多有水肿。包膜和血管不受侵犯。

2.胎儿型腺瘤

胎儿型腺瘤主要由体积较小而均匀一致的小滤泡构成。滤泡可含或不含胶质。滤泡细胞较小,呈立方形,胞核染色深,其形态、大小和染色可有变异。滤泡分散于疏松水肿的结缔组织中,间质内有丰富的薄壁血管,常见出血和囊性变。

3.胶性腺瘤

胶性腺瘤又称巨滤泡性腺瘤,最多见,瘤组织由成熟滤泡构成,其细胞形态和胶质含量皆和正常甲状腺相似。但滤泡大小悬殊,排列紧密,亦可融合成囊。

4.单纯性腺瘤

滤泡形态和胶质含量与正常甲状腺相似。但滤泡排列较紧密,呈多角形,间质很少。

5.嗜酸性腺瘤

嗜酸性腺瘤又称 Hurthle 细胞瘤。瘤细胞大,呈多角形,胞质内含嗜酸颗粒,排列成条或成簇,偶呈滤泡或乳头状。

(二)乳头状腺瘤

良性乳头状腺瘤少见,多呈囊性,故又称乳头状囊腺病。甲状腺腺瘤中,具有乳头状结构者有较大的恶性倾向,良性乳头状腺瘤少见,多呈囊性,故又称乳头状囊腺瘤。乳头由单层立方或低柱状细胞覆于血管及结缔组织而构成,细胞形态和正常静止期的甲状腺上皮相似,乳头较短,分支较少,有时见乳头中含有胶质细胞。乳头突入大小不等的囊腔内,腔内有丰富的胶质。瘤细胞较小,形态一致,无明显多形性和核分裂象。甲状腺腺瘤中,具有乳头状结构者有较大的恶性倾向。

(三)不典型腺瘤

不典型腺瘤比较少见,腺瘤包膜完整,质地坚韧,切面细腻而无胶质光泽。镜下细胞丰富,密集,常呈片块状、巢状排列,结构不规则,多不形成滤泡。间质甚少。细胞具有明显的异形性,形状、大小不一致,可呈长方形、梭形;胞核也不规则,染色较深,亦可见有丝分裂象,故常疑为癌变,但无包膜、血管及淋巴管浸润。

(四)甲状腺囊肿

根据内容物不同可分为胶性囊肿、浆液性囊肿、坏死性囊肿、出血性囊肿。

(五)功能自主性甲状腺腺瘤

瘤实质区可见陈旧性出血、坏死、囊性变、玻璃样变、纤维化、钙化。瘤组织边界清楚,周围甲状腺组织常萎缩。

三、临床表现

甲状腺腺瘤可发生于任何年龄,但以青年女性多见;多数无自觉症状,往往在无意中发现颈前区肿块；大多为单个，无痛；包膜感明显，可随吞咽移动。肿瘤增长缓慢，一旦肿瘤内出血或囊变，体积可突然增大，且伴有疼痛和压痛，但过一时期又会缩小，甚至消失。少数增大的肿瘤逐渐压迫周围组织，引起气管移位，但气管狭窄罕见；患者会感到呼吸不畅，特别是平卧时为甚。胸骨后的甲状腺腺瘤压迫气管和大血管后可引起呼吸困难和上腔静脉压迫症。少数腺瘤可因钙化斑块使瘤体变得坚硬。典型的甲状腺腺瘤很容易做出临床诊断，甲状腺功能检查一般正常；核素扫描常显示温结节，但如有囊变或出血就显示冷结节。自主性高功能甲状腺腺瘤可表现不同程度的甲亢症状。

四、实验室及相关辅助检查

(一)甲状腺功能检查

血清 TT_3、FT_3、TT_4、FT_4、TSH 均正常。自主性高功能甲状腺腺瘤患者血清 TT_3、FT_3、TT_4、FT_4增高，TSH 降低。

(二)X 线检查

如腺瘤较大，颈胸部 X 线检查可见气管受压移位，部分患者可见瘤体内钙化等。

(三)核素扫描

90％的腺瘤不能聚集放射性锝或碘，核素扫描多显示为"冷结节"，少数腺瘤有聚集放射性碘的能力，核素扫描示"温结节"；自主性高功能腺瘤表现为放射性浓聚的"热结节"；腺瘤发生出血、坏死等囊性变时则均呈"冷结节"。

(四)B 超检查

对诊断甲状腺腺瘤有较大价值，超声波下腺瘤和周围组织有明显界限，有助于辨别单发或多发，囊性或实性。

(五)甲状腺穿刺活检

有助于诊断，特别在区分良恶性病变时有较大价值，但属创伤性检查，不易常规进行。

五、诊断与鉴别诊断

甲状腺腺瘤的诊断可参考以下要点：①颈前单发结节，少数亦可为多发的圆形或椭圆形结节，表面光滑、质韧，随吞咽活动，多无自觉症状；②甲状腺功能检查正常；③颈部淋巴结无肿大；④服用甲状腺激素3～6 个月后，肿块不缩小或更明显突出。

甲状腺腺瘤需要与以下疾病相鉴别。

(一)结节性甲状腺肿

甲状腺腺瘤主要与结节性甲状腺肿相鉴别。后者虽有单发结节，但甲状腺多呈普遍肿大，在此情况下易于鉴别。一般来说，腺瘤的单发结节长期病程之间仍属单发，而结节性甲状腺肿经长期病程之后多成为多发结节。另外，甲状腺肿流行地区多诊断为结节性甲状腺肿，非流行地区多诊断为甲状腺腺瘤。在病理上，甲状腺腺瘤的单发结节有完整包膜，界限清楚。而结节性甲状腺肿的单发结节无完整包膜，界限也不清楚。

(二)甲状腺癌

甲状腺腺瘤还应与甲状腺癌相鉴别，后者可表现为甲状腺质硬，结节表面凹凸不平，边界不清，颈淋巴结肿大，并可伴有声嘶、霍纳综合征等。

六、治疗

(一)甲状腺激素治疗

能抑制垂体 TSH 的分泌,减少 TSH 对甲状腺腺瘤的刺激,从而使腺瘤逐渐缩小,甚至消失。从小剂量开始,逐渐加量。可用左甲状腺素 $50\sim150\ \mu g/d$ 或干甲状腺片 $40\sim120\ mg/d$,治疗 $3\sim4$ 个月。适于多发性结节或温结节、热结节等单结节患者。如效果不佳,应考虑手术治疗。

(二)手术治疗

甲状腺腺瘤有癌变可能的患者、或引起甲亢者,应行手术切除腺瘤。伴有甲亢的高功能腺瘤,需要先用抗甲状腺药物控制甲亢,待甲状腺功能正常后,行腺瘤切除术,可使甲亢得到治愈。

对于甲状腺腺瘤,手术切除是最有效的治疗方法,无论肿瘤大小,目前多主张做患侧腺叶切除或腺叶次全切除而不宜行腺瘤摘除术。其原因是临床上甲状腺腺瘤和某些甲状腺癌特别是早期甲状腺癌难以区别。另外约 25% 的甲状腺腺瘤为多发,临床上往往仅能查到较大的腺瘤,单纯腺瘤摘除会遗留小的腺瘤,日后造成复发。因甲状腺腺瘤有引起甲亢(发生率约为 20%)和恶变(发生率约为 10%)的可能,故应早期行包括腺瘤的患侧,甲状腺大部或部分(腺瘤小)切除。切除标本必须立即行冷冻切片检查,以判定有无恶变。

(王军勇)

第四节 甲 状 腺 癌

甲状腺癌是最常见的内分泌恶性肿瘤。按照组织学特征,起源于甲状腺滤泡细胞可以分为分化型甲状腺癌和未分化甲状腺癌,占所有甲状腺癌的 95% 以上。分化型甲状腺癌包括乳头状甲状腺癌和滤泡型甲状腺癌,这类甲状腺癌通常是可治愈的。相反,未分化甲状腺癌来势凶猛,预后很差。近年来,甲状腺癌发病率逐年上升。年龄是一个影响甲状腺癌的重要因素,>45 岁的患者预后较差。甲状腺癌多见于女性,但男性患者预后较差。另外的危险因素包括颈部放疗史,直径>4 cm 的肿瘤,原发灶外侵,淋巴结及远处转移。

起源于甲状腺滤泡旁 C 细胞的恶性肿瘤称为甲状腺髓样癌,占所有甲状腺癌的 3% 左右,其分为散发性髓样癌、家族性髓样癌、MEN 综合征。

一、概述

(一)甲状腺癌分期

甲状腺癌 UICC 分期如下。

1.TNM 分期

(1)T 分期。

T_x:无法对原发肿瘤做出估计。

T_0:未发现原发肿瘤。

T_1:原发肿瘤≤2 cm,局限于甲状腺内。

T_2:2 cm<原发肿瘤≤4 cm,局限于甲状腺内。

T_3:肿瘤＞4 cm,肿瘤局限在甲状腺内或有少量延伸到甲状腺外。

T_{4a}:肿瘤蔓延至甲状腺包膜以外,并侵犯皮下软组织、喉、气管、食管或喉返神经。

T_{4b}:肿瘤侵犯椎前筋膜、或包绕颈动脉或纵隔血管。

未分化癌均为 T_4。

T_{4a}:未分化癌,肿瘤限于甲状腺内,尚可外科切除。

T_{4b}:未分化癌,肿瘤已侵出包膜,外科难以切除。

(2)N 分期。

N_0:无淋巴结转移。

N_{1a}:肿瘤转移至Ⅵ区(气管前、气管旁和喉前淋巴结)。

N_{1b}:肿瘤转移至单侧、双侧、对侧颈部或上纵隔淋巴结。

(3)M 分期。

M_0:无远处转移。

M_1:远处有转移。

2.不同甲状腺癌的临床分期

(1)甲状腺乳头状腺癌或滤泡状腺癌(45 岁以下)。

Ⅰ期:任何 T,任何 NM_0。

Ⅱ期:任何 T,任何 NM_1。

(2)甲状腺乳头状腺癌或滤泡状腺癌(45 岁以上)及髓样癌(任何年龄)。．

Ⅰ期:$T_1N_0M_0$。

Ⅱ期:$T_2N_0M_0$。

Ⅲ期:$T_3N_0M_0$,$T_{1\sim3}N_{1a}M_0$。

ⅣA 期:$T_{1\sim3}N_{1b}M_0$,$T_{4a}N_{0\sim1}M_0$。

ⅣB 期:T_{4b}任何 NM_0。

ⅣC 期:任何 T 任何 NM_1。

(3)未分化癌(全部归Ⅳ期)。

ⅣA 期:T_{4a}任何 NM_0。

ⅣB 期:T_{4b}任何 NM_0。

ⅣC 期:任何 T 任何 NM_1。

(二)甲状腺癌危险因素

放射接触史,碘的不适当摄入,淋巴性甲状腺炎,激素原因和家族史都是可能引起甲状腺癌的危险因素。

1.放射接触史

放射接触史能够增加甲状腺乳头状癌的发生。这一现象,在广岛和长崎的原子弹爆炸,马绍尔群岛和内华达的核试验失误,以及切尔诺贝利核泄漏(后被观察及证实)出现。尤其在切尔诺贝利核泄漏后,受到核辐射的儿童发生了更多的乳头状甲状腺癌,这可能与儿童甲状腺更易受放射线影响,或者儿童食用了更多受核污染的牛奶有关。儿童时期因头颈部肿瘤接受过放射治疗,也会导致乳头状甲状腺癌发生风险的增加。

2.缺碘

碘是合成甲状腺激素的必需原料。缺碘引起甲状腺滤泡细胞代偿性增生,导致甲状腺肿。

在缺碘地区,甲状腺滤泡性肿瘤发病率升高;而在碘摄入过多的地区,乳头状甲状腺癌则更易发生。在动物实验中,碘的过量摄入,能导致甲状腺癌由滤泡型向乳头状表型转换。但是碘的不适量摄入如何导致甲状腺癌发生依旧不明。

3.免疫因素

乳头状甲状腺癌中通常可见淋巴细胞浸润,这一现象可能提示免疫因子可能参与恶性肿瘤的发生发展。分子生物学分析提示淋巴细胞甲状腺炎可能是甲状腺恶性肿瘤的早期表现。但其确切机制依旧不明。

4.年龄因素

大多数分化型甲状腺癌发生于20~50岁患者,女性患者为男性患者的2~4倍。这一现象可能提示女性激素可能参与甲状腺癌的发生。并且,雌激素受体在甲状腺滤泡细胞膜上表达,雌激素可导致滤泡细胞的增殖。同样并没有明确的动物模型能够复制,甲状腺癌与妊娠或外源性雌激素使用的关系。

5.遗传因素

遗传性因素对于甲状腺癌的发生也是同样重要的。若父母患有甲状腺癌,则患肿瘤风险增加3.2倍;若同胞兄妹患有甲状腺癌,则患肿瘤风险增加6.2倍。非家族性髓样癌发生率为3.5%~6.2%。

二、乳头状甲状腺癌

乳头状甲状腺癌(PTC)是最常见的甲状腺癌,占所有甲状腺癌的70%~90%。乳头状癌有着其特征的组织学表现:"砂粒体"和"营养不良性钙化"。甲状腺乳头状癌以淋巴结转移为主,常以颈部肿大淋巴结为首发症状。

(一)临床表现

患者以女性为多,男与女之比为1:2.7,年龄6~72岁,20岁以后明显增多,31~40岁组患病最多,占30%,50岁以后明显减少。乳头状癌淋巴结转移机会多,临床触不到淋巴结的患者,经选择性颈清扫术后,病理检查结果有46%~72%的病例有淋巴结转移。有些患者以颈部淋巴结肿大来就诊,甲状腺内肿物可能已经数月或数年。因甲状腺内肿物发展较慢,且无特殊体征,常被误诊为良性,肿物可以很小,仅0.5~1.0 cm。晚期可以明显肿大,直径可达10 cm以上。呈囊性或部分呈囊性,侵犯气管或其他周围器官时肿物固定。侵犯喉返神经出现声音嘶哑,压迫气管移位或肿瘤侵入气管内出现呼吸困难。淋巴结转移多至颈深中组及颈深下组,晚期可转移至上纵隔。血行转移较少,有4%~8%,多见于肺或骨。

(二)辅助检查

1.原发病变的诊断

无淋巴结转移的情况下,对甲状腺肿物的性质难以判断,在治疗前应进行如下的检查以明确病变的范围、与周围器官的关系、甲状腺功能的损伤程度、TSH的分泌状况等。

(1)甲状腺核素扫描:大多数滤泡型腺癌和乳头状腺癌有吸碘功能,以往为术前主要手段,目前随着其他临床检查的发展已少用。

(2)B超检查:可发现甲状腺内肿物是多发或单发、有无囊性变、颈部有无淋巴结转移、颈部血管受侵情况等。

(3)CT检查:显示甲状腺内肿瘤的位置、内部结构情况、钙化情况,无包膜恶性可能性大。

虽不能做出定性诊断但对医师手术操作很有帮助,CT能显示肿物距大血管的远近,距喉返神经、甲状旁腺、颈段食管的远近,肿瘤是否侵犯气管壁及侵入气管内、向胸骨后及上纵隔延伸情况,纵隔内淋巴转移情况。使外科医师术前心中有数,减少盲目性,能制三维成像的CT更好。

(4)磁共振成像(MRI):在无碘过敏患者中,不推荐使用。

(5)PET/CT:可判断肿瘤代谢情况,主要判断远处转移情况。

(6)针吸细胞学检查:近年来由于针吸细胞学诊断的进步,广泛应用于临床,但应用于甲状腺肿物的诊断有一定限度。

2.颈淋巴结转移的诊断

(1)临床触不到淋巴结而甲状腺内肿物高度怀疑癌,此为N_0病例,这类患者不一定没有淋巴结转移,应做B超或CT检查以发现手摸不到的肿大淋巴结。因有些患者脂肪厚,肌肉发达,淋巴结虽已很大且呈串也不易触及,如B超及CT检查怀疑转移,且甲状腺内肿物证实为癌应按联合根治术准备。

(2)甲状腺肿物合并颈淋巴结肿大时,淋巴结位于中、下颈深较多,位于胸锁乳突肌前缘或被覆盖,活动或固定,大致可判断为甲状腺癌颈转移,以乳头状癌为多见。如针吸细胞学阳性则可确诊。

(三)治疗

1.放射治疗

分化型甲状腺癌对放射治疗敏感性差,以手术治疗为主要手段,单纯体外放射治疗对甲状腺癌的治疗并无好处。^{131}I治疗:用于手术不能切除的分化型甲状腺癌或远处转移的甲状腺癌。

2.手术治疗

(1)原发癌的处理:①一侧腺叶切除加峡部切除加Ⅵ区淋巴结清扫为单侧甲状腺癌治疗的最小手术方式;②全甲状腺切除当病变涉及两侧腺叶时行全甲状腺切除术,考虑到甲状腺多灶性癌的存在,应注意同侧腺叶多灶肿瘤,易出现对侧甲状腺内微小病灶的发生;③高分化侵袭性甲状腺癌,应积极地予以手术治疗,治疗越早,预后越好;④微小癌的治疗目前甲状腺乳头状微癌的治疗方式尚不统一。

(2)淋巴结转移癌的处理:不论是传统式的颈清扫术还是保留功能的改良根治术都应将各区淋巴结不论大小彻底切除。

三、甲状腺滤泡型腺癌

滤泡型癌较乳头状癌发病率低,占甲状腺癌的10%~15%,较乳头状癌发病年龄大,常见于中年人,平均年龄45~50岁,男女之比为1∶3。其恶性程度介于乳头状癌和未分化癌之间,易出现血行转移,如肺、骨、肝、脑等处。很少出现淋巴结转移。转移的组织,很像正常甲状腺,因此有人称为"异位甲状腺"。

临床表现大多数是单发的,少数也可是多发的。容易误诊为甲状腺腺瘤。预后较乳头状癌差。影响预后的决定因素是远处转移,不是甲状腺包膜的侵犯。

四、甲状腺未分化癌

甲状腺未分化癌(ATC)在甲状腺癌中比例较少,占3%~8%。

（一）临床表现

本病发病年龄较高，男性发病较高。病情发展较快，出现颈部肿物后增长迅速，1～2周内肿物固定，声音嘶哑，呼吸困难。有 1/3 患者颈部肿物多年，近几个月来迅速增大，因此有学者认为此部分病例是在原有分化型甲状腺癌或良性肿物基础上的恶变。

（二）辅助检查

CT 及颈部 X 线片常见气管受压，或前后径变窄或左右径变窄，或气管受压移位，偏于一侧，椎前软组织增厚，表明肿瘤从食管后椎前包绕了气管、食管。常有颈淋巴结转移，有时颈部转移淋巴结和甲状腺的原发灶融合在一起。根据肿物形态及硬度常可确诊。

（三）治疗

大多数患者来诊较晚，失去根治性治疗机会。有时手术目的是为了解决呼吸道梗阻，仅做气管切开。对少部分原发肿瘤较小的病例，尽量给予切除，然后行气管切开或气管造瘘，术后给予放疗及化疗，有的患者有一定疗效，有 40% 的患者可获完全缓解。

五、甲状腺髓样癌

甲状腺髓样癌（MTC）起源于甲状腺滤泡旁细胞或称 C 细胞。癌细胞可分泌多种胺类和多肽类激素，降钙素等，此外还有 5-羟色胺、组胺、前列腺素及 ACTH 样物质，导致部分患者出现顽固性腹泻，多为水样泄，但肠吸收障碍不严重，常伴有面部潮红。当肿瘤切除后腹泻即可消失，癌复发或转移时腹泻又可出现。

甲状腺髓样癌可分为散发性及家族性两种，前者约占 80%，不伴有其他内分泌腺部位的肿瘤，没有特殊的临床表现，后者占 20%，有明显家族史，分为两种类型：一类叫多发内分泌肿瘤ⅡA 型，此型包括甲状腺髓样癌、嗜铬细胞瘤和甲状旁腺功能亢进，因是三十年前 Sipple 首先描述，被称为 Sipple 综合征。另一类叫多发内分泌肿瘤ⅡB 型，此型包括甲状腺髓样癌、嗜铬细胞瘤及伴有多发性黏膜神经瘤，并有特征性的面部表现（嘴唇肥厚、宽鼻梁、脸外翻等）。

（一）临床表现

甲状腺髓样癌占甲状腺恶性肿瘤的 6%～8%。除少数合并内分泌综合征外，大多数与其他类型的甲状腺癌相似，主要是甲状腺区肿块，有时有淋巴结肿大，可出现双侧颈转移，多数生长缓慢，病程长达 10～20 年，大多数 1 年左右。

（二）辅助检查

血清降钙素升高伴甲状腺结节患者，首先考虑甲状腺髓样癌，若无其他内分泌综合征及肿瘤可确诊。部分甲状腺髓样癌患者可有血清 CEA 升高。

（三）治疗

手术是治疗的有效手段。有淋巴结转移时行颈清扫手术，对于是否行预防性颈清扫术，目前有一定争议。目前有靶向药物针对甲状腺髓样癌，但疗效不明确。

六、甲状腺其他恶性肿瘤

甲状腺还有其他恶性肿瘤，如血管肉瘤、纤维肉瘤、癌肉瘤、骨肉瘤、恶性纤维组织细胞瘤等，均少见。其中值得注意的是恶性淋巴瘤，近年来文献报道有增多趋势。

恶性淋巴瘤少见，占所有甲状腺恶性肿瘤的 0.6%～5%，占所有淋巴瘤的 2.2%～2.5%。文献报道甲状腺恶性淋巴瘤合并慢性淋巴细胞性甲状腺炎高达 95%～100%。所以细针穿刺应多方、多点穿刺。可疑者应做诊断性探查手术,术中制冷冻切片检查,确诊后根据情况行峡部切除或一叶切除,以免将来病变进一步发展压迫气管造成呼吸困难。

甲状腺恶性淋巴瘤是以放疗为主的综合治疗,配合以化疗。有低度恶性及高度恶性两种。其治疗效果优于甲状腺未分癌。

(秦真庆)

第五节　乳腺纤维腺瘤

乳腺纤维腺瘤是乳腺疾病中最常见的良性肿瘤,可发生于青春期后的任何年龄,多在 20～30 岁。其发生与雌激素刺激有关,所以很少发生在月经来潮前或绝经期后的妇女,为乳腺良性肿瘤,少数可发生恶变。一般为单发,但有 15%～20% 的病例可以多发。单侧或双侧均可发生。一般为圆形、卵圆形,大的可呈分叶状。初期如黄豆大小,生长比较缓慢,可以数年无变化,因为无明显不适,因此很少引起患者的注意。肿块在不知不觉中逐渐长大,还有患者由于怕羞不愿找医师检查,直到肿块长得较大时,才不得不去医院诊治,耽误诊治。

一、病因和病理

乳腺纤维腺瘤的病因及发病机制尚不十分清楚,但多数学者认为与以下因素有关。

(一)雌激素水平失衡

多数患者有雌激素水平相对或绝对升高,雌激素水平的过度刺激可导致乳腺导管上皮和间质成分异常增生形成肿瘤。

(二)局部乳腺组织对雌激素过度敏感

正常乳腺的各部组织对雌激素敏感性高低不一,敏感性高的组织易患病,不同妇女乳腺组织对雌激素刺激的敏感性不同,对雌激素刺激敏感的妇女患病概率大大增加。

(三)饮食及身体因素

高脂肪、高能量饮食、肥胖、肝功能障碍等使体内雌激素增多,进而刺激乳腺导管上皮及间质纤维组织增生引起本病。

(四)遗传倾向

该病提示有一定的遗传倾向。

二、临床表现

乳腺纤维腺瘤最主要的临床表现就是乳房肿块,而且多数情况下,乳房肿块是本病的唯一症状。乳腺纤维腺瘤的肿块多为患者无意间摸到或查体检查出来,一般不伴有疼痛感,亦不随月经周期而发生变化。少部分病例乳腺纤维腺瘤同时伴有乳腺增生,此时则可有经前乳房胀痛不适等症状。乳腺纤维腺瘤在乳腺的各个象限均可发生,尤其好发于乳房的外上象限。腺瘤常为单发,亦有多发者。腺瘤呈圆形或卵圆形,直径以 1～3 cm 者较为多见,偶可见巨大者表面光滑,质地坚韧,边界清楚,与皮肤和周围组织无粘连,活动度大。腋下淋巴结无肿大。腺瘤多无痛感,亦无触痛。通常生长缓慢,可以数年无变化,但在妊娠哺乳期可迅速增大,个别的可发生肉瘤样变。

乳腺纤维腺瘤与乳腺癌的关系不大,其恶变的概率不大。

临床上见到的乳腺纤维瘤常有两种情况,一种是单纯的腺纤维瘤,另一种是乳腺增生伴发的腺纤维瘤。前者表面光滑,边缘清楚,质中等,活动度大,能在扪诊的手指下滑脱;后者则仅可扪及部分露在增生乳腺组织外的光滑瘤体,边缘不清,有一定的自限性,其活动性则随增生组织的活动而活动。

根据临床表现乳腺纤维腺瘤可分为 3 型。

(一)普通型纤维腺瘤

本型最常见,瘤体直径常在 1～3 cm,生长缓慢。

(二)青春型纤维腺瘤

本型较少见,月经初潮前发生,肿瘤生长速度快,瘤体较大,可致皮肤紧张变薄,皮肤静脉怒张。

(三)巨纤维腺瘤

本型亦称分叶型纤维腺瘤,多见于 15～18 岁青春期及 40 岁以上绝经前妇女。瘤体常超过 7 cm,甚至可达 20 cm,形状常呈分叶状。

三、诊断

乳腺纤维腺瘤最主要的临床表现就是乳房肿块,而且多数情况下,乳房肿块是本病的唯一症状,多为患者无意间发现,一般不伴有疼痛感,亦不随月经周期而发生变化。少部分病例乳腺纤维腺瘤与乳腺增生病共同存在,此时则可有经前乳房胀痛,肿块好发于乳房的外上象限。腺瘤常为单发(75％单发),亦有多发者。腺瘤呈圆形或卵圆形,直径以 1～3 cm 者较为多见,亦有巨大者。乳腺纤维瘤表面光滑,质地坚韧,边界清楚,与皮肤和周围组织无粘连,活动度大,触之有滑动感,表面皮肤无改变;腋下淋巴结无肿大。腺瘤多无痛感,亦无触痛。肿瘤大小、性状一般不随月经周期而变化。肿块通常生长缓慢,可以数年无变化,但在妊娠哺乳期可迅速增大,个别的可于此时发生肉瘤变。对于诊断困难者,借助乳腺的特殊检查,常可明确诊断。

四、辅助检查

(一)超声检查

B 超检查能显示乳腺各层次软组织结构及肿块的形态、大小和密度。纤维腺瘤的瘤体多为圆形或椭圆形低回声区,边界清晰整齐,内部回声分布均匀,呈弱光点,后壁线完整,有侧方声影。肿瘤后方回声增强,如有钙化时,钙化点后方可出现声影。近年,使用彩色多普勒超声检测乳腺肿瘤的供血状况判断肿瘤的良、恶性,对诊断本病甚有帮助。

(二)乳腺 X 线摄影检查

乳腺内脂肪较丰富者,纤维腺瘤表现为边缘光滑、锐利的圆形阴影,密度均匀,有的在瘤体周围见一层薄的透亮晕。无血管增多现象。致密型乳腺中,由于肿瘤与乳腺组织密度相似,在 X 线下显示不清。有的肿瘤发生钙化,可为片状或轮廓不规则的粗颗粒钙化灶,大小 1～25 mm 不等,与乳腺恶性肿瘤的细沙粒样钙化完全不同。

(三)细针穿刺细胞学检查

针感介于韧与脆之间,针吸细胞量常较多。导管上皮细胞分布多呈团片排列整齐,不重叠,如铺砖状,有较多双极裸核细胞。诊断符合率达 90％以上,少数胞核较大,有明显异形性,染色质粗糙,细胞大小不等,可被误诊为癌,造成假阳性,应特别留意。

(四)红外线扫描检查

肿瘤与周围乳腺组织透光度基本一致,或呈相对边缘锐利的灰色阴影,无周围血管改变的暗影。

(五)局部组织切除病理组织学检查

1.大体标本

纤维腺瘤的巨体态极具特征,甚至肉眼下即可诊断。肿块大致呈圆形或椭圆形,直径一般为1～3 cm,但有时可达10 cm以上,巨大者多出现于青春期前后少女中。表面光滑、结节状,质韧、有弹性,边界清楚,有完整包膜,易于剥出。切面质地均匀,呈灰白或淡粉色。导管型(管内型)及分叶型纤维腺瘤的切面常呈黏液样,并有大小不等裂隙。围管型纤维腺瘤切面呈颗粒状。病程长的纤维腺瘤的间质呈编织状而致密,有时还可见钙化或骨化区。囊性增生型纤维腺瘤的切面可见小囊肿。

2.镜下特点

根据肿瘤中的纤维组织和腺管结构的互相关系,分为导管型(管内型)纤维腺瘤、围管型(管周型)纤维腺瘤、混合型纤维腺瘤、囊性增生型腺纤维瘤和分叶型腺纤维瘤(巨腺纤维瘤)。

五、鉴别诊断

(一)乳腺增生

两者均可摸到乳腺内肿块,单发或多发,质地韧。乳腺纤维腺瘤的肿块以单侧单发者较为多见,多呈圆形或卵圆形,边界清楚,活动度大,肿块无痛感及触痛,与月经周期无明显关系,发病年龄以30岁以下者多见。乳腺增生的肿块以双侧多发者较为常见,可呈结节状、片块状或串珠颗粒状,质地略韧,肿块常有触痛,可随月经周期而发生变化,月经前整个乳腺常有胀感,经后可缓解,发病年龄以30岁以上者多见。必要时可行有关辅助检查予以鉴别,如乳腺X线检查,乳腺纤维腺瘤常可见到圆形或卵圆形密度均匀的阴影,其周围可见有圈环形的透明晕,据此可与乳腺增生病相鉴别。

(二)乳腺囊肿

两者均为无痛性的乳腺肿块,多为单侧单发,边界清楚,表面光滑。但乳腺纤维腺瘤的肿块质地较囊肿稍硬韧,活动度较囊肿为大,发病年龄以18～25岁最为多见;乳腺积乳囊肿的肿块有囊性感,活动度不似腺瘤那样大,且多发于妊娠哺乳期,乳腺单纯囊肿则除囊肿外尚有乳腺增生的临床特征。可行超声检查,超声检查对于囊性肿物和实性肿物的鉴别有很大的优势。

(三)乳腺癌

两者均可见到无痛性乳腺肿块,多为单发。乳腺纤维腺瘤的肿块呈圆形或卵圆形,质地韧实,表面光滑,边界清楚,活动度大。肿块生长缓慢,一般以1～3 cm大者较常见,超过5 cm者少见。同侧腋窝淋巴结无肿大,发病年龄以30岁以下者为多见。乳腺癌的乳腺肿块可呈圆形或卵圆形,亦可呈不规则形,质地较硬,肿块表面欠光滑,活动度差,易与皮肤及周围组织发生粘连。肿块可迅速生长,同侧腋窝淋巴结常有肿大。发病年龄多见于35岁以上者,尤以中老年妇女多见。乳腺X线检查,纤维腺瘤可见圆形或卵圆形密度均匀的阴影及其周围的环行透明晕;而乳腺癌可见肿块影、细小钙化点、异常血管影及毛刺、皮肤有凹陷、乳头内陷等。必要时活组织病理检查可提供组织学证据进行鉴别。

六、治疗

乳腺纤维腺瘤虽属良性肿瘤,但极少数有恶变的可能性,而且这种恶变的危险性为累积性增加。故多数学者主张,一旦诊断,原则上均应手术切除。各类药物治疗,效果多不可靠。妊娠、哺乳期内分泌环境急骤变化时,有的乳腺纤维瘤会加速生长,故应早期切除。乳腺纤维瘤如完整切除,多可治愈。由于致病的内分泌环境持续存在,10%～25%的患者可同时多发,也可先后多发,不应将这种多发性倾向视为复发。

乳腺纤维腺瘤最有效的治疗方法就是手术,但并不是一发现腺瘤就需立即手术,而是应严格掌握手术时机及手术适应证:20岁左右的未婚女性,如果腺瘤不大,约1 cm,甚至更小,则不宜立即手术,因腺瘤体积过小,且活动度较大,手术时不容易找到;未婚的年轻女性,因小的腺瘤手术使乳房部皮肤留下了疤痕,影响了美观;如果在观察过程中,乳腺纤维瘤不停地在缓慢增长,已长至1.5 cm左右,采用保守法治疗无效者,则宜考虑手术切除,以免腺瘤长得较大后,手术创伤较大,疤痕亦较明显,而且如果继续长大亦有发生恶变的可能;如果腺瘤刚发现时就较大,超过2 cm,或患者年龄较大超过35岁,则主张一发现就立即手术,因为往往在妊娠哺乳期,由于体内雌性激素的大幅度增加,可能刺激腺瘤迅速增长,甚至可能诱发肉瘤变;如果乳腺纤维瘤为多发性的,可同时多个切除;除诊断为乳腺纤维瘤外,乳房有乳管内乳头状瘤、乳腺囊肿、乳腺小叶增生、乳腺脂肪瘤、寄生虫性囊肿,因性质未明确而怀疑乳腺纤维瘤时均可做切除术。

乳腺纤维瘤手术切除的禁忌证:乳房及其周围皮肤上有急性感染者暂不做手术;乳腺纤维瘤的诊断不明确时,可穿刺诊断,暂不立即手术;乳腺纤维瘤的疗效判定标准有变化时暂不手术。

(一)乳腺纤维腺瘤手术方法

1.乳房纤维瘤摘除术

乳房纤维瘤摘除术传统的方法是在瘤体表面做放射状切口,目的是避免损伤乳腺管,但势必会留有疤痕。将传统的放射切口选择性地改良为乳晕切口,效果满意。

(1)传统手术切除:手术切口的设计应考虑美学与功能的需要。如需要哺乳者,应做以乳头为中心的放射状切口。若以后不需要哺乳者,可沿乳晕边缘行弧形切口。如是多发者可行乳腺下缘与胸壁交界处切口或沿乳晕切口。①在瘤体表面用亚甲蓝画一个瘤体大小的圆圈,然后由圆圈的中点至乳头用亚甲蓝画一直线,用细长针注射0.5%利多卡因做局部浸润麻醉,始为乳晕部做半月形浸润麻醉,而后自乳晕部进针,沿亚甲蓝直线浸润麻醉至瘤体周围。②沿所画切口切开皮肤、皮下组织,分离浅筋膜,用血管钳或爱力斯夹住切口外侧筋膜,用血管钳沿乳腺组织表面分离至瘤体部位,爱力斯或缝线将瘤体牵引至直视下分离切除瘤体。③彻底止血,瘤体创面乳腺组织间断缝合数针。④皮内缝合或间断缝合乳晕切口。乳房表面用绷带适当加压包扎24～48小时,切除的肿块常规应做病理检查。⑤注意事项:手术时最好将整个肿瘤及其周围部分正常乳腺组织一并切除,在被切除的肿瘤以外的乳腺内,或对侧乳腺内术后再发生同样的肿瘤,不应认为复发,严格地说应为多发倾向。在原位又重新出现此种肿瘤者为复发,反复复发应警惕叶状肿瘤的可能。这种术式会在乳腺上留下疤痕,影响美观,对于乳腺多个象限内的多个肿物不能完全切除。

(2)微创手术切除:是在腋下或乳晕等隐蔽的地方戳孔(约3 mm),在超声或钼靶引导下应用旋切针将肿物旋切出来,痛苦小,术后只留下一个3 mm左右大小的印痕,恢复快,不需住院,不用拆线。而且可以通过一个切口一次性同时切除多个肿瘤,多发肿物或临床触摸不到的微小肿物的患者特别适合采用这种手术。微创旋切的技术优势还体现在对于性质不明的肿块可以在B超定位下进行活检和病理检查,对 3 mm 微小的肿瘤也可精确切除,这对于乳腺癌的早期诊断和治疗无疑也是一种非常好的方法。缺点是费用高,对于接近乳头、皮肤、乳腺边缘的肿物无法保证完全切除,易有残留等。

2.多发性乳腺纤维腺瘤的处理

多发性乳腺纤维腺瘤是指乳房部有 2 个以上的纤维腺瘤者,其发生的比例约为 15%。因为多发的乳腺纤维腺瘤可相互临近而彼此融合,亦可散布于一侧或两侧的多个部位,手术全部切除有一定的困难,所以对于那些腺瘤体积不太大的多发腺瘤,临床可予以观察,腺瘤体积有所缩小,继续观察;如肿物继续生长,体积较大,超过 2 cm 的腺瘤,则可考虑将其切除。切除时如果附近尚有 1 cm 左右的纤维腺瘤亦可一并切除,而距离较远且腺瘤体积较小者,则可以继续对其进行观察。由于多发性乳腺纤维腺瘤切除后,有些仍可于原部位再发,或于其他部位继续有新发的纤维腺瘤出现,因此,可在腺瘤手术切除后,即服用一段时间的中药,防止其再发。

(二)其他治疗

还有激素疗法等病因治疗。

七、预防

(1)保持良好的心态和健康的生活节奏,克服不良的饮食习惯和嗜好,有规律的工作、生活是预防乳腺疾病发生的有效方法。

(2)少穿束胸或紧身衣,合理使用文胸。型号合适的文胸对乳房健康很重要,最好能选用柔软、透气、吸水性强的棉制文胸。平时能不戴文胸时尽量不戴,不要戴文胸睡觉。

(3)慎用含雌激素类药物和保健品,慎用丰胸产品。

(4)洗澡时避免长时间用热水刺激乳房,更不要在热水中长时间浸泡,洗澡时的水温以 27 ℃左右为宜。规律的性生活能促进乳房的血液循环、性激素分泌的增加,有利于女性乳房的健康。

(5)保持适量的运动。运动不仅有助于乳房健美,还能降低乳腺疾病的发病率。

(6)每月进行乳房自检,每年进行专业检查。一般月经后的1周到两周是检查的最佳时期。如果发现乳房有肿块、乳房局部皮肤或乳头凹陷、腋窝淋巴结肿大,一定要及时就诊。

(秦真庆)

第六节 乳腺导管内乳头状瘤

乳腺导管内乳头状瘤是指发生于乳腺导管上皮的良性乳头状瘤,发生于青春期后任何年龄的女性,经产妇多见,尤多发于 40~50 岁妇女。根据其病灶的多少及发生的部位,可将其分为单发性大导管内乳头状瘤及多发性中、小导管内乳头状瘤两种。前者源于输乳管的壶腹部内,多为单发,位于乳晕下区,恶变者较少见;后者源于乳腺的末梢导管,常为多发,位于乳腺的周边区,此类较易发生恶变。本病恶变率达5%~10%,被称为癌前病变,临床上应予足够重视。

一、病因和病理

导管内乳头状瘤是发生于导管上皮的良性乳头状瘤。根据病灶的多少或发生的部位,可分为大导管内乳头状瘤(发生于输乳管壶部内)和多发性导管内乳头状瘤(多发生在中、小导管内)。本病的发生是雌激素过度刺激导致的。

二、临床表现

导管内乳头状瘤以乳头溢液为主要的临床表现。本病病灶不同,表现症状各异。

(一)单发性大导管内乳头状瘤

单发性大导管内乳头状瘤可在乳晕下或乳晕边缘部位扪及到长约 1 cm 的索状肿块,或扪及枣核大小的结节。由于肿瘤所在的导管内积血积液,按压肿块即有血样、奶样或咖啡样分泌物从乳头溢出,但溢液口固定。本病常为间歇性自发溢液,或挤压、碰撞后溢液。溢液排出,瘤体变小,疼痛不明显,偶尔有压痛、隐痛,恶变较少见。

(二)多发性中、小导管内乳头状瘤

多发性中、小导管内乳头状瘤源于末梢导管,位于周边区,是由于中、小导管内的腺上皮增生形成的。多在患侧外上象限有多个结节、颗粒,成串珠状,边界不清,质地不均,部分有溢液症状,也有部分无溢液者,溢液呈血样、黄水样、咖啡样。本病恶变可达 10%,被称为"癌前期病变"。

三、诊断

本病临床主要表现为乳头溢出浆液、血性或咖啡色的液体,呈间歇或持续性,行经期间有量增加。部分患者在乳头附近可触及小的圆形肿物,质较软,与皮肤无粘连,可推动。本病确诊困难,要对肿块行针吸细胞学检查或活体组织病理检查方可确诊。

四、鉴别诊断

乳腺导管内乳头状瘤需与乳腺导管内乳头状癌及乳腺导管扩张综合征相鉴别。

(一)乳腺导管内乳头状癌

两者均可见到自发的、无痛性乳头血性溢液,均可扪及乳晕部肿块,且按压该肿块时可自乳管开口处溢出血性液体。由于两者的临床表现及形态学特征都非常相似,故两者的鉴别诊断十分困难。一般认为,乳腺导管内乳头状瘤的溢液可为血性,亦可为浆液血性或浆液性;而乳头状癌的溢液则以血性者为多见,且多为单侧单孔。乳头状瘤的肿块多位于乳晕区,质地较软,肿块一般≤1 cm,同侧腋窝淋巴结无肿大;而乳头状癌的肿块多位于乳晕区以外,质地硬,表面不光滑,活动度差,易与皮肤粘连,肿块一般>1 cm,同侧腋窝可见肿大的淋巴结。乳腺导管造影显示导管突然中断,断端呈光滑杯口状,近侧导管显示明显扩张,有时为圆形或卵圆形充盈缺损,导管柔软、光整者,多为导管内乳头状瘤;若断端不整齐,近侧导管轻度扩张、扭曲、排列紊乱、充盈缺损或完全性阻塞,导管失去自然柔软度而变得僵硬等,则多为导管内癌。溢液涂片细胞学检查乳头状癌可找到癌细胞。最终确立诊断则以病理诊断为准,而且应做石蜡切片,避免因冰冻切片的局限性造成假阴性或假阳性结果。

(二)乳腺导管扩张综合征

导管内乳头状瘤与导管扩张综合征的溢液期均可以乳头溢液为主要症状,但导管扩张综合

征常伴有先天性乳头凹陷,溢液多为双侧多孔,性状可呈水样、乳汁样、浆液样、脓血性或血性;乳头状瘤与导管扩张综合征的肿块期均可见到乳晕下肿块,但后者的肿块常较前者为大,且肿块形状不规则,质地硬韧,可与皮肤粘连,常发生红肿疼痛,后期可发生溃破而流脓。导管扩张综合征还可见患侧腋窝淋巴结肿大、压痛。乳腺导管造影显示导管突然中断,有规则的充盈缺损者,多为乳头状瘤;若较大导管呈明显扩张,导管粗细不均匀,失去正常规则的树枝状外形者,则多为导管扩张综合征。必要时可行肿块针吸细胞学检查或活组织病理检查。

五、治疗

乳腺导管内乳头状瘤最有效的方法是手术治疗,药物治疗通常只能减轻症状。

本病的首选治疗方法是手术治疗。术前均应行乳导管造影检查,以明确病变的性质及定位。术后宜做石蜡切片检查,因为冰冻切片检查在辨别乳腺导管内乳头状瘤和乳头状癌时最困难,两者常易发生混淆,故不宜以冰冻切片表现为恶性依据而行乳房根治术。如果为单发的乳腺导管内乳头状瘤,手术时将病变的导管系统切除即可;如果为多发的乳腺导管内乳头状瘤,因其较易发生恶变,则宜行乳腺区段切除,即将病变导管及其周围的乳腺组织一并切除。对于那些年龄在50岁以上、造影显示为多发的乳腺导管内乳头状瘤或经病理检查发现有导管上皮增生活跃甚至已有上皮不典型性改变者,则宜行乳房单纯切除,以防癌变。

(一)术前准备

纤维乳管镜确定乳管内乳头状瘤与乳头的距离、深度和乳房皮肤的体表投影。

(二)麻醉方法和体位

局部浸润麻醉或硬膜外麻醉,患者取仰卧位。

(三)手术切口

从乳头根部向乳晕外方做放射状切口,也可沿乳晕边缘做弧形切口。

(四)手术步骤

(1)术前乳管镜确定病变部位,并在体表做标记及手术切口方案,必要时在病变乳管内保留探针,或在乳头处找到血性液体溢口,将细软的探针涂上液状石蜡后,注入0.2~0.5 mL亚甲蓝,作为寻找病变乳管的引导。

(2)消毒、铺巾。

(3)切口皮肤、皮下组织,止血钳钝性分离,暴露病变乳管。

(4)分离、切除病变乳管。

(5)0号丝线将残腔缝合,彻底止血后逐层缝合乳腺组织及皮肤切开,覆盖敷料,加压包扎。

(五)对病变限定在某一区段的乳腺囊性增生患者,可做乳腺区段的切除

(1)病变位于乳腺上半部者,按病变的长轴做弧形切口或放射状切口,位于乳腺下半部者,做放射状切口或乳房下皱褶纹的弧形切口。

(2)切开皮肤及皮下组织,潜行分离皮瓣,使肿块全部显露。

(3)仔细检查确定肿块的范围后,在其中心缝置一根粗不吸收线或用鼠齿钳夹持牵引。

(4)沿肿块两侧,距病变处0.5~1 cm做楔形切口,然后自胸大肌筋膜前将肿块切除。

(5)严密止血后,用不吸收线间断缝合乳腺组织创口,避免出现残腔,逐层间断缝合浅筋膜、皮下组织和皮肤。如有较多渗血可放置橡皮片或橡皮管引流,加压包扎,也可放置多空负压引

流管。

（六）病变广泛者可行经皮下乳腺全切或乳腺单纯性切除术

（1）以乳头为中心,在第2～6肋,从外上到内下做一斜行梭形切口或以乳头为中心做横行梭形切口。

（2）选择切口时,将乳房尽量上提,在乳晕下方用亚甲蓝液画一水平线;再将乳房尽量下位,同样在乳晕(肿瘤)上方画一水平线。这两条线可根据病变位置而上下移动,待乳房恢复原位后,即表示横行梭形切口线。

（3）顺切口线切开皮肤、皮下脂肪组织,切除与否及范围取决于病变的性质。

（4）分离范围上起第2～3肋骨,下至第6～7肋骨,内达胸骨旁,外抵腋前线。当一侧皮肤分离后,用热盐水纱布填塞止血,再分离另一侧皮肤。然后沿着乳房上缘,围绕乳房基底部边切边止血,直切到胸大肌筋膜缘止。

（5）用组织钳将乳房拉下,用锐刀将整个乳房及周围脂肪组织从胸大肌筋膜上切除。

（6）乳房组织切除后,清创创口,清除残留的血凝块、脱落的脂肪组织,在切口最低位或切开外侧方戳孔置入有侧孔的引流管或橡皮卷,妥善固定在皮肤上或用安全针固定于引流物上以免脱位。

（7）按层缝合皮下组织和皮肤,切口用纱布垫适当加压包扎。

（七）术后处理

（1）术后2～3天拔出引流物,乳房全切者要加压包扎3～5天。

（2）术后7～9天拆线。

（3）乳房全切者容易发生局部皮瓣坏死、皮下积液,处理方法是术后24小时检查创口,积血者改善引流,48小时后仍有积血者,应局部穿刺洗净血清或置负压引流管引流,适当加压包扎。

（秦真庆）

第七节　乳房其他良性肿瘤

一、脂肪瘤

乳房脂肪瘤是由脂肪细胞增生形成的一种良性肿瘤。脂肪瘤是最常见的一种体表良性肿瘤,它可发生于体表任何部位,多见于肩背部、四肢,发生于乳腺者少见。

脂肪瘤肉眼观察与正常脂肪组织相似,但色泽较黄。有一薄层完整的纤维包膜,肿瘤呈圆形或扁圆形,表面呈分叶状。有的肿瘤富含血管及结缔组织,为血管脂肪瘤。镜下观察,肿瘤由分化成熟的脂肪细胞组成,其间有纤维组织间隔,外有薄层纤维组织包膜。瘤细胞较大,呈圆形,细胞质内充满脂滴,细胞核被挤到近包膜处。

临床表现同其他一般体表脂肪瘤。本病好发于中年以上妇女,乳房较丰满、肥胖,常为无意中发现,无疼痛,无乳头溢液及其他不适症状。检查:肿瘤多为单发,圆形或椭圆形,分叶状,一般3～5cm,大者亦可达10cm以上,质软,边界清楚,活动,肿瘤不与皮肤及胸壁粘连。发生于皮下脂肪层者较表浅,发生于腺体内脂肪组织者较深在。肿瘤生长缓慢。

关于本病的治疗,对较大者或生长较快者可行手术切除,一般切除后不复发。对生长较缓慢、较小的脂肪瘤允许观察。

二、平滑肌瘤

乳房平滑肌瘤是一种少见的乳房良性肿瘤。本瘤可来自乳头、乳晕的平滑肌组织及乳腺本身的血管平滑肌组织。根据生长部位、细胞来源的不同,病理分为 3 型:来源于乳晕区皮肤平滑肌者称浅表平滑肌瘤;来源于乳腺本身血管平滑肌者为血管平滑肌瘤;来源于乳腺本身血管平滑肌和腺上皮共同构成腺样平滑肌瘤。

大体观察:肿瘤呈圆形或椭圆形,边界清楚或有包膜、实性、质韧,一般直径 0.3～0.5 cm,切面灰白或淡红色,稍隆起,呈编织状。镜下可见肿瘤由分化成熟的平滑肌细胞组成。瘤细胞呈梭形、细胞质丰富、粉染、边界清楚,并可见肌原纤维。细胞核呈杆状,两端钝圆,位于细胞中央,无核分裂。瘤细胞排列呈束状、编织状或栅栏状,间质有少量的纤维组织。血管平滑肌由平滑肌和厚壁血管构成。腺样平滑肌瘤在平滑肌瘤细胞之间夹杂着数量不等的乳腺小管状结构。

临床上,肿瘤可位于真皮亦可在乳腺实质内。位于真皮者表面皮肤隆起,略呈红色,局部有痛感或有压痛。位于乳腺实质内者,位置深在,多为血管平滑肌瘤或腺样平滑肌瘤,肿瘤有包膜,易推动,生长缓慢。

本病发生于真皮者,诊断较易确定,可行手术治疗,手术时,连同受累皮肤一并切除。对于发生于乳腺实质内者,与纤维瘤较难鉴别,有时需待手术后病理切片方可证实。本病一般不恶变,手术后不复发。

三、神经纤维瘤

乳房神经纤维瘤少见,常为神经纤维瘤的一部分。好发于皮肤及皮下的神经纤维,神经纤维瘤多位于乳头及乳头附近,可为单发或多发,肿瘤直径 1～2 cm,生长缓慢,一般不恶变,无疼痛及其他症状。单发者手术切除后一般不复发,多发者可致乳头变形,可考虑切除病变皮肤,并进行乳房整形。

四、汗腺腺瘤

乳腺汗腺腺瘤罕见,是发生于乳腺皮肤汗腺上的良性肿瘤。肿瘤在真皮内由无数小囊形管构成,管腔内充满胶样物质,管壁的两层细胞受压变扁平。

临床上,本病开始时是在皮肤上发现透明而散在的结节,软且有压缩性。结节位于真皮内,一般 2 cm 大小,有时高出皮肤,肿瘤可逐渐增大呈乳头状,并发生破溃。一般不恶变,手术切除可治愈。

五、错构瘤

乳房错构瘤又称腺脂肪瘤。本病临床较少见,好发于中青年妇女,一般为单发、生长缓慢、无症状、肿物边界清楚、质软、活动度好,与周围无粘连。在乳腺 X 线片上,本病表现为圆形或椭圆形肿块阴影,中央密度不均匀,边缘光滑,且有一圈透亮带。病因为胚芽迷走或异位,或胚胎期乳腺发育异常,造成乳腺正常结构成分比例紊乱。

肉眼观察:肿瘤呈实性,圆形或椭圆形,有一层薄而完整的包膜,直径 1～17 cm,质软。切面脂肪成分较多时呈淡黄色;腺体成分较多时呈淡粉红色,纤维组织为主者呈灰白色。

镜下观察:肿瘤为数量不等、杂乱无章的乳腺导管、小叶和成熟的脂肪组织、纤维组织混杂而成,包膜完整。小叶和导管上皮可正常,亦可增生。有时可见导管扩张及分泌物潴留。当脂肪组织占肿瘤大部分时,称腺脂肪瘤。

本病需经手术切除后病理切片确诊,预后好,手术后不复发。

六、海绵状血管瘤

乳房海绵状血管瘤临床极为少见,是由血管组织构成的一种良性血管畸形。本病一般多发于乳腺皮下组织内,肿瘤体积不定,质地柔软,边界清楚。切面呈暗红色,可见多数大小不等的腔隙。腔壁厚薄不均,腔内充满血液。镜下见肿瘤组织由大量充满血液的扩张的腔隙及血管构成,腔壁上有单层内皮细胞,无平滑肌。腔隙之间由很薄的纤维组织条索构成间隔,状如海绵,可有完整包膜,亦可境界不清。本病可发生于任何年龄,一般为单发,也可多发。肿瘤境界清楚、质软、有压缩性,或呈囊性感。常无任何不适,生长缓慢。局部肿瘤穿刺抽出血性液体时,可明确诊断。较小的血管瘤可局部手术切除,范围较大者,可考虑行乳房单纯切除术。

七、淋巴管瘤

乳房淋巴管瘤临床极罕见。由淋巴管和结缔组织构成,是一种先天性良性肿瘤。淋巴管瘤多见于锁骨上区及颈部,乳房淋巴管瘤生长缓慢,无不适表现。瘤体大小不一、触之无压痛、质软,有囊性感或波动感,透光试验阳性,局部穿刺可抽出淡黄色清亮液体。临床上,肿瘤较小者行肿瘤切除,较大者行乳房单纯切除术。

八、颗粒细胞瘤

乳房颗粒细胞瘤亦称颗粒性肌母细胞瘤,是一种少见的乳腺良性肿瘤。颗粒细胞瘤可发生于身体任何部位,好发于舌、皮下及软组织,乳腺也是本病常见的发病部位之一。

颗粒细胞瘤并非发生于乳腺组织本身,而是来源于乳腺神经鞘细胞。大体观察:肿瘤无包膜,与周围组织分界不清,直径 0.5～4 cm,质硬,切面灰白或灰黄,均质状,表面受累皮肤可发生凹陷。镜下:肿瘤无明确分界,瘤体体积大,呈多边形或卵圆形。细胞质丰富,内含均匀分布的嗜酸性颗粒;细胞核小而圆。瘤细胞呈松散的巢状或条索状排列,其间有多少不等的纤维组织包绕。受累皮肤呈假上皮瘤样增生。

临床上,本病好发于 20～50 岁女性。主要为无痛性肿块,质硬,呈结节状,边界不清,活动度差,且常与皮肤粘连,致受累皮肤凹陷,故易与乳腺癌混淆。依靠镜下瘤细胞核小而圆、规则、细胞质丰富呈嗜酸性颗粒状与乳腺癌鉴别。

本病手术切除预后良好。

九、软骨瘤和骨瘤

乳房软骨瘤和骨瘤极少见,可见于老年妇女的乳房纤维腺瘤内。肉眼见该瘤表面呈颗粒状突起、色淡黄、质硬、无明显包膜,但境界清楚。镜下可见骨膜、断续的骨板及排列紊乱的骨小梁,小梁之间可见疏松纤维组织。一般认为它是由成纤维细胞化生而成,另一部分由纤维瘤内纤维成分组成而来。

临床上,患者一般无自觉症状,肿瘤质硬、无触痛、可活动,与周围组织无粘连。

手术切除后一般无复发。

十、腺肌上皮瘤

乳腺腺肌上皮瘤临床少见,术前多易误诊为乳腺纤维腺瘤。本病好发于50岁以上女性,亦有年轻女性及男性腺肌上皮瘤报道。常因无痛性肿块就诊、边界清楚、质地韧实、表面光滑、生长缓慢、无痛。

肉眼观察,肿瘤可有或无包膜,切面灰白或灰黄,质脆或鱼肉状,少数为囊实性或囊性。镜下肿瘤组织由增生的腺上皮和肌上皮组成,以肌上皮增生为主。腺上皮可有乳头状增生;肌上皮呈巢状、片状、小梁状分布,细胞呈梭形或为透明细胞。Tavassoli 根据肿瘤结构及肌上皮形态不同,将其分为3型。①梭形细胞型:由巢状和片状分布的梭形肌上皮细胞和少量腺腔组成。②腺管形(经典腺肌上皮瘤):主要由大小不等的腺管组成,内覆腺上皮细胞,外围为肌上皮细胞。③小叶型:增生的上皮细胞呈巢状,围绕并挤压腺腔,肿瘤周围纤维组织向瘤内生长,分隔肿瘤呈小叶状。当核分裂象超过5个/10个高倍视野、细胞有明显异型性、肿瘤呈浸润性生长及肿瘤出现坏死时,考虑有恶性可能。

本病治疗方法为手术切除,应切除肿瘤周围部分正常腺体组织,否则易复发。反复复发则有恶性可能。考虑为恶性时,宜行乳房切除或改良根治术。

十一、乳头腺瘤

乳头腺瘤又称乳头导管腺瘤,是发生于乳头内的导管即乳窦部,是一种局限于集合管内或其周围的良性上皮增生。好发于40~50岁女性,偶有男性,发病率不到乳腺良性肿瘤的1%,病程长,生长缓慢,肿瘤体积小,直径一般不超过2 cm。

(一)临床表现

乳头腺瘤单侧多见,罕见双侧患者。乳头溢液为主要表现,约占2/3的患者,其次可有乳头增粗、变硬、糜烂、溃疡、结痂出血,乳头内或其底部扪及结节等症状,切除的结节质硬,边界可清或不清楚,呈灰白色,此结节有时不在导管内。

(二)诊断与鉴别诊断

乳头腺瘤是一种少见病,对临床上有乳头溢液伴有乳头内或乳窦部有硬结节或肿块者,同时若有乳头糜烂、溃疡、出血、结痂者应高度重视,影像学检查方法,乳腺X线检查通常不把乳头包括在内,所以影像学不易发现,临床上对可疑者,申请加拍乳头在内的头尾位和内外侧斜内,有时可见乳头及乳晕区有高密度肿块影。彩色B超检查可显示乳头内有实性肿块影,可协助诊断,但最终需靠病理学确诊。

乳头腺瘤多因临床表现不典型,医师经验不足,术前诊断较困难,临床检查常有漏诊或误诊,必须与乳头慢性炎症、良性肿瘤、Paget病、乳头状癌等进行鉴别。

1.湿疹样癌(Paget病)

初期表现为一侧乳头瘙痒、变红,继而皮肤增厚、粗糙、糜烂、出血、结痂,可见乳头变形或破坏,病理检查乳头、乳晕表皮基底层内可查到Paget细胞,乳头下导管内可见管内癌。即可确诊。而乳头腺瘤是导管上皮细胞增生改变、表皮内无Paget细胞。

2.导管内乳头状瘤

临床表现主要是以乳头溢液为主,半数左右为血性,在乳晕附近可扪及圆形肿物,乳导管造影和乳管镜检查加上取病理活检,一般可以确诊。

3.乳腺管状腺瘤

乳腺管状腺瘤是由密集增生的管状结构构成的圆形结节状良性病变,多见于年轻妇女,多为无意中发现或皮肤触及包块,为卵圆形,可单发、多发,生长较快,活动度较好,界限较清,质地中等、压痛,无皮肤及乳头改变,疼痛随月经期前后变化明显。影像学检查通常为边界清晰,偶含微钙化的肿物,乳腺管状腺瘤是良性病变,切除后无复发,预后较好,主要靠切除后行组织学检查以确诊。

4.乳头汗腺样瘤

乳头汗腺样瘤发生部位与乳头腺瘤相似,但无乳头糜烂及乳头溢液,检查无 Paget 细胞,病理检查以乳头大导管的乳头状增生为主,该病罕见,临床检查不易确诊,而病理检查确诊不困难。

(三)治疗与预后

本病应尽量行乳头结节局部完整切除保留乳头,一般不主张行乳房单切术,术后常见复发,未见癌变报告。

十二、乳腺结节性筋膜炎

发生于乳腺的结节性筋膜炎又称假肉瘤性筋膜炎,是乳腺深、浅筋膜的成纤维细胞/肌成纤维细胞的瘤样增生性病变。由于增生的成纤维细胞数量丰富,具有一定的异型性,可见核分裂象,周边无包膜形成,生长较迅速,极易误诊为恶性肿瘤而过度治疗。

大体观察:病变位于乳腺筋膜处,向上可长入皮下,向下可长入乳腺间质。通常体积较小,平均直径2 cm,多不超过 3 cm,病灶较局限,呈单一梭形或圆形结节,有时在主结节周围可有小的卫星结节。切面灰白、淡红或棕褐色,可有胶冻状或黏液样区域,切面呈实性,质地中等或较韧,有时较软。显微镜下可见,增生的成纤维细胞呈短束状或车辐状排列,分布于黏液样基质中,常伴有小血管增生和炎症细胞浸润。成纤维细胞的密度随病程发展变化较大。早期细胞丰富,形态多样,似肉瘤样改变,细胞呈梭形,较肥胖,核圆或卵圆形,空泡状,相对一致或轻度异性,核仁明显,核分裂象比较常见(<1 个/高倍视野),有时可较多,但均为生理性。部分病例可见多核巨细胞钙化与骨化,周边组织间隙中常见红细胞外渗。免疫组化染色 Vimentin 强阳性,肌源性标记常阳性,actin 可局灶阳性,偶尔可有 Desmin 表达。

本病为一反应性、自限性病变,可发生于任何年龄,以 20～40 岁多见。最常见部位为上肢,特别是前臂屈侧、躯干和颈部,乳腺结节性筋膜炎可发生于乳房皮下组织,亦见于乳腺实质,临床表现为快速生长和局部肿块,一般为 1～2 周,通常不超过 3 个月,局部有肿胀或触疼(约 50%),数月后可自行消退。如病史超过 6 个月,或肿块>5 cm,应排除其他病变。由于本病的临床、大体及显微镜下均易与恶性肿瘤相混淆,故临床病理诊断须通过病史、病理所见、免疫组化检查等与乳腺的梭形细胞肿瘤及病变相鉴别,如恶性纤维组织细胞瘤、纤维肉瘤、黏液性脂肪瘤、平滑肌肿瘤、神经纤维瘤、纤维瘤病、叶状肿瘤、增生性肌炎、术后梭形细胞结节,放射治疗后成纤维细胞不典型增生等。

尽管该病变可自行消退,但其特别的临床表现往往导致需进行活检或手术切除,因其具有浸润性生长方式,切除后仍可有 1%～2%病例复发,故局部切除仍不失为较适当的治疗方法。

十三、乳腺结节病

乳腺结节病又称乳腺 Boeck 肉样瘤,类肉瘤病。一般是全身性结节病累及乳腺组织,也有少部分病例原发于乳腺。因本病可同时累及全身较多器官,起病隐匿,临床缺乏特异性,虽然少见,一旦发生,临床易误诊为肿瘤性疾病。

结节病是一种全身性肉芽肿病,病程长而隐蔽,不同阶段病理改变有所不同。急性期一般无皮肤及组织学改变,慢性期约 30% 可出现皮肤斑块,丘疹或皮下结节。典型的乳腺结节病肉眼观察为乳腺皮下或实质中灰白、灰褐色形态大小较一致,境界较清楚的圆形结节,实性,中等硬度。显微镜下早期可见灶性上皮样细胞增生,散在少量 Langhans 多核巨细胞,较后期病灶扩大,形成大小相对一致,分布均匀的非坏死性结核样的肉芽肿结节,主要由上皮样细胞构成,中央无干酪样坏死,偶见纤维素样坏死,周边可有少量淋巴细胞浸润,即所谓"裸结节"。其中可有多少不等的多核巨细胞,多核巨细胞内、外可见到星状包涵体,层状小体(钙化小体),有时结节周边可有蜡样小体(巨大的溶酶体)。晚期上皮样细胞消失,结节逐渐纤维化。

本病原因不明,近年来认为与自身免疫性反应有关,特别是 T 细胞介导的免疫反应,有些病例与遗传因素有关。主要发生于 20～40 岁青壮年,其累及部位除淋巴结和肺以外,还可累及骨、软组织、眼、涎腺和纵隔,尤其是肺部及支气管旁淋巴结占 60%～90%,肉芽肿病变可出现在很多疾病之中,如结核病、分枝杆菌感染、麻风、真菌、异物,甚至霍奇金淋巴瘤等,故本病是一个排除性诊断,除临床大体观察和显微镜观察之外,需通过多种实验室检查慎重鉴别才能确诊。

本病原则上以内科治疗为主,单纯皮肤及淋巴结病变常能自然缓解,不需治疗。部分病例特别是单纯性乳腺结节病因形成明显肿块,术前难以确诊,常以手术切除为主,配以内科治疗,预后良好。

十四、乳腺囊肿

乳腺囊肿在临床很常见,由于乳腺囊肿为乳房触摸明显肿物,往往引起患者的负担和恐惧,有时,一夜之间,小的囊肿即可增大明显。囊肿多发或周围组织有炎症表现,积乳囊肿、外伤性囊肿、单纯性乳腺囊肿为乳腺良性病变,是女性常见病和多发病,占所有女性病的 7% 左右,其发生与内分泌功能紊乱密切相关。

(一)病因

大多数学者认为乳腺囊肿发生与内分泌紊乱密切相关。本病好发于中年妇女,此期的妇女由于生理因素易出现内分泌紊乱,当孕酮分泌减少或缺乏,雌激素水平相对增高,刺激乳腺导管上皮增生,致使导管延伸、折叠、迂曲,大量上皮细胞脱落及伴有部分导管细胞坏死,造成管腔堵塞,其分泌物大量在管腔内积聚,管内压增高而形成囊肿。乳腺囊肿病在病理上表现为一种以上皮组织增生和囊肿形成的非炎非瘤病变。乳腺囊肿一般不会恶变,只有少数不典型导管上皮增生和重度乳头状瘤、乳头状增生,才有恶变可能。

有研究显示,患乳腺囊肿的女性患者约为其他乳腺病女性患者的腋臭发病率的 8 倍。根据统计欧美人士有腋臭者高达 80%,而东方人较少约 10%。行腋臭手术切除术后 5～10 年是乳腺囊肿高发期,呈多发性,乳晕区多见,部分患者伴有乳头溢液。

究其原因,乳腺组织由汗腺演化而来,腋臭是由腋部增生的大汗腺所产生的油脂、蛋白质经细菌分解形成特殊气味所形成的。同源性可能为二者紧密相关的基础。两者均来源于胚胎外胚层,表皮生发层深入到真皮部分,分化为汗腺和哺乳动物的乳腺。当乳腺受到刺激时,乳腺导管上皮出现再生,新生的幼稚细胞往往向着其同源和形态类似的汗腺上皮方向生长分化。

随着乳腺彩超及磁共振等检查的临床普及,越来越多的乳腺囊肿被早期发现。生活水平的提高而腋臭手术切除术的增加,乳腺囊肿疾病亦同时得到发现和治疗。腋臭患者与乳腺囊肿之间是否还存在其他内在关系,有待进一步观察和研究。

积乳囊肿又称为乳汁淤积症,或乳汁潴留样囊肿,较单纯囊肿少见。主要由于泌乳期乳导管阻塞,引起乳汁淤积而形成囊肿。如哺乳期患有乳腺增生、炎症或肿瘤压迫、小叶增生,可造成乳腺的1个腺叶或小叶导管填塞。另外,因哺乳期习惯不当,乳汁淤积于导管内,致使导管扩张形成囊肿,细菌入侵继发感染,导致急性乳腺炎或乳腺囊肿。

(二)病理

囊肿大小不等,体积可以很大,直径>3 mm者称为肉眼可见囊肿,对囊肿直径在3~5 mm之间称为囊肿早期阶段,>7 mm称为囊肿晚期阶段,直径在5~7 mm称为过渡阶段。

囊肿常常含有混浊或清亮液体。有的囊肿外观呈蓝色,又称蓝顶囊肿,大囊肿周围可见多个小囊肿,囊壁较薄。显微镜下大多数囊肿被覆扁平上皮,上皮可以缺如,囊肿内充满多量泡沫细胞和胆固醇结晶,称为脂性囊肿。

囊肿也可破裂,内容物溢出,引起周围间质炎症反应,也可见多量泡沫细胞和胆固醇结晶,本病常同时伴有其他增生性病变,临床病例可见孤立性的大囊,也可见大囊附近又有多个小囊,囊内常含有流黄色液体或棕褐色血性液体。

单纯囊肿镜下特点:乳腺腺管增大,扩张形成小囊肿,被覆立方上皮。

乳头囊肿镜下特点:囊肿上皮乳头状增生,细胞较轻度异型性,同时有单纯囊肿。

脂性囊肿镜下特点:囊肿壁上皮呈泡沫细胞样,囊内为大量脂性物质,并有胆固醇结晶。

大汗腺乳头状囊肿:囊肿上皮乳头状增生,上皮由大汗腺细胞生成。

(三)辅助检查

1.乳腺X线摄影

大多可见圆形或椭圆形边缘光整,密度均匀的致密阴影,囊肿因挤压周围腺体脂肪组织,在其周围可见透明晕,囊内有出血的,因含铁血黄素与正常组织相比较,密度较高,大的囊肿挤压皮下组织,但皮肤并不增厚,囊壁内偶可见蛋壳样或斑点样钙化。单发囊肿常为圆形,多发囊肿常为椭圆形高密度影,以两侧者多见。X线片中很难区分囊实性肿块。

2.典型的乳腺囊肿彩超图像表现

内部无回声区,伴有后方回声增强;形状为圆形或椭圆形;边界清晰、边缘光整、囊壁薄而均匀。不典型者多为结节状囊肿及小囊肿,伴有扁平状的囊肿多不伴后方回声增强。有些病例囊壁可见钙化。

3.针吸细胞学检查

细针穿刺检查即可做出诊断,囊肿较大者可抽出液体注入气体,行囊肿充气X线造影,这样可了解囊内有无隐藏的肿瘤,乳头状瘤或囊内上皮增生的存在,细胞涂片除了能见到腺上皮细胞外,还可见较多的泡沫细胞,其细胞大小不一,圆形边界清楚,核小、细胞质极为丰富,充满大小不等的空泡而呈泡沫状。

穿刺抽完囊液后,注入碘水造影剂,刺激囊壁,使囊腔自行封闭,约有95%的患者可以自行封闭。故穿刺还有一定的治疗意义。

（四）临床表现

患者多无明显临床症状。常因肿物而就诊，经常为多发。触诊肿物质中或韧，边界尚清，活动度可，大小不一。较小肿物触诊不明显。大而单发的囊肿多数为圆形，小而多发的囊肿多数为椭圆形，边界清楚，活动，月经来潮前胀痛，而乳房大小无变化，肿块逐渐增大、增多，多发囊肿及双侧乳房多见。有时触诊肿物质硬，不活动，边界欠清，疑似乳腺癌，细针穿刺或彩超检查可协助诊断。部分患者伴有明显的多孔乳头溢液。

单发囊肿一般无血性液体，如有则为囊内肿瘤，临床行常规穿刺检查，单发囊肿内多为浆液性或淡黄色液体，也有囊内坏死，有棕褐色血性液体。

不典型者多为结节状囊肿，个别绝经期妇女的单纯囊肿，可自行缩小或消失，这就需要临床医师密切观察。囊肿手术后容易复发，囊肿随着月经周期的改变而逐渐增大，由于某些原因，短期内囊肿分泌较多液体，张力明显升高，囊肿临床触诊硬韧感较强。

（五）诊断

（1）病史数月或数年，乳房内触及多发囊性肿物，常位于外上象限。

（2）圆形或椭圆形肿物边界清楚，触及弹性感，张力大，活动差。

（3）彩超引导下的穿刺有液体。

（六）鉴别诊断

1.乳腺脂肪瘤

乳腺脂肪瘤常见于大乳房内，也可见中年及绝经后妇女，单纯囊肿绝经后较少见，脂肪瘤触之无囊性感，伸张缓慢。

2.乳腺纤维腺瘤

两者的临床表现相似，但乳腺纤维腺瘤多发生在卵巢功能旺盛时期（18～25岁），囊肿多发生在哺乳期及以后，早期有囊性感，后期质地较硬，彩超及穿刺细胞学检查可以协助诊断。

3.外伤性乳房血性囊肿

各种原因引起乳房血管的断裂出血，形成局部血性囊肿，外伤史穿刺血液即可确诊，临床表现有外伤病史，乳房疼痛，局部皮肤青紫色瘀斑表现，少量血肿可自行吸收，大的血肿不能够吸收，逐渐形成纤维性硬化，有个别患者表现为腋窝淋巴结肿大，X线检查有阴影较高的肿物，周围有透明环带，有时易与乳腺癌混淆，切除病理检查即可确诊。早期小血肿行理疗、热敷即可吸收。大的血肿穿刺，抽完后流入适量抗生素，如果血肿处理不当，可引起乳房炎症反应，后期应用活血化瘀类中药进行治疗。

4.大汗腺囊肿

实际大多数妇女都有大汗腺囊肿，只是体积小而未被发现。

5.分泌型囊肿

分泌型囊肿不常见，含脓液，可与单纯囊肿相鉴别。

6.蓝顶囊肿

乳房囊性增生形成较大的囊肿，由于液体色蓝而得名，多恶变（10%左右），上述囊肿均行常规手术切除。

7.乳腺癌

乳腺癌患者发病年龄偏大，肿块和周围组织边界不清，质硬、活动差、腋下淋巴结可有转移肿大。一般针吸细胞学检查或粗针穿刺可明确诊断。积乳囊肿多见于哺乳期，且边界清楚。如不继发感染,患者腋下淋巴结不大。

(七)治疗

单纯囊肿切除术及多发囊肿区段切除术,预后良好。近年来,采用微创旋切术治疗亦取得良好效果,因其创伤小、不留瘢痕,患者易于接受,具有良好的发展前景。

(秦真庆)

第八节 乳 腺 癌

乳腺癌是女性常见的恶性肿瘤之一,发病率位居女性恶性肿瘤的首位。发病原因不明,雌激素为主的内分泌激素与乳腺癌的发病密切相关。目前,通过采用综合治疗手段,乳腺癌已成为疗效最好的实体肿瘤之一。

一、病因

乳腺癌的病因尚不清楚。乳腺是多种内分泌激素的靶器官,如雌激素、孕激素及催乳素等,其中雌酮及雌二醇对乳腺癌的发病有直接关系。20岁前本病少见,20岁以后发病率迅速上升,45~50岁较高,绝经后发病率继续上升,可能与年老者雌酮含量提高相关。月经初潮年龄早、绝经年龄晚、不孕及初次足月产的年龄与乳腺癌发病均有关。一级亲属中有乳腺癌病史者,发病危险性是普通人群的2~3倍。乳腺良性疾病与乳腺癌的关系尚有争论,多数认为乳腺小叶有上皮高度增生或不典型增生者可能与乳腺癌发病有关。另外,营养过剩、肥胖、高脂肪饮食,可加强或延长雌激素对乳腺上皮细胞的刺激,从而增加发病机会。北美、北欧地区乳腺癌发病率约为亚、非、拉美地区的4倍,而低发地区居民移居至高发地区后,第二、三代移民的乳腺癌发病率逐渐升高,提示环境因素及生活方式与乳腺癌的发病有一定关系。

二、病理类型

乳腺癌有多种分型方法,目前国内多采用以下病理分型。

(1)非浸润性:包括导管内癌(癌细胞未突破导管壁基底膜)、小叶原位癌(癌细胞未突破末梢乳管或腺泡基底膜)及乳头湿疹样乳腺癌。此型属早期,预后较好。

(2)早期浸润性:早期浸润是指癌的浸润成分<10%。包括早期浸润性导管癌(癌细胞突破管壁基底膜开始向间质浸润)、早期浸润性小叶癌(癌细胞突破末梢乳管或腺泡基底膜开始向间质浸润,但仍局限于小叶内)。此型仍属早期,预后较好。

(3)浸润性特殊癌:包括乳头状癌、髓样癌(伴大量淋巴细胞浸润)、小管癌(高分化腺癌)、腺样囊性癌、黏液腺癌、大汗腺样癌、鳞状细胞癌等。此型分化一般较高,预后尚好。

(4)浸润性非特殊癌:包括浸润性小叶癌、浸润性导管癌、硬癌、髓样癌(无大量淋巴细胞浸润)、单纯癌、腺癌等。此型一般分化低,预后较上述类型差,且是乳腺癌中最常见的类型,占80%,但判断预后尚需结合疾病分期等因素。

(5)其他罕见癌。

三、转移途径

(一)局部扩展

癌细胞沿导管或筋膜间隙蔓延,继而侵及 Cooper 韧带和皮肤。

(二)淋巴转移

主要途径:①癌细胞经胸大肌外侧缘淋巴管侵入同侧腋窝淋巴结,然后侵入锁骨下淋巴结以至锁骨上淋巴结,进而可经胸导管(左)或右淋巴管侵入静脉血流而向远处转移;②癌细胞向内侧淋巴管,沿着乳内血管的肋间穿支引流到胸骨旁淋巴结,继而达到锁骨上淋巴结,并可通过同样途径侵入血流。一般途径①为多数,根据我国各地乳腺癌扩大根治术后病理检查结果,腋窝淋巴结转移约 60%,胸骨旁淋巴结转移率为 20%~30%。后者原发灶大多数在乳房内侧和中央区。癌细胞也可通过逆行途径转移到对侧腋窝或腹股沟淋巴结。

(三)血运转移

以往认为血运转移多发生在晚期,这一概念已被否定,因为现在一致认为乳腺癌是一个全身性疾病。研究发现有些早期乳腺癌已有血运转移。癌细胞可经淋巴途径进入静脉,也可直接侵入血循环而致远处转移。最常见的远处转移依次为肺、骨、肝。

四、临床表现

早期乳腺癌不具备典型症状和体征,不易引起患者重视,常通过体检或乳腺癌筛查发现。

(一)临床症状、体征

1.乳腺肿块

80% 的乳腺癌患者以乳腺肿块首诊。患者常无意中发现肿块,多为单发,质硬,边缘不规则,表面欠光滑。大多数乳腺癌为无痛性肿块,仅少数伴有不同程度的隐痛或刺痛。

2.乳头溢液

非妊娠期从乳头流出血液、浆液、乳汁、脓液,或停止哺乳半年以上仍有乳汁流出者,称为乳头溢液。引起乳头溢液的原因很多,常见的疾病有导管内乳头状瘤、乳腺增生、乳腺导管扩张症和乳腺癌。单侧单孔的血性溢液应进一步检查,若伴有乳腺肿块更应重视。

3.皮肤改变

乳腺癌引起皮肤改变可出现多种体征,最常见的是肿瘤侵犯 Cooper 韧带后与皮肤粘连,出现"酒窝征"。若癌细胞阻塞了淋巴管,则会出现"橘皮样改变"。乳腺癌晚期,癌细胞沿淋巴管、腺管或纤维组织浸润到皮内并生长,形成"皮肤卫星结节"。

4.乳头、乳晕异常

肿瘤位于或接近乳头深部,可引起乳头回缩。肿瘤距乳头较远,乳腺内的大导管受到侵犯而短缩时,也可引起乳头回缩或抬高。乳头湿疹样癌即乳头 Paget 病,表现为乳头皮肤瘙痒、糜烂、破溃、结痂、脱屑,伴灼痛,至乳头回缩。

5.腋窝淋巴结肿大

隐匿性乳腺癌乳腺体检摸不到肿块,常以腋窝淋巴结肿大为首发症状。医院收治的乳腺癌患者 1/3 以上有腋窝淋巴结转移。初期可出现同侧腋窝淋巴结肿大,肿大的淋巴结质硬、散在、可推动。随着病情发展,淋巴结逐渐融合,并与皮肤和周围组织粘连、固定。晚期可在锁骨上和对侧腋窝摸到转移的淋巴结。

(二)乳腺触诊

(1)方法:遵循先视诊后触诊,先健侧后患侧的原则。触诊时应采用手指指腹侧,按一定顺序,不遗漏乳头、乳晕区及腋窝部位,可双手结合。

(2)大多数乳腺癌触诊时可以触到肿块,查体时应重视乳腺局部腺体增厚变硬、乳头糜烂、乳头溢液,以及乳头轻度回缩、乳房皮肤轻度凹陷等,必要时可活检行细胞学诊断。

五、诊断

详细询问病史及临床检查后,大多数乳房肿块可得出诊断。但乳腺组织在不同年龄及月经周期中可出现多种变化,因而应注意查体方法及检查时距月经期的时间。乳腺有明确的肿块时诊断一般不困难,但不能忽视一些早期乳腺癌的体征,如局部乳腺腺体增厚、乳头溢液、乳头糜烂、局部皮肤内陷等,以及对有高危因素的妇女,可应用一些辅助检查。诊断时应与下列疾病鉴别。

(一)纤维腺瘤

纤维腺瘤常见于青年妇女,肿瘤大多为圆形或椭圆形,边界清楚,活动度大,发展缓慢,一般易于诊断。但 40 岁以后的妇女不要轻易诊断为纤维腺瘤,必须排除恶性肿瘤的可能。

(二)乳腺囊生增生病

乳腺囊生增生病多见于中年妇女,特点是乳房胀痛、肿块可呈周期性,与月经周期有关。肿块或局部乳腺增厚与周围乳腺组织分界不明显。可观察一至数个月经周期,若月经来潮后肿块缩小、变软,则可继续观察,如无明显消退,可考虑做手术切除及活检。

(三)浆细胞性乳腺炎

浆细胞性乳腺炎是乳腺组织的无菌性炎症,炎性细胞中以浆细胞为主。临床上 60% 呈急性炎症表现,肿块大时皮肤可呈橘皮样改变。40% 的患者开始即为慢性炎症,表现为乳晕旁肿块,边界不清,可有皮肤粘连和乳头凹陷。急性期应予抗感染治疗,炎症消退后若肿块仍存在,则需手术切除,作包括周围部分正常乳腺组织的肿块切除术。

(四)乳腺结核

乳腺结核是由结核分枝杆菌所致乳腺组织的慢性炎症。好发于中、青年女性。病程较长,发展较缓慢。局部表现为乳房内肿块,肿块质硬偏韧,部分区域可有囊性感。肿块境界有时不清楚,活动度可受限,可有疼痛,但无周期性。治疗包括全身治疗及局部治疗,可做包括周围正常乳腺组织在内的乳腺区段切除。

六、临床分期

由于分期是依据疾病的严重程度,所以肿瘤的分期是最重要的预后指标之一。美国癌症委员会和癌症国际联合中心已制订了一个统一的乳癌分类系统:TNM 分期系统。在一个原位及浸润混合性病灶,肿瘤的大小取决于浸润成分的大小。微浸润乳腺癌指的是浸润成分<2 mm。小浸润乳癌通常指<1 cm 的病灶($T_{1a,b}$),而早期乳腺癌指的是 Ⅰ 和 Ⅱ 期的病灶。生存率与分期呈负相关:Ⅰ期乳腺癌 5 年生存率大约为 90%,而Ⅳ期患者诊断后很少能活过 5 年。

TNM 分期系统。

原发灶(T)。

T_X:原发灶无法评价。

T_0:无原发灶。

T_{is}:原位癌:导管内癌,小叶原位癌,或未发现肿块的 Paget 病[1]。

T_1:肿瘤最大径≤2 cm。

$T_{1\,mic}$:最大径≤0.1 cm 的微浸润。

T_{1a}:肿瘤最大径>0.1 cm,但≤0.5 cm。

T_{1b}:肿瘤最大径>0.5 cm,但≤1 cm。

T_{1c}:肿瘤最大径>1 cm,但≤2 cm。

T_2:肿瘤最大径>2 cm,但≤5 cm。

T_3:肿瘤最大径>5 cm。

T_4:肿瘤大小不计,直接侵犯(a)胸壁或(b)皮肤,如下。

T_{4a}:侵犯胸壁。

T_{4b}:水肿(包括橘皮样改变)或乳腺皮肤溃疡或限于同侧乳腺的卫星结节。

T_{4c}:两者都有(T_{4a} 和 T_{4b})。

T_{4d}:炎性乳癌。

区域淋巴结(N)。

N_X:区域淋巴结无法评价(如已切除)。

N_0:无区域淋巴结转移。

N_1:同侧腋窝淋巴结转移但可推动。

N_2:同侧腋窝淋巴结转移,彼此或与其他结构固定。

N_3:对侧乳腺淋巴结转移。

病理分类(PN)。

PN_X:区域淋巴结无法评价(如已切除或未切取供病理分析)。

PN_0:无区域淋巴结转移。

PN_1:同侧腋窝淋巴结转移,但可推动。

PN_{1a}:仅有微转移(≤0.2 cm)。

PN_{1b}:任何超过 0.2 cm 的淋巴结转移。

$PN_{1b\,I}$:1~3 个淋巴结转移,最大径>0.2 cm,但≤2 cm。

$PN_{1b\,II}$:>4 个淋巴结转移,最大径>0.2 cm,但<2 cm。

$PN_{1b\,III}$:肿瘤扩散超出淋巴结包膜,最大径<2 cm。

$PN_{1b\,IV}$:有淋巴结转移,最大径≥2 cm。

PN_2:同侧腋窝淋巴结转移,彼此或与其他结构固定。

PN_3:同侧内乳淋巴结转移。

远处转移(M)。

M_X:远处转移无法评价。

M_0:无远处转移。

M_1:有远处转移(包括同侧锁骨上淋巴结转移)。

临床分期。

0 期:$T_{is}N_0M_0$。

Ⅰ期:$T_1N_0M_0$。

ⅡA 期：$T_0N_1M_0$，$T_1^{②}N_1^{③}M_0$，$T_2N_0M_0$。

ⅡB 期：$T_2N_1M_0$，$T_3N_0M_0$。

ⅢA 期：$T_0N_2M_0$，$T_1^{②}N_2M_0$，$T_2N_2M_0$，$T_3N_1M_0$，$T_3N_2M_0$。

ⅢB 期：T_4 任何 NM_0，任何 TN_3M_0。

Ⅳ 期：任何 T 任何 NM_1。

注：①有肿块的 Paget's 病分类根据肿瘤大小；②包括 $T_{1\,mic}$；③N_{1a} 患者预后同 PN_0 患者。

以上分期以临床检查为依据，实际上并不精确，还应结合术后病理检查结果进行校正。

七、预防

乳腺癌病因尚不清楚，目前尚难以提出确切的病因学预防（一级预防）。但重视乳腺癌的早期发现（二级预防），经普查检出病例，将提高乳腺癌患者的生存率。不过乳腺癌普查是一项复杂的工作，要有周密的设计、实施计划及随访，才能收到效果。目前一般认为乳腺 X 线检查是最有效的检出方法。

八、治疗

乳腺癌是一种全身性疾病，其治疗原则是采取以手术为主的局部治疗和全身治疗相结合的综合治疗，局部治疗包括手术和放射等治疗，全身治疗主要是化疗、内分泌治疗和生物治疗。

(一)手术治疗

外科手术是乳腺癌的主要治疗手段。1894 年 Halsted 建立了经典乳腺癌根治术（称为 Halsted 或 Halsted-Meyer 乳腺癌根治性），给乳腺癌和其他肿瘤的治疗带来了一场革命。但随着对乳腺癌认识的深入，以及早期诊断和辅助治疗技术的提高，该术式现已少用。乳腺癌根治切除的手术方式较多，对不能根治的晚期乳腺癌也可行姑息性手术，以改善患者的生活质量。

1.保留乳房手术

保留乳房手术即对病灶较小的乳腺癌行局部扩大切除，保留大部分乳房，是否行腋窝清扫视腋窝转移情况而定。该术式已成为西方发达国家的主要手术方式，国内应用也越来越多。主要适应证：单个肿瘤、最大径≤3 cm、腋窝淋巴结转移少或无转移、且残留乳房无其他病变。如肿瘤距乳晕边缘距离≥2 cm，可保留乳头乳晕；位于乳头乳晕区的乳腺癌，如病灶小，也可行中央区局部扩大切除，保留剩余乳房。对肿瘤直径＞3 cm者，经术前化疗缩小后也可考虑保留乳房。循证医学证明，如手术指征选择恰当，切缘距肿瘤边缘1 cm以上，保留乳房手术能获得与改良根治术相同的疗效，但术中必须对所有切缘进行病检以保证无癌残留，且术后需行全乳放疗。

2.单纯乳房切除术

单纯乳房切除术又名全乳切除术，即只切除整个乳房而不行腋窝清扫。适用于前哨淋巴结活检(SNB)无转移者、年老体弱不能耐受根治手术者及晚期乳腺癌姑息性切除。

前哨淋巴结(SLN/SN)是指最先接受原发肿瘤的淋巴引流并最早发生癌转移的特定区域淋巴结。前哨淋巴结无转移时，其所在的区域淋巴结一般无转移。因此，通过行腋窝前哨淋巴结活检可以判断腋窝淋巴结有无转移，进而确定腋窝清扫是否必要。如前哨淋巴结阴性，通常不必清扫腋窝，反之应行腋窝清扫。临床上，一般采用染料法和核素示踪法结合显示前哨淋巴结，其准确性在 95％以上,假阴性率低于 5％。

3.乳腺癌改良根治术

乳腺癌改良根治术亦称简化根治术,是指在全乳切除的同时行腋窝清扫,其与乳腺癌根治术的不同之处在于保留胸大小肌。又分两种术式:一种是胸大、小肌均保留(Auchincloss 手术),另一种是保留胸大肌,切除胸小肌(Patey 手术)。适用于胸大肌无侵犯的乳腺癌。随着保留乳房手术的兴起,该术式逐渐减少。

4.Halsted 乳腺癌根治术

手术切除整个乳房,胸大、小肌,腋窝和锁骨下淋巴结。切除范围上至锁骨下,下到肋缘,外至背阔肌前缘,内达胸骨旁。根据病变的部位可选择纵或横梭形切口。该手术适用于肿瘤较大、已侵犯胸大肌或腋窝、锁骨下淋巴结转移较多的乳腺癌患者。

5.乳腺癌扩大根治术

在乳腺癌根治术的同时切除 2、3、4 肋软骨,清扫内乳淋巴结即为扩大根治术。适用于有内乳淋巴结转移的乳腺癌患者。根据是否切除局部胸膜又分为胸膜外扩大根治术(Margotini 手术)和胸膜内扩大根治术(Urban 手术),前者不切胸膜,不进胸腔,创伤相对要小,故应用多于后者。

乳腺癌的手术方式还有保留胸大小肌同时清扫内乳淋巴结的改良扩大根治术、皮下乳腺切除及腔镜乳腺癌手术等。手术完毕应找出切除的全部淋巴结,按部位分别送病检,以便确定淋巴结转移状况和分期,合理制订治疗计划。

(二)化学治疗

乳腺癌是对化疗敏感的肿瘤之一,因此,化疗是乳腺癌的重要治疗手段。一般认为,除原位癌、微浸润癌及部分低危的乳腺癌外,年龄在 70 岁以下的浸润性乳腺癌术后都应化疗。在用药上,主张联合或序贯给药,其效果较单一药物好。

对乳腺癌疗效较好的常用化疗药物有环磷酰胺、氟尿嘧啶、氨甲蝶呤、表柔比星或多柔比星、紫杉醇和多希紫杉醇、吉西他滨、去甲长春碱(长春瑞滨)、卡培他滨等。常用的化疗方案有:环磷酰胺＋氨甲蝶呤＋氟尿嘧啶(CMF)、氟尿嘧啶＋表柔比星＋环磷酰胺(FEC)、紫杉醇或多希紫杉醇＋表柔比星(TE)或再加环磷酰胺(TEC)等,一般每 3 周为一周期,对体质较好的高危患者也可采用剂量或强度密度化疗,通常连用 6 个周期。化疗期间应经常检查肝功能和白细胞计数。如白细胞计数低于正常,可注射粒细胞刺激因子,白细胞严重减少时应停药。

对局部晚期乳腺癌及具备其他保留乳房的条件但肿瘤偏大的患者,可采用新辅助化疗,即在术前先予化疗数个周期,待肿瘤缩小和分期下降后进行手术,术后再行化疗。新辅助化疗可增加保留乳房的概率,变不可手术为可手术,或使难切除的肿瘤变得容易切除,并可减少术后复发。

(三)放射治疗

主要用于手术后辅助治疗及晚期患者的转移灶放疗。术后辅助放疗一般在全部化疗结束后进行,指征:原发病变≥5 cm;有局部皮肤或深部肌肉浸润;手术证实腋窝淋巴结转移≥4 个或超过切除淋巴结数的一半;锁骨下或内乳淋巴结转移;保留乳房手术后等。对早期乳腺癌确无淋巴转移的患者,不必常规进行放射治疗,以免对人体造成损害。

(四)内分泌治疗

内分泌治疗又称激素治疗。50％～70％的乳腺癌属激素依赖性肿瘤,雌激素可刺激其生长和增殖。内分泌治疗的机制在于减少雌激素的来源、阻断雌激素受体,对抗雌激素对乳腺癌的促生长作用,其特点是不良反应较轻,疗效较持久,但起效慢。内分泌治疗适用于雌激素受体(ER)或孕激素受体(PR)阳性的乳腺癌患者,术后内分泌治疗一般在全部放、化疗结束后开始,常规使用 5 年,如出现复发等耐药现象,应及时换药。在绝经前,女性体内的雌激素主要来自卵巢的分泌,绝经后,卵巢功能消退,雌激素主要来源于肾上腺皮质分泌的雄激素转化而来,在转化过程中需要芳香酶的参与。据此,内分泌治疗可采用不同的方法。卵巢去势适用于绝经前 ER 阳性的乳腺癌,对骨、肺转移效果较好,对肝、脑转移效果差,现已少用。也可用深部 X 线照射毁坏卵巢,达到去势的效果,但起效慢,8 周后才见效果。促黄体生成激素释放激素(LHRH)类似物(如诺雷德)能抑制垂体前叶促性腺激素的分泌,从而达到卵巢抑制的效果,称为药物性去势,适用于绝经前 ER 阳性或 PR 阳性的患者。抗雌激素治疗是利用选择性雌激素受体调节剂(SERM)或拮抗剂竞争性结合雌激素受体,从而阻断雌激素与受体结合发挥作用,适用于绝经前或绝经后 ER 阳性或 PR 阳性者,最常用的药物是他莫昔芬(三苯氧胺),一般 10～20 mg,2 次/天。芳香酶(环氧化酶)抑制剂(AI)如莱曲唑和阿那曲唑能抑制芳香酶活性,从而阻断雄激素转化为雌激素,减少雌激素的来源,适用于绝经后 ER 阳性或 PR 阳性者;芳香酶抑制剂也可同 LHRH 类似物联合用于绝经前 ER 阳性或 PR 阳性者。孕激素和雄激素用于晚期乳腺癌的治疗,可以改善患者的骨转移性疼痛和恶病质,对 ER 阳性者更有效。

(五)生物治疗

*Her*2 是表皮生长因子家族的成员,有近 40% 的乳腺癌呈 *Her*2 强阳性,*Her*2 强阳性提示预后较差。赫赛汀(Herceptin)是抗 *Her*2 的人源化单克隆抗体,与 *Her*2 结合后可抑制乳腺癌的增殖。

(六)核素治疗

用于晚期乳腺癌骨转移,能抑制肿瘤生长,缓解疼痛,可与双磷酸盐结合使用。

九、预后

乳腺癌的预后与患者年龄、肿瘤大小、淋巴结转移情况、组织学类型、病理分级和 ER、PR 状况有关,ER、PR 阳性对内分泌治疗有效,预后相对较好。其他可能有意义的预后指标包括 *Her*2、*p*53、肿瘤血管侵犯和血管生成等。早期乳腺癌手术后 5 年生存率可达 90% 以上,因此,早期发现对乳腺癌的预后有重要意义。

(秦真庆)

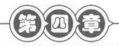

胃十二指肠疾病

第一节 胃食管反流病

上消化道有两种常见的反流性疾病，一为胃食管反流，一为十二指肠胃反流。两种反流同属消化道动力学障碍，在病理生理及临床上有同异。相似之处：①两种反流均可在生理情况下发生；②食管下端括约肌（lower esophageal sphincter，LES）和幽门均可因张力低下，手术或病理改变影响其解剖和功能，并改变了食管、胃及十二指肠的 pH 环境，构成病理性反流；③一定浓度和数量反流物，及其滞留在上述器官达一定时间，均可导致反流性食管炎及胃炎；④反流性食管炎及碱性反流性胃炎的疼痛症状分别由用酸和碱的灌注所激发。

胃食管反流病（gastroesophageal reflux disease，GERD）是胃十二指肠内容物反流入食管引起不适症状和/或食管黏膜病理改变的一类临床状态，为常见的消化道疾病。根据是否导致食管黏膜糜烂溃疡，分为反流性食管炎（reflux esophagitis，RE）及非糜烂性反流病（nonerosive reflux disease，NERD）。胃食管反流既为一种生理现象，又是病理表现。两者的区别在于病理性胃食管反流产生症状且有食管组织学改变，生理性食管反流则否。

GERD 在全球总体人群的发病率达 20%，在我国发病率为 5%～10%，在西方国家发病率较高，在美国此病每年新发患者为 $6.4×10^5$，约占全部食管疾病的 3/4。据 2000 年出版的 Adam 所著《实用食管疾病的处理》一书介绍，西方国家每天体验到烧心症状者为5%～10%，40%的人每月有过烧心症状。我国王其彰对胃食管反流症状的人口调查，根据 1 727 例的总结 7.05%的人每天至少受到一次烧心症状的困扰，31.9%每月至少有一次烧心症状。北京协和医院对 3 000 名接受胃镜检查患者调查发现，反流性食管炎占 5.8%。上海地区对成人 GERD 流行病学调查显示症状发生率为 7.68%。可见我国胃食管反流症状的发生与西方国家极为相似，但中国人群 GERD 病情较轻，非糜烂性反流病较多见。近些年来，各地食管功能检查工作的普遍开展，GERD 的发病率不断增加，该病发病率随年龄上升而增加，50 岁以上多见。GERD 男女比例接近；但男性发展成反流性食管炎高于女性，比例为（2～3）：1；男性更易发展成食管下端黏膜鳞状上皮化生柱状上皮（Barrett 食管），与女性的比例为 10：1。

GERD 大多数患者症状轻微，可以通过改变生活方式及药物治疗得到控制，而其中的 10%～30%会出现严重的食管炎等并发症而需要考虑外科治疗。

由于胃食管反流作为一种病理生理基础可累及多个领域和学科，如呼吸科、心血管科、儿科、口腔科、耳鼻喉科、加强病房的危重患者及需要接受手术治疗的腹/胸外科。因此，对 GERD 的研究逐渐成为国际上研究的热点,在国内业已引起密切关注。

一、病因及病理生理

食管抗反流功能的主要机制:①膈肌脚纤维(右脚为主)环绕下端食管收缩时的钳夹作用;②食管与胃底成锐角(His角);③食管进入胃的入口处,其纵行皱襞形成的瓣膜作用;④腹腔内段食管受腹内压的挤压作用;⑤食管下端括约肌的作用,食管下端括约肌张力为最重要的食管抗反流因素,食管下端括约肌出现功能障碍时,则出现两种病理现象——贲门失弛缓症和胃食管反流。

GERD是由多种因素造成的以食管下端括约肌功能障碍为主的胃食管动力障碍性疾病,直接损伤因素是胃酸、胃蛋白酶及胆汁(非结合胆盐和胰酶)等反流物。

如胃食管连接部抗反流机制中的一种或数种发生障碍(抗反流屏障结构与功能异常、食管清除作用降低、食管黏膜屏障功能降低)即可发生胃食管反流。在酸性胃内容物反流食管时,患者感觉"烧心"。由于炎症使食管壁变僵硬,导致食管清除酸的时间延缓,使食管下端括约肌压力下降。如此恶性循环,其结果使更多的酸易于进入食管,引起消化性食管炎,使食管应激性增强,造成继发性痉挛,该过程就是:刺激、痉挛、炎症,逐渐形成瘢痕、狭窄、出血、穿孔,假憩室,Barrett食管,或许发生食管裂孔疝。

胃食管反流患者食管以外可造成损害。过多反流,夜间刺激咽喉黏膜,引起气道吸入,发生哮喘、肺炎,婴儿及儿童则继发呼吸道感染,并发缺铁性贫血及发育障碍。

也应该指出,食管的反流液中有胆汁比无胆汁的食管炎症更为严重。Kranendonk研究十二指肠液对鼠食管的作用,发现单独胃液不产生黏膜损害,单独胆汁或胰液能产生食管溃疡,若两者同时存在,损害更大。胃内胆盐的浓度对胃食管反流和食管炎症状的发生很重要。

二、临床表现

临床上GERD表现多样,轻重不一。

(一)胃灼热和反流是本病最常见的典型症状

胃灼热是指胸骨后或剑突下烧灼感;反流是指胃内容物向咽部或口腔方向流动的感觉。胃灼热和反流常在餐后1小时出现,姿势性或反流性胃灼热,由于扭曲弯腰、咳嗽、妊娠、腹水、用力排便、穿紧身外衣和围腰、头低位、仰卧等姿势均可诱发或加重烧心。由于进食过量或摄入茶、酒、咖啡、果汁、阿司匹林等物质而诱发。部分患者烧心和反流症状可在夜间入睡时发生。

(二)非典型症状

胸痛、上腹痛、上腹部烧灼感、嗳气等为GERD的不典型症状。胸痛由反流物刺激食管引起,发生在胸骨后或心窝部,严重时可为剧烈刺痛,放射到后背、胸部、肩部甚至耳后,如同心绞痛或心肌炎,可伴有或不伴有烧心和反流。这种由GERD引起的非心源性胸痛占80%。病程初期由于炎症造成食管局限性痉挛,可发生间歇性咽下困难和呕吐;少数患者吞咽困难是由食管狭窄引起,呈持续或进行性加重。

(三)食管外症状

包括咳嗽、咽喉症状、哮喘和牙蚀症等,无论患儿或成人均可出现吸入性肺炎甚至窒息,即食管外综合征。2006年蒙特利尔共识意见提出,尽管以上症状已确认与GERD存在关联,但这些症状的发生为多因素作用的结果,GERD 并不一定是唯一的因素。另外,有 59％的低通气睡眠呼吸暂停患者由明显的胃食管反流引起。

(四)早产儿、婴幼儿发育障碍

婴幼儿特别是早产儿的食管下端括约肌发育不成熟,极易发生胃食管反流,临床上常表现为厌食、拒奶、体重不增或消瘦明显、哭闹、呼吸暂停;稍大儿童主要表现为呕吐、甚至可出现反复的喷射性呕吐、生长发育迟缓、营养不良。北京协和医院对 15 例胎龄 29～32 周的早产儿进行 24 小时食管 pH 监测发现73.3％的患儿存在病理性 GERD,给予胃动力药西沙比利后患儿症状迅速缓解,体重增加。天津医科大学第二医院郑军的研究观察了 40 例早产儿发生 GERD 发生率 82.5％,80％为无症状型。

(五)并发症

1.上消化道出血

浅表糜烂性食管炎常为少量持久性出血,伴有不同程度的缺铁性贫血。如发生边界性溃疡甚至穿孔或大出血。

2.食管狭窄

长期反复胃食管反流可引起食管炎,食管黏膜充血、水肿、糜烂、溃疡,纤维组织增生,瘢痕形成,食管壁的顺应性降低,食管狭窄,痉挛引起吞咽困难。

3.Barrett 食管

反复的食管炎使食管下段鳞状上皮被化生的柱状上皮替代,称之为 Barrett 食管。其腺癌的发生率较正常人高 10～20 倍。

三、诊断

腹部外科医师必须加强对 GERD 的认识,GERD 的常用诊断方法主要包括症状评估、内镜检查和食管 pH 检测等,但主要还是基于临床症状。典型症状为烧心及反流,典型症状者占 88％,有典型症状者,不管其是否存在食管炎症均可用抗酸药物试验治疗,如治疗有效,则可进一步证实本病诊断;对症状不典型或有典型症状而抗酸药物治疗无效者,应作胃镜检查、24 小时食管 pH 监测进行综合分析来作出诊断。

(一)质子泵抑制剂(PPI)试验

PPI 试验作为 GERD 的诊断试验方法简便、有效,敏感度可达 78％,但特异度较低。具体方法:对于有烧心、反流症状且内镜检查阴性疑似 GERD 的患者,可给予标准剂量 PPI 口服 2 次/天,治疗 1～2 周,如症状减轻 50％以上,则可判断为 PPI 试验阳性。

(二)内镜

与欧美国家建议初诊患者先行 PPI 试验相比,我国共识意见对内镜检查的推荐更为积极。我国共识意见建议具有反流症状的患者在初诊时即行内镜检查。

上消化道内镜(又称食管胃十二指肠镜,EGD 镜)检查时常可发现胆汁带着泡沫自幽门反喷入胃内,将黏液池染黄;可因内镜刺激导致胃肠痉挛、恶心、呕吐,并非真正 GERD,故有一定假阳性和假阴性。另则胃镜为有刺激检查,症状较轻的患者有时不能耐受,依从性差,影响检查的次数和观察的时间有限,其应用价值有一定局限性,但对食管黏膜已发生病理改变者,则可以判断反流性食管炎的严重程度和有无并发症,结合活检可与其他原因引起的食管炎和其他食管病变作鉴别。胃镜下反流性食管炎分级(Savary-Miller 4 期分级法)。Ⅰ期:贲门上方一处或多处非融合性的黏膜损害,红斑伴或不伴有渗出或浅表糜烂。Ⅱ期:融合性糜烂,渗出病变,但未完全累及食管环形皱襞。Ⅲ期:融合性糜烂,渗出病变,已完全累及食管环形皱襞,导致食管壁炎性浸润,但未引起狭窄。Ⅳ期:慢性黏膜病变,如溃疡,壁纤维化,狭窄,短缩,瘢痕化,Barrett 食管。

食管黏膜活检诊断反流性食管炎的标准:①鳞状上皮基底细胞层增厚;②乳突向上皮表面延长,超过正常厚度的 2/3;③固有膜内中性粒细胞浸润。

(三)食管反流监测

食管反流监测是 GERD 的有效检查方法,是 GERD 诊断的客观依据,包括食管 pH 检测、食管阻抗-pH 监测和无线胶囊监测等方法。24 小时食管 pH 监测能记录白天和夜间及 24 小时食管内的 pH<4 的百分比、pH<4 的次数、持续 5 分钟以上的次数、最长持续时间等观察指标。这些参数能帮助确定在生理活动状态下有无过多的反流,并有助于阐明胸痛和酸反流的关系。未使用 PPI 的患者可选择单纯 pH 监测;若正在使用 PPI 治疗则需加阻抗监测以检测包括弱酸和弱碱反流在内的所有非酸反流,Meta 分析提示服用 PPI 后行反流监测,弱酸反流是最常见的反流形式,为 PPI 疗效欠佳的重要原因。无线胶囊监测可使监测延长至 48 小时甚至 96 小时。

(四)食管 X 线钡餐

传统的食管钡餐检查将胃食管影像学和动力学结合起来,可发现食管下段黏膜皱襞增粗、不光滑,可见龛影、狭窄,食管蠕动减弱;并可显示有无钡剂从胃反流至食管,因此对诊断有互补的作用,但其敏感性较低。2014 年中国胃食管反流病专家共识提出,如患者不存在吞咽困难等症状,不推荐行食管钡剂造影。

(五)食管测压

食管测压可了解食管动力状态,用于术前评估,但不能作为 GERD 的诊断手段。由于食管下端括约肌压力低下以及食管蠕动障碍等动力学异常并非 GERD 的特异性表现,因此食管测压诊断 GERD 的价值有限。但通过食管测压可对食管下端括约肌进行定位,有利于置放食管反流监测导管;而且在行抗反流手术前可排除其他食管动力障碍性疾病,如贲门失弛缓症、硬皮病引起的严重食管动力低下等。因此,食管测压在临床上有利于评估食管功能。

(六)核素胃食管反流检查

用同位素标记液体,显示在平卧位及腹部加压时有过多的核素胃食管反流。如肺内显示核素增强时,表明有过多的反流,常是肺部病变的原因。由于操作烦琐,且有放射性污染,目前临床已很少使用。

四、治疗

目的在于控制症状、治愈食管炎、减少复发和防治并发症。

(一)改变生活方式

改变生活方式是 GERD 治疗的一部分,可以减轻症状、防止复发、且无须花钱。体位方法包括餐后保持直立位,避免用力提物、弯腰低头;避免睡前小吃或饱餐,少进水,应用促动力药;睡觉时垫高上半身15～20 cm。防止食管下括约肌基础压力降低的措施,包括尽量减少饮食中脂肪、巧克力、酒精和咖啡的摄入以减少反流和加重烧心症状。吸烟增加胃食管反流和促使十二指肠胃反流,因此需戒烟。减少引起腹压增高的因素,肥胖者需减肥,有证明体重下降 4.5～6.8 kg可明显减轻症状;不穿紧身衣服。避免服促进反流药物,如抗胆碱能药物、钙通道阻滞剂及硝酸甘油等使食管收缩力减弱及引起胃排空延迟。

(二)药物治疗

目的是减低胃内容物的酸度,减少胃食管反流,保护食管黏膜。常用药物有抗分泌剂、抗酸剂、促动力药、黏膜覆盖药,临床上常联合用药。

抗分泌剂包括PPI和H_2受体阻滞剂。多项Meta分析显示,PPI对食管炎愈合率、愈合速度和反流症状的缓解率均优于H_2受体阻滞剂,是治疗GERD的首选药物,70%～80%的反流性食管炎患者和60%的非糜烂性反流病患者经8周PPI治疗后可获得完全缓解。2014年中国胃食管反流病专家共识建议,如单剂量PPI治疗无效可换用双倍剂量;如一种PPI治疗无效,可选用其他PPI进行治疗。研究显示,GERD治疗中最优胃酸抑制需要在24小时中使胃内pH>4的时间达到16小时,在疗程方面,共识意见认为PPI治疗GERD使用疗程至少8周。与治疗4周相比,治疗8周可将症状缓解率和食管炎愈合率提高10%以上。合并食管裂孔疝的GERD患者以及Savary-Miller分级Ⅲ期、Ⅳ期的患者,PPI剂量应加倍。PPI包括埃索美拉唑、奥美拉唑、泮托拉唑、兰索拉唑等;H_2受体阻滞剂有西咪替丁、雷尼替丁、法莫替丁、尼沙替丁等。

促动力药包括多潘立酮(吗丁啉)、莫沙必利、依托比利等,这类药物可能通过改变食管下端括约肌压力、改善食管蠕动功能、促进胃排空,从而达到减少胃内容物向食管反流及减少其在食管的滞留时间。但此类药物疗效不确定,因此只适用于轻症患者,或作为联合用药。

抗酸剂包括氢氧化铝、氧化镁、三硅酸镁、碳酸钙等。目前认为,长期服用含铝镁的抗酸剂应慎重,短期应用是安全的。

黏膜覆盖有硫糖铝、藻酸盐制剂、枸橼酸铋钾、蒙脱石散(思密达)等,起到一定的黏膜保护作用,可作为辅助用药。

(三)维持治疗

GERD具有慢性复发倾向,为减少症状复发,防止食管炎复发引起的并发症,可给予维持治疗。

维持治疗方法主要包括以下几种。①持续维持:指当症状缓解后维持原剂量或半量PPI每天1次,长期使用。②间歇治疗:指PPI剂量保持不变,但延长用药周期,最常应用的是隔天疗法;在维持治疗中,若症状反复出现,应增至足量PPI维持。③按需治疗:是指经初始治疗成功后停药观察,一旦出现烧心、反流症状,随即再用药至症状消失。2014年中国胃食管反流病专家共识指出,非糜烂性反流病和轻度食管炎(Savary-Miller分级Ⅰ期和Ⅱ期)患者可采用按需治疗和间歇治疗,PPI为首选药物,抗酸剂是可选药物;重度食管炎(Savary-Miller分级Ⅲ期、Ⅳ期)及Barrett食管患者通常需要PPI持续维持。但西方国家认为长期使用PPI有造成难辨梭状芽孢杆菌感染的可能,我国尚无此类研究证实。

(四)手术治疗

大多数患者症状轻微,可以通过改变生活方式及药物治疗得到控制,其中的10%～30%会出现严重的食管炎及其并发症而需要接受手术治疗。治疗病例数目虽然明显低于保守治疗,然而手术治疗却是胃食管反流治疗方法中最重要的一部分。过去认为重度反流性食管炎、出血、狭窄及部分Barrett食管病例,均是外科治疗的适应证。《胃食管反流病诊治指南》指出"对PPI治疗有效但需长期服药的患者,抗反流手术是另一种治疗选择"。

外科手术方法不下数十种,但不外把食管末端的一部分缝合到胃上,以便在腹内压力升高时,经胃传导压力,使缝合部起一抗反流活瓣作用,另一作用是提高食管末端压力。抗反流手术的术式,基本上有三大类:全胃底折叠术、部分胃底折叠术和贲门固定术。

1956 年 Nissen 报告了他设计的全胃底折叠术(360°胃底折叠术),以后屡经改进,1977 年发表了最后一篇报道。"Nissen 胃底折叠术"实际泛指传统和改良的 Nissen 手术许多术式。其目的明显减少了咽下困难和胃膨胀综合征(亦即气顶综合征,gas bloat syndrome,GBS)的发生。短松 Nissen 手术这种手术被认为是应用最广、疗效最佳的手术方式。

河北医科大学第四医院王其彰自 20 世纪 80 年代就开始研究 GERD,根据胃食管结合部的解剖结构设计了贲门斜行套叠术,临床应用已上百例,全部病例术后反流症状消失,经食管 pH 监测未见食管异常反流,食管下括约肌压力亦显回升。此手术有效地建立了抗反流屏障,效果确实,易于掌握,有推广价值。

近年随着微创外科蓬勃发展,腹腔镜抗反流手术(食管裂孔疝修补和/或胃底折叠术)以其只需重建(不需切除且无须取标本)、图像放大、光照良好、可在狭小间隙内操作的突出优势而迅速成为 GERD 的首选手术方式。用腹腔镜治疗 GERD 首先由加拿大医师 Gegeal 于 1991 年开始,不久 Dallemagne 等于 1991 年在比利时开会报道 12 例治疗效果。腹腔镜下施行的手术以 Nissen 手术为主,此项技术以其创伤小、恢复快、近远期疗效与开放式 Nissen 手术相当等优点,因此,临床上愿意接受此项手术的患者数量急剧上升,在美国等国家,每年施行此项手术患者 5 万~7 万例。已迅速成为治疗食管裂孔疝的首选术式。在欧美国家已成为除腹腔镜胆囊切除术以外的另一标准手术。国内也已开展了此项技术。微创技术的发展,使手术治疗更为安全、简便、有效。中国对于 GERD 诊治的专家共识演变过程:2007 年多数倾向为手术治疗应综合考虑,由有经验的外科医师慎重决定;2009 年认为抗反流手术与药物治疗相当,但手术并发症和病死率与外科医师经验相关;2014 年趋于一致的意见是抗反流手术在缓解症状和愈合食管炎方面的疗效在一定程度上优于药物治疗,应得到更多的认可和推广。

(五)内镜治疗

目前 GERD 内镜下治疗手段主要分为射频治疗、注射或植入技术和内镜腔内胃食管成形术。其中射频治疗和经口不切开胃底折叠术(transoral incisionless fundoplication,TIF)是近年研究的热点。

射频治疗技术是近几年才出现的治疗 GERD 的新方法。该技术具有操作简单、微创、安全、有效、不良反应少、恢复快等特点,易于被患者接受,为临床上药物疗效不理想的患者提供了新的微创治疗方法。术后 2 小时即可进流质,活动无限制,术后 2 天内可出院。关于射频治疗目前已有 4 项随机对照试验(RCT),随访 3~6 个月,结果显示手术组症状改善和生活质量评分均优于假手术组,但上述研究均缺乏长期随访的结果。此外,大部分患者术后虽然症状改善,但仍有反流症状,术后仍需使用 PPI,而 pH 监测参数和食管炎愈合率等客观指标改善不明显。因此,射频治疗的长期有效性仍需进一步研究证实。

TIF 是近年新兴的内镜下抗反流手术,近期一项随机多中心交叉对照研究纳入了 63 例 GERD 患者,结果显示术后 6 个月手术组症状缓解率和食管炎愈合率均优于高剂量 PPI 组。但其长期疗效仍需进一步研究证实。

(六)并发症的治疗

1.食管狭窄

食管慢性溃疡性炎性反应改变可导致瘢痕形成和食管狭窄,临床上尤以食管下段多见。

GERD 相关食管狭窄的主要治疗方法为气囊扩张,但术后复发率较高,故合并食管狭窄的患者经扩张后需 PPI 维持治疗,以改善吞咽困难的症状和减少再次扩张的需要,对年轻患者亦可考虑抗反流手术。

2.Barrett 食管

Barrett 食管是常见的 GERD 相关并发症,也是与食管腺癌发病密切相关的癌前病变之一,有 64% 的食管腺癌患者伴有 Barrett 食管,故应使用 PPI 及长程维持治疗,定期随访是目前预防 Barrett 食管癌变的唯一方法。早期识别不典型增生或早期食管癌应及时手术切除。

（丁龙龙）

第二节　消化性溃疡

消化性溃疡主要是指胃十二指肠的溃疡,是最常见的疾病之一。主要病变是黏膜的局限性组织缺损、炎症与坏死性病变,深达黏膜肌层。溃疡的形成有多种因素,但酸性胃液对黏膜的消化作用是溃疡形成的基本因素,故称为消化性溃疡。十二指肠溃疡占消化性溃疡的 80%。最近 30 年来,国内外十二指肠溃疡的发病率和需要住院率逐步减少,但溃疡病的急性并发症,如穿孔、大出血、幽门梗阻,需入院急诊手术的病例并没有减少,因而外科治疗在溃疡病的治疗中仍有重要地位。

一、十二指肠溃疡

胃酸在十二指肠溃疡的发病机制中起重要的作用,早在 1910 年,Schwartz 就提出"无酸就无溃疡"。此外,十二指肠黏膜防御机制减弱和幽门螺杆菌也在十二指肠溃疡的发生发展中发挥重要作用。

典型的十二指肠溃疡发生在十二指肠第一部(95%),最常见在距幽门 3 cm 以内(90%),发生在前后壁机会均等,偶可见两者均有。十二指肠溃疡一般不发生恶变。未经治疗的十二指肠溃疡自然史为自发性愈合和复发交替,至少 60% 的愈合的十二指肠溃疡在 1 年内复发,80%～90% 的在 2 年内复发。

(一)临床表现

1.症状

(1)节律性、周期性上腹疼痛,10% 以上患者可无症状。

(2)春、秋季节多发,夏季和冬季缓解。

(3)一般发生在餐后 90 分钟至 3 小时,常可夜间痛醒,进食和服抗酸药后缓解。

(4)疼痛性质的改变提示可能产生并发症,如溃疡疼痛变成持续性,不再为食物或抗酸药缓解,或放射至背部,提示溃疡可能穿透。

2.体征

(1)常规体检一般无异常发现。

(2)急性溃疡发作期,可出现上腹部轻压痛。

（二）辅助检查

1.上消化道内镜检查

可见溃疡面。内镜检查是十二指肠溃疡诊断的最重要方法，不仅可做出十二指肠溃疡的诊断，亦可检查其他病变，如胃溃疡、十二指肠炎、胃炎或食管炎。

2.上消化道钡餐检查

典型可见龛影，可作为十二指肠溃疡初步诊断依据。钡餐检查亦可用作其他病变的鉴别诊断，如钡餐检查有龛影，一般不再做内镜检查。

3.胃酸测定和血清促胃液素测定

主要用于胃泌素瘤的排除。胃酸对十二指肠的诊断作用不大，但术前、术后测定胃酸，对评估患者行迷走神经切断术后迷走神经是否完整切断有帮助。成功的迷走神经切断后单胺氧化酶下降70%。

（三）鉴别诊断

1.慢性胆囊炎

右上腹痛多为餐后发作，常向右肩和背部放射，可伴发热。多伴有厌油腻食物，超声检查多可确诊。

2.慢性胰腺炎

反复发作性腹痛，多在饭后或酗酒后发作，呈持续性，患者常采取一些体位来减轻疼痛。伴有消瘦和营养不良，晚期出现腹泻、糖尿病等症状。B超可见胰腺肿大，内部回声不均匀，胆管、胰管扩张等，CT检查可见胰腺不规则，内有钙化灶及结石表现。

3.功能性消化不良

症状无特异性。其X线检查是正常的。

4.胃泌素瘤

来源于胰腺G细胞的肿瘤，肿瘤往往<1 cm，生长缓慢，大量分泌促胃液素，刺激壁细胞增生，分泌大量胃酸，导致胃十二指肠壶腹部和不典型部位发生多发性溃疡。多发生于不典型部位，具有难治性特点，高胃酸分泌，空腹血清促胃液素>200 pg/mL。

（四）治疗

治疗目的：疼痛缓解、促进溃疡愈合、防止复发、减少并发症。

1.非手术治疗

（1）避免致溃疡因素：烟草、刺激性调味品、精神过度紧张等，鼓励正常有规律的一日三餐。

（2）降低胃酸药物：包括抗酸药如氢氧化铝、组胺H_2受体阻滞剂如西咪替丁、质子泵抑制剂（PPI）如奥美拉唑，其中，质子泵抑制剂是目前最强有力的胃酸抑制剂。

（3）胃黏膜保护药物：硫糖铝、枸橼酸铋钾等。

（4）根治幽门螺杆菌方案：一般采用三联方案及两种抗生素合并胶态次枸橼酸铋，或抗分泌药，推荐方案：PPI（标准剂量）＋阿莫西林（1.0 g）＋克拉霉素（0.5 g），一天2次，共7天。

2.手术治疗

（1）适应证：①合并有穿孔、出血、梗阻的十二指肠溃疡患者。②无并发症的十二指肠溃疡出现以下情况者：穿透性溃疡、复合溃疡、球后溃疡患者；难治性溃疡，经严格的内科治疗，仍发作频繁，影响生活质量者；有穿孔或出血病史者，溃疡复发。

（2）手术禁忌证：①单纯性溃疡无严重并发症者；②年龄在 30 岁以下或60 岁以上又无绝对适应证；③患者有严重的内科疾病，致手术有严重的危险者。

（3）经典手术方式：①胃大部切除术；②胃迷走神经切断术。

（4）微创手术：腹腔镜下迷走神经切断术具有创伤小、疼痛轻微、住院时间短等优点，而腹腔镜胃大部切除术、胃空肠吻合术经实践证明安全可行。

（5）术后恢复：①术后继续给予抑酸治疗。②术后饮食由流质饮食向半流质、软食、普食过渡。

二、胃溃疡

胃溃疡患者平均胃酸分泌比正常人低，胃排空延缓、十二指肠液反流是导致胃黏膜屏障破坏形成溃疡的重要原因。幽门螺杆菌感染和非甾体抗炎药（NSAID）是影响胃黏膜防御机制的外源性因素。根据溃疡位置可分为 4 型。①Ⅰ型：最常见，占57％，位于小弯侧胃切迹附近，发生在胃窦和胃体黏膜交界处临床症状不典型，胃酸分泌正常或偏低。②Ⅱ型：复合溃疡，占22％，呈高胃酸分泌。内科治疗往往无效，易合并出血，常需手术治疗。③Ⅲ型：占20％，幽门管溃疡或距幽门 2 cm 以内的胃溃疡，临床症状与十二指肠溃疡相似，常呈高胃酸分泌。内科治疗容易复发。④Ⅳ型：高位溃疡，多位于胃近端，距食管胃连接处 4 cm 以内，较少见。患者多为 O 型血，常为穿透性溃疡，易并发出血和穿孔，梗阻少见。

（一）临床表现

胃溃疡发病年龄多为 40～59 岁，较十二指肠溃疡晚了 15～20 年。腹痛节律性不如十二指肠溃疡明显，进食加重，且发生在进餐后 0.5～1 小时，进食不能缓解。疼痛性质多为深在性痛，常有恶心、呕吐。体检通常是正常的，发作或穿透性溃疡上腹部剑突下或稍偏左侧可有压痛。

（二）辅助检查

1.上消化道内镜检查

内镜检查可正确评估溃疡的范围和程度，胃溃疡有一定的恶性可能，因此所有胃溃疡必须做活检，胃窦和胃体黏膜活检用尿素酶试验或组织学检查评估幽门螺杆菌感染。

2.钡餐检查

良性胃溃疡的 X 线特征包括突出胃轮廓外的龛影，放射形黏膜皱襞至溃疡边缘，周围黏膜完整，无充盈缺损。

（三）鉴别诊断

1.胃癌

癌性溃疡常较大（直径＞2.5 cm），边缘隆起不规则，呈"火山口"样，溃疡底部不平整、质硬、污秽。必要时多次活检以排除恶性胃溃疡。

2.功能性疾病

不完全的食管裂孔、萎缩性胃炎、肠易激综合征等功能性疾病的非特异的症状常与胃溃疡的症状混淆。相应的放射学检查或胃镜检查是鉴别的必要手段。

（四）治疗

1.非手术治疗

主要应用组胺 H_2 受体阻滞剂和质子泵抑制剂治疗，溃疡的愈合更重要的是依靠治疗的持续时间,而不是抑酸剂的程度。质子泵抑制剂是针对难治性溃疡最有效的制剂。治疗 6～8 周检查无充分愈合的证据,须重做活检,即使是恶性胃溃疡也可能暂时愈合,若第 3 次复发或怀疑为恶性肿瘤,是手术指征。

2.手术治疗

良性溃疡选择性手术的两个主要目的是切除溃疡灶及受损的黏膜组织和减少胃酸和蛋白酶的分泌,其次是减少胆汁反流和胃潴留。

(1)手术适应证:①经严格的内科治疗 4～6 周,溃疡未愈合或愈合后又复发者。②年龄在 45 岁以上的患者。③巨大溃疡(＞3 cm),穿透性溃疡或高位溃疡者。④出现出血、穿孔、梗阻等并发症或可疑恶性肿瘤。由于胃溃疡有一定的恶性可能,因此手术指征可适当放宽。

(2)经典手术方式。①胃大部切除术:Billroth Ⅰ式胃切除术是 Ⅰ 型和 Ⅲ 型胃溃疡最常用的术式,因这类胃溃疡大多数十二指肠正常,易于 Billroth Ⅰ 式重建,而术后并发症较 Billroth Ⅱ 式胃切除为少。②高位溃疡可行溃疡局部切除加远端的胃部分切除术,也可行局部切除加近段选择性迷走神经切断术。③复合溃疡,手术方式同十二指肠溃疡。

三、术后并发症

(一)术后梗阻

1.吻合口梗阻

一般胃切除患者在术后 3～6 天可开始耐受口服进食,若食后引起腹胀、呕吐,可继续给予禁食、胃肠减压、肠外营养等治疗措施,最早可在术后第 7 天进行钡餐检查,早期吻合口梗阻的主要原因为吻合口水肿,通过保守治疗可缓解,若梗阻继续延长,不能解除,则考虑为手术技术不当,需再次手术。

2.输入袢梗阻

输入袢梗阻一般是由于胃空肠吻合时输入袢过长,粘连、扭曲、内疝等形成梗阻。输入袢梗阻为闭袢性梗阻,胆汁和胰液潴积导致肠内压增高,急性完全性梗阻时患者突发上腹部剧烈疼痛,呕吐频繁,呕吐物不含胆汁,查体上腹部压痛,偶可扪及包块,上消化道造影或 CT 有助于明确诊断。诊断明确或高度可疑时应及时手术,手术根据梗阻原因选择术式,如扭转复位,肠段坏死切除等。

当输入袢黏膜内翻过多、输入袢过短或过长、输入袢粘连成角时可发生慢性不全性梗阻,患者间歇性大量呕吐胆汁,多于餐后不久出现,呕吐前出现腹痛,早期考虑为吻合口处黏膜水肿,应予禁食、胃肠减压、肠外营养等保守治疗,持续不缓解时可行上消化道造影或 CT 检查予以诊断。

3.输出袢梗阻

输出袢梗阻与输出袢肠段粘连、大网膜水肿或横结肠系膜压迫有关,主要表现为腹痛、腹胀、恶心、呕吐,呕吐物含胆汁和食物,呕吐后腹胀缓解。上消化道造影可提示输出袢梗阻。经保守治疗如禁食、胃肠减压、肠外营养等无效后可考虑手术进行吻合口重建。

(二)术后胃出血

(1)术后胃管引流出的暗红色或咖啡色液体通常在 24 小时终止,极少引起明显循环容量减少,若术后引流新鲜血液,24 小时后仍未停止,则为术后出血,术后 2～3 天发生严重和持续的出血必须考虑再次手术,可在吻合口上方几厘米的胃壁另做一横切口,清除积血,予以止血。

(2)若术后 5～6 天发生出血,见于吻合口黏膜坏死、脱落,可在内镜下检查止血或再次手术。

(三)瘘

1.吻合口瘘

多见于患者一般情况较差、缝合技术不当、组织血供不足的情况下,患者可发生发热、腹痛、腹膜炎的表现,若症状较轻,可先予充分引流,禁食、胃肠减压,肠外营养,抗感染、抑酸、抑制胰酶等保守治疗,感染情况及腹膜炎持续进展时需及时手术治疗。

2.十二指肠残端瘘

十二指肠残端瘘为 Billroth Ⅱ 式胃切除严重并发症,多发生于十二指肠球部周围广泛炎症、血供不足或患者营养状态不良的情况下。患者可于术后 2～5 天突发右上腹剧痛,有腹膜炎体征,体温、白细胞计数升高,可发生休克。病变局限、腹膜炎较轻的情况下可行穿刺引流,加强营养保守治疗。若腹膜炎明显,发生脓毒血症等严重并发症需及时手术治疗。

手术一般均需残端造瘘,并放置引流管及空肠饲养管,术后持续抗生素治疗,控制脓毒血症,应用生长抑素或其类似物减少漏出量。

(四)功能性胃排空障碍

发病原因不明,通常出现于术后最初两周,常在流质饮食改为半流质时发生,表现为上腹饱胀、呕吐,呕吐物为含胆汁的胃液,肠鸣音减弱。胃管引流量＞800 mL/d。无明显水电解质和酸碱平衡紊乱,造影可见胃无张力,稍扩大,造影剂滞留于胃内 24 小时以上,无机械性梗阻。可给予胃肠减压,静脉营养支持,多数患者可在 3～4 周后缓解。

(五)溃疡复发

复发原因多为迷走神经切除不完全或胃窦切除不够,大多数复发性溃疡可通过药物治疗获得理想的效果。反复复发的溃疡提示有胃泌素瘤或胃排空障碍。

(六)倾倒综合征

主要由于胃容积缩小和幽门括约肌功能丧失,食物过快由胃进入肠道所致的一系列症状,表现为胃肠道症状,如上腹胀满、恶心、腹部绞痛、腹泻等,和神经循环系统如心慌、出汗、眩晕、无力等。

此类患者应以高蛋白、高脂肪、低糖食物为宜,避免过甜、过咸、过浓饮食和乳制品,固体食物较流质食物为好,少食多餐,应用抗组胺药、抗胆碱药、抗痉挛药和镇静药。

预防倾倒综合征主要是术中避免残胃过小和吻合口过大。

(七)碱性反流性胃炎

碱性反流性胃炎多见于 Billroth Ⅱ 式吻合术后,由于丧失了幽门括约肌,导致胆汁反流入胃,少数患者表现为上腹或胸骨后持续性烧灼痛,伴恶心、呕吐,进食后加重,胃镜可见胆汁反流入胃,胃黏膜充血、水肿、易出血,轻度糜烂。

诊断应排除其他上腹部疾病,尤其胃排空障碍。治疗方法为手术将 Billroth Ⅱ 式吻合改为 Roux-en-Y 胃空肠吻合,同时行胃迷走神经切断术。

(八)吻合口空肠溃疡

吻合口空肠溃疡多发于胃空肠吻合口对侧的空肠壁上,为胃酸作用于空肠黏膜所致,多见于以下情况。

(1)胃切除范围不够。

(2)胃窦部黏膜残留。

(3)空肠输入袢过长。

(4)空肠输入输出袢侧-侧吻合。

(5)胃迷走神经切断不完全。

(6)胃泌素瘤患者。表现为腹痛,常合并出血或慢性穿孔。

针对此并发症可采用制酸治疗,如穿孔形成腹腔脓肿或内瘘则需手术治疗。

(九)残胃癌

残胃癌指因良性疾病行胃部分切除术后 5 年以上残胃内发生的癌。多发生在 Billroth Ⅱ 式胃大部切除术后,与胃酸降低,胆汁反流有关。

(丁龙龙)

第三节 应激性溃疡

应激性溃疡又称应激性黏膜病变,是指机体在各种严重创伤、危重疾病等严重应激状态下继发的急性消化道黏膜糜烂、溃疡,乃至大出血、穿孔等病变,因其表现不同于常见的消化性溃疡,故命名为应激性溃疡。应激性溃疡也被称为急性出血性胃炎、急性糜烂性胃炎等。由不同应激因素引起的又有不同的命名,如继发于严重烧伤者称为 Curling 溃疡,由中枢神经系统病损引起者称为 Cushing 溃疡。

一、病因与发病机制

引发应激性溃疡的病因多而复杂,各种机体创伤、精神创伤、严重感染时人体都会出现应激反应,但是否出现应激性溃疡与病因(应激源)的强度及伤病者对应激的反应强弱有关。

常见应激性溃疡的病因:①严重颅脑外伤;②重度大面积烧伤;③严重创伤及各种大手术后;④全身严重感染;⑤多脏器功能障碍综合征或多脏器功能衰竭;⑥休克或心肺复苏术后;⑦心脑血管意外;⑧严重心理应激,如精神创伤、过度紧张等。应激性溃疡的发生是上述应激源使机体神经内分泌功能失调、对胃黏膜的损伤作用相对增强和胃黏膜自身保护功能削弱等因素综合作用的结果。

(一)神经内分泌功能失调

已有的研究证实在严重应激状态下中枢神经系统及其分泌的各种神经肽主要通过自主神经系统及下丘脑-垂体-肾上腺轴作用于胃肠靶器官,引起胃肠黏膜的一系列病理改变,导致发生应激性溃疡。其中下丘脑是应激时神经内分泌的整合中枢,下丘脑分泌的促甲状腺素释放激素(TRH)参与应激性溃疡的发生,其机制可能是通过副交感神经介导促进胃酸与胃蛋白酶原分泌以及增强胃平滑肌收缩造成黏膜缺血。此外,中枢神经系统内的 5-羟色胺也参与调节应激反应,其作用的强度与甲状腺激素水平和血浆皮质激素水平有关。应激状态下,交感神经-肾上腺髓质系统强烈兴奋,儿茶酚胺释放增多,糖皮质激素分泌增加,两者共同持续作用下胃黏膜发生微循环障碍,最终导致应激性溃疡的形成。

(二)胃黏膜损伤作用相对增强

应激状态使胃黏膜局部许多炎性介质含量明显增加,其中脂氧化物含量随应激时间的延长而升高,具有保护作用的疏基化合物含量反见降低,氧自由基随之产生增加,这些炎性介质和自由基均可加重黏膜的损害。

应激状态使胃十二指肠蠕动出现障碍,平滑肌可发生痉挛,加重黏膜缺血。十二指肠胃反流更使胆汁中的卵磷脂在胃腔内积聚使黏膜屏障受到破坏。在多数应激状态下,胃酸分泌受抑,但由于黏膜屏障功能削弱和局部损害作用增强,实际反流入黏膜内的 H^+ 总量增加,使黏膜内 pH 明显降低,其降低程度与胃黏膜损害程度呈正相关。H^+ 不断逆行扩散至细胞内,黏膜细胞呈现酸中毒状态,细胞内溶酶体裂解,释出溶酶,细胞自溶、破坏而死亡,加上能量不足,DNA 合成受损,细胞无法增殖修复,形成溃疡。

(三)胃黏膜防御功能削弱

正常的胃黏膜防御功能由两方面组成。

1.胃黏液-碳酸氢盐屏障

主要由胃黏膜细胞分泌附于胃黏膜表面的一层含大量 HCO_3^- 不溶性黏液凝胶构成,它可减缓 H^+ 和胃蛋白酶的逆向弥散,其中的 HCO_3^- 可与反渗的 H^+ 发生中和,以维持胃壁-腔间恒定的 pH 梯度。

2.胃黏膜屏障

胃黏膜上皮细胞的腔面细胞膜由磷脂双分子层结构及上皮细胞间的紧密连接构成,可防止胃腔内的胃酸、胃蛋白酶对胃黏膜的损伤作用。胃黏膜上皮迁移、增殖修复功能更是胃黏膜的重要保护机制。

应激状态下黏膜屏障障碍表现为黏液分泌量降低,黏液氨基己糖及保护性疏基物质减少,对胃腔内各种氧化物等有害物质的缓冲能力由此降低,黏膜电位差下降,胃腔内反流增加,黏膜内微环境改变,促进黏膜上皮的破坏。应激时肥大细胞释出的肝素和组胺可抑制上皮细胞的 DNA 聚合酶并降低其有丝分裂活性,使得上皮细胞增殖受抑。

在低血压、低灌流情况下,胃缺血、微循环障碍是应激性溃疡的主要诱因。缺血可影响胃黏膜的能量代谢,削弱其屏障功能。血流量不足也可导致 H^+ 在细胞内积聚,加重黏膜内酸中毒造成细胞死亡。

二、病理

根据诱发病因的不同,应激性溃疡可分为 3 类。

(一)Curling 溃疡

Curling 溃疡见于大面积深度烧伤后,多发生在烧伤后数天内,溃疡多位于胃底,多发而表浅;少数可发生在烧伤康复期,溃疡多位于十二指肠。

(二)Cushing 溃疡

发生颅脑外伤、脑血管意外时,颅内压增高,直接刺激中枢迷走神经核而致胃酸分泌亢进,导致 Cushing 溃疡的发生。溃疡常呈弥漫性,位于胃上部和食管,一般较深或呈穿透性,可造成穿孔。

(三)常见性应激性溃疡

该类型多见于严重创伤、大手术、感染和休克后,也可发生在器官衰竭、心脏病、肝硬化和恶性肿瘤等危重患者。溃疡可散在于胃底、胃体含壁细胞泌酸部位。革兰阴性菌脓毒血症常引起胃黏膜广泛糜烂、出血和食管、胃十二指肠或空肠溃疡。

病理肉眼所见胃黏膜均呈苍白,有散在红色淤点,严重的有糜烂、溃疡形成。镜检可见多处上皮细胞破坏或整片脱落,溃疡深度可至黏膜下、固有肌层及浆膜层,一般在应激情况发生 4~

48 小时后整个胃黏膜有直径 1～2 mm 的糜烂,伴局限性出血和凝固性坏死。如病情继续恶化,糜烂灶相互融合扩大,全层黏膜脱落形成溃疡,深浅不一,如侵及血管,破裂后即引起大出血,深达全层可造成穿孔。

三、诊断要点

应激性溃疡多发生于严重原发病、应激产生后的 3～5 天内,一般不超过 2 周,不同于消化性溃疡,其往往无特征性前驱症状,抑或症状被严重的原发病所掩盖。

主要的临床表现为上腹痛和反酸,可有呕血或黑便,甚至上消化道大出血,出现失血性休克,后者预后凶险。在危重患者发现胃液或粪便隐血试验呈阳性、不明原因短时间内血红蛋白的浓度降低 20 g/L 以上,应考虑有应激性溃疡出血可能。

纤维胃镜检查可明确诊断并了解应激性溃疡发生的部位及严重程度。如应激性溃疡发生上消化道穿孔,视穿孔程度可有局限性或弥漫性腹膜炎的症状和体征。

Cushing 溃疡是由中枢神经病变引起的以消化道出血为主要临床表现的应激性溃疡,与一般应激性溃疡相比有以下特点:溃疡好发于食管和胃,呈多发性,形态不规则,直径 0.5～1.0 cm,部分溃疡较深易引起穿孔。

Curling 溃疡为发生于严重大面积烧伤后的应激性溃疡,溃疡多在胃十二指肠,常为单个较深的溃疡,易发生出血,如发生大出血,病死率高。

四、防治措施

(一)预防

应激性溃疡重在预防发生。预防措施的核心是减轻应激反应,其中包括损伤控制、微创技术利用、快速康复和药物干预等现代医学理念和手段的综合应用。高危患者应作重点预防。发生应激性溃疡的高危人群:①高龄(年龄＞65 岁);②严重创伤(颅脑外伤、大面积烧伤、各种大型手术等);③各类休克或持续低血压;④严重全身感染;⑤多脏器功能衰竭、机械通气＞2 天;⑥重度黄疸;⑦凝血功能障碍;⑧脏器移植术后;⑨长期用免疫抑制剂与胃肠外营养;⑩一年内有溃疡病史。

另外,美国学者 Herzig 等提出的应激性溃疡致消化道出血的临床风险评分系统(表 4-1)也可供临床参考。

表 4-1　应激性溃疡致消化道出血的临床风险评分系统

危险因素	评分
年龄＞60 岁	2
男性	2
急性肾功能不全	2
肝脏疾病	2
脓毒症	2
预防性抗凝药物	2
凝血障碍	3
合并内科疾病	3

注:低危＜7 分,低中危 8～9 分,中高危 10～11 分,高危＞12 分。

应激性溃疡不仅是胃肠功能障碍的一种表现,同时也提示存在全身微循环灌注不良和氧供不足现象。预防措施应从全身和局部两方面同时着手。

1.全身性措施

积极去除应激因素,治疗原发病,纠正供氧不足,改善血流灌注,维持水、电解质和酸碱平衡。鼓励进食,早期进食可促进胃黏液分泌,中和胃酸,促进胃肠道黏膜上皮增殖和修复,防止细菌易位。不能口服进食者可予管饲。注意营养支持的实施与监测。

2.局部措施

对胃肠功能障碍伴胃潴留者应予鼻胃管减压。抑酸剂或抗酸剂的应用有一定的预防应激性溃疡发生的作用。推荐应用胃黏膜保护剂硫糖铝,硫糖铝有促进胃黏膜前列腺素释放、增加胃黏膜血流量和刺激黏液分泌的作用,同时能与胃蛋白酶络合,抑制该酶分解蛋白质,与胃黏膜的蛋白质络合形成保护膜,阻止胃酸、胃蛋白酶和胆汁的渗透和侵蚀,同时不影响胃液的 pH,不会有细菌过度繁殖和易位导致医院获得性肺炎发生率增加的危险。可给硫糖铝 6 g,分次口服或自胃管内灌入,用药时间不少于 2 周。此外,使用谷氨酰胺奥磺酸钠颗粒亦有一定预防作用。

(二)治疗

1.胃管引流和冲洗

放置鼻胃管,抽吸胃液,清除胃内潴留的胃液和胆汁,改善胃壁血液循环,减轻胃酸对黏膜溃疡的侵蚀作用。可用冷生理盐水做胃腔冲洗,清除积血和胃液后灌入 6～12 g 硫糖铝,可根据情况多次使用。反复长时间应用去甲肾上腺素加冰盐水灌注是有害的,因可加重黏膜缺血使溃疡不能愈合。口服或胃管中灌注凝血酶、巴曲酶有局部止血作用。

2.药物治疗

使用质子泵抑制剂(PPI)可迅速提高胃内 pH,以促进血小板聚集和防止凝血块溶解,达到使溃疡止血的目的。可予奥美拉唑或埃索美拉唑 80 mg 静脉推注,以后以 8 mg/h 的剂量维持。出血停止后应继续使用直至溃疡愈合,病程一般为 4～6 周。因奥美拉唑有损害中性粒细胞趋化性及吞噬细胞活性使其杀菌功能降低,故危重患者使用奥美拉唑有加重感染可能,应引起重视。生长抑素可抑制胃酸分泌,减少门静脉和胃肠血流量,如有应激性溃疡大出血可选用八肽生长抑素 0.1 mg,每 8 小时皮下注射 1 次,或生长抑素 14 肽 6 mg 24 小时持续静脉注射。

3.内镜及放射介入治疗

药物止血无效时,可经胃镜局部喷洒凝血酶、高价铁溶液等止血,或选择电凝、激光凝固止血。如果内镜治疗失败也可行放射介入定位、止血治疗,选择性血管栓塞止血尤其适合手术高风险的患者。

4.手术治疗

如出血量大无法控制,或反复多次大量出血应考虑手术治疗。手术术式以切除所有出血病灶为原则。全胃切除止血效果好,但创伤大病死率高。一般选用迷走神经切断加部分胃切除术或胃大部切除术。如患者不能耐受较大手术时,可对明显出血的部位行简单的缝扎术,或选择保留胃短血管的胃周血管断流术。

（丁龙龙）

第四节 胃十二指肠溃疡大出血

胃十二指肠溃疡患者有大量呕血、柏油样黑便,引起红细胞、血红蛋白和血细胞比容明显下降,脉率加快,血压下降,出现为休克前期症状或休克状态,称为溃疡大出血,不包括小量出血或仅有大便隐血阳性的患者。胃十二指肠溃疡出血,是上消化道大出血中最常见的原因,占50%以上。

一、流行病学

十二指肠溃疡并发症住院患者中,出血多于穿孔4倍。约20%的十二指肠溃疡患者在其病程中会发生出血,十二指肠溃疡患者出血较胃溃疡出血为多见。估计消化性溃疡患者约占全部上消化道出血住院患者的50%。虽然H_2受体拮抗药和奥美拉唑药物治疗已减少难治性溃疡择期手术的病例数,但因合并出血患者的手术例数并无减少。

二、病因和发病机制

(一)非甾体类抗炎药

应用NSAIDs是溃疡出血的一个重要因素,具有这部分危险因素的患者在增加。在西方国家多于50%以上消化道出血患者有新近应用NSAIDs史。在老年人口中,以前有胃肠道症状,并有短期NSAIDs治疗,这一危险因素正在增高。使用大剂量的阿司匹林(300 mg/d)预防一过性脑缺血发作的患者,其相对上消化道出血的危险性比用安慰剂治疗的高7.7倍,其他NSAIDs亦增加溃疡上消化道出血的危险性。

(二)甾体类皮质类固醇

皮质类固醇在是否引起消化性溃疡合并出血中的作用仍有争议。最近回顾性研究提示,同时应用NSAIDs是更重要的危险因素。合并应用皮质类固醇和NSAIDs,上消化道出血的危险性升高10倍。

(三)危重疾病

危重患者是消化性溃疡大出血的危险人群,尤其是需要在重病监护病房治疗的。例如心脏手术后,这种并发症的发生率为0.4%,这些患者大多数被证实为十二指肠溃疡,且这些溃疡常是大的或多发性的。加拿大一个大宗的多个医院联合研究发现,ICU患者上消化道出血的发生率为1.5%,病死率达48%,这些患者常需用抗溃疡药预防。

(四)幽门螺杆菌

出血性溃疡患者的幽门螺杆菌感染为15%~20%,低于非出血溃疡患者,因此幽门螺杆菌根治对于减少溃疡复发和再出血的长期危险是十分重要的。

三、病理生理学

溃疡基底的血管壁被侵蚀而导致破裂出血,大多数为动脉出血。引起大出血的十二指肠溃疡通常位于球部后壁,可侵蚀胃十二指肠动脉或胰十二指肠上动脉及其分支引起大出血。胃溃疡大出血多数发生在胃小弯,出血源自胃左、右动脉及其分支。十二指肠前壁附近无大血管,故此处的溃疡常无大出血。溃疡基底部的血管侧壁破裂出血不易自行停止,可引发致命的动脉性出血。大出血后血容量减少、血压降低、血流变缓,可在血管破裂处形成血凝块而暂时止血。由于胃肠的蠕动和胃十二指肠内容物与溃疡病灶的接触,暂时停止的出血有可能再次活动出血,应予高度重视。

溃疡大出血所引起的病理生理变化与其他原因所造成的失血相同,与失血量的多少及失血的速度有密切的关系。据试验证明,出血 50～80 mL 即可引起柏油样黑便,如此少量失血不致发生其他显著症状,但持续性大量失血可以导致血容量减低、贫血、组织低氧、循环衰竭和死亡。

大量血液在胃肠道内可以引起血液化学上的变化,最显著的变化为血非蛋白氮增高,其主要原因是血红蛋白在胃肠内被消化吸收。有休克症状的患者,由于肾脏血液供应不足,肾功能受损,也是可能的原因。胃肠道大出血所致的血非蛋白氮增高在出血后 24～48 小时内即出现,如肾脏功能未受损害,增高的程度与失血量成正比,出血停止后 3～4 天内恢复至正常。

四、临床表现

胃十二指肠溃疡大出血的临床表现主要取决于出血的量及出血速度。

(一)症状

呕血和柏油样黑便是胃十二指肠溃疡大出血的常见症状,多数患者只有黑便而无呕血症状,迅猛的出血则为大量呕血与紫黑血便。呕血前常有恶心症状,便血前后可有心悸、眼前发黑、乏力、全身疲软,甚至晕厥症状。患者过去多有典型溃疡病史,近期可有服用阿司匹林或 NSAIDs 药物等情况。

(二)体征

一般失血量在 400 mL 以上时,有循环系统代偿的现象,如苍白、脉搏增速但仍强有力,血压正常或稍增高。继续失血达 800 mL 后即可出现明显休克的体征,如出汗、皮肤凉湿、脉搏快弱、血压降低、呼吸急促等。患者意识清醒,表情焦虑或恐惧。腹部检查常无阳性体征,也可能有腹胀、上腹压痛、肠鸣音亢进等。约半数的患者体温增高。

五、辅助检查

大量出血早期,由于血液浓缩,血常规变化不大,以后红细胞计数、血红蛋白值、血细胞比容均呈进行性下降。

依据症状和体检不能准确确定出血的原因。约 75% 的患者过去有消化性溃疡病史以证明溃疡是其出血的病因;干呕或呕吐发作后突然发生出血提示食管黏膜撕裂症;病史及体检有肝硬化证据提示可能食管静脉曲张出血。为了正确诊断出血的来源,必须施行上消化道内镜检查。

内镜检查在上消化道出血患者中有各种作用。除可明确出血的来源,如来源于弥漫性出血性胃炎、静脉曲张、贲门黏膜撕裂症,或胃十二指肠溃疡出血外,内镜所见的胃十二指肠溃疡的外貌有估计的预后意义,在有小出血的患者,见到清洁的溃疡基底或着色的斑点预示复发出血率低,约为 2%,这些患者适合早期进食和出院治疗。相反,发现于溃疡基底可见血管或新鲜凝血块预示有较高的再出血率。大的溃疡(直径>1 cm)同样有高的复发再出血率。由于内镜下治疗技术的发展,非手术治疗的成功率已明显提高,手术的需要和病死率显著下降。

内镜下胃十二指肠溃疡出血病灶特征现多采用 Forrest 分级:FⅠa,可见溃疡病灶处喷血;

FⅠb,可见病灶处渗血;FⅡa,病灶处可见裸露血管;FⅡb,病灶处有血凝块附着;FⅢ,溃疡病灶基底仅有白苔而无上述活动性出血征象。根据上述内镜表现除FⅢ外,只要有其中一种表现均可确定为此次出血的病因及出血部位。

选择性腹腔动脉或肠系膜上动脉造影也可用于血流动力学稳定的活动性出血患者,可明确病因与出血部位,指导治疗,并可采取栓塞治疗或动脉内注射垂体加压素等介入性止血措施。

六、诊断和鉴别诊断

(一)诊断

有溃疡病史者,发生呕血与黑便,诊断并不困难。10%～15%的患者出血无溃疡病史,鉴别出血的来源较为困难。大出血时不宜行上消化道钡剂检查,因此,急诊纤维胃镜检查在胃十二指肠溃疡出血的诊断中有重要作用,可迅速明确出血部位和病因,出血 24 小时内胃镜检查检出率可达 70%～80%,超过48 小时则检出率下降。

(二)鉴别诊断

胃十二指肠溃疡出血应与应激性溃疡出血、胃癌出血、食管静脉曲张破裂出血、贲门黏膜撕裂综合征和胆管出血相鉴别。上述疾病,除内镜下表现与胃十二指肠溃疡出血不同外,应结合其他临床表现相鉴别。如应激性溃疡出血多出现在重大手术或创伤后;食管静脉曲张破裂出血体检可发现蜘蛛痣、肝掌、腹壁静脉曲张、肝大、腹水、巩膜黄染等肝硬化的表现;贲门黏膜撕裂综合征多发生在剧烈呕吐或干呕之后;胆管大量出血常由肝内疾病(化脓性感染、胆石、肿瘤)所致,其典型表现为胆绞痛、便血或呕血、黄疸之三联征。

七、治疗

治疗原则是补充血容量,防止失血性休克,尽快明确出血部位,并采取有效的止血措施,防止再出血。总体上,治疗方式包括非手术及手术治疗。

(一)非手术治疗

主要是针对休克的治疗,主要措施:①补充血容量,建立可靠畅通的静脉通道,快速滴注平衡盐液,做输血配型试验。同时严密观察血压、脉搏、尿量和周围循环状况,并判断失血量,指导补液。失血量达全身总血量的 20% 时,应输注羟乙基淀粉、右旋糖酐或其他血浆代用品,用量在1 000 mL左右。出血量较大时可输注浓缩红细胞,也可输全血,并维持血细胞比容不低于 30%。输注液体中晶体与胶体之比以3∶1为宜。监测生命体征,测定中心静脉压、尿量,维持循环功能稳定和良好呼吸、肾功能十分重要。②留置鼻胃管,用生理盐水冲洗胃腔,清除血凝块,直至胃液变清,持续低负压吸引,动态观察出血情况。可经胃管注入 200 mL 含 8 mg 去甲肾上腺素的生理盐水溶液,每4～6 小时 1 次。③急诊纤维胃镜检查可明确出血病灶,还可同时施行内镜下电凝、激光灼凝、注射或喷洒药物等局部止血措施。检查前必须纠正患者的低血容量状态。④止血、制酸、生长抑素等药物的应用经静脉或肌内注射巴曲酶;静脉给予H₂受体拮抗药(西咪替丁等)或质子泵抑制药(奥美拉唑等);静脉应用生长抑素(善宁、奥曲肽等)。

(二)手术治疗

内镜止血的成功率可达 90%,使急诊手术大为减少,且具有创伤小、极少并发穿孔和可重复实施的优点,适用于绝大多数溃疡病出血,特别是高危老年患者。即使不能止血的病例,内镜检查也明确了出血部位、原因,使后续的手术更有的放矢,成功率升高。内镜处理后发生再出血时仍建议首选内镜治疗,仅在以下患者考虑手术处理:①难以控制的大出血,出血速度快,短期内发生休克,或较短时间内(6~8小时)需要输注较大量血液(>800 mL)方能维持血压和血细胞比容者。②纤维胃镜检查发现动脉搏动性出血,或溃疡底部血管显露再出血危险很大。③年龄在60岁以上,有心血管疾病、十二指肠球后溃疡以及有过相应并发症者。④近期发生过类似的大出血或合并穿孔或幽门梗阻。⑤正在进行药物治疗的胃十二指肠溃疡患者发生大出血,表明溃疡侵蚀性大,非手术治疗难以止血。

手术治疗的目的在于止血抢救患者生命,而不在于治疗溃疡本身和术后的溃疡复发问题。手术介入的方式,经常采用的有:①单纯止血手术,即(胃)十二指肠切开+腔内血管缝扎,加或不加腔外血管结扎。结合术前胃镜和术中扪摸检查,一般可快速确定出血溃疡部位,即在溃疡对应的前壁切开,显露溃疡后稳妥缝扎止血。如是在幽门部切开,止血后要做幽门成形术(Heineke-Mikulicz法)。②部分胃切除术。③(选择性)迷走神经切断+胃窦切除或幽门成形术。④介入血管栓塞术。胃部分切除术是前一段时间国内较常采用的一种手术,认为切除了出血灶本身止血可靠,同时切除了溃疡,也避免了术后溃疡的复发。但手术创伤大,在发生了大出血的患者施行,病死率及并发症发生率均高。由于内科治疗的进步和考虑到胃切除后可能的并发症和病死率,近年来更多地采用仅以止血为目的的较保守的一类手术,通过结扎溃疡出血点和/或阻断局部血管以达到止血目的,术后再辅以正规的内科治疗。因创伤较小,尤其适合老年和高危患者。血管栓塞术止血成功率也较高,但要求特殊设备和娴熟的血管介入技术。

(丁龙龙)

第五节 胃十二指肠溃疡急性穿孔

急性穿孔是胃十二指肠溃疡的严重并发症,也是外科常见的急腹症之一。起病急、病情重、变化快是其特点,常需紧急处理,若诊治不当,可危及患者生命。

一、流行病学调查

近30年来,胃十二指肠溃疡的发生率下降,住院治疗的胃十二指肠溃疡患者数量明显减少,特别是胃十二指肠溃疡的选择性手术治疗数量尤为减少,但溃疡的急性并发症(穿孔、出血和梗阻)的发生率和需要手术率近20年并无明显改变。

溃疡穿孔每年的发病率为0.7/万~1/万;穿孔病住院患者占溃疡病住院患者的7%;穿孔多发生在30~60岁人群,占75%。约2%十二指肠溃疡患者中穿孔为首发症状。估计在诊断十二指肠溃疡后,在第1个10年中,每年约0.3%患者发生穿孔。十二指肠溃疡穿孔多位于前壁,"前壁溃疡穿孔,后壁溃疡出血"。胃溃疡急性穿孔大多发生在近幽门的胃前壁,偏小弯侧,胃溃疡的穿孔一般较十二指肠溃疡略大。

二、病因及发病机制

胃十二指肠溃疡穿孔发生在慢性溃疡的基础上,患者有长期溃疡病史,但在少数情况下,急性溃疡也可以发生穿孔。下列因素可促进穿孔的发生。

(1)精神过度紧张或劳累,增加迷走神经兴奋程度,溃疡加重而穿孔。

(2)饮食过量,胃内压力增加,使溃疡穿孔。

(3)应用非甾体抗炎药(nonsteroidal anti-inflammtary durgs,NSAIDs)和十二指肠溃疡、胃溃疡的穿孔密切相关,现在研究显示,治疗患者时应用这类药物是主要的促进因素。

(4)免疫抑制,尤其在器官移植患者中应用激素治疗。

(5)其他因素包括患者年龄增加、慢性阻塞性肺疾病、创伤、大面积烧伤和多器官功能障碍。

三、病理生理

急性穿孔后,有强烈刺激性的胃酸、胆汁、胰液等消化液和食物溢入腹腔,引起化学性腹膜炎,导致剧烈的腹痛和大量腹腔渗出液,甚至可致血容量下降,低血容量性休克。6~8小时后,细菌开始繁殖,并逐渐转变为化脓性腹膜炎,病原菌以大肠埃希菌及链球菌多见。在强烈的化学刺激,细胞外液丢失的基础上,大量毒素被吸收,可导致感染中毒性休克的发生。胃十二指肠后壁溃疡可穿透全层,并与周围组织包裹,形成慢性穿透性溃疡。

四、临床表现

(一)症状

患者以往多有溃疡病症状或肯定溃疡病史,而且近期常有溃疡病活动的症状。可在饮食不当后或在清晨空腹时发作。典型的溃疡急性穿孔表现为骤发腹痛,十分剧烈,如刀割或烧灼样,为持续性,但也可有阵发加重。由于腹痛发作突然而猛烈,患者甚至有一时性昏厥感。疼痛初起部位多在上腹或心窝部,迅即延及全腹面,以上腹为重。由于腹后壁及膈肌腹膜受到刺激,有时可引起肩部或肩胛部牵涉性疼痛,可有恶心感及反射性呕吐,但一般不重。

(二)体征

患者仰卧拒动,急性痛苦病容,由于腹痛严重而致面色苍白、四肢凉、出冷汗、脉率快、呼吸浅。腹式呼吸因腹肌紧张而消失。在发病初期,血压仍正常,腹部有明显腹膜炎体征,全腹压痛明显,上腹更重,腹肌高度强直,即所谓板样强直。肠鸣音消失。如腹腔内有较多游离气体,则叩诊时肝浊音界不清楚或消失。随着腹腔内细菌感染的发展,患者的体温、脉搏、血压、血常规等周身感染中毒症状以及肠麻痹、腹胀、腹水等腹膜炎症也越来越重。

溃疡穿孔后,临床表现的轻重与漏出至游离腹腔内的胃肠内容物的量有直接关系,亦即与穿孔的大小,穿孔时胃内容物的多少(空腹或饱餐后)及孔洞是否很快被邻近器官或组织粘连堵塞等因素有关。穿孔小或漏出的胃肠内容物少或孔洞很快即被堵塞,则漏出的胃肠液可限于上腹,或顺小肠系膜根部及升结肠旁沟流至右下腹,腹痛程度可以较轻,腹膜刺激征也限于上腹及右侧腹部。

五、辅助检查

如考虑为穿孔,应做必要的实验室检查,检查项目包括血常规、血清电解质和淀粉酶,穿孔时间较长的需检查肾功能、血清肌酐、肺功能并进行动脉血气分析、监测酸碱平衡。常见白细胞计数升高及核左移,但在免疫抑制和老年患者中有时没有。血清淀粉酶一般是正常的,但有时升高,通常小于正常的3倍。肝功能一般是正常的。除非就诊延迟,血清电解质和肾功能是正常的。

胸部 X 线检查和立位及卧位腹部 X 线检查是必需的。约 70% 的患者有腹腔游离气体,因此无游离气体的不能排除穿孔。当疑为穿孔但无气腹者,可做水溶性造影剂上消化道造影检查,确立诊断腹膜炎体征者,这种 X 线造影是不需要的。

诊断性腹腔穿刺在部分患者是有意义的,若抽出液中含有胆汁或食物残渣常提示有消化道穿孔。

六、诊断和鉴别诊断

(一)诊断标准

胃十二指肠溃疡急性穿孔后表现为急剧上腹痛,并迅速扩展为全腹痛,伴有显著的腹膜刺激征,结合 X 线检查发现腹部膈下游离气体,诊断性腹腔穿刺抽出液含有胆汁或食物残渣等特点,正确诊断一般不困难。在既往无典型溃疡病者,位于十二指肠及幽门后壁的溃疡小穿孔,胃后壁溃疡向小网膜腔内穿孔,老年体弱反应性差者的溃疡穿孔及空腹时发生的小穿孔等情况下,症状、体征不太典型,较难诊断。另需注意的是,X 线检查未发现膈下游离气体并不能排除溃疡穿孔的可能,因约有 20% 患者穿孔后可以无气腹表现。

(二)鉴别诊断

1.急性胰腺炎

溃疡急性穿孔和急性胰腺炎都是上腹部突然受到强烈化学性刺激而引起的急腹症,因而在临床表现上有很多相似之处,在鉴别诊断上可能造成困难。急性胰腺炎的腹痛发作虽然也较突然,但多不如溃疡穿孔者急骤,腹痛开始时有由轻而重的过程,疼痛部位趋向于上腹偏左及背部,腹肌紧张程度也略轻。血清及腹腔渗液的淀粉酶含量在溃疡穿孔时可以有所增高,但其增高的数值尚不足以诊断。急性胰腺炎 X 线检查无膈下游离气体,B 超及 CT 检查提示胰腺肿胀。

2.胆石症、急性胆囊炎

胆绞痛发作以阵发性为主,压痛较局限于右上腹,而且压痛程度也较轻,腹肌紧张远不如溃疡穿孔者显著。腹膜炎体征多局限在右上腹,有时可触及肿大的胆囊,Murphy 征阳性,X 线检查无膈下游离气体,B 超提示有胆囊结石,胆囊炎,如血清胆红素有增高,则可明确诊断。

3.急性阑尾炎

溃疡穿孔后胃十二指肠内容物可顺升结肠旁沟或小肠系膜根部流至右下腹,引起右下腹腹膜炎症状和体征,易被误诊为急性阑尾炎穿孔。仔细询问病史当能发现急性阑尾炎开始发病时的上腹痛一般不十分剧烈,阑尾穿孔时腹痛的加重也不以上腹为主,腹膜炎体征则右下腹较上腹明显。

4.胃癌穿孔

胃癌急性穿孔所引起的腹内病理变化与溃疡穿孔相同,因而症状和体征也相似,术前难以鉴别。老年患者,特别是无溃疡病既往史而近期内有胃部不适或消化不良及消瘦、体力差等症状者,当出现溃疡急性穿孔的症状和体征时,应考虑到胃肠穿孔的可能。

七、治疗

胃十二指肠溃疡急性穿孔的治疗原则:终止胃肠内容物继续漏入腹腔,使急性腹膜炎好转,以挽救患者的生命。经常述及的三个高危因素是:①术前存在休克;②穿孔时间超过24小时;③伴随严重内科疾病。这三类患者病死率高,可达 5%～20%;而无上述高危因素者病死率

<1%。故对此三类患者的处理更要积极、慎重。具体治疗方法有三种，即非手术治疗、手术修补穿孔及急症胃部分切除和迷走神经切断术，现在认为后者（胃部分切除术和迷走神经切断术）不是溃疡病的合理手术方式，已很少采用。术式选择主要依赖于患者一般状况、术中所见、局部解剖和穿孔损伤的严重程度。

（一）非手术治疗

近年来，特别是在我国，对溃疡急性穿孔采用非手术治疗累积了丰富经验，大量临床实践经验表明，连续胃肠吸引减压可以防止胃肠内容物继续漏向腹腔，有利于穿孔自行闭合及急性腹膜炎好转，从而使患者免遭手术痛苦。其病死率与手术缝合穿孔者无显著差别。为了能够得到满意的吸引减压，鼻胃管在胃内的位置要恰当，应处于最低位。非手术疗法的缺点是不能去除已漏入腹腔内的污染物，因此只适用于腹腔污染较轻的患者。其适应证：①患者无明显中毒症状，急性腹膜炎体征较轻，或范围较局限，或已趋向好转，表明漏出的胃肠内容物较少，穿孔已趋于自行闭合。②穿孔是在空腹情况下发生的，估计漏至腹腔内的胃肠内容物有限。③溃疡病本身不是根治性治疗的适应证。④有较重的心肺等重要脏器并存病，致使麻醉及手术有较大风险。但在70岁以上、诊断不能肯定、应用类固醇激素和正在进行溃疡治疗的患者，不能采取非手术治疗方法。

因为手术治疗的效果确切，非手术治疗的风险并不低（腹内感染、脓毒症等），一般认为非手术治疗要极慎重。在非手术治疗期间，需动态观察患者的全身情况和腹部体征，若病情无好转或有所加重，即需及时改用手术治疗。

（二）手术治疗

手术治疗包括单纯穿孔缝合术和确定性溃疡手术。

1.单纯穿孔缝合术

单纯穿孔缝合术是目前治疗溃疡病穿孔主要的手术方式.只要闭合穿孔不至引起胃出口梗阻，就应首先考虑。缝闭瘘口、中止胃肠内容物继续外漏后，彻底清除腹腔内的污染物及渗出液。术后须经过一时期内科治疗，溃疡可以愈合。缝合术的优点是操作简便，手术时间短，安全性高。一般认为，以下为单纯穿孔缝合术的适应证：穿孔时间超过8小时，腹腔内感染及炎症水肿较重，有大量脓性渗出液；以往无溃疡病史或有溃疡病史未经正规内科治疗，无出血、梗阻并发症，特别是十二指肠溃疡；有其他系统器质性疾病而不能耐受彻底性溃疡手术。单纯穿孔缝合术通常采用经腹手术，穿孔以丝线间断横向缝合，再用大网膜覆盖，或以网膜补片修补；也可经腹腔镜行穿孔缝合大网膜覆盖修补。一定吸净腹腔内渗液，特别是膈下及盆腔内。吸除干净后，腹腔引流并非必须。对所有的胃溃疡穿孔患者，需做活检或术中快速病理学检查，若为恶性，应行根治性手术。单纯溃疡穿孔缝合术后仍需内科治疗，幽门螺杆菌感染者需根除幽门螺杆菌，以减少复发的机会，部分患者因溃疡未愈合仍需行彻底性溃疡手术。

利用腹腔镜技术缝合十二指肠溃疡穿孔为 Nathanson 等于 1990 年首先报道。后来 Mouret 等描述一种无缝合穿孔修补技术：以大网膜片和纤维蛋白胶封闭穿孔。以后相继报道了明胶海绵填塞、胃镜引导下肝圆韧带填塞等技术。无缝合技术效果不确切，其术后再漏的机会很大（10％左右），尤其在穿孔>5 mm者，因此应用要慎重。缝合技术有单纯穿孔缝合、缝合加大网膜补片加强和以大网膜补片缝合修补等。虽然腔镜手术具有微创特点，而且据报道术后切口的感染发生率较开腹手术低，但并未被广大外科医师普遍接受，原因是手术效果与开腹手术比较仍有争议，术后发生再漏需要手术处理者不少见，手术时间较长和花费高。以下情况不宜选择腹腔镜手术：①存在前述高危因素（术前存在休克、穿孔时间>24小时和伴随内科疾病）；②有其他溃疡并发症如出血和梗阻;③较大的穿孔(＞10 mm);④腹腔镜实施技术上有困难(上腹部手术史等)。

2.部分胃切除和迷走神经切断术

随着对溃疡病病因学的深入理解和内科治疗的良好效果,以往所谓的"确定"性手术方法——部分胃切除和迷走神经切断手术已经很少采用。尤其在急性穿孔有腹膜炎的情况下进行手术,其风险显然较穿孔修补术为大,因此需要严格掌握适应证。仅在以下情况时考虑所谓"确定性"手术:①需切除溃疡本身以治愈疾病。如急性穿孔并发出血;已有幽门瘢痕性狭窄等,在切除溃疡时可根据情况考虑做胃部分切除手术。②较大的胃溃疡穿孔,有癌可能,做胃部分切除。③幽门螺杆菌感染阴性、联合药物治疗无效或胃溃疡复发时,仍有做迷走神经切断术的报道。

(丁龙龙)

第六节 溃疡性幽门梗阻

一、概述

溃疡发生于幽门部或十二指肠球部,容易造成幽门梗阻。有暂时性和永久性两种同时存在。约有10％的溃疡患者并发幽门梗阻。梗阻初期,胃内容物排出发生困难,引起反射性胃蠕动增强,到了晚期,代偿功能不足,肌肉萎缩,蠕动极度微弱,胃形成扩张状态。

二、病理分型及病理生理

(一)溃疡病并发幽门梗阻分型

(1)痉挛性梗阻:幽门附近溃疡,刺激幽门括约肌反射性痉挛所致。

(2)炎症水肿性梗阻:幽门区溃疡本身炎症水肿。

(3)瘢痕性梗阻:瘢痕胼胝硬结,溃疡愈后瘢痕挛缩。

(4)粘连性梗阻:溃疡炎症或穿孔后引起粘连或牵拉。

前两种梗阻是暂时性或是反复发作,后两种梗阻是永久性,必须施手术治疗。

(二)病理生理

梗阻初期,为了克服梗阻,胃蠕动加强,胃壁肌肉呈相对地肥厚,胃轻度扩张。到梗阻晚期代偿功能减退,胃蠕动减弱,胃壁松弛。因而胃扩张明显。长期有大量胃内容物潴留,黏膜受到刺激,而发生慢性炎症,又将加重梗阻,因而形成恶性循环。由于长期不能进食,反而经常发生呕吐,造成水电解质失调和严重的营养不良。大量氢离子和氯离子随胃液吐出,血液中氯离子降低;碳酸氢根离子增加,造成代谢性碱中毒。钾除呕吐丢失外,随尿大量排出,可以出现低血钾。因此,低钾低氯性碱中毒是幽门梗阻患者中较为多见。

三、临床表现

(1)呕吐:呕吐是幽门梗阻的突出症状,其特点如下。呕吐多发生在下午或晚上,呕吐量大,一次可达 1 L 以上,呕吐物为郁积的食物,伴有酸臭味,不含胆汁。呕吐后感觉腹部舒服,因此患者常自己诱发呕吐,以缓解症状。

(2)胃蠕动波:腹部可隆起的胃型,有时见到胃蠕动波,蠕动起自左肋弓下,行向右腹,甚至向相反方向蠕动。

(3)振水音:扩张内容物多,用手叩击上腹时,可闻及振水音。

(4)其他:尿少、便秘、脱水、消瘦,严重时呈现恶病质。口服钡剂后,钡剂难以通过幽门。胃扩张、蠕动弱、有大量空腹潴留液,钡剂下沉,出现气、液、钡三层现象。

四、诊断

有长期溃疡病史的患者和典型的胃潴留及呕吐症状,必要时进行 X 线或胃镜检查,诊断不致困难。需要与下列疾病相鉴别。

(1)活动期溃疡所致幽门痉挛和水肿有溃疡病疼痛症状,梗阻为间歇性,呕吐虽然很剧烈,但胃无扩张现象,呕吐物不含宿食。经内科治疗梗阻和疼痛症状可缓解或减轻。

(2)胃癌所致的幽门梗阻病程较短,胃扩张程度较轻,胃蠕动波少见。晚期上腹可触及包块。X 线钡剂检查可见胃窦部充盈缺损,胃镜取活检能确诊。

(3)十二指肠球部以下的梗阻性病变如十二指肠肿瘤、环状胰腺、十二指肠淤滞症均可引起十二指肠梗阻,伴呕吐,胃扩张和潴留,但其呕吐物多含有胆汁。X 线钡剂或内镜检查可确定梗阻性质和部位。

五、治疗

(一)非手术疗法

幽门痉挛或炎症水肿所致梗阻,应以非手术治疗。方法是:胃肠减压,保持水电解质平衡及全身支持治疗。

(二)手术疗法

幽门梗阻和非手术治疗无效的幽门梗阻应视为手术适应证。手术的目的是解除梗阻,使食物和胃液能进入小肠,从而改善全身状况。常用的手术方法如下。

1.胃空肠吻合术

方法简单,近期效果好,病死率低,但由于术后吻合溃疡发生率很高,故现在很少采用。对于老年体弱,低胃酸及全身情况极差的患者仍可考虑选用。

2.胃大部切除术

患者一般情况好,在我国为最常用的术式。

3.迷走神经切断术

迷走神经切断加胃窦部切除术或迷走神经切断加胃引流术,对青年患者较适宜。

4.高选择性迷走神经切断术

近年有报道高选择性迷走神经切除及幽门扩张术,取得满意效果。

幽门梗阻患者术前要做好充分准备。术前 2～3 天行胃肠减压,每天用温盐水洗胃,减少胃组织水肿。输血、输液及改善营养,纠正水电解质紊乱。

(丁龙龙)

第七节　肥厚性幽门狭窄

　　肥厚性幽门狭窄是常见疾病,占消化道畸形的第3位。早在1888年丹麦医师 Hirchsprung 首先描述本病的病理特点和临床表现,但未找到有效治疗方法。1912年 Ramstedt 在前人研究基础上创用幽门肌切开术,从而使病死率明显降低,成为标准术式推行至今。目前手术病死率已降至1%以下。

　　依据地理、时令和种族,有不同的发病率。欧美国家较高,在美国每400个活产儿中1例患此病,非洲、亚洲地区发病率较低,我国发病率为1/3 000。男性居多,占90%,男女之比为(4～5)∶1。多为足月产正常婴儿,未成熟儿较少见;第一胎多见,占总病例数的40%～60%。有家族聚集倾向,母患病,则子女患病可能性增加3倍。

一、病理解剖

　　主要病理改变是幽门肌层显著增厚和水肿,尤以环肌为著,纤维肥厚但数量没有增加。幽门部呈橄榄形,质硬有弹性。当肌肉痉挛时则更为坚硬。一般测量长2～2.5 cm,直径0.5～1 cm,肌层厚0.4～0.6 cm,在年长儿肿块还要大些。但肿块大小与症状严重程度和病程长短无关。肿块表面覆有腹膜且甚光滑,由于血供受压力影响,色泽显得苍白。肥厚的肌层挤压黏膜呈纵形皱襞,使管腔狭小,加上黏膜水肿,以后出现炎症,使管腔更显细小,在尸解标本上幽门仅能通过1 mm的探针。细窄的幽门管向胃窦部移行时腔隙呈锥形逐渐变宽,肥厚的肌层逐渐变薄,二者之间无精确的分界。但在十二指肠侧则界限明显,胃壁肌层与十二指肠肌层不相连续,肥厚的幽门肿块类似子宫颈样突入十二指肠。组织学检查见肌层肥厚,肌纤维排列紊乱,黏膜水肿、充血。由于幽门梗阻,近侧胃扩张,胃壁增厚,黏膜皱襞增多且水肿,并因胃内容物滞留,常导致黏膜炎症和糜烂,甚至有溃疡。

　　肥厚性幽门狭窄病例合并先天畸形相当少见,7%左右。食管裂孔疝、胃食管反流和腹股沟疝是最常见的畸形,但未见有大量的病例报道。

二、病因

　　对幽门狭窄的病因和发病机制至今尚无定论,多年来进行大量研究,主要有以下几种观点。

(一)遗传因素

　　在病因学上起着很重要的作用。发病有明显的家族性,甚至一家中母亲和7个儿子同病,且在单卵双胎比双卵双胎多见。双亲中有一人患此病,子女发病率可高达6.9%。若母亲患病,其子发病率为19%,其女为7%;如父亲患病,则分别为5.5%和2.4%。经过研究指出幽门狭窄的遗传机制是多基因性,既非隐性遗传亦非伴性遗传,而是由一个显性基因和一个性修饰多因子构成的定向遗传基因。这种遗传倾向受一定的环境因素而起作用,如社会阶层、饮食种类、季节等。发病以春秋季为高,但其相关因素不明。常见于高体重的男婴,但与胎龄的长短无关。

(二)神经功能

　　从事幽门肠肌层神经丛研究的学者发现,神经节细胞直至生后2～4周才发育成熟。因此,许多学者认为神经节细胞发育不良是引起幽门肌肉肥厚的机制,否定了过去幽门神经节细胞变性导致病变的学说。但也有持不同意见者,其观察到幽门狭窄的神经节细胞数目减少不明显,但有神经节细胞分离、空化等改变,这些改变可能造成幽门肌肥厚。如神经节细胞发育不良是原因,则早产儿发病应多于足月儿,然而二者并无差异。近年研究认为肽能神经的结构改变和功能不全可能是主要病因之一,通过免疫荧光技术观察到环肌中含脑啡肽和血管活性肠肽神经纤维数量明显减少,应用放射免疫法测定组织中 P 物质含量减少,由此推测这些肽类神经的变化与发病有关。

(三)胃肠激素

幽门狭窄患儿术前血清促胃液素升高曾被认为是发病原因之一,经反复试验,目前并不能推断是幽门狭窄的原因还是后果。近年研究发现血清和胃液中前列腺素(PGS)浓度增高,由此提示发病机制是幽门肌层局部激素浓度增高使肌肉处于持续紧张状态,而致发病。亦有人对血清胆囊收缩素进行研究,结果无异常变化。近年来,研究认为一氧化氮合成酶的减少也与其病因相关。幽门环肌中还原性辅酶Ⅱ(NADPHd)阳性纤维消失或减少,NO 合酶明显减少,致 NO 产生减少,使幽门括约肌失松弛,导致胃输出道梗阻。

(四)肌肉功能性肥厚

有学者通过细致观察,发现有些出生 7～10 天的婴儿将凝乳块强行通过狭窄幽门管的征象。由此认为这种机械性刺激可造成黏膜水肿增厚。另一方面也导致大脑皮层对内脏的功能失调,使幽门发生痉挛。两种因素促使幽门狭窄形成严重梗阻而出现症状。但亦有持否定意见,认为幽门痉挛首先应引起某些先期症状,如呕吐,而在某些呕吐发作很早进行手术的病例中却发现肿块已经形成,且肥厚的肌肉主要是环肌,这与痉挛引起幽门肌肉的功能性肥厚是不相符的。

(五)环境因素

发病率有明显的季节性高峰,以春秋季为主,在活检组织切片中发现神经节细胞周围有白细胞浸润。推测可能与病毒感染有关,但检测患儿及其母亲的血、粪和咽部均未能分离出柯萨奇病毒,检测血清抗体亦无变化,用柯萨奇病毒感染动物亦未见相关病理改变。

三、临床表现

症状出现于生后 3～6 周,亦有更早的,极少数发生在 4 个月之后。呕吐是主要症状,最初仅是回奶,接着为喷射性呕吐。开始时偶有呕吐,随着梗阻加重,几乎每次喂奶后都要呕吐。呕吐物为黏液或乳汁,在胃内滞留时间较长则吐出凝乳,不含胆汁。少数病例由于刺激性胃炎,呕吐物含有新鲜或变性的血液。有报道幽门狭窄病例在新生儿高胃酸期发生胃溃疡及大量呕血者,亦有报告发生十二指肠溃疡者。在呕吐之后婴儿仍有很强的觅食欲,如再喂奶仍能用力吸吮。未成熟儿的症状常不典型,喷射性呕吐并不显著。

随呕吐加剧,由于奶和水摄入不足,体重起初不增,继之迅速下降,尿量明显减少,数天排便 1 次,量少且质硬,偶有排出棕绿色便,被称为饥饿性粪便。由于营养不良、脱水,婴儿明显消瘦,皮肤松弛有皱纹,皮下脂肪减少,精神抑郁呈苦恼面容。发病初期呕吐丧失大量胃酸,可引起碱中毒,呼吸变浅而慢,并可有喉痉挛及手足抽搐等症状,以后脱水严重,肾功能低下,酸性代谢产物滞留体内,部分碱性物质被中和,故很少有严重碱中毒者。如今,因就诊及时,严重营养不良的晚期病例已难以见到。

幽门狭窄伴有黄疸,发生率约 2%。多数以非结合胆红素升高为主。一旦外科手术解除幽门梗阻后,黄疸就很快消退。因此,这种黄疸最初被认为是幽门肿块压迫肝外胆管引起,现代研究认为是肝酶不足的关系。高位胃肠梗阻伴黄疸婴儿的肝葡糖醛酸转移酶活性降低,但其不足的确切原因尚不明确。有人认为酶的抑制与碱中毒有关,但失水和碱中毒在幽门梗阻伴黄疸的病例中并不很严重。热能供给不足亦是一种可能原因,与 Gilbert 综合征的黄疸病例相似,在供给足够热量后患儿胆红素能很快降至正常水平。一般术后 5~7 天黄疸自然消退,无须特殊治疗。

腹部检查时将患儿置于舒适体位,腹部充分暴露,在明亮光线下,喂糖水时进行观察,可见胃型及蠕动波。检查者位于婴儿左侧,手法必须温柔,左手置于右胁缘下腹直肌外缘处,以示指和环指按压腹直肌,用中指指端轻轻向深部按摸,可触到橄榄形、光滑质硬的幽门肿块,1~2 cm 大小。在呕吐之后胃空瘪且腹肌暂时松弛时易于扪及。当腹肌不松弛或胃扩张明显时肿块可能扪不到,可先置胃管排空胃,再喂给糖水边吸吮边检查,要耐心反复检查,据经验多数病例均可扪到肿块。

实验室检查发现临床上有失水的婴儿,均有不同程度的低氯性碱中毒,血液 PCO_2 升高,pH升高和低氯血症。必须认识到代谢性碱中毒时常伴有低钾现象,其机制尚不清楚。小量的钾随胃液丢失外,在碱中毒时钾离子向细胞内移动,引起细胞内高钾,而细胞外低钾,同时肾远曲小管上皮细胞排钾增多,从而造成血钾降低。

四、诊断

依据典型的临床表现,见到胃蠕动波、扪及幽门肿块和喷射性呕吐等 3 项主要征象,诊断即可确定。其中最可靠的诊断依据是触及幽门肿块。同时可进行超声检查或钡餐检查以助明确。

(一)超声检查

诊断标准包括反映幽门肿块的 3 项指标:幽门肌层厚度≥4 mm,幽门管长度≥18 mm,幽门管直径≥15 mm。有人提出以狭窄指数(幽门厚度×2÷幽门管直径×100％)>50％作为诊断标准。超声下可注意观察幽门管的开闭和食物通过情况。

(二)钡餐检查

诊断的主要依据是幽门管腔增长(>1 cm)和管径狭窄(<0.2 cm),"线样征"。另可见胃扩张,胃蠕动增强,幽门口关闭呈"鸟喙状",胃排空延迟等征象。有报道随访复查幽门环肌切开术后的病例,这种征象尚可持续数天,以后幽门管逐渐变短而宽,然而有部分病例不能恢复至正常状态。术前患儿钡餐检查后须经胃管洗出钡剂,用温盐水洗胃以免呕吐而发生吸入性肺炎。

五、鉴别诊断

婴儿呕吐有各种病因,应与下列各种疾病相鉴别,如喂养不当、全身性或局部性感染、肺炎和先天性心脏病、颅内压增加的中枢神经系统疾病、进展性肾脏疾病、感染性胃肠炎、各种肠梗阻、内分泌疾病以及胃食管反流和食管裂孔疝等。

六、治疗

(一)外科治疗

采用幽门环肌切开术是最好的治疗方法,疗程短,效果好。术前必须经过 24~48 小时的准备,纠正脱水和电解质紊乱,补充钾盐。营养不良者给静脉营养,改善全身情况。手术是在幽门前上方无血管区切开浆膜及部分肌层,切口远端不超过十二指肠端,以免切破黏膜,近端则应超过胃端以确保疗效,然后以钝器向深层划开肌层,暴露黏膜,撑开切口至 5 mm 以上宽度,使黏膜自由膨出,局部压迫止血即可。目前采用脐环内弧形切口和腹腔镜完成此项手术已被广泛接受和采纳。患儿术后进食在翌晨开始为妥,先进糖水,由少到多,24小时渐进奶,2~3天加至足量。术后呕吐大多是饮食增加太快的结果,应减量后再逐渐增加。

长期随访报道患儿术后胃肠功能正常,溃疡病的发病率并不增加;而X线复查见成功的幽门肌切开术后有时显示狭窄幽门存在7~10年之久。

(二)内科治疗

内科疗法包括细心喂养的饮食疗法,每隔2~3小时1次饮食,定时温盐水洗胃,每次进食前15~30分钟服用阿托品类解痉剂等3方面结合进行治疗。这种疗法需要长期护理,住院2~3个月,很易遭受感染,效果进展甚慢且不可靠。目前美国、日本有少数学者主张采用内科治疗,尤其对不能耐受手术的特殊患儿,保守治疗相对更安全。近年提倡硫酸阿托品静脉注射疗法,部分病例有效。

(丁龙龙)

第八节 胃轻瘫

胃轻瘫不是一种独立的疾病,而是各种原因引起的胃运动功能低下。主要表现为胃排空障碍,这种排空障碍是功能性的,诊断主要基于临床症状、无胃出口梗阻或溃疡及胃排空延迟证据。按病因学可分为两类:原发性胃轻瘫及继发性胃轻瘫。前者又称特发性胃轻瘫,二者的发病机制尚不十分清楚。

一、流行病学

胃轻瘫目前的确切患病率尚不清楚,因为部分胃排空障碍患者并不存在临床症状。我国亦缺乏流行病学调查数据。在美国超过4%的成年人口存在胃轻瘫相关的临床症状。明尼苏达州的大规模调查显示,1996—2006年,年龄校正的胃轻瘫确诊病例发病率:女性为9.8/10万,男性为2.5/10万。患病率:女性为37.8/10万,男性为9.6/10万。女性与男性患病率之比接近4:1,且随着年龄增长发病率显著升高。超过65岁人群达到10.5/10万。在上述调查的确诊病例中,原发性胃轻瘫占49.4%,继发性因素中,糖尿病占25.3%,药物性占22.9%,结缔组织病占10.8%,恶性肿瘤占8.4%,胃切除术后占7.2%,终末期肾病占4.8%,甲状腺功能减退占1.2%。

二、病因学

胃轻瘫的病因繁杂,可分为急性和慢性两类。

(一)急性病因

急性病因多由药物、病毒感染及电解质代谢紊乱引起。常见导致胃轻瘫的药物有麻醉镇静剂、抗胆碱能药物、胰高血糖素样肽-1(GLP-1)和糊精类似物。此外,β受体阻滞剂、钙通道阻滞剂、左旋多巴、生长抑素类药物也可引起胃轻瘫临床症状。需要注意的是,在进行胃排空检查时需停用类似药物,避免影响检查结果。

前期病毒感染可以导致胃轻瘫,称为病毒感染后胃轻瘫。常见可导致胃轻瘫的病毒包括轮状病毒、诺如病毒、EB 病毒、巨细胞病毒等。沙门菌、肠贾第鞭毛虫等其他病原体可能也参与了胃轻瘫的发病。部分病毒感染后胃轻瘫的临床症状可随时间推移得到改善。

(二)慢性病因

慢性病因诸多,包括糖尿病、胃食管反流病、胃部手术/减肥手术/迷走神经切断手术史、贲门失弛缓症、结缔组织病、甲状腺功能减退、慢性肝衰竭或肾衰竭、假性肠梗阻、神经肌肉病变、肿瘤和神经性厌食等。

糖尿病性胃轻瘫在近年受到最多的关注。临床试验表明,血糖控制水平不佳(血糖 > 11.10 mmol/L)会明显加重胃轻瘫临床症状,延迟胃排空。对糖尿病性胃轻瘫而言,控制合适的血糖作为治疗的目标,合适血糖情况下胃排空可明显改善,且临床症状可得到缓解。除糖尿病之外,垂体功能减退症、艾迪生病、甲状腺功能异常、甲状旁腺功能减退等多种内分泌代谢疾病也可引起胃轻瘫。

胃食管反流病和胃轻瘫的发病相关,且胃轻瘫可能加重胃食管反流病临床症状。因而对抑酸治疗存在抵抗的 GERD 患者,有必要评估是否存在胃轻瘫诊断。

三、病理生理学

胃动力障碍是胃轻瘫病理生理的最关键因素。胃肠运动不协调、胃顺应性降低及胃电节律异常均与胃轻瘫的发病关系密切。胃动力障碍可有以下表现:近端胃张力性收缩减弱,容受性舒张功能下降;胃窦收缩幅度减低、频率减少;胃推进性蠕动减慢或消失;胃固相和液相排空延迟;移行性运动复合波Ⅲ相(MMCⅢ)缺如或幅度明显低;幽门功能失调,紧张性和时相性收缩频率增加;胃电节律紊乱;胃扩张感觉阈值降低。

此外,能够影响胃动力及感觉功能的激素分泌异常均可能导致胃轻瘫的发病,包括胃肠动素、生长抑素、生长素、食欲素-A 和食欲素-B、黑色素聚集激素、胆囊收缩素、酪氨酰酪氨酸肽、胰高血糖素样肽-1、胰多肽、胃泌素、瘦素、肠肽、载脂蛋白 AIV、淀粉素等。

而目前研究较为深入的是糖尿病性胃轻瘫。病理生理改变主要认为与副交感神经功能失调、高血糖、神经元型一氧化氮合酶的表达缺失、肠神经元的表达缺失、平滑肌异常、Cajal 肠间质细胞病变、激素、微血管病变等因素有关。

四、临床表现

胃轻瘫的临床表现多样,主要为上腹部饱胀与恶心、呕吐。多数患者有早饱、食欲减退表现,晨起明显。部分患者伴上腹部胀痛,少数患者可有腹泻或便秘表现。发作性干呕常见,可伴反复呃逆,进餐时或进餐后加重。也有部分患者空腹存在恶心表现。严重的胃轻瘫可出现呕吐,呕吐物多为 4 小时内进食的胃内容物,也可出现隔夜食物。部分患者呕吐后腹胀可稍减轻,但通常无法完全缓解。

若患者长期食欲减退或反复恶心、呕吐,可出现明显消瘦、体重减轻、疲乏无力等临床症状,严重者出现营养不良、贫血。

部分患者伴有神经精神临床症状。

五、辅助检查

(一)推荐检查

1.核素扫描技术

其是通过核素标记的固体或液体食物从胃中的排空速率来反映胃排空功能的一种检测方法。目前核素扫描的闪烁法固体胃排空是评估胃排空和诊断胃轻瘫的"金标准"技术。诊断胃轻瘫最可靠的方法和参数即是 4 小时闪烁法固体胃潴留评估。固体试餐用 ^{99m}Tc 标记,由 λ-闪烁仪扫描计数,测定不同时间的胃排空率与胃半排空时间。试验持续时间短或基于液体的排空试验可能会降低诊断的敏感性。液体试餐一般由 ^{111}Mo 标记,其敏感性略差,是受倾倒综合征等因素影响。本实验为金标准,但费用昂贵且有放射暴露,所以广泛开展受一定限制。

2.无线胶囊动力检测

吞服内置微型传感器的胶囊,当胶囊在消化道运动时可检测 pH、压力、温度。根据胃内酸性环境到十二指肠碱性环境的 pH 骤变来判断胃排空。胶囊同时也可检测小肠和结肠的数据。该检查历史较短,目前受到临床极大重视,但其替代闪烁显像法还需要进一步确证。

3. ^{13}C 呼吸试验

应用 ^{13}C 标记的八碳饱和脂肪酸、辛酸、青绿藻或者螺旋藻试餐, ^{13}C 进入小肠后迅速被吸收,并在肝脏中氧化分解,从呼吸中排出 $^{13}CO_2$。通过质谱分析仪检测 ^{13}C 含量从而间接检测胃排空功能。该检查同样在临床迅速推广,但其替代闪烁显像法同样需要确证。

(二)其他检查

1.X 线检测

通过服用不透 X 线标志物装置如钡条,可以了解胃排空情况。此法简便易行、敏感性高,但其为半定量检查,测定的准确性受到一定限制。

2.超声检查

经腹部超声检查是一种相对简单、无创、经济的检查技术。它可以评价胃结构功能异常,被用于研究胃扩张和胃潴留、胃窦收缩力、机械性受损、反流、胃排空等。二维超声是通过测量试餐后不同时间胃窦部胃容积的变化反映胃排空,其局限性在于仅能测定对液体的排空。三维超声能够对胃内食物的分布、胃窦部容积及近端胃容积和总容积的比率进行检测,但该技术耗时,测量结果的准确性与操作者技术密切相关,且操作设备昂贵。

3.磁共振成像(MRI)

近年来发展迅速,已成为临床评价胃肠功能较普及的检测工具。它可以提供精确的解剖扫描图像,并实时收集相关胃容积排空信息。有更好的时间及空间分辨率,可辨别胃内气体还是液体,从而同步评估胃排空和胃分泌功能。该检查依从性高,无创,安全,可以获得动态参数。但数据处理缺乏标准化,且费用昂贵。

4.单光子发射 CT(SPECT)

此技术是应用静脉内注射 ^{99m}Tc 使其在胃壁积聚来构建胃的三维成像,测量实时胃容积,评价胃底潴留和胃内分布情况。缺点是存在射线暴露。

5.上消化道压力及阻抗测定

测定胃内压的方法有导管法、无线电遥测法等。通过导管测压最常用,需将测压导管插至胃十二指肠,通过多导联压力测定进行评估。该方法可区分肌源性和神经源性小肠运动功能障碍。

但因其有创性和技术操作要求高,主要用于难治性胃轻瘫的评估。

6.胃电监测

包括体表胃电监测和黏膜下胃电监测。临床常采用体表 EGG 间接反映胃肌电活动,可作为胃轻瘫的筛查试验。

此外需要注意的是,影响胃排空的药物在诊断试验前至少停用 48 小时,具体停用时间主要依赖药物的药代动力学。此外,糖尿病患者在进行胃排空实验前需检测血糖,血糖控制在 15.26 mmol/L 以下时才推荐进行胃排空测定,避免因血糖过高影响试验结果的准确性。

六、诊断与鉴别诊断

胃轻瘫的诊断基于临床症状及以上胃排空的测定的结果,同时需排除胃出口梗阻或溃疡等器质性疾病。急性胃轻瘫的诊断需结合若患者近期较明确的感染、电解质代谢紊乱的病史或用药史。慢性胃轻瘫中的继发性胃轻瘫诊断主要依据患者明确的糖尿病、系统性硬化或迷走神经切断术等病史作出诊断,若患者无此类疾病病史,可考虑原发性胃轻瘫。

鉴别诊断需重点考虑反刍综合征和进食障碍类疾病,如厌食症和贪食症。这些疾病可能与胃排空异常有关。同时也应考虑周期性呕吐综合征,其有反复周期性发作的恶心和呕吐表现。长期慢性使用大麻素的患者可能会出现类似周期性呕吐综合征的表现。以上患者的治疗策略与胃轻瘫并不相同,如建议患者停用大麻素、替代治疗等,在诊断时需重点鉴别以上疾病的可能。

七、治疗

胃轻瘫的治疗包括饮食及营养支持治疗、糖尿病患者的血糖控制、药物治疗、内镜治疗、胃电刺激、手术治疗、其他补充替代治疗、前瞻性治疗。胃轻瘫患者一线治疗包括液体和电解质恢复、营养支持、糖尿病患者优化血糖控制。

(一)饮食及营养支持治疗

营养和水的补充最好经口摄入。患者胃窦研磨能力下降,脂肪排空速度减慢,因而应当接受营养师的建议,少量多次进餐,进食低脂肪、可溶性纤维营养餐。建议患者充分咀嚼食物,饭后保持直立和行走,以缓解临床症状。

如果不能耐受固体食物,推荐使用匀浆或液体营养餐。如果口服摄入不够,需考虑肠内营养支持,因胃传输功能障碍,幽门下营养优于胃内营养。首先需考虑经鼻空肠管进行肠内营养,此后可能需要考虑经空肠造瘘管进行肠内营养。肠内营养的指征包括 3~6 个月内体重下降 10% 和/或临床症状顽固反复住院。肠内营养优于肠外营养。

(二)糖尿病胃轻瘫患者的血糖控制

良好的血糖控制是目标,急性血糖升高可能影响胃排空,可以推测控制血糖可能会改善胃排空和减轻临床症状。糖尿病患者应用普兰林肽和 GLP-1 类似物可能会延迟胃排空,在开始胃轻瘫治疗前应考虑停止以上药物应用,并选择其他替代治疗。

(三)药物治疗

在已开始饮食治疗后,充分考虑治疗利弊,可应用促动力药物以改善胃轻瘫临床症状及胃排空。

1.甲氧氯普胺

甲氧氯普胺是中枢及外周神经多巴胺受体拮抗剂,具有促胃动力和止吐作用。通过拮抗多巴胺受体增加肠肌神经丛释放乙酸胆碱发挥促胃动力作用,止吐效应是作用于延脑催吐化学感应区。甲氧氯普胺的中枢神经系统不良反应相对常见,如嗜睡、头晕及锥体外系反应。为一线促动力药物,推荐以最低剂量液体形式给药,最大剂量不应超过 0.5 mg/(kg·d)。出现锥体外系不良反应后需要停药。

2.多潘立酮

多潘立酮为周围神经多巴胺受体拮抗剂,也具有促胃动力和止吐作用,能增进胃窦部蠕动、十二指肠收缩力。此药不影响胃酸的分泌,不透过血-脑屏障,不良反应相对较少。对不能使用甲氧氯普胺的患者推荐使用多潘立酮。考虑到多潘立酮可能会延长心电图矫正的 Q-T 间期,故推荐做基线心电图。若存在 Q-T 间期延长表现,则不建议应用该药物。应用多潘立酮同时随诊心电图变化。

3.红霉素

除作为抗生素外,还作用于胃及十二指肠的胆碱能神经元和平滑肌,激动胃动素受体,是最有效的静脉促胃动力药物。主要不良反应是胃肠道反应,长期应用易致菌群失调,偶见转氨酶轻度升高。口服红霉素也可以改善胃排空,但长期疗效会因快速抗药反应而受限。

4.米坦西诺

米坦西诺是一种新的大环内酯类胃动素激动剂,具有促胃动力作用而没有抗生素活性。

5.莫沙必利

莫沙必利为苯甲酸胺的衍生物,是新一代选择性 5-羟色胺 4 受体激动剂,主要作用于胃肠肌间神经丛末梢的 5-羟色胺受体,促进节后神经纤维释放乙酰胆碱,从而促进胃排空。

6.止吐药

可以改善伴随的恶心、呕吐临床症状,但不能改善胃排空。

7.三环类抗抑郁药

可用于胃轻瘫伴顽固恶心呕吐的患者,但药物本身不能促进胃排空,同时有潜在的延迟胃排空的风险。

(四)内镜治疗

曾有通过幽门内注射肉毒杆菌毒素及幽门扩张治疗以缓解幽门痉挛促进胃排空的方法。但目前基于随机对照研究,不推荐该治疗。

(五)胃电起搏治疗

基本原理是在腹壁埋藏胃电起搏装置,利用外源性电流驱动胃体起搏点的电活动,使其恢复正常的节律和波幅,从而改善胃动力。其临床疗效已在临床试验中得到肯定,可考虑用于顽固性恶心呕吐的患者。与特发性胃轻瘫和术后胃轻瘫相比,糖尿病胃轻瘫患者从胃电起搏治疗获益的可能性更大。

(六)手术治疗

保守治疗无效的严重病例可考虑手术治疗。可行胃造口术、空肠造口术、幽门成形术、胃切除术。胃造口术主要为了引流胃内潴留物,空肠造口术主要为了行肠内营养,均为减轻临床症状的方案。对术后胃轻瘫临床症状严重持续存在、药物治疗失败的患者可考虑行全胃切除。外科幽门成形术或胃空肠造口术已经用于顽固性胃轻瘫的治疗,但需要进一步研究证实手术效果。胃部分切除术和幽门成形术临床很少应用,需慎重评估。

(七)其他补充替代治疗

针灸作为胃轻瘫的替代治疗方案,与胃排空的改善和临床症状减轻有关。许多中医的理气药或方剂具有促进胃排空作用。部分胃轻瘫患者存在焦虑、抑郁等心理障碍,应进行必要的心理支持治疗。

(八)前瞻性治疗

如肠神经和ICCs的干细胞移植。已有研究显示,神经元型一氧化氮合成酶被敲除的大鼠,在其幽门壁进行神经干细胞移植,可以改善胃排空。目前仅限于动物实验阶段,其治疗前景值得期待。

八、预防与预后

该疾病属于胃肠动力障碍相关的疾病,病情容易反复发作、迁延不愈。大部分患者需要长期应用药物治疗。目前大部分患者可以通过现有的治疗方式取得较满意的效果,但对于重度胃轻瘫的患者,尚缺乏有效的治疗方法。

(丁龙龙)

第九节 胃肠道异物

胃肠道异物主要见于误食,进食不当或经肛门塞入。美国消化内镜学会2011年《消化道异物和食物嵌塞处理指南》指出,异物摄入和食物团嵌塞在临床上并非少见,80%以上的异物可以自行排出,无须治疗。但故意摄入的异物63%~76%需要行内镜治疗,12%~16%需要外科手术取出。经肛途径异物常见于借助器具的经肛门性行为,医源性(纱布、体温计等)遗留,外伤或遭恶意攻击塞入,绝大多数可通过手法取出,少数需外科手术治疗。下文按两种途径分别阐述。

一、经口吞入异物

(一)病因

1.发病对象

多数异物误食发生在儿童,好发年龄段在6个月至6岁之间;成年人误食异物多发生于精神障碍,发育延迟,酒精中毒以及在押人员等,可一次吞入多种异物,也可有多次吞入异物病史;牙齿缺如的老年人易吞入没有咀嚼大块食物或义齿。

2.异物种类

报道种类相当多,多为动物骨刺、牙签、果核、别针、鱼钩、食品药品包装、义齿、硬币、纽扣电池等,也有磁铁、刀片、缝针、毒品袋及各种易于拆卸吞食的物品,以及订书机、门扣、钢笔等。在押人员吞食的尖锐物品较多,常用纸片、塑料等包裹后再吞下,但仍存在风险。

(二)诊断

1.临床表现

多数病例并无明显症状。完全清醒、有沟通能力的儿童和成人,一般都能确定吞食的异物,指出不适部位。一些患者并不知道他们吞食了异物,而在数小时、数天甚至数年后出现并发症。

幼儿及精神病患者可能对病史陈述不清,如果突然出现呛咳、拒绝进食、呕吐、流涎、哮鸣、血性唾液或呼吸困难等症状时,应考虑到吞食异物的可能。颈部出现肿胀、红斑、触痛或捻发音提示口咽部损伤或上段食管穿孔。腹痛、腹胀、肛门停止排气应考虑肠梗阻。发热、剧烈腹痛,腹膜炎体征提示消化道穿孔可能。在极少数情况下可出现脸色苍白、四肢湿冷,心悸、口渴,焦虑不安或淡漠以至昏迷,可能为异物刺破血管,造成失血性休克。

2.体格检查

对于消化道异物病例,病史、辅助检查远较体格检查重要。多数患者无明显体征。当出现穿孔、梗阻及出血时,相应出现腹膜炎、腹胀或休克等体征。

3.辅助检查

(1)胸腹正侧位 X 线检查:可诊断大多数消化道异物及位置,了解有无纵隔和腹腔游离气体,然而鱼刺、木块、塑料、大多数玻璃和细金属不容易被发现。不推荐常规钡餐检查,因有误吸危险,且造影剂裹覆异物和食管黏膜,可能会给内镜检查造成困难。

(2)CT 检查:可提高异物检出的阳性率,且更好的显示异物位置和与周围脏器的关系,但是对透 X 线的异物为阴性。

(3)手持式金属探测仪:可检测多数吞咽的金属异物,对儿童可能是非常有用的筛查工具。

(4)内镜检查:结肠镜和胃镜是消化道异物诊疗的最常用方法,且可以直接取出部分小异物。

需特别指出的是,一些在押人员为逃避关押,常用乳胶避孕套或透明薄膜包裹尖锐金属异物后吞食,或将金属异物贴于后背造成 X 线检查假象,应当予以鉴别。

(三)治疗

首先了解通气情况,保持呼吸道通畅。

1.非手术治疗

包括等待或促进异物自行排出和内镜治疗。

(1)处理原则:消化道异物一旦确诊,必须决定是否需要治疗、紧急程度和治疗方法。影响处理方法的因素包括患者年龄,临床状况,异物大小、形状和种类,存留部位,内镜医师技术水平等。内镜介入的时机,取决于发生误吸或穿孔的可能性。锋利物体或纽扣电池停留在食管内,需紧急进行内镜治疗。异物梗阻食管,为防止误吸,也需紧急内镜处理。圆滑无害的小型异物则很少需要紧急处理,大多可经消化道自发排出。任何情况下异物或食团在食管内的停留时间都不能超过 24 小时。儿童患者异物存留于食管的时间可能难以确定,因此可发生透壁性糜烂、瘘管形成等并发症。喉咽部和环咽肌水平的尖锐异物,可用直接喉镜取出。而环咽肌水平以下的异物,则应用纤维胃镜。胃镜诊治可以在患者清醒状态下或是在静脉基础麻醉下进行,取决于患者年龄、配合能力、异物类型和数量。

(2)器械:取异物必须准备的器械包括鼠齿钳、鳄嘴钳、息肉圈套器、息肉抓持器、Dormier 篮、取物网、异物保护帽等。有时可先用类似异物在体外进行模拟操作,以设计适当的方案。在取异物时使用外套管可以保护气道,防止异物掉入,取多个异物或食物嵌塞时允许内镜反复通过,取尖锐异物时可保护食管黏膜免受损伤。对于儿童外套管则并不常用。异物保护帽用于取锋利的或尖锐的物体。为确保气道通畅,气管插管是一备选方法。

(3)钝性异物的处理:使用异物钳、鳄嘴钳、圈套器或者取物网,可较容易地取出硬币。光滑的球形物体最好用取物网或取物篮。在食管内不易抓取的物体,可以推入胃中以更易于抓取。

有报道在透视引导下使用 Foley 导管取出不透 X 线的钝性物体的方法,但取出异物时 Foley 导管不能控制异物,不能保护气道,亦不能评估食管损伤状况,故价值有限。如果异物进入胃中,大多在 4～6 天内排出,有些异物可能需要长达 4 周。在等待异物自行排出的过程中,要指导患者日常饮食,可以增服一些富有纤维素的食物(如韭菜),以利异物排出,并注意观察粪便以发现排出的异物。小的钝性异物,如果未自行排出,但无症状,可每周进行一次 X 线检查,以跟踪其进程。在成人,直径>2.5 cm 的圆形异物不易通过幽门,如果 3 周后异物仍在胃内,就应进行内镜处理。异物一旦通过胃,停留在某一部位超过 1 周,也应考虑手术治疗。发热、呕吐、腹痛是紧急手术探查的指征(图 4-1)。

(4)长形异物的处理:长度超过 6 cm 的异物,诸如牙刷、汤勺,很难通过十二指肠。可用长型外套管(>45 cm)通过贲门,用圈套器或取物篮抓住异物拉入外套管中,再将整个装置(包括异物、外套管和内镜)一起拉出(图 4-2)。

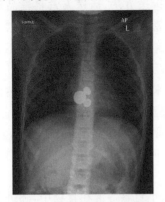

图 4-1　X 线检查见钝性异物

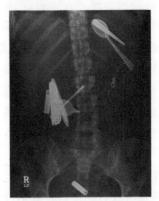

图 4-2　X 线见长形异物

(5)尖锐异物的处理:因为许多尖锐和尖细异物在 X 线下不易显示,所以,X 线检查阴性的患者必须行内镜检查。停留在食管内的尖锐异物应急诊治疗。环咽肌水平或以上的异物也可用直接喉镜取出。尖锐异物虽然大多数能够顺利通过胃肠道而不发生意外,但其并发症率仍高达35%。故尖锐异物如果已抵达胃或近端十二指肠,应尽量用内镜取出,否则应每天行 X 线检查确定其位置,并告诉患者在出现腹痛、呕吐、持续体温升高、呕血、黑便时立即就诊。对于连续3 天不前行的尖锐异物,应考虑手术治疗。使用内镜取出尖锐异物时,为防黏膜损伤,可使用外套管或在内镜端部装上保护兜。

(6)纽扣电池的处理:对吞入纽扣电池的患者要特别关注,因纽扣电池可能在被消化液破坏外壳后有碱性物质外泄,直接腐蚀消化道黏膜,很快发生坏死和穿孔,导致致命性并发症(图 4-3),故应急诊处理。通常用内镜取石篮或取物网都能成功。另一种方法是使用气囊,空气囊可通过内镜工作通道,到达异物远端,将气囊充气后向外拉,固定住电池一起取出。操作过程中应使用外套管或气管插管保护气道。如果电池不能从食管中直接取出,可推入胃中用取物篮取出。若电池在食管以下,除非有胃肠道受损的症状和体征,或反复 X 线检查显示较大的电池(直径>20 mm)停留在胃中超过 48 小时,否则没有必要取出。电池一旦通过十二指肠,85%会在 72 小时内排出。这种情况下每 3～4 天进行一次 X 线检查是适当的。使用催吐药处理吞入的纽扣电池并无益处,还会使胃中的电池退入食管。胃肠道灌洗可能会加快电池排出,泻药和抑酸剂并未证明对吞入的电池有任何作用。

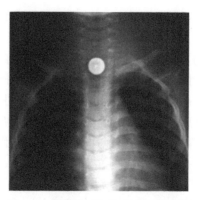

图 4-3 食管内纽扣电池的 X 线表现

(7)毒品袋的处理:"人体藏毒"是现代毒品犯罪的常见运送方法,运送人常将毒品包裹在塑料中或乳胶避孕套中吞入。这种毒品包装小袋在 X 线下通常可以看到,CT 检查也可帮助发现。毒品袋破损会致命,用内镜取出时有破裂危险,所以禁用内镜处理。毒品袋在体内若不能向前运动,出现肠梗阻症状,或怀疑毒品袋有破损可能时,应行外科手术取出。

(8)磁铁的处理:吞入磁铁可引起严重的胃肠道损伤和坏死。磁铁之间或与金属物体之间的引力,会压迫肠壁,导致坏死、穿孔、肠梗阻或肠扭转,因此应及时去除所有吞入的磁铁。

(9)硬币的处理:最常见于幼儿吞食。如果硬币进入食管内,可观察 12～24 小时,复查 X 线检查,通常可自行排出且无明显症状。若出现流涎,胸痛,喘鸣等症状,应积极处理取出硬币。若吞入大量硬币,还需警惕并发锌中毒。

(10)误食所致直肠肛管异物的处理:多因小骨片、鱼刺、小竹签等混在食物中,随进食时大口吞咽而进入消化道,随粪便进入直肠,到达狭窄的肛管上口时,因位置未与直肠肛管纵轴平行而嵌顿,可刺伤或压迫肠壁过久,导致直肠肛管损伤。小骨片等直肠异物经肛门钳夹取出一般不难,但有时异物大部分刺入肠壁,肛窥直视下不易寻找,需用手指仔细触摸确定部位,取出异物后还需仔细检查防止遗漏。

2.手术治疗

(1)处理原则:①尖锐异物停留在食管内,或已抵达胃或近端十二指肠,内镜无法安全取出者,或已通过近端十二指肠,每天行 X 线检查连续 3 天不前行。②钝性异物停留胃内 3 周以上,内镜无法取出,或已通过胃,但停留在某一部位超过 1 周。③长形异物很难通过十二指肠,内镜也无法取出。④出现梗阻、穿孔、出血等症状及腹膜炎体征。

(2)手术方式:进入消化道的异物可停留在食管、幽门、回盲瓣等生理性狭窄处,需根据不同部位采取不同手术方式。①开胸异物取出术:尖锐物体停留在食管内,内镜无法取出,或已造成胸段食管穿孔,甚至气管割伤,形成气管-食管瘘,继发纵隔气肿、脓肿、肺脓肿等,均应行开胸探查术,酌情可采用食管镜下取出异物加一期食管修补术、食管壁切开取出异物、或加空肠造瘘术。②胃前壁切开异物取出术:适用于胃内尖锐异物,或钝性异物停留胃内 3 周以上,内镜无法取出者,术中全层切开胃体前壁,取出异物后再间断全层缝合胃壁切口,并作浆肌层缝合加固。③幽门切开异物取出术:适用于近端十二指肠内尖锐异物,或钝性异物停留近端十二指肠 1 周以上,或长形异物无法通过十二指肠,内镜无法取出者。沿胃纵轴全层切开幽门,使用卵圆钳探及近端十二指肠内的异物并钳夹取出,过程中注意避免损伤肠壁,不可强行拉出,取出异物后沿垂直胃纵轴方向横行全层缝合幽门切口,并作浆肌层缝合加固,行幽门成形术。④小肠切开异物取出术:适用于尖锐异物位于小肠内,连续 3 天不前行,或钝性异物停留小肠内 1 周以上时。术中于异物所在部位沿小肠纵轴全层切开小肠壁,取出异物后,垂直小肠纵轴全层缝合切口,并作浆肌层缝合加固。⑤结肠异物取出术:适用于尖锐异物位于结肠内连续 3 天不前行,或钝性异物停留结肠内 1 周以上,肠镜无法取出者。绝大多数结肠钝性异物可推动,对于降结肠、乙状结肠的钝性异物多可开腹后顺肠管由肛门推出,对于升结肠、横结肠的钝性异物可挤压回小肠,再行小肠切开异物取出术。对于结肠内尖锐异物,可在其所处部位切开肠壁取出,根据肠道准备情况决定是否一期缝合,也可将缝合处外置,若未愈合则打开成为结肠造瘘,留待以后行还瘘手术,若顺利愈合则可避免结肠造瘘,3 个月后再将外置肠管还纳腹腔。⑥特殊情况:对于梗阻、穿孔、出血等并发症,如梗阻严重术中可行肠减压术、肠造瘘术等;穿孔至腹腔者,需行肠修补术(小肠)或肠造瘘术(结肠),并彻底清洗腹腔,放置引流;肠坏死较多者需切除坏死肠段,酌情一期吻合(小肠)或肠造瘘(结肠);尖锐异物刺破血管者予相应止血处理。

二、经肛门置入异物

(一)病因

1.发病对象

多由非正常性行为引起,患者多见为 30～50 岁的男性。偶有外伤造成异物插入,体内藏毒,或因排便困难用条状物抠挖过深难以取出等,极少数为医疗操作遗留。

2.异物种类

多为条状物和瓶状物,种类繁多,曾见于临床的有按摩棒、假阳具、黄瓜、衣架、茄子、苹果、雪茄、灯泡、圣诞饰品、啤酒瓶、扫帚、钢笔、木条等,也有因外伤插入的钢条,极少数情况为医源性纱布、体温计等(图 4-4)。

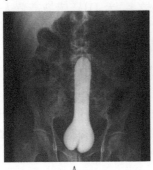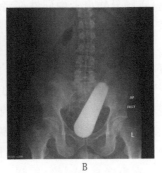

图 4-4 经肛塞入直肠的异物(腹部 X 线检查)

(二)诊断

1.临床表现

异物部分或全部进入直肠,造成肛门疼痛,腹胀,直肠黏膜和肛门括约肌损伤者有疼痛及出血,若导致穿孔可出现剧烈腹痛、会阴坠胀、发热等症状,合并膀胱损伤者有血尿、腹痛、排尿困难等症状。一部分自行取出异物的患者,仍有可能出现出血和穿孔,此类患者往往羞于讲述病因,可能为医师诊断带来困难。较轻的异物性肛管直肠损伤,由于就诊时间晚,多数发生局部感染症状。

2.体格检查

由于患者多羞于就医,就医前多自行反复试图取出异物,就医后也可能隐瞒部分病史,因此体格检查尤为重要。腹部体检有腹膜炎体征者,应怀疑穿孔和腹腔脏器损伤,肛门指诊为必需项目,可触及异物,探知直肠和括约肌损伤情况。

3.辅助检查

体格检查怀疑穿孔可能时,血常规检查白细胞计数和中性粒细胞比值升高有助于帮助判断。放射学检查尤为重要,腹部立卧位 X 线检查可显示异物形状、位置,CT 检查有助于判断是否穿孔及发现其他脏器损伤。

(三)治疗

1.处理原则

(1)对直肠异物病例首先需明确是否发生直肠穿孔,向腹腔穿孔将造成急性腹膜炎,腹膜返折以下穿孔将引起直肠周围间隙严重感染。腹部 X 线检查可显示异物位置和游离气体,可帮助诊断穿孔。若患者出现低血压,心动过速,严重腹痛或会阴部红肿疼痛,发热,体查发现腹膜炎体征,腹部 X 线检查存在游离气体,可诊断为直肠穿孔。应立即抗休克和抗生素治疗,尽快完善术前准备,放置尿管,急诊手术。若病情稳定,生命体征正常,但不能排除穿孔,可行 CT 检查以协助诊断。此类穿孔通常发生于腹膜返折以下,CT 检查可发现直肠系膜含气、积液,周围脂肪模糊。当异物被取出或进入乙状结肠,行肛门镜或肠镜检查可明确乙状结肠直肠损伤或异物位置。

(2)对于没有穿孔和腹膜炎,生命体征稳定的患者,大多数异物可在急诊室或手术室内取出。近肛门处异物可直接或在骶麻下取出。对远离肛门进入直肠上段或乙状结肠的异物不可使用泻剂和灌肠,这可能造成直肠损伤,甚至可能将异物推至更近端的结肠,可尝试在肛门镜或肠镜下取出,否则只能手术取出异物。

(3)取出异物后,应再次检查直肠,以排除缺血坏死或肠壁穿孔。

(4)应当指出的是,直肠异物患者中同性恋者较多,为 HIV 感染高危人群,在处理直肠异物尤其是尖锐异物时,医务人员应注意自身防护。

2.经肛异物取出

多采用截石位,有利于暴露肛门,而且便于下压腹部,以助取出异物。

使直肠和肛门括约肌放松是经肛异物取出的关键,可以用腰麻、骶麻或静脉麻醉,配合充分扩肛,以利于暴露和观察。如果异物容易被手指触到,可在扩肛后使用 Kocher 钳或卵环钳夹持住异物,将其拉至肛缘取出。之后需用乙状结肠镜或肠镜检查远端结肠和直肠有无损伤。直肠异物种类很多,需根据具体情况设计不同方式取出。

(1)钝器:如前所述,在患者充分镇静、扩肛、异物靠近肛管的情况下,使用器械钳夹或手指可较为容易地取出异物。在操作过程中可要求患者协助作用力排便动作,使异物下降靠近肛管,以便取出(图 4-5)。

(2)光滑物体:光滑物体如酒瓶、水果等不易抓取,水果等破碎后无伤害的物体可以破碎后取出,但酒瓶、灯泡等破裂后可造成损伤的物体应小心避免其破碎。光滑异物与直肠黏膜紧密贴合,将异物向下拉扯时可形成真空吸力妨碍取出,此时可尝试放置 Foley 尿管在异物与直肠壁之间,扩张尿管球囊,使空气进入,去除真空状态,取出异物(图 4-6)。

(3)尖锐物体:尖锐物体的取出比较困难,而且存在黏膜撕裂、出血、穿孔等风险,需要外科医师在直视或内镜下仔细、耐心操作。异物取出后应再次检查直肠以排除损伤(图 4-7)。

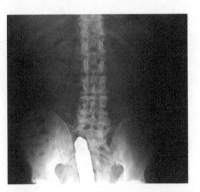

图 4-5　直肠内钝器的 X 线表现

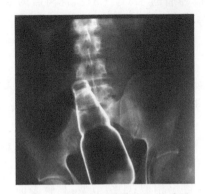

图 4-6　直肠内光滑物体 X 线表现

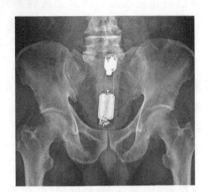

图 4-7　直肠内尖锐物体 X 线表现

3.肠镜下异物取出

适用于上段直肠或中下段乙状结肠,肠镜可提供清晰的画面,可观察到细小的直肠黏膜损伤。有报道使用肠镜可顺利取出 45％的乙状结肠异物和 76％的直肠异物,而避免了外科手术。常用方法是用息肉圈套套住异物取出。使用肠镜还可起到去除真空状态的作用,适用于光滑异物的取出。成功取出异物后应在肠镜下再次评估结直肠损伤情况。

4.手术治疗

经肛门或内镜多次努力仍无法取出异物时需手术取出。有穿孔、腹膜炎等情况也是明确的手术适应证。在开腹或腹腔镜手术中,可尝试将异物向远端推动,以尝试经肛门取出。不能成功则须开腹切开结肠取出异物,之后可根据结肠清洁程度一期缝合,或将缝合处外置。若异物已导致结直肠穿孔,则按结直肠损伤处理。还应注意勿遗漏多个异物,或已破碎断裂的异物部分。

(四)并发症及术后处理

直肠异物最危险的并发症是直肠或乙状结肠穿孔,接诊医师应作 3 个方面的判断:①患者全身情况。②是否存在穿孔,穿孔部位位于腹腔还是腹膜返折以下。③腹腔穿刺是否存在粪样液体。治疗的原则:粪便转流、清创、冲洗远端和引流。

若发现直肠黏膜撕裂,最重要的是确认有否肠壁全层裂伤,若排除后,较小的撕裂出血一般为自限性,无须特殊处理,而撕裂较大时需在麻醉下缝合止血,或用肾上腺素生理盐水纱布填塞。术后 3 天内应调整饮食或经肠外营养支持,尽量减少大便。

开腹取异物术后易发切口感染,对切口的处理可采用甲硝唑冲洗、切口内引流,或采用全层减张缝合关腹,并预防性使用抗生素。

若因肛门括约肌损伤或断裂导致不同程度大便失禁,需进行结肠造瘘术、括约肌修补或成形术和造瘘还纳术的多阶段治疗。

(丁龙龙)

第十节 胃淋巴瘤

胃淋巴瘤是最常见的胃非上皮性恶性肿瘤,占胃恶性肿瘤的 4.5%~8%、胃肉瘤的 60%~70%,但近年来在胃恶性肿瘤中所占比例有逐渐上升趋势。

一、组织发生与病理

胃淋巴瘤是淋巴结外最常见的淋巴瘤,好发于胃窦、幽门前区及胃小弯。病变源于胃黏膜下层淋巴组织,可向周围浸润扩展而累及胃壁全层,病灶部浆膜或黏膜常完整。病灶浸润黏膜时,40%~80%的患者发生大小不等、深浅不一的溃疡。

胃淋巴瘤可单发或弥漫浸润性生长,大体形态如下。①肿块型:肿块扁平、突入胃腔,黏膜多完整;②溃疡型:溃疡可大可小,也可为大小不等、深浅不一的多发性溃疡;③浸润型:局限浸润型黏膜皱襞隆起、增厚、折叠呈脑回状,弥漫浸润型与皮革样胃癌相似;④结节型:黏膜表面呈多发性息肉样结节隆起,可伴有黏膜浅表糜烂;⑤混合型:临床上以混合出现的类型更为多见。

绝大多数胃淋巴瘤为非霍奇金淋巴瘤,霍奇金病罕见。多数为 B 细胞来源,呈高分化或低分化,瘤细胞排列呈弥漫型或结节型,以前者多见。目前认为它们属结外黏膜相关淋巴组织型淋巴瘤,组织学上可分为低度恶性 MALT 型淋巴瘤和高度恶性 MALT 型淋巴瘤两大类。低度恶性 MALT 型淋巴瘤占胃淋巴瘤的 40%以上,大体上常呈弥漫浸润,致胃黏膜增厚呈脑回状,少数病例呈多中心性生长。组织学特点是瘤细胞弥漫性生长,以小或中等大细胞为主,出现淋巴上皮性病变是特征性改变之一,部分病例瘤细胞呈滤泡型生长。病变常限于黏膜和黏膜下层,但可穿破肌层,常累及周围淋巴结。幽门螺杆菌感染与胃低度恶性 MALT 型淋巴瘤的发生密切相关。高度恶性 MALT 型淋巴瘤发病年龄与低度恶性型相近,大体上以结节型为主,伴有浅或深溃疡,与胃癌难以区别。组织学特点是瘤细胞较大。部分病例由低度恶性瘤细胞转化而来,瘤体内常可见低度恶性型区。

二、临床表现

男性多于女性,平均发病年龄较胃癌年轻。缺乏特征性临床表现,早期症状常不明显或类似溃疡病,病程进展时可出现上腹部疼痛不适、厌食、恶心呕吐、黑便和呕血,晚期可出现不规则低热、肝脾大、血行转移等。上腹部疼痛、饱胀是最常见的症状,见于 80%以上的患者,疼痛能为 H_2 受体阻滞剂缓解,乙醇常可诱发胃淋巴瘤患者发生腹痛。食欲减退、体重减轻也较常见,但较少出现恶病质。50%以上的患者有黑便,但胃肠明显出血少见。上腹压痛、肿块和贫血是主要体征,约 50%的病例表现为上腹部包块。病程进展时与进展期胃癌不易区别,但总的说来,胃淋巴瘤的发病年龄较胃癌年轻,病程较长,但全身情况相对较好;腹部肿块较多见,但因胃淋巴瘤多呈弥漫浸润生长,发生梗阻机会较少;由于肿瘤纤维组织较少,发生穿孔机会较多,为10%左右。

三、转移途径

胃淋巴瘤可直接浸润邻近脏器,也常发生胃周局部淋巴结转移,少数患者可经血行播散。

四、诊断

胃淋巴瘤临床表现无特异性,主要病变不在胃黏膜表面而影响各项检查的阳性率,术前诊断常较困难。

(一)X线钡餐检查

X线气钡双重造影病灶的发现率可达93%～100%,但能确诊为胃淋巴瘤者仅10%左右。具特征性的X线改变:①胃壁受肿块广泛浸润,但仍有蠕动,不引起胃腔狭窄;②弥漫性胃黏膜皱襞不规则增厚,呈脑回样改变;③不规则多发性浅表溃疡,溃疡边缘黏膜隆起增厚形成粗大皱襞;④由多发性不规则息肉样结节构成的充盈缺损,呈"鹅卵石样"改变。

(二)CT检查

主要表现为胃壁弥漫性增厚及胃周淋巴结肿大。CT检查胃壁厚度超过2cm时提示有胃淋巴瘤可能,并有助于估计病变范围、浸润深度、有无腹部及纵隔淋巴结转移和肝、脾等邻近脏器受侵及临床分期。与胃癌CT表现鉴别见表4-2。

表4-2 胃癌与胃淋巴瘤CT表现比较

胃癌	胃淋巴结
全胃癌:	弥漫性胃淋巴瘤
胃壁增厚不及淋巴瘤,但胃壁僵硬,胃腔的形态固定不变	胃壁明显增厚,但尚有一定柔软度
肿块型及溃疡型胃癌:	结节型胃癌
溃疡较深	溃疡浅而大,范围较广
局部黏膜破坏中断	未形成溃疡者病变区胃黏膜粗大、扭曲或被撑开
胃壁局限性僵硬	局部胃壁有一定柔软度
中晚期胃癌多伴壁外侵犯征象	胃外壁轮廓清晰,很少侵犯胃周脂肪及脏器
胃周淋巴结转移有一定规律性	弥漫性腹膜后淋巴结肿大,尤其是肾静脉以下的腹膜后淋巴结肿大及肝大、脾大

(三)纤维胃镜检查

纤维胃镜检查是目前最主要的诊断方法。早期肿瘤位于黏膜下,黏膜完整,可与胃癌鉴别,但易漏诊。如病变已向黏膜溃破,则肉眼所见和胃癌难以鉴别。如胃镜检查见如下征象时应首先考虑为胃淋巴瘤,但只有活检组织学检查才能明确诊断:①单发或多发的息肉样结节伴肿瘤表面黏膜有糜烂或溃疡;②单发或多发不规则溃疡呈地图状或放射状,边缘呈结节状或堤样隆起;③粗大的胃黏膜皱襞。由于病变在黏膜下层,常规内镜活检难以做出诊断,应作多点、深层次取材。

(四)胃镜超声检查

不仅可以判断原发性胃淋巴瘤的浸润深度,还可了解胃周淋巴结的转移情况,并有助于同其他胃肿瘤相鉴别。

原发性胃淋巴瘤患者的病灶局限或原发于胃,临床症状单一或主要地表现在胃肠道,临床上无全身性淋巴系统病变,通过适当检查如胸片、腹部 CT、骨髓检查和淋巴造影等排除继发于全身恶性淋巴瘤的可能性。与继发性胃淋巴瘤的鉴别标准:①早期没有可触及的浅表淋巴结肿大;②胸部 X 线检查无纵隔淋巴结肿大,纵隔 CT 扫描正常;③血白细胞计数及分类正常;④剖腹探查以胃病变为主,或仅有直接相关的区域淋巴结病变;⑤肝脾无明显肿瘤;⑥骨髓细胞学检查正常。

五、治疗

应根据个体不同情况,如肿瘤的组织学类型、分期、全身和局部条件,有计划地安排手术、化疗、放疗等综合治疗。

外科手术是首选的治疗方法。对临床确诊为胃淋巴瘤或不能排除胃恶性肿瘤者,只要全身情况允许、无远处转移,均应积极进行手术探查,以明确诊断和了解病变范围。手术原则基本上和胃癌类似,争取做包括原发病灶、区域淋巴结和邻近受侵脏器的根治性切除。胃窦的淋巴瘤可做根治性远端胃次全切除,胃体部、近端的淋巴瘤宜行全胃切除。脾常规切除,肝穿刺活检,腹主动脉旁淋巴结切除活检。由于胃淋巴瘤常在黏膜下沿其长轴浸润扩散,周围界限不如胃癌明显,多中心病变多见,术中应打开胃腔检查有无多发病变,两端切线距肿瘤边缘应不少于 5 cm,对于多中心病变及弥漫性胃淋巴瘤,切缘应做冰冻切片检查以免肿瘤残留。精细的淋巴清扫是手术的重要组成部分,不仅提供胃周淋巴结转移的组织病理学资料,而且手术本身也是一种良好的分期方法,能正确地区分ⅠE和ⅡE期。未行胃切除手术的患者进行化、放疗可以并发高的出血或穿孔率,因此对无法根治者应尽可能行原发病灶的姑息切除,以减少化、放疗有关并发症和提高生存率。

术后均应进行辅助治疗。部分学者认为所有病例都应接受放疗,不论肿瘤是否残留或胃区域淋巴结有否转移,但多数认为有区域淋巴结转移者行术后放疗具有最大生存率改善效果。因此,放疗常用作切除术后切缘有肿瘤残留、区域淋巴结转移或邻近器官受侵犯者的辅助治疗,或用于晚期不能切除以及复发的淋巴瘤,可以改善肿瘤的局部控制,提高生存率,剂量为 40～50 Gy/5～6 周。术前是否进行放射治疗目前仍有争论。

联合化疗已被有效地应用于胃淋巴瘤手术切除后的辅助治疗或复发病变的治疗,联合化疗可选择以下方案:① MOPP 方案:氮芥(HN$_2$)6 mg/m^2 静脉注射,第 1、8 天;长春新碱(VCR)1.4 mg/m^2 静脉注射,第 1、8 天;丙卡巴肼(PCB)100 mg/m^2 口服,第 1～14 天;泼尼松(PRED)40 mg/m^2 口服,第 1～14 天;4 周为 1 个周期,至少 6 个周期;②COP 方案:CTX 750 mg/m^2 静脉注射,第 1 天;VCR 1.4 mg/m^2 静脉注射,第 1 天;PRED 100 mg/m^2 口服,第 1～5 天;3 周为 1 个周期,至少6 个周期;③CHOP 方案:在 COP 方案的基础上加入 ADM 50 mg/m^2 静脉注射,第 1 天。

胃低度恶性 MALT 型淋巴瘤的发生与幽门螺杆菌感染密切相关,文献报道在正规抗幽门螺杆菌治疗后,有 50%～70%的患者肿瘤可完全消退,可作为综合治疗的手段之一。

六、预后

胃淋巴瘤的早期发现率和手术切除率较胃癌为高,对放疗、化疗有一定敏感性,治疗效果及预后较胃癌为好,切除后 5 年生存率可达 50%,如切除后合并化疗或放疗则 5 年生存率在 60%以上。接受手术治疗者,无论采用单一手术治疗,还是作为综合治疗的一部分,其生存率均高于非手术治疗者。胃淋巴瘤的预后与肿瘤的病理类型、临床分期、浸润深度、淋巴结转移、患者年龄、肿瘤大小与部位和治疗方式等多种因素有关,病理及免疫组化分型是较关键因素,浸润深度和淋巴结转移也为重要的预后因素。

(丁龙龙)

第十一节 胃 癌

胃癌是来源于胃黏膜上皮的恶性肿瘤,占胃恶性肿瘤的 90%～95%。我国是胃癌的高发地,发病率居全身各种恶性肿瘤的第 2 位,消化道肿瘤的首位,年死亡率居各种恶性肿瘤的首位,而且目前仍呈上升趋势。

一、病因

(一)癌前期疾病与病变

胃癌的发生与胃的良性慢性疾病和胃黏膜上皮异型增生有关。

1.慢性萎缩性胃炎

慢性萎缩性胃炎由于胃酸低下或缺乏,有利于胃内细菌的繁殖,增加了胃内致癌物质的浓度。常伴有肠上皮化生,并可出现非典型增生,继而发生癌变。

2.胃息肉

腺瘤性息肉的癌变率为 9%～59%,特别是直径超过 2 cm 者。增生性息肉是以胃黏膜上皮增生为主的炎性病变,很少恶变。

3.胃溃疡

虽可癌变,但恶变率并不高。以往不少被诊断为胃溃疡癌变的患者,其实是癌性溃疡,经药物治疗后症状暂时消失,甚至溃疡也能缩小、愈合,以致被误认为良性胃溃疡。

4.胃大部切除术后残胃

因良性病变行胃切除 15～20 年后残胃发生胃癌的危险性增加 2～6 倍;间隔时间越长,发病率越高。大多数病例发生在 Billroth Ⅱ式吻合术后。

5.胃巨皱襞症

癌变率约为 10%。

6.恶性贫血

有恶性贫血者发生胃癌的风险较正常人高 4 倍。

7.胃黏膜上皮异型增生

胃黏膜上皮异型增生是主要的癌前病变。分轻度、中度和重度 3 级,重度异型增生易与高分化腺癌混淆。有重度异型增生者 70%～80% 的患者可能发展成胃癌。

(二)流行病学因素

1.幽门螺杆菌感染

幽门螺杆菌是慢性活动性胃炎的病原菌和消化性溃疡的重要致病因子,还可能是胃癌的协同致癌因子,胃癌发病率与幽门螺杆菌感染率有平行关系。目前认为幽门螺杆菌感染是胃癌发病危险增加的标志,尤与肠型胃癌发病关系密切。幽门螺杆菌感染→慢性浅表性胃炎→慢性萎缩性胃炎→肠上皮化生及异型增生→肠型胃癌,此演变过程已经明确。

2.化学致癌物质

亚硝胺类化合物(N-亚硝基化合物)及多环芳香烃类化合物是强烈的致癌物质。

3.遗传因素

胃癌有家族集聚性。

4.饮食和环境因素

饮食习惯在胃癌发生中有重要影响。高盐饮食可损伤胃黏膜,对胃癌的发生与发展起促进作用,新鲜水果、蔬菜和牛奶富含维生素 C 和 β 胡萝卜素,可抑制胃内致癌物质形成、保护胃黏膜。外界环境因素如土壤、水质主要通过食物链进入人体对胃癌的发生产生影响。

5.微量元素

饮食中镍、铅含量增高与胃癌的发病率呈正相关;硒则能抑制某些致癌物质的致癌作用,血清硒的降低与胃癌的发病率呈正相关。

6.社会经济状况

流行病学调查发现,胃癌的发生和发展与社会经济状况有关,社会经济状况低的阶层胃癌发病率高、死亡率高。

(三)癌基因与抑癌基因

胃癌的发生和发展是化学、物理和生物等多种因素参与的多阶段、多步骤的演变过程,涉及多种癌基因与抑癌基因的异常改变,是多基因变异积累的结果。癌基因的激活和/或抑癌基因的失活使细胞生长发育失控、功能紊乱,最终导致细胞增殖和分化的失衡而形成肿瘤。

二、病理

(一)大体类型

1.早期胃癌

癌变局限于黏膜或黏膜下层者,不论病灶大小、有无淋巴结转移均为早期胃癌,近年又称为 Borrmann 0 型。早期胃癌主要见于胃的远端,肉眼形态分 3 型。①Ⅰ型:隆起型,癌灶隆起高度大于正常黏膜 2 倍,约突出胃黏膜表面 5 mm 以上。②Ⅱ型:浅表型,癌灶微隆与低陷在 5 mm 以内,有 3 个亚型:Ⅱa 型浅表隆起型,癌灶隆起高度小于正常黏膜 2 倍,Ⅱb 型浅表平坦型,Ⅱc 浅表凹陷型,其中Ⅱc 型最为常见。③Ⅲ型:凹陷型,病变从胃黏膜表面凹陷深度超过 5 mm。此外还有混合型,即单个癌灶有 1 个以上的基本类型,如Ⅱa+Ⅱc,Ⅱa+Ⅱc+Ⅲ等。癌灶直径 0.6～1.0 cm 和＜0.5 cm 的早期胃癌分别称为小胃癌和微小胃癌。早期胃癌多中心性病灶不少见,占早期胃癌的 6%～10%,这些病灶常是小胃癌或微小胃癌。早期胃癌的 5 年生存率在 70%～95%,主要影响因素是淋巴结是否转移。

2.进展期胃癌

癌变超过黏膜下层,浸润达肌层或浆膜,又称中、晚期胃癌。一般把癌组织浸润肌层称为中期胃癌,超出肌层称为晚期胃癌。依据肿瘤在黏膜面的形态和胃壁内浸润方式,Borrmann 分型法将其分为 4 型。①Borrmann Ⅰ型(结节蕈伞型):肿瘤呈结节、息肉状,表面可有浅溃疡,主要向胃腔内生长,切面边界清楚,生长慢,向深部组织浸润和转移较晚,此型最少见,预后佳;②Borrmann Ⅱ型(溃疡限局型):溃疡较深,边缘略隆起呈环堤样改变,肿块较限局,周围浸润不明显,切面边界清楚,易发生穿孔、出血,易向深部侵入淋巴管,此型最常见;③Borrmann Ⅲ型(溃疡浸润型):溃疡底较大,边缘不整齐,癌组织向周围及深部浸润明显,切面边界不清楚,此型较常见;④Borrmann Ⅳ型(弥漫浸润型):癌组织沿胃壁各层弥漫性浸润生长,胃壁增厚变硬,黏膜皱襞消失,有时伴浅溃疡,累及全胃时整个胃壁僵硬,胃腔狭窄,如皮革状,称皮革胃;恶性程度最高,发生淋巴转移早。全国胃癌协作组提出分为9型:结节覃伞型、盘状覃伞型、局部溃疡型、浸润溃疡型、局部浸润型、弥漫浸润型、表面扩散型、混合型和多发癌。进展期胃癌常有淋巴、远处转移或邻近组织器官的播散。

(二)组织学类型

1.WHO分型法

依据肿瘤的组织结构、细胞性状和分化程度分为如下类型:①乳头状腺癌:癌细胞常呈高柱状,形成大型腺管,表面有明显的乳头状突起,多数为早期癌;②管状腺癌:癌细胞呈低柱状或立方状,形成小型或较大腺管;③低分化腺癌:可呈髓样癌、单纯癌、硬癌和索状癌等结构,癌细胞以立方形为主,呈单层或多层排列,有形成不规则腺管或腺泡的倾向;④黏液细胞(印戒细胞)癌:癌细胞呈圆形,胞质内含不等量黏液,有些黏液量较多将核挤压于一侧,形成新月状或印戒状;⑤黏液腺癌:癌细胞产生大量黏液,排出细胞外在间质中聚集成黏液池,癌细胞可漂浮于大片黏液之中;⑥未分化癌:癌细胞呈卵圆形或多边形,弥漫成片,与恶性淋巴瘤相似,但有成巢或条索状排列的倾向;⑦特殊型癌,包括腺鳞癌、鳞状细胞癌、类癌、小细胞癌(神经内分泌癌)等。

2.芬兰Lauren分型法

将胃癌分为2型:肠型和弥漫型,这种分类法具有流行病学特点,有助于判断预后。①肠型胃癌:为胃癌高发地区主要的组织形态,多见于老年,往往有较长期的癌前病变过程,以胃窦和贲门居多,局限生长,边界清楚,分化好,恶性程度较低,预后较好;②弥漫型胃癌:为胃癌低发病率地区主要的组织形态,多见于青中年,以胃体居多,浸润生长,边界不清,分化差,恶性程度较高,淋巴结侵犯和腹腔内转移更常见,预后不良。

3.Ming生长方式分型

(1)膨胀型:癌细胞聚集成团块状,膨胀式生长,与周围组织界限比较清楚,多为分化高的腺癌。

(2)浸润型:癌细胞散在生长或呈条索状向周围浸润,与周围组织分界不清,以分化差的癌多见。

(3)中间型:难以划分膨胀型或浸润型,或两种类型并存于同一肿瘤。膨胀型预后最佳,中间型次之,浸润型最差。

(三)癌肿部位

胃癌好发于胃窦和幽门部,约占50%。发生在贲门部和胃食管连接部者近年来呈明显上升趋势。10%～15%的胃癌呈弥漫型(皮革胃),小弯部较大弯部常见。

三、临床表现

(一)症状

早期胃癌多无明显症状,随病情发展可出现一些非特异性上消化道症状,类似胃炎或胃溃疡,包括上腹部饱胀不适或隐痛、消化不良、返酸、嗳气、恶心,偶有呕吐、黑便等。进展期胃癌除上述症状外,还可发生梗阻及上消化道出血。病灶位于贲门部可发生进行性吞咽困难。病灶位于幽门部可出现幽门梗阻症状,表现为食后上腹部饱胀、呕吐宿食。上消化道出血的发生率为30%,表现为黑便或呕血,多数为慢性小量出血,可自行停止,但多有反复出血,大出血的发生率为7%～9%,但有大出血并不意味着肿瘤已属晚期。胃癌常伴有胃酸低下或缺乏,约有10%的患者出现腹泻,多为稀便,每天2～4次。多数进展期胃癌有厌食、消瘦、乏力等全身症状,严重者常伴有贫血、下肢水肿、发热、恶病质等。上腹部疼痛和体重下降是最常见的症状,发生率可达95%和62%,肿瘤侵及胰腺或后腹壁腹腔神经丛时出现上腹部持续性剧痛并可放射至腰背部,贲门或食管胃连接部肿瘤可有胸骨后或心前区疼痛。约10%的患者就诊时已有转移性症状,包括锁骨上或盆腔淋巴结肿大、腹水、黄疸或肝大。

(二)体征

早期胃癌多无明显体征,大多数体征是中、晚期胃癌的表现。部分患者上腹部有轻度压痛,位于幽门窦或胃体的进展期胃癌有时可扪及肿块,常呈结节状,质地硬。肿瘤浸润邻近脏器或组织时,肿块常固定,不能推动,提示手术切除可能性小。女性患者于中下腹部扪及可推动的肿块常提示为Krukenberg瘤可能。发生肝转移时,有时能在肿大的肝脏中触及结节状肿块。肝十二指肠韧带、胰十二指肠后淋巴结转移或原发灶直接浸润压迫胆总管时,可出现梗阻性黄疸。有幽门梗阻者上腹部可见胃蠕动波并可闻及震水音。胃癌经肝圆韧带转移至脐部时在脐孔处可触及质硬结节,经胸导管转移可出现左锁骨上淋巴结肿大。晚期胃癌有盆腔种植时直肠指检于膀胱(子宫)直肠窝内可触及结节,有腹膜转移时出现腹水。小肠或系膜转移使肠腔缩窄、胃癌腹膜腔播散造成肠道粘连可导致部分或完全性肠梗阻,溃疡型癌穿孔可导致弥漫性腹膜炎,亦可浸润邻近空腔脏器形成内瘘。以上各种体征大多提示肿瘤已属晚期,往往已丧失治愈机会。

(三)发展与转归

胃癌一经发生,癌细胞即不断增殖并向周围组织浸润扩展或向远处播散转移,引起全身组织器官的衰竭而导致死亡。进展期胃癌的自然病程为3～6年,其发展的快慢主要取决于肿瘤的生物学行为及患者的免疫状态。一般来说,肿瘤呈团块状浸润或膨胀性生长者,淋巴结转移率较低,机体的免疫功能较强;而肿瘤呈浸润性生长者,淋巴结转移率较高,癌周免疫活性细胞反应不明显。因此,胃癌的转归与其类型、生物学行为、机体的免疫功能以及治疗方法等因素密切相关。

四、转移途径

(一)直接浸润

直接浸润指肿瘤细胞沿组织间隙向四周的扩散,是胃癌扩散的主要方式之一。

(1)癌细胞最初局限于黏膜层,逐渐向纵深浸润发展,穿破浆膜后,直接侵犯大小网膜、肝、胰、横结肠、脾、腹壁等邻近组织脏器,是肿瘤切除困难和不能切除的主要原因。胃癌的浸润深度与预后关系密切。

(2)癌组织突破黏膜肌层侵入黏膜下层后,可沿黏膜下淋巴网和组织间隙向周围直接蔓延,直接蔓延部位与胃癌部位有关。由于胃贲门和食管的黏膜下淋巴管相通,贲门胃底癌常向上侵及食管引起吞咽困难,浸润距离可达6 cm。胃窦部癌向十二指肠蔓延主要是经由肌肉层直接浸润或经由浆膜下层淋巴管,因此胃癌浸润至十二指肠的病例较少见,而且大多不超过幽门下3 cm。

(3)胃癌向胃壁浸润时,可侵入血管、淋巴管,形成癌栓。淋巴管有癌栓形成易有淋巴结转移,血管有癌栓形成易引起器官转移。

(二)淋巴转移

淋巴转移是指肿瘤细胞通过淋巴管向外播散的过程,是胃癌的主要转移途径。胃癌的浸润深度与淋巴结转移频度有明显的正相关关系,早期胃癌的淋巴结转移率为 $3.3\%\sim34\%$,多在 10% 左右;进展期胃癌的淋巴结转移率达 $48\%\sim89\%$,其中第 1 站淋巴结转移占 $74\%\sim88\%$,有第 2 站以上淋巴结转移的为 $10\%\sim20\%$。淋巴结转移的部位和程度与胃癌的部位、大小及组织学类别都有关系。

胃癌的淋巴结转移是以淋巴引流方向、动脉分支次序为分站的原则,并在此基础上根据原发肿瘤的不同部位,从胃壁开始由近及远将胃的区域淋巴结进行分组分站。胃癌细胞一般由原发部位经淋巴管网向紧贴胃壁的局部第 1 站淋巴结转移;进一步可伴随支配胃的血管,沿血管周围淋巴结向心性转移,为第 2 站转移;然后再向更远的第 3 站、第 4 站转移。转移率由近至远依次递减,最后汇集至腹主动脉周围,习惯上用 N_1、N_2、N_3、N_4 表示。淋巴转移既可是如上述的逐步转移,亦可有跳跃式转移,即第 1 站无转移而第 2 站有转移或未经过第 2 站就直接转移到了第 3、第 4 站。恶性程度较高或较晚期的胃癌可经胸导管转移到左锁骨上淋巴结(Virchow 淋巴结),或经肝圆韧带转移到脐周淋巴结(Sister MaryJoseph 淋巴结)。进展期胃癌的胃周淋巴结转移与预后显著相关。

将胃大、小弯各 3 等分,连接其相应点,可将胃分成 3 区,即上区(胃底贲门,C 或 U)、中区(胃体,M)和下区(胃窦,A 或 L),食管和十二指肠分别以 E、D 表示。胃癌浸润仅限于 1 区者分别以 C、M、A 表示,如癌浸润 2 个分区或 2 个分区以上则以主要部位在前,次要部位在后表示,如 AM、MC 或 MAC;贲门癌累及食管下端时以 CE 表示,胃窦癌累及十二指肠则以 AD 表示。

(三)血行转移

血行转移是指癌组织浸润破坏局部血管,癌细胞进入血流向远处播散形成新的肿瘤病灶的过程。胃癌晚期常发生血行转移。以肝转移最多见,主要是通过门静脉转移。其他依次为肺、胰、肾上腺、骨、肾、脑、脾、皮肤、甲状腺、扁桃体及乳腺。

(四)腹膜种植性转移

癌细胞穿破浆膜后,游离的癌细胞可脱落、种植于腹膜及其他脏器的浆膜面形成种植性转移,广泛播散可形成血性腹水。累及器官依次为卵巢、膈肌、肠、腹膜壁层、胆道,盆腔种植为 8.6%。癌细胞腹膜种植或血行转移至卵巢称为 Krukenberg 瘤,可为黏液细胞癌、低分化腺癌或管状腺癌,往往为双侧性。癌细胞脱落至直肠前窝(Douglas 窝),直肠指检可触及肿块。

五、诊断

早期发现、早期诊断、早期治疗是提高胃癌治疗效果的关键。但胃癌的早期诊断困难, $85\%\sim90\%$ 的病例一经确诊即属中、晚期胃癌。

(一)X 线钡餐检查

是胃癌早期诊断的主要手段之一,具有重要的定位和定性诊断价值,可以确定病灶的位置、形态、浸润范围,有助于术前评估手术切除的范围和术式。

1.早期胃癌

X 线气钡双重对比造影可观察胃黏膜微细改变,包括局限性隆起、胃小区和胃小凹的破坏消失、浅在龛影、周围黏膜中断和纠集等。早期胃癌的 X 线表现可分 4 型。①隆起型(Ⅰ型):肿瘤向腔内凸起形成充盈缺损,外形不整齐;②浅表型(Ⅱ型):X 线表现为不规则的轻微隆起或凹陷,包括浅表隆起型(Ⅱa)、浅表平坦型(Ⅱb)、浅表凹陷型(Ⅱc)3个亚型;③凹陷型(Ⅲ型):肿瘤呈浅溃疡改变,X线表现为大小不等的不规则龛影,边缘呈锯齿状;④混合型。

2.进展期胃癌

可表现为不规则充盈缺损或腔内龛影、黏膜中断、破坏、胃腔狭窄、胃壁僵硬、蠕动消失。进展期胃癌的X线表现与大体病理分型有密切关系,大致可分为4种类型。①增生型:肿瘤呈巨块状,向腔内生长为主,X线表现为不规则充盈缺损、病灶边缘多清楚、胃壁僵硬蠕动差;②浸润型:肿瘤沿胃壁浸润生长,X线表现为黏膜紊乱、破坏,胃腔狭窄、胃壁僵硬蠕动消失,严重者呈皮革胃改变;③溃疡型:肿瘤向胃壁生长,中心坏死形成溃疡,X线表现为不规则腔内龛影;④混合型。

(二)纤维胃镜检查

纤维胃镜检查是目前胃癌定性诊断最准确有效的方法,可直接观察黏膜色泽改变,局部黏膜隆起、凹陷和糜烂,肿块或溃疡的部位、范围和大体形态,胃的扩张度等。多点取材与组织学检查联合应用,可使诊断准确率达95%。对病变的定位不如X线钡餐精确。

(三)超声诊断

1.腹部B超检查

随着饮水充盈胃腔方法及胃超声显像液的应用,B超用于胃癌的诊断日益受到重视。B超将胃壁结构分为5层,可显示胃壁增厚、隆起、蠕动减缓甚至消失,肿瘤低回声或等回声,局部黏膜中断,并判断肿瘤对胃壁浸润的深度和广度;对胃外肿块可在其表面见到增厚的胃壁,对黏膜下肿块则在其表面见到1~3层胃壁结构,可鉴别胃平滑肌肿瘤;可判断胃癌的胃外侵犯及肝、淋巴结的转移情况。

2.胃镜超声检查

在观察内镜原有图像的同时,又能观察到胃壁各层次和胃邻近脏器的超声图像,判断胃壁浸润的深度以及邻近器官受侵和淋巴结转移情况。同时也能在超声引导下通过胃镜进行深层组织和胃外脏器穿刺,达到组织细胞学诊断及明确胃周围肿大淋巴结有无转移的目的,有助于胃癌的术前临床分期(cTNM)。胃镜超声对胃癌T分期的准确率为80%~90%,N分期为65%~70%,与分子生物学、免疫组化、胃癌组织血管计数等技术相结合,对胃癌的分期诊断及恶性度可进行综合判断。

(四)CT检查

CT诊断胃癌的最常见征象是胃壁增厚、肿块,并可显示肿瘤累及胃壁的范围和浸润深度、邻近组织器官侵犯以及有无转移等。胃壁增厚的范围从0.5~4cm,超过2cm可确定为恶性。CT检查能准确分辨直径大于1cm的淋巴结、直径大于2cm的肝脏病变和受侵的邻近组织器官。几乎所有的胃癌患者都可以进行此项检查,对术前判断肿瘤能否切除有重要价值。根据CT所见可将胃癌分为4期:Ⅰ期,腔内肿块,无胃壁增厚;Ⅱ期,胃壁增厚超过1cm,无直接扩散和转移征象;Ⅲ期,胃壁增厚,伴有直接扩散至胃周围脂肪层或邻近脏器,局部有或无淋巴结肿大,无远处转移;Ⅳ期,有远处转移。CT所见胃癌淋巴结可分为3组。1组:贲门旁,胃大小弯,幽门上下。2组:脾门,脾动脉,肝总动脉,胃左动脉。3组:腹腔动脉旁,腹主动脉和肠系膜血管根部。第3组淋巴结累及时,手术不能根治。

六、治疗

治疗原则:①根治性手术切除是目前唯一有可能治愈胃癌的方法,诊断一旦确立,只要患者全身及局部解剖条件许可,应争取及早手术治疗。②中晚期胃癌由于存在亚临床转移灶而有较高的复发及转移率,必须积极地辅以术前、后的化疗、放疗及生物治疗等综合治疗以提高疗效;综合治疗方法应根据病期、肿瘤的生物学特性及患者的全身状况综合考虑,选择应用。③如病期较晚或心、肺、肾等主要脏器有严重并发症而不能根治性切除,应视具体情况争取作原发灶的姑息性切除,以利进行综合治疗。④对无法切除的晚期胃癌,应积极采用综合治疗,多能取得改善症状、延长生命的效果。⑤应根据局部病灶特点及全身状况,按照胃癌的分期及个体化原则制定治疗方案。

综合治疗方案选择原则:①早期胃癌。无淋巴结转移的早期胃癌(Ⅰa期),原发病灶切除后一般不需辅助治疗;有淋巴结转移者须行辅助化疗。②进展期胃癌。争取做根治性切除手术;对临床估计为Ⅲ期,尤其肿瘤较大、细胞分化较差者可行术前化疗或放疗,以提高手术切除率和术后疗效;所有进展期胃癌,尤其是浆膜面有明显浸润者应行术中腹腔内化疗;所有进展期胃癌,无论根治性切除或姑息性切除,术后均应进行辅助化疗;有条件者可对已做根治切除的Ⅱ、Ⅲ期胃癌行术中放疗;行姑息性切除者可于残留癌灶处以银夹标记定位,术后局部放疗。

(一)外科治疗

外科手术是治疗胃癌的主要手段,根据切除肿瘤的程度分为根治性手术和姑息性手术。根据病灶的位置、大小、大体形态选择合理的手术方式,施行彻底的淋巴结清除是提高疗效的重要环节。手术范围包括整块切除原发肿瘤和超越已有转移站别的淋巴结清除,根治程度取决于胃及其周围淋巴结的切除范围。胃切除和淋巴结清除范围以 D(dissection)表示,可分为 $D_0 \sim D_4$ 共5级;D_0 指姑息性手术,未能完全切除胃周淋巴结;D_1 表示完全切除胃周第1站淋巴结;D_2 表示完全切除第2站淋巴结;D_3 表示完全切除第3站淋巴结;D_4 是在 D_3 的基础上切除腹主动脉旁淋巴结;D_n 切除表示根据原发肿瘤的部位切除相应站别的淋巴结。

1.手术指征、术式选择

(1)手术指征:凡临床检查无明显转移征象,各重要脏器无明显器质性病变,估计全身营养状态、免疫功能能耐受麻醉和手术者,均应考虑根治性手术。即使有远处转移,但患者伴有梗阻、出血、穿孔等严重并发症而一般情况尚能耐受手术者,亦应进行姑息性切除,以缓解症状、减轻痛苦。但对于无梗阻、出血而有锁骨上和腹股沟淋巴结肿大、广泛的肝转移、脐周淋巴结肿大、盆腔包块等患者不应手术探查。

(2)早期胃癌的术式选择。①胃切除范围:早期胃癌手术治疗的复发率为 2.7%～9%,其中切缘有癌残留为失败原因之一。由于早期胃癌在开腹探查时胃浆膜面无病灶可见,而且病灶微小或浅表,术者常无法扪摸清楚病灶的部位及范围,因此需手术前用胃镜行色素涂布或于胃壁内注射色素加以标记,或胃镜检查仔细描述病灶大小以及病灶上、下缘距贲门、幽门的距离,以供术者作为确定切除线的依据。一般对分化型癌要求切缘距病灶至少 3 cm,未分化癌 5 cm。如疑有多发癌或浅表扩散型早期胃癌可能者,应做冰冻切片检查,以确保切缘无癌残留。②淋巴结清除范围:由于术时较难确定有无局部淋巴结转移,多数学者认为早期胃癌应作 D_2 根治术,但亦可根据病灶情况做恰当的改良,对仅浸润黏膜层早期胃窦部癌,做以胃左动脉干淋巴结清除为中心的选择性 D_2 根治术已足够。

(3)进展期胃癌的术式选择。①胃切除范围:贲门癌行近端胃次全切除时,下切缘距肿瘤边缘至少5 cm处断胃,上切缘切除 4～5 cm食管下段,如癌累及食管下端,则应在肿瘤上缘 5 cm处切断食管。幽门部癌行远端胃次全切除时,上切缘距肿瘤上方至少 5 cm 断胃,下切缘应切除 3~4 cm 十二指肠。病灶浸润范围超过 2 个分区、皮革胃、贲门癌累及胃体或有远隔部位淋巴结转移者,如贲门癌有幽门上淋巴结转移、幽门部癌有贲门旁淋巴结转移均为全胃切除指征。②淋巴结清除范围:进展期胃癌至少应做 D2 根治术。凡有 N3 转移者应做 D3 以上根治术,包括结扎切断腹腔动脉以彻底清除其周围淋巴结的 Appleby 式手术。

2.根治性手术

根治性手术是指将原发肿瘤连同转移淋巴结及受浸润的周围组织一并切除,从而有可能治愈的切除手术。根治的标准包括 3 个方面:远近切缘无肿瘤残留;淋巴结清除超越已有转移的淋巴结站别(D>N);邻近组织器官无肿瘤残留。

(1)远端胃次全切除术:胃下区及部分病灶较小的胃体远端癌适于做远端胃次全切除术。上腹正中切口,进入腹腔后先探查肝脏、盆腔有无转移或种植灶,最后探查原发灶及区域淋巴结情况。手术步骤:自横结肠缘分离大网膜、结肠系膜前叶及胰腺包膜至胰腺上缘,探查、清除 No15、14 组淋巴结;根部切断结扎胃网膜右动、静脉,清除 No6 幽门下淋巴结、No4d 胃大弯淋巴结;分离结肠肝曲,Kocher 切口切开十二指肠降部外侧腹膜,将十二指肠、胰头内翻,显露下腔静脉,清除 No13 胰头后淋巴结;切开脾结肠韧带,切断结扎胃网膜左动、静脉,分离脾胃韧带,切断结扎最后 2~3 支胃短动脉,清除 No4s 胃大弯淋巴结;显露脾门,沿胰尾上缘探查脾动脉周围,如有 No10 脾门淋巴结、No11 脾动脉干淋巴结肿大则一并清除;于幽门下 3~4 cm 切断十二指肠,近肝缘切开肝十二指肠韧带前叶及小网膜,清除肝固有动脉及胆总管旁脂肪、淋巴结 No12,根部切断结扎胃右动、静脉,清除 No5 幽门上淋巴结,沿肝固有动脉表面显露肝总动脉,清除 No8 肝总动脉旁淋巴结向左直达腹腔动脉周围;自贲门右侧向下沿胃小弯清除脂肪及 No1、3 组淋巴结至肿瘤上方 5 cm 处;根部结扎切断胃左动、静脉,清除 No7 胃左动脉干淋巴结、No9 腹腔干周围淋巴结;于肿瘤上方 5 cm 处切断胃,以 28 mm 管状吻合器做胃十二指肠端侧吻合,如肿瘤巨大胃切除范围广做 Billroth I 式有困难时则宜行 Roux-en-Y 吻合。

(2)近端胃次全切除术:胃底贲门部癌病灶大小未超过 1 个分区者、小弯侧上 1/3 癌适于做近端胃次全切除术。一般以胸腹联合切口为首选手术径路,优点:①先在腹部做小切口探查腹部情况,如腹腔内已有广泛转移而不适于手术,可免除开胸;②手术野暴露良好,有利于病灶及淋巴结的彻底清除;③可切除足够的食管下段,减少切缘阳性的危险性。对病灶较小、未累及食管下段或因年迈伴有心肺功能不全者可考虑经腹手术,暴露不满意时可切除剑突甚或劈开胸骨。手术步骤:切开膈肌,游离食管下段,切断迷走神经前、后干,清除 No110 食管旁淋巴结;分离大网膜及结肠系膜前叶,探查、清除 No15、14 组淋巴结,显露胃网膜右动、静脉,沿大弯向左切开大网膜至肿瘤下缘 5 cm 处;近肝缘切开小网膜、右胃膈韧带及部分膈脚,清除 No1 贲门右淋巴结及 No3 胃小弯淋巴结,胃右动脉旁如无肿大淋巴结可予保留,沿小弯远端向近端分离小网膜至肿瘤下缘 5 cm 处;提起食管下段,切开左侧胃膈韧带、部分膈脚及脾胃韧带,切断结扎胃短动脉、胃网膜左动、静脉,游离胃上部大弯侧,清除 No2 贲门左淋巴结及 No4 胃大弯淋巴结;将已游离的胃、大网膜及结肠系膜前叶上翻,分离胰包膜至胰腺上缘,结扎切断胃后动脉,清除 No10 脾门淋巴结、No11 脾动脉周围淋巴结;于肿瘤上方 5 cm 切断食管,将近端胃向下翻,根部结扎切断胃左动、静脉,清除 No7 胃左动脉干淋巴结、No8 肝总动脉旁淋巴结及 No9 腹腔干周围淋巴结;于肿瘤下方 5 cm 切断胃,以 28 mm 管状吻合器做食管胃端侧吻合。近端胃大部切除的操作程序基本上同远端胃大部切除术,但保留远端胃及胃网膜右动、静脉,清除贲门左、脾门及脾动脉旁淋巴结。由于贲门癌浸润食管下端远远超过幽门部癌浸润至十二指肠,故宜于肿瘤上方 5 cm 处切断食管做胃食管端侧吻合术。

（3）全胃切除术：胃体部癌、癌侵及两个分区、皮革胃或下区癌有贲门旁淋巴结转移、上区癌有幽门上下淋巴结转移者均适于做全胃切除术。手术径路以胸腹联合切口暴露较好，操作方便。手术步骤：胃中、下部游离与淋巴结清除的步骤及方法同远端胃次全切除术，十二指肠于幽门下3～4 cm 切断关闭；游离食管下段、贲门小弯侧、胃上部大弯侧及淋巴结清除同近端胃次全切除术；食管空肠端侧吻合完成消化道重建。当病灶直接侵及脾、胰实质或胰上淋巴结、脾动脉干淋巴结与胰实质融合成团而无法彻底清除时，则做全胃合并脾、胰体尾切除。

全胃切除后消化道重建的种类繁多，理想的消化道重建方式应达到以下功能：①代胃有较好的储存功能，使食糜不过早地排入空肠；②重建消化道尽量接近正常的生理通道；③防止十二指肠液的返流，减少返流性食管炎的发生；④保持较好的营养状况和生活质量；⑤手术安全、简便，手术死亡率低。各种重建的术式各有利弊。Roux-en-Y 吻合减少了十二指肠液返流，但储存功能较差；食管空肠袢式吻合操作简单，但十二指肠液返流发生率较高；双腔、三腔肠管代胃改善了食物的储存功能，但操作复杂、手术时间长。术者宜根据患者的具体情况，在术时选择合适的重建方法。

（4）Appleby 手术：是将腹腔动脉根部结扎后清除全部第 2 站淋巴结，连同全胃、脾、胰体尾部整块切除的根治性手术。手术操作与全胃切除合并脾、胰体尾切除术相似，所不同的是根部切断结扎腹腔动脉后可更彻底地清除腹腔动脉周围的淋巴结，并连同原发灶做整块切除。切断腹腔动脉后肝脏的血供全靠来自肠系膜上动脉的胰十二指肠前下动脉和后上动脉与胃十二指肠动脉吻合后的动脉弓供应肝固有动脉血液，因此在手术时必须确认胃十二指肠动脉并仔细保护免受损伤，肝总动脉必须在胃十二指肠动脉的左侧切断结扎。上述侧支循环的供血量常低于肝总动脉，术后易导致胆囊坏死，故行此术时常规做胆囊切除术。切除后的消化道重建同全胃切除术。肝硬化肝功能明显不全者不宜做此手术。

（5）胃癌合并受累脏器联合切除术：适用于肿瘤直接浸润邻近脏器或为了彻底清除转移淋巴结而需将邻近脏器合并切除者。60% 以上是为清除脾动脉周围及脾门淋巴结而合并胰体、尾及脾切除的扩大根治术。由于脾的免疫功能因而丧失，对无明确脾门淋巴结转移者，做合并胰体、尾及脾切除的扩大根治术应持慎重态度。对胃癌直接浸润食管下端、横结肠、肝、胰等邻近脏器但无远处转移征象者，一般均主张积极将受累脏器合并切除。

（6）腹主动脉旁淋巴结清除术：癌肿已浸润至浆膜外或浸润至周围脏器伴第 2、第 3 站淋巴结明显转移者适于做此手术。手术步骤：切除大网膜及结肠系膜前叶至胰腺下缘，清除 No15 结肠中动脉周围淋巴结、No14 肠系膜上动静脉根部淋巴结；切断结扎胃网膜右动、静脉，清除 No4d 胃大弯淋巴结、No6 幽门下淋巴结；十二指肠降部外侧做 Kocher 切口，将十二指肠、胰头内翻，清除 No13 胰头后淋巴结，显露下腔静脉、腹主动脉，将结肠肝曲牵向左下，显露肠系膜下动脉，向上清除 No16b$_1$ 淋巴结；切除小网膜，清除 No12、5、7、8、9、1、3 淋巴结；游离食管下段，切开左侧胃膈韧带，切断腹段食管，清除 No2 贲门左淋巴结，切开脾胃韧带，切断结扎胃短动脉及胃网膜左动、静脉，清除 No4s、No19、No20 和 No16a$_1$ 淋巴结；将结肠系膜前叶及胰包膜分离至胰腺上缘，显露脾动脉，由脾门向右沿脾动脉清除 No10、No11 淋巴结至腹腔动脉根部；沿脾动脉根部下缘向右分离显露肝总动脉根部下缘，游离胰腺背侧，自脾动脉及肝总动脉根部下缘沿腹主动脉前向下分离至肠系膜上动脉及左肾静脉上缘，清除 No16a$_2$ 淋巴结；切断十二指肠，将全胃及 4 站淋巴结全部切除，消化道重建同全胃切除术。本术式称 D$_4$ 手术，日本学者报告伴有腹主动脉周围

淋巴结转移者行 D_4 手术后的 5 年生存率可达 10％～20％。但 D_4 手术创伤大、手术时间长、术后并发症多,而且临床实践证明有第 4 站淋巴结转移者其 5 年生存率难以达到 20％的良好效果,因此选择 D_4 手术应持慎重态度。

3.姑息性手术

主要指姑息性切除,是仅切除原发病灶和部分转移病灶,尚有肿瘤残留的切除手术。

胃癌可因局部浸润、腹膜播散、远处淋巴结转移或血道播散而失去根治性手术的机会,只能做姑息性切除手术以缓解症状,防止或减少出血、穿孔、梗阻等严重并发症的发生。姑息性切除能减轻机体的肿瘤负荷,有利于提高术后化疗、生物治疗等综合治疗的疗效,有助于改善生活质量、延长生存时间。因此,除患者一般情况差不能耐受手术探查外,只要原发病灶局部解剖条件许可,应尽量做姑息性切除术。姑息性切除的原则:对患者的手术创伤愈小愈好;胃切除线不强求距肿瘤边缘 5 cm 以上,但也不可在切缘有明显的癌残留;淋巴结一般只清除胃周的 N_1 淋巴结,对明显肿大而切除又无困难的 N_2 淋巴结亦可予以摘除;切除后的消化道重建尽量采取简便易行的吻合方法,切忌手术时间冗长、复杂的重建方法;对姑息性全胃切除术应持慎重态度。对癌灶位于幽门部引起幽门梗阻者,如不能姑息性切除,可行胃-空肠吻合术缓解梗阻症状,可适当延长患者的生存时间。对梗阻性胃上部癌伴有转移者,可采用放置食管内支架或内镜激光治疗,也可采用空肠造瘘术,食管-空肠短路手术很少采用。

4.内镜手术

主要适用于无淋巴结转移的早期胃癌,手术方式包括内镜高频电切术、内镜剥离活检术、内镜双套息肉样切除术、局部注射加高频电切术等。由于癌组织的浸润深度和有无局部淋巴结转移难以估计,必须严格掌握指征:①隆起型、浅表隆起型、浅表平坦型,病灶未侵及黏膜肌层、直径 <2 cm 的高分化黏膜内早期胃癌;②浅表凹陷型,病灶未侵及黏膜肌层、<1 cm 的中分化黏膜内早期胃癌;③浅表凹陷型,病灶未侵及黏膜肌层、<0.5 cm 的低分化早期胃癌;④因年老体弱不愿意接受手术或伴有心、肺、肝、肾严重的器质性疾病不能耐受手术者。

5.腹腔镜手术

(1)腹腔镜胃局部切除术:适用于位于胃前壁<2 cm 的早期胃癌。经胃镜将癌灶部胃悬吊后,插入腹腔镜自动切割缝合器切除病灶及其周围部分正常胃壁。优点为手术创伤小、失血少、恢复快、并发症少、术后生活质量高,但其远期疗效有待进一步证实。

(2)腹腔镜胃癌根治术:腹腔镜消化道肿瘤根治是目前腹腔镜技术领域中的热点问题,许多外科学者进行了腹腔镜手术治疗恶性胃肠道肿瘤的探索。腹腔镜胃癌根治术操作复杂,无论是游离胃体、清扫淋巴结、切除标本还是消化道重建,操作步骤及操作平面都较多,整个手术操作没有单一的间隙,需要多层面跳跃进行,使手术难度增加。而且目前有关腹腔镜胃癌根治术的研究均为小样本、非随机的短期试验,有待开展大宗病例的随机临床试验。

(二)化学治疗

化疗作为综合治疗的重要组成部分,是胃癌治疗的重要手段之一。

1.术前化疗(新辅助化疗)

对病期较晚的进展期胃癌,术前化疗可使肿瘤缩小,癌灶局限,消灭亚临床转移灶,增加手术切除率,减少术中播散和术后复发,提高手术治疗效果,延长生存期。

2.术中化疗

手术操作可能使癌细胞逸入血液循环而导致血道播散,浸润至浆膜或浆膜外的癌细胞易脱落而引起种植性播散,手术过程中被切断脉管内的癌栓随淋巴液和血液溢入腹腔内可造成腹膜种植,术中化疗为防止医源性播散的重要措施之一。常用药物为 MMC 20 mg 静脉注射,次日再静脉注射 MMC 10 mg。

消灭腹腔内脱落的癌细胞已成为进展期胃癌外科治疗的重要环节,为达此目的术中应进行腹腔内化疗。术中持续高温腹腔灌注化疗是近 10 余年来开展的新方法,利用腹腔灌洗、热效应及化疗药物作用杀灭腹腔内残存癌细胞,以预防或减少腹膜转移,具有控制腹水、减少局部复发和延长生存期的作用。CHPP 的主要作用机制:①与正常细胞相比,肿瘤细胞的热耐受性差;②腹腔化疗造成腹腔及门静脉药物高浓度,药物浓度越高,抗癌作用越强;③热疗与化疗药物有协同作用,可以增加肿瘤细胞对化疗药物的敏感性;④腹腔灌洗对腹腔内游离癌细胞具有机械性清除作用。CHPP 的适应证:癌肿浸润至浆膜或浆膜外和/或伴有腹膜播散;术后腹膜复发,或伴有癌性腹水。CHPP 的灌洗液温度:输入温度 44～45 ℃,腹腔内温度 42～43 ℃,输出温度 40～42 ℃。持续灌洗时间为 60～90 分钟。常用化疗药物:MMC 20 mg/m²,DDP 200 mg/m²。

3.术后化疗

术后辅助化疗是胃癌最常采用的综合治疗方法,有淋巴结转移的早期胃癌和所有进展期胃癌术后均应做辅助化疗。一般于手术后 4 周开始,2 年内给 3～4 个疗程化疗。术后化疗多采用联合化疗,联合化疗方案的种类繁多,常用的有 FAM、EAP 及 FLP 方案。FAM 方案:5-Fu 500 mg/m² 静脉滴注,第 1、第 8、第 29、第 36 天;ADM 30 mg/m² 静脉注射,第 1、第 29 天;MMC 10 mg/m² 静脉注射,第 1 天;6 周为 1 个疗程,ADM 总量不超过 550 mg。EAP 方案:ADM 20 mg/m² 静脉注射,第 1、第 7 天;Vp-16 100 mg/m² 静脉滴注,第 4～6 天;DDP 40 mg/m² 水化静脉滴注,第 2、第 8 天;3 周为 1 个周期,3 周期为 1 个疗程;EPA 方案疗效较好,但毒性反应明显。FLP 方案:CF 200 mg/m² 静脉注射,第 1～5 天;5-Fu 500 mg/m² 静脉滴注,第 1～5 天;DDP 30 mg/m² 水化静脉滴注,第 3～5 天;3 周为 1 个周期,3 个周期为 1 个疗程。联合化疗既可用于术后辅助治疗,亦可用于不能切除及术后复发转移胃癌的姑息性化疗。

4.晚期胃癌化疗

对无法切除的晚期胃癌采用以化疗为主的综合治疗,可以缓解或减轻症状、改善生活质量、延长生存期。

(三)放射治疗

放射治疗是进展期胃癌的治疗手段之一,目的在于减少术后局部复发。

1.适应证及禁忌证

未分化癌、低分化癌、管状腺癌、乳头状腺癌均对放疗有一定敏感性;癌灶小而浅在、无溃疡者效果最好,可使肿瘤完全消退;有溃疡者亦可放疗,但肿瘤完全消退者少见。黏液腺癌及印戒细胞癌对放疗耐受,为放射治疗禁忌证。

2.术前放疗

进展期胃癌病灶直径<6 cm 者适宜术前放疗,>10 cm 者则不宜。术前放疗剂量以4周40 Gy 为宜,可使 60% 以上患者原发肿瘤有不同程度的缩小,手术切除率、生存率提高,局部复发率降低。术前放疗与手术的间隔以 2 周为宜,最迟不超过 3 周。

3.术中放疗

术中放疗的适应证:①Ⅱ、Ⅲ期胃癌原发灶已切除;②无腹膜及肝转移;③淋巴结转移在 2 站以内;④原发灶侵及浆膜面或累及胰腺。剂量以一次性照射 20～30 Gy 为宜,能减少术后局部复发和远处转移,提高生存率。

4.术后放疗

术后放疗一般不作为胃癌的常规辅助治疗手段,但对姑息性切除者,应在癌残留处以银夹标记定位,术后经病理证实其组织学类型非黏液腺癌或印戒细胞癌者可行局部补充放疗。剂量一般为 5 周 50 Gy,因应用较少,疗效无法肯定。

(四)生物治疗

生物治疗的适应证:①胃癌根治术后适合全身应用免疫刺激剂;②不能切除或姑息切除的病例可在残留癌内直接注射免疫刺激剂;③晚期患者伴有腹水者腹腔内注射免疫增强药物。目前主要有 2 类。

1.过继性免疫治疗

主要原理是给患者输注大量具有抗肿瘤效应的免疫活性细胞,以淋巴因子激活的杀伤细胞(LAK 细胞)和肿瘤浸润淋巴细胞为代表。

2.非特异性生物反应调节剂

通过增强机体总体免疫功能达到治疗目的。目前可能有疗效的有:①BCG(卡介苗);②OK-432;③PS-K;④香菇多糖;⑤N-CWS(奴卡菌壁架)。

七、预后

胃癌是威胁生命健康最严重的恶性肿瘤之一,由于病情发展较快,如出现症状后不进行手术治疗,90%以上的患者在 1 年内死亡。近年来随着早期胃癌发现率的提高、手术方法的改进和综合治疗的应用,胃癌的治愈率有所提高,但总的 5 年生存率仍徘徊于 20%～30%。

在影响预后的诸多因素中,病灶的浸润深度与淋巴结转移情况是最重要的因素。淋巴结转移与否对预后的影响极大,淋巴结转移的数量与预后的关系尤为密切,淋巴结转移数越多预后越差。其次是治疗方法包括手术类型、淋巴结清除范围、综合治疗措施等,其他如肿瘤的病理类型及生物学行为、患者的年龄性别等对预后亦有一定影响。

提高早期胃癌的诊断率和早期胃癌在治疗患者中的构成比,是改善胃癌预后最为有效的措施之一。合理选择手术方式及淋巴结清除范围,加强手术、化疗、放疗及生物治疗的综合治疗措施,亦是改善预后的方法之一。

(丁龙龙)

第十二节　十二指肠肿瘤

一、十二指肠良性肿瘤

十二指肠良性肿瘤少见,良、恶性比例为 1∶2.6～1∶6.8。据国内 1 747 例与国外 2 469 例十二指肠良恶性肿瘤综合统计,十二指肠良性肿瘤分别占 21%与 33%。十二指肠良性肿瘤本身虽属良性,但部分肿瘤有较高的恶变倾向,有的本身就介于良、恶性之间,甚至在镜下均难于鉴别。尤其肿瘤生长的位置常与胆、胰引流系统有密切关系,位置固定,十二指肠的肠腔又相对较窄,因此常常引起各种症状,甚至发生严重并发症而危及生命。由于十二指肠位置特殊,在这些肿瘤的手术处理上十分棘手。

(一)十二指肠腺瘤

十二指肠腺瘤是常见的十二指肠良性肿瘤,约占小肠良性肿瘤的25%。从其发源可分为Brunner腺瘤和息肉样腺瘤两种。

1.Brunner腺瘤

Brunner腺瘤系十二指肠黏液腺(Brunner腺)腺体增生所致,故有人认为它并非真正的肿瘤。该腺体位于十二指肠黏膜下层,可延伸至黏膜固有层,其导管通过Lieberkuhn腺陷窝开口于十二指肠腔,分泌含粘蛋白的黏液和碳酸氢盐。此腺体绝大多数位于十二指肠球部,降部和水平部依次减少。

Brunner腺瘤有三种类型:①腺瘤样增生最多见,为单个瘤样物突出肠腔内,有蒂或无蒂,质较硬,呈分叶状。国外报道其直径多不超过1 cm,国内报道肿瘤均较大,最大达8 cm。②局限性增生,表面呈结节状,多位于十二指肠乳头上部。③弥漫性结节增生:呈不规则的多发性小结节,分布于十二指肠的大部分。

Brunner腺瘤显微镜下所见无明显包膜,由纤维组织、平滑肌分隔成大小不等的小叶结构,可见腺泡、腺管和潘氏细胞,故认为属错构瘤,极少恶变。

(1)临床表现:十二指肠Brunner腺瘤常无明显临床症状,当肿瘤生长到一定程度可出现上腹部不适、饱胀、疼痛或梗阻,约45%病例中有上消化道出血,以黑便为主,伴贫血,少有呕血。

(2)诊断:十二指肠Brunner腺瘤常由上消化道辅助检查发现十二指肠黏膜下隆起性病变,而获得临床诊断,最后确诊常依赖病理组织检查。

常用辅助检查手段为钡餐或气钡双重造影和十二指肠镜。前者见球后有圆形充盈缺损或呈光滑的"空泡征",若为弥漫性结节样增生,则呈多个小充盈缺损,如鹅卵石样改变。十二指肠镜则可见肿瘤位于黏膜下,向肠腔内突出,质较硬,黏膜表面有炎症、糜烂,偶见溃疡,行活体组织病理检查时必须取材较深方能诊断。

(3)治疗:理论上Brunner腺瘤属错构瘤性质,很少恶变,加之有学者认为Brunner腺瘤系胃酸分泌过多的反应。因而认为可经药物治疗消退,或长期追踪,但因于术前很难对Brunner腺病定性,而且腺瘤发展到一定大小常致出血、贫血等,因此绝大多数学者认为仍应手术治疗,特别是对单个或乳头旁局限性增生的腺瘤应予切除。处理方法:①肿瘤小且蒂细长者可经内镜切除。②肿瘤较大,基底较宽应经十二指肠切除。③球部肿瘤直径>3 cm,基底宽,切除后十二指肠壁难以修复者,可行胃大部切除。④肿瘤位于乳头周围,引起胆、胰管梗阻或疑有恶变经快速病理检查证实者,应做胰头十二指肠切除。

2.十二指肠腺瘤性息肉

十二指肠腺瘤多属此类。源于十二指肠黏膜腺上皮,有别于Brunner腺瘤。由于腺瘤的结构形态不同,表现各异,预后亦有较大的差异。目前按腺瘤不同结构和形态将其分为3类。①绒毛状腺瘤:腺瘤内有大量上皮从管腔黏膜表面突起,呈绒毛状或乳头状,表面如菜花样,基底部质软、易出血,恶变率高达63%,临床较少见。②管状腺瘤:较多见,肿瘤多数较小、有蒂、质较硬,肿瘤内以管腔为主,少见绒毛状上皮,恶变率较低,约14%。③管状绒毛状腺瘤:其形状结构和恶变率居前两者之间。

(1)临床表现:早期多无症状,肿瘤发展到一定大小则可有上腹部不适、隐痛等胃十二指肠炎表现。较长病史者可出现贫血,大便隐血阳性,其中尤以绒毛状腺瘤表现突出。位于乳头部腺瘤可因阻塞胆总管而致黄疸,或诱发胰腺炎。较大的肿瘤可致十二指肠梗阻,但较罕见。

(2)诊断:同其他十二指肠肿瘤诊断方法一样,依赖于十二指肠低张造影和十二指肠镜检查,前者表现为充盈缺损;后者则可见向肠腔突起的肿块、呈息肉样或乳头状,病理学检查常可明确诊断。B超及CT等检查对诊断较大的腺瘤也有一定参考价值。

值得注意的是:十二指肠腺瘤可伴发于家族性息肉、Gardner综合征等,因而对十二指肠腺瘤做出诊断的同时,应了解结肠等其他消化道有无腺瘤存在。

(3)治疗:十二指肠腺瘤被认为是十二指肠腺癌的癌前期病变,恶变率高。因此,一旦诊断确定应争取手术治疗。具体方法如下。①经内镜切除:适用于单发、较小、蒂细长、无恶变可能的腺瘤。蒂较宽、肿瘤较大则不宜采用。应注意电灼或圈套切除易发生出血和穿孔。切除后复发率为28%~43%,故应每隔半年行内镜复查,1~2年后每年复查1次。②经十二指肠切除:适用于基底较宽、肿瘤较大经内镜切除困难者。乳头附近的肿瘤亦可采用此法。切除后同样有较高的复发率,要求术后内镜定期随访。手术方法是切开十二指肠侧腹膜(Kocher切口),游离十二指肠,用双合诊方法判断肿瘤部位和大小,选定十二指肠切开的部位,纵形切开相应部位侧壁至少4 cm,显露肿瘤并切取部分肿瘤行术中快速病理切片检查。如肿瘤位于乳头附近,则经乳头逆行插管以判断肿瘤与乳头和胆管的关系,如有黄疸则应切开胆总管,经胆管内置管以显露十二指肠乳头。注意切除肿瘤时距瘤体外周0.3~0.5 cm切开黏膜,于肌层表面游离肿瘤。乳头附近肿瘤常要求连同瘤和乳头一并切除,因而应同时重做胆胰管开口。其方法是:在胆管开口前壁切断Oddi括约肌,用两把蚊式钳夹住胆管和胰管开口相邻处,在两钳之间切开约0.5 cm,分别结扎缝合,使胆、胰管出口形成一共同通道,细丝线间断缝合十二指肠黏膜缘与胆、胰管共同开口处的管壁,分别于胆管和胰管内插入相应大小的导管,以保证胆汁、胰液引流通畅,亦可切开胆总管,内置T管,下壁穿过胆管十二指肠吻合口达十二指肠,胰管内置管,经T形管引出体外,缝合十二指肠切口,肝下置引流,将胃肠减压管前端置入十二指肠。本法虽然术后胆胰管开口狭窄、术后胰腺炎、十二指肠瘘等并发症较少,但切除范围有限。③胃大部切除:适用于球部腺瘤,蒂较宽,周围有炎症,局部切除后肠壁难以修复者。④胰头十二指肠切除:适用于十二指肠乳头周围单个或多发腺瘤,或疑有恶变者。十二指肠良性肿瘤是否应行胰头十二指肠切除术尚有争议。

(二)其他十二指肠良性肿瘤

十二指肠良性肿瘤有的前面已经提到(如平滑肌瘤、脂肪瘤等),有的十分罕见(如神经源性肿瘤、错构瘤、纤维瘤、内分泌肿瘤等),以及一些组织的异位等在本节中不再阐述。

1.十二指肠血管瘤(肉瘤)

血管瘤90%以上见于空肠与回肠,十二指肠少见,通常来自黏膜下血管丛。多数为很小的息肉状肿瘤,呈红色或紫血色,向肠腔内突出,可单发,也可多发,可呈局限性生长,也可弥漫性分布。可分为三型:①毛细血管瘤,无包膜,呈浸润性生长,在肠黏膜内呈蕈状突起的鲜红色或仅呈暗红色或紫红色斑。②海绵状血管瘤,由扩张的血窦构成,肿瘤切面呈海绵状。③混合型血管瘤,常并发出血,在诊断与治疗上均感棘手。极少数血管瘤可恶变为血管肉瘤。

血管肉瘤亦来自十二指肠的血管组织,除了能转移外,临床表现与血管瘤相似,但血管肉瘤的血管丰富,易向黏膜生长而形成溃疡与出血。

2.十二指肠纤维瘤(肉瘤)

纤维瘤好发于回肠黏膜,十二指肠纤维瘤很少见,常为单发,也可多发。由肠黏膜纤维组织发生的良性肿瘤,也可发生在黏膜下、肌层、浆膜下。外观呈结节状,有包膜、界限清楚的肿瘤,切面呈灰白色,可见编织状的条纹,质地韧。镜下由胶原纤维和纤维细胞构成,其间是血管和其周围少量疏松的结缔组织。瘤组织内纤维排列成索状,纤维间含有血管的细胞,一般不见核分裂象。纤维肉瘤镜下瘤细胞大小不一,呈梭形或圆形,分化程度差异很大,瘤细胞核大深染,核分裂象多见,生长快,预后不佳。术后易复发。

临床表现:主要症状为腹痛、恶心、呕吐、食欲缺乏、消瘦等,偶可发生梗阻与出血。

十二指肠肿瘤可引起严重并发症,少数可发生恶变,故一旦确诊,应以手术治疗为主。切除率一般可达98%以上,切除方案应根据病灶所在十二指肠的部位,大小、形态、肿瘤的类型而定,一般肿瘤较小,且距十二指肠乳头有一定的距离时,可行局部肠壁楔形切除,或局部摘除,有学者主张经十二指肠将肿瘤做黏膜下切除;肿瘤较大或多发性者,可行部分肠段切除术;肿瘤累及壶腹部或有恶变倾向时,应行部分十二指肠切除术。术中一定要注意将切除的肿瘤标本送冰冻切片检查,才能根据病理结果确定切除的范围。对十二指肠小的、单发的、带蒂的良性肿瘤可在内镜下用圈套器切除,或用微波、激光凝固摘除。

二、十二指肠恶性肿瘤

本节主要讨论的十二指肠恶性肿瘤指原发于十二指肠组织结构的恶性肿瘤,即原发性十二指肠恶性肿瘤,较少见,国外报道尸检发现率为 0.02%~0.05%,约占胃肠道恶性肿瘤的 0.35%,但小肠肿瘤以十二指肠发生率最高,约占全部小肠肿瘤的 41%。其中恶性肿瘤多于良性肿瘤,前后两者比例约为 6.8:1。

(一)十二指肠腺癌

十二指肠腺癌是指起源于十二指肠黏膜的腺癌。其发病率国外文献报道占十二指肠恶性肿瘤的 80%,占全消化道恶性肿瘤的 1% 偏低。国内报道占十二指肠恶性肿瘤的 65% 左右,占全消化道肿瘤的 0.3%,占小肠恶性肿瘤的 25%~45%。好发于 50~70 岁,男性稍多于女性。中南大学湘雅二医院病历资料显示,近 10 年来仅发现十二指肠腺癌 18 例,占同期内十二指肠恶性肿瘤的 70% 左右。

1.病因病理

目前对十二指肠腺癌的病因不甚清楚。胆汁和胰腺中分泌出来的可能是致癌原的一些物质如石胆酸等二级胆酸对肿瘤的形成起促进作用。十二指肠腺癌与下列疾病有关:家族性息肉病、Gardner 和 Turcot 综合征、Von Reeklinghausen 综合征、Lynch 综合征、良性上皮肿瘤如绒毛状腺瘤等。另有报道与溃疡或憩室的恶变以及遗传等因素也有一定关系。

根据癌瘤发生的部位可将十二指肠腺癌分为壶腹上段、壶腹段(不包括发生于胰头、壶腹本身及胆总管下段的癌)及壶腹下段。以发生于壶腹周围者最多,约占 50%。其次为壶腹下段,壶腹上段最少。

十二指肠癌大体形态分为息肉型、溃疡型、环状溃疡型和弥漫浸润型,以息肉型多见,约占60%,溃疡型次之。镜下所见多属乳头状腺癌或管状腺癌,位于十二指肠乳头附近以息肉型乳头状腺癌居多,其他部位多为管状腺癌,呈溃疡型或环状溃疡型,溃疡病灶横向扩展可致十二指肠环形狭窄。

2.分期

国内对十二指肠腺癌尚未进行详细分期,其分期方法多沿引美国癌症联合会制订的分期法。

临床分期为第Ⅰ期,肿瘤局限于十二指肠壁;第Ⅱ期,肿瘤已穿透十二指肠壁;第Ⅲ期,肿瘤有区域淋巴结转移;第Ⅳ期,肿瘤有远处转移。

TNM 分期如下。

T:原发肿瘤。

T_0:没有原发肿瘤证据。

T_{is}:原位癌。

T_1:肿瘤侵犯固有层或黏膜下层。

T_2:肿瘤侵犯肌层。

T_3:肿瘤穿破肌层浸润浆膜或穿过无腹膜覆盖的肌层处(如系膜或后腹膜处)并向外浸润≤2 cm。

T_4:肿瘤侵犯毗邻器官和结构,包括胰腺。

N:局部淋巴结。

N_0:无局部淋巴结转移。

N_1:局部淋巴结有转移。

M:远处转移。

M_0:无远处转移。

M_1:有远处转移。

3.临床表现

早期症状一般不明显,或仅有上腹不适、疼痛、无力、贫血等。其症状、体征与病程的早晚及肿瘤部位有关。根据文献统计现将常见症状、体征分别如下。

(1)疼痛:多类似溃疡病,表现为上腹不适或钝痛,进食后疼痛并不缓解,有时疼痛可向背部放射。

(2)厌食、恶心、呕吐:此类消化道非特异性症状在十二指肠腺癌的发生率为 30%～40%,如呕吐频繁,呕吐内容物多,大多是由于肿瘤逐渐增大堵塞肠腔,引起十二指肠部分或完全梗阻所致。呕吐内容物是否含有胆汁可判别梗阻部位。

(3)贫血、出血:贫血、出血为最常见症状,其出血主要表现为慢性失血,如大便隐血、黑便;大量失血则可呕血。

(4)黄疸:黄疸是肿瘤阻塞壶腹所致,此种肿瘤引起黄疸常因肿瘤的坏死、脱落而使黄疸波动,常见于大便隐血阳性后黄疸也随之减轻;另外黄疸常伴有腹痛。以上两点有别于胰头癌常见的进行性加重的无痛性黄疸。

(5)体重减轻:此种症状亦较常见,但进行性体重下降常预示治疗效果不佳。

(6)腹部包块:肿瘤增长较大或侵犯周围组织时,部分病例可扪及右上腹包块。

4.诊断、鉴别诊断

由于本病早期无特殊症状、体征,故诊断主要依赖于临床辅助检查,其中以十二指肠低张造影和纤维十二指肠镜是术前确诊十二指肠肿瘤的主要手段。

十二指肠低张造影是首选的检查方法,如行气钡双重造影可提高诊断率。因癌肿形态不同,其 X 线影像有不同特征,一般可见部分黏膜粗、紊乱或皱襞消失,肠壁僵硬。亦可见息肉样充盈缺损、龛影、十二指肠腔狭窄。壶腹部腺癌与溃疡引起的壶腹部变形相似,易误诊。十二指肠纤维内镜检查因难窥视第3、第4段,故可能遗漏诊断。临床可采用超长内镜或钡餐弥补其不足。镜下见病变部位黏膜破溃,表面附有坏死组织。如见腺瘤顶部黏膜粗糙、糜烂,应考虑癌变,对可疑部位需取多块组织行病理检查,以免漏诊。

B超、超声内镜和CT检查可见局部肠壁增厚,并可了解肿瘤浸润范围、深度、周围区域淋巴结有无转移,以及肝脏等腹内脏器情况。

对上述检查仍未能确诊者,行选择性腹腔动脉和肠系膜上动脉造影,有助于诊断。

由于发生在壶腹部癌可原发于十二指肠壁黏膜、胰管或胆管,而来源部位不同其预后可能不同,因此,Dauson和Connolly对肿瘤产生的粘蛋白进行分析来提示肿瘤组织来源,唾液黏蛋白来自真正的壶腹的肿瘤是胆管上皮和十二指肠黏膜的特征,中性黏蛋白是Bruner腺特征性分泌蛋白;硫酸粘蛋白则主要由胰管产生。

需与十二指肠腺癌相鉴别的疾病繁多,但根据主要临床征象不同,考虑不同疾病的鉴别:①表现为梗阻性黄疸者,需与其鉴别的常见疾病有胰头癌、胆管癌、胆管结石、十二指肠降部憩室等。②表现为呕吐或梗阻者,则需与十二指肠结核、溃疡病幽门梗阻、环状胰腺、肠系膜上动脉综合征相鉴别。③消化道出血者,需与胃、肝胆系、结肠、胰腺、右肾和腹膜后等肿瘤相鉴别。④上腹隐痛者,需与溃疡病、胆石症等相鉴别。

5.治疗

十二指肠腺癌原则上应行根治切除术,其术式可根据癌肿的部位和病期选用十二指肠节段切除或胰头十二指肠切除等术式。对于不能切除的肿瘤可采用姑息性胆肠引流或胃肠引流等术式。据文献报道,20世纪90年代以后,十二指肠腺癌而行胰头十二指肠切除率上升至62%~90%,使术后5年生存率达到25%~60%。由于胰头十二指肠切除符合肿瘤手术治疗、整块切除和达到淋巴清除的原则,同时有良好的治疗效果,目前已基本被公认为治疗十二指肠癌的标准术式。现对几种常用术式及注意事项介绍如下。

(1)胰头十二指肠切除术:十二指肠腺癌手术时,淋巴结转移率为50%~65%,尽管很多医者认为淋巴结阳性并不影响术后生存率,但胰头十二指肠切除因其能广泛清除区域淋巴结而倍受推崇。随着手术技巧的提高和围术期管理的加强,胰头十二指肠切除术后死亡率降至10%以下。胰头十二指肠切除术包括保留幽门和不保留幽门两种基本术式,应根据肿瘤所在部位和生长情况加以选择。但应注意的是:十二指肠腺癌行胰头十二指肠切除术后较之胰腺或胆管病变行胰头十二指肠切除有更高的并发症发生率,如胰漏等,其机制可能与软胰结构即胰腺质地正常、胰管通畅有关。一般认为,原发十二指肠癌行胰头十二指肠切除术应注意下列各点:①采用套入式法的胰空肠端端吻合为好,特别是胰管不扩张者更为适宜。②十二指肠肿瘤侵及胰腺钩突部机会较少。因此,处理钩突部时在不影响根治的原则下,可残留薄片胰腺组织贴附于门静脉,较有利于手术操作;另外,分离其与门静脉和肠系膜上静脉间细小血管支时,不可过度牵拉,避免撕破血管或将肠系膜上动脉拉入术野将其损伤。门静脉保留侧的血管支需结扎牢固,采用缝合结扎更加妥善。③不伴梗阻性黄疸者,胆胰管常不扩张。因此,经胆管放置细T形管引流,其横臂一端可经胆肠吻合口放入旷置的空肠袢内,另一端放在近侧胆管,有助于减少胆肠、胰肠吻合口瘘的发生。④伴有营养不良、贫血、低蛋白血症者,除考虑短期TPN治疗外,术中宜于空肠内放置饲食管(经鼻或行空肠造瘘置管)备术后行肠内营养,灌注营养液和/或回收的消化液如胆、胰液等,颇有助于术后患者的恢复。⑤对高龄或伴呼吸系统疾病者,应行胃造瘘术。⑥术后应加强防治呼吸系统并发症,尤其是肺炎、肺不张等,采用有效的抗生素,鼓励咳嗽和床上活动等措施。

(2)节段性十二指肠管切除术:本术式选择适当,能达到根治性切除的目的,其5年生存率不低于胰头十二指肠切除术的效果,且创面小,并发症少,手术死亡率低。此术式主要适用于水平部、升部早期癌,术前及术中仔细探查,必须确定肠壁浆膜无浸润,未累及胰腺,区域淋巴结无转移。充分游离十二指肠外侧缘,切断十二指肠悬韧带,游离十二指肠水平部和升部,切除包括肿瘤在内的十二指肠段及淋巴引流区域组织,在肠系膜上血管后方将空肠远侧端拉至右侧,与十二指肠降部行端端吻合。若切除较广泛,不可能将十二指肠行端端吻合时,也可行 Roux-en-Y,即空肠、十二指肠和空肠、空肠吻合术。

(3)乳头部肿瘤局部切除术:对肿瘤位于乳头部的高龄患者或全身情况欠佳不宜行胰头十二指肠切除术者,可行乳头部肿瘤局部切除术。手术要点:①纵行切开胆总管下段,探查并明确乳头及肿瘤的部位。通过胆总管切口送入乳头部的探条顶向十二指肠前壁做标志,在其上方1 cm处切开做一长5 cm的纵行切口,也可做横行切口,在肠腔内进一步辨认乳头和肿瘤的关系。②在十二指肠后壁乳头肿瘤上方,可见到胆总管的位置,在牵引线支持下,距肿瘤约1 cm处切开十二指肠后壁和胆总管前壁,并用细纯丝线将两者的近侧切端缝合,其远侧切端亦予以缝合作牵引乳头部肿瘤。用相同的方法,距肿瘤1 cm的周边行边切开边缝合十二指肠后壁和胆总管,直至将肿瘤完整切除。大约在12点至3点方向可见胰管开口,分别将其与胆总管和十二指肠后壁缝合,在切除肿瘤的过程中,小出血点可缝扎或用电凝止血。切除肿瘤后,创面需彻底止血。③经胰管十二指肠吻合口置一口径适宜、4~5 cm长的细硅胶管,纳入胰管内支撑吻合口,并用可吸收缝线将其与胰管缝合一针固定。经胆总管切口置T管,其横壁一端置入近侧肝管,另一端伸向并通过胆总管十二指肠吻合口,入十二指肠腔内,起支撑作用。横行缝合十二指肠前壁切口和胆总管切口,T管从后者引出。④切除胆囊,放置腹腔引流管关腹。⑤乳头部肿瘤局部切除,不仅要求完整切除肿瘤,而且边缘不残留肿瘤组织,应行冰冻切片检查协助诊断。⑥在完成胆总管、胰管与十二指肠后壁吻合之后,如果已放置T管,可不必再行胆总管十二指肠侧侧吻合术。但应保留 T 管3~6个月。⑦术后应加强预防胰瘘、胆瘘、胰腺炎和出血等并发症。使用生长抑素、H_2受体阻滞剂等。

(4)胃大部分切除术:对十二指肠球部的早期癌,病灶靠近幽门可采用本术式。注意切缘必须距肿瘤2 cm以上,不要误伤周围重要结构。

放疗、化疗对十二指肠腺癌无显著疗效,个别报道化疗能延长存活时间,可在术中或术后配合使用。

6.预后

十二指肠腺癌总的预后较胰头癌与胆总管下段癌等好。其手术切除率70%以上,根治性切除后5年生存率为25%~60%。但不能切除的十二指肠癌预后差,生存时间一般为4~6个月,几乎无长期生存病例。而十二指肠癌根据发生的部位不同其预后亦有差异,一般认为发生于十二指肠第3、第4段的腺癌预后比发生于第1、第2段者预后好,其原因认为有如下3点:①生物学特征不同,第3、第4段肿瘤生物学特征表现为中肠特性而第1、第2段表现为前肠特性。②第3、第4段肿瘤临床发现常相对较早,即使肿瘤虽已突破固有肌层,但常不侵犯周围器官而仅侵及周围脂肪组织。③第3、第4段腺癌由于可行肠段切除而手术死亡率低。有很多资料显示,十二指肠腺癌预后与淋巴结阳性与否、肿瘤浸润的深度、组织学分化程度及性别等无关。但有胰腺等侵犯,被认为是导致局部复发和致死的原因。

(二)十二指肠类癌

类癌是消化道低发性肿瘤,仅占消化道肿瘤的 $0.4\%\sim1.8\%$,而十二指肠类癌发病率更低,仅占全胃肠类癌的 1.3%,占小肠类癌的 5%。十二指肠第 2 段多见,第 1 段次之。

1.病理

十二指肠类癌是起源于肠道 Kultschitzsky 细胞(肠嗜铬细胞),能产生多种胺类激素肽,是胺前体摄取和脱羧肿瘤(APUD 肿瘤),属神经内分泌肿瘤范畴。肿瘤一般较小,单发或多发。随肿瘤增长可出现恶性肿瘤浸润生长的特征,诸如浸润和破坏黏膜、肌层,继而侵及浆膜和周围脂肪结缔组织、淋巴管和血管。十二指肠类癌一般属于低度恶性肿瘤,生长缓慢。转移较少,最常见的转移部位是肝脏,其次是肺。判断类癌的良、恶性不全取决于细胞形态,主要取决于有无转移。一般认为肿瘤的转移与其大小有关,肿瘤<1 cm 者转移率为 2%,$1\sim2$ cm 者转移率为 50%,>2 cm 者则 $80\%\sim90\%$ 有转移。

十二指肠类癌多发生于降部黏膜下,质硬、表面平滑,易发生黏膜浅表溃疡。肿瘤切面呈灰白色,置于甲醛溶液固定后转为鲜黄色。如肿瘤呈环形浸润可引起十二指肠肠腔狭窄;位于十二指肠乳头附近者可压迫胆管出现黄疸;若向浆膜外生长,则可浸润周围脏器。

2.临床表现

十二指肠类癌一方面有十二指肠肿瘤的共同表现,如黑便、贫血、消瘦、黄疸或十二指肠梗阻症状;另一方面由于类癌细胞分泌多种具有生物活性的物质,如 5-羟色胺、血管舒张素、组胺、前列腺素、生长抑素、胰高糖素、胃泌素等,当这些生物活性物质进入血循环时,尤其是类癌肝转移时这些生物活性物质直接进入体循环,可出现类癌综合征,表现为发作性面、颈、上肢和躯干上部皮肤潮红和腹泻等。腹泻严重时有脱水、营养不良、哮喘,甚至出现水肿、右心衰竭等。

5-HIAA(5-hyaroxyindo-leaceticacid,5-羟基吲哚乙酸)但应注意的是:个别绒毛管状腺瘤患者也可分泌 5-羟色胺,使升高,从而产生中肠型类癌症。

3.诊断

胃肠钡剂造影和纤维十二指肠镜检查有助于诊断,但 X 线和镜检所见有时难以与腺癌鉴别,需行活体组织病理检查。

测定 24 小时尿 5-HIAA 排出量是目前诊断类癌和判定术后复发的重要依据之一。类癌患者排出量超过正常 $1\sim2$ 倍,类癌综合征患者排出量更高。

B 超和 CT 检查主要用于诊断有无肝脏或腹腔淋巴转移灶。

4.治疗

以手术治疗为主。局部切除适用于<1 cm、远离十二指肠乳头的肿瘤,如肿瘤较大呈浸润性发生,或位于十二指肠乳头周围,应行胰头十二指肠切除术。

对类癌肝转移,可在切除原发灶同时切除转移灶。肝内广泛转移者可行肝动脉结扎或栓塞治疗。

类癌综合征病例可用二甲麦角新碱和磷酸可待因控制症状,前者易引起腹膜后纤维化。腹泻难以控制可用对氯苯丙氨酸,每天 4.0 g,但可能引起肌肉痛和情绪低落。

广泛转移病例可用多柔比星、5-FU、长春碱、甲氨蝶呤、环磷酰胺等可有一定疗效。最近研究表面链佐星疗效最好,单独用赛庚啶亦有疗效。放疗可缓解骨转移所引起的疼痛,但不能使肿瘤消退。

(三)十二指肠恶性淋巴瘤

原发性十二指肠恶性淋巴瘤,是指原发于十二指肠肠壁淋巴组织的恶性肿瘤,这有别于全身恶性淋巴瘤侵及肠道的继发性病变。Dawson 提出原发性小肠恶性淋巴瘤的 5 项诊断标准:①未发现体表淋巴结肿大。②白细胞计数及分类正常。③X 线胸片无纵隔淋巴结肿大。④手术时未发现受累小肠及肠系膜区域淋巴结以外的病灶。⑤肝、脾无侵犯。

原发性小肠恶性淋巴瘤发病率的地区差异很大,中东国家的发生率甚高,但美国仅占小肠恶性肿瘤的 1%,而我国的小肠恶性淋巴瘤大约占小肠恶性肿瘤的 20%～30%。据国内 1 389 例小肠恶性淋巴瘤统计,发生于十二指肠者有 218 例,占 15.7%,国外 908 例中有 102 例,占 11.2%。虽然恶性淋巴瘤占全部小肠恶性肿瘤的一半以上,但其主要发生于回肠,约占 47%,其次为空肠,十二指肠少见。

1.病理

原发性十二指肠恶性淋巴瘤起源于十二指肠黏膜下淋巴组织,可向黏膜层和肌层侵犯,表现为息肉状或为黏膜下肿块或小肠管纵轴在黏膜下弥漫性浸润,常伴有溃疡。肿瘤常为单发,少有多发。按组织学形态可分为淋巴细胞型、淋巴母细胞型、网织细胞型、巨滤泡型及 Hodgkin 病。按大体病理形态可分为:①肿块型或息肉型;②溃疡型;③浸润型;④结节型。按组织学类型可分为:霍奇金病与非霍奇金淋巴瘤两大类,以后者最多见。转移途径可经淋巴道、血运及直接蔓延,淋巴结转移较腺癌为早。

2.临床表现

原发性十二指肠恶性淋巴瘤好发于 40 岁左右,比其他恶性肿瘤发病年龄较轻,男女发病率比例为 1:1～3:1。该病在临床上表现无特异性,可因肿瘤的类型和部位而异。Noqvi(1969)提出临床病理分期标准:Ⅰ期,病灶局限,未侵犯淋巴结;Ⅱ期,病灶局限,已侵犯淋巴结;Ⅲ期,邻近器官组织受累;Ⅳ期,有远处转移。

(1)腹痛:腹痛大多由于肠梗阻;肿瘤的膨胀、牵拉;肠管蠕动失调;肿瘤本身的坏死而继发感染,溃疡、穿孔等因素所致。腹痛为该病的最常见症状,据国内资料统计,发生率约为 65% 以上。出现较早,轻重不一,隐匿无规律,呈慢性过程。初起为隐痛或钝痛,随病情的发展逐渐加重,转为阵发性痉挛性绞痛,晚期疼痛呈持续性,药物不能缓解。腹痛多数位于中腹部、脐周及下腹部,有时可出现在左上腹或剑突下。一旦肿瘤穿孔而引起急性腹膜炎时,可出现全腹剧痛。

(2)肠梗阻:肿瘤阻塞肠腔或肠壁浸润狭窄均可引起肠梗阻。临床常见的症状,出现较早。多为慢性、部分性梗阻,反复发作的恶心、呕吐、进餐后加重。乳头部以上梗阻者,呕吐物中不含胆汁;乳头部以下梗阻者,呕吐物中含大量胆汁。腹胀不明显。

(3)腹部肿块:因有 60%～70% 的肿瘤直径超过 5 cm,大者有 10 cm 以上,故临床上据国内资料统计约 25.5% 的患者可扪及腹部包块,有的以该病为主诉。

(4)黄疸:因恶性肿瘤侵犯或阻塞胆总管开口部或因转移淋巴结压迫胆总管而引起梗阻性黄疸。黄疸发生率远远低于腺癌,大约为 2%。

(5)肠穿孔与腹膜炎:因肿瘤侵犯肠壁发生溃疡,坏死、感染而致穿孔,急性穿孔引起弥漫性腹膜炎,慢性穿孔可以引起炎性包块、脓肿、肠瘘。在十二指肠恶性淋巴瘤中的发生率为 15%～20%。北京协和医院统计发生率为19.4%,比其他恶性肿瘤发生率高。

(6)其他:十二指肠恶性淋巴瘤尚可出现上消化道出血、消瘦、贫血、腹泻、乏力、食欲下降、发热等一些非特异性临床表现。

3.诊断与鉴别诊断

该病的早期诊断十分困难,往往被误诊为胃十二指肠炎、消化性溃疡、慢性胰腺炎、胆管疾病等。经常延误诊断超过数月之久。误诊率可高达 70%～90%。具体原因分析:①缺乏特异性临床表现。②医师对该病的认识不足,甚至缺乏这方面的知识,故警惕性不高。③该病往往以急症就诊,常被急腹症的临床表现所掩盖。④该病的诊断方法,尤其在基层医院常常没有有效的诊断手段。出现未能查明原因的发热、恶心、呕吐、食欲下降、消瘦、贫血、肠道出血、上腹部疼痛、慢性肠梗阻等临床表现时,应警惕有该病的可能性。而进行各项检查。

(1)实验室检查:缺乏特异性,可能出现红细胞数与血红蛋白量下降,呕吐物与大便隐血试验阳性。

(2)X 线检查:X 线平片可能显示十二指肠梗阻的 X 线表现,或软组织块影。胃肠道钡餐双重对比造影对十二指肠肿瘤的诊断准确率达 42%～75%,主要表现为十二指肠黏膜皱襞变形、破坏、消失、肠壁僵硬,充盈缺损、龛影或环状狭窄。十二指肠恶性淋巴瘤 X 线表现更具有一定特征。因该病破坏肌层中肠肌神经丛,故肠管可能出现局限性囊样扩张,呈动脉瘤样改变,肠壁增厚,肠管变小,呈多发性结节状狭窄。十二指肠低张造影,更有利于观察黏膜皱襞的细微改变,使其诊断准确率提高到 93%左右。

(3)内腔镜检查:十二指肠镜对该病可以直接进行观察病灶的大小、部位、范围、形态等,同时可进行摄像、照相、刷检脱落细胞和活检以获病理确诊。

(4)其他:B 超、CT 和 DSA 等对该病的诊断有一定作用,但价值不大。

4.治疗

该病应以手术治疗为主,手术有诊断与治疗的双重作用。国内报告原发性十二指肠恶性肿瘤的手术率约为 60%。手术方案根据该肿瘤所在部位、病变的范围而决定。可以考虑局部切除,但应行胰十二指肠根治性切除为妥。

该病对化疗和化疗有不同程度的敏感性。故术前和术后可以配合进行。疗效优于单纯手术治疗。一般放疗的剂量为 40 Gy(4 000 rad)左右为宜。化疗一般采用 CTX、VCR、ADM、MTX、PCB 及泼尼松等药组成的各种联合化疗方案。

(四)十二指肠平滑肌肉瘤

十二指肠平滑肌肉瘤是起源于十二指肠黏膜肌层或固有肌层或肠壁血管壁的肌层肿瘤,根据其组织学特征,分为平滑肌瘤、平滑肌肉瘤和上皮样平滑肌瘤(或称平滑肌母细胞肌瘤),后者罕见。平滑肌瘤和平滑肌肉瘤分别居十二指肠良、恶性肿瘤发病率的第二位,但也有统计认为淋巴瘤发生率稍高于平滑肌肉瘤者。由于临床上平滑肌瘤和平滑肌肉瘤表现无明显差异,大体观难以区别其性质,因而列入一并讨论。

1.病理

十二指肠平滑肌肉瘤根据其生长方式可分为腔外型、腔内型、腔内外型和壁间型等四型。平滑肌肉瘤主要见于腔外型、腔内外型。平滑肌肉瘤的特点是肿瘤较大,瘤内易发生出血、坏死、囊变,形成多个内含黄色液体的囊腔,若囊内继发感染,破溃后与肠腔相通形成假性憩室,若向腹腔破溃、穿孔则形成局限性脓肿。区分良恶性肿瘤缺乏统一标准。一般认为肿瘤直径大于 10 cm 或已有转移者,可诊断为肉瘤;直径大于 8 cm、质脆、血供丰富者,肉瘤可能性大。

术中快速切片病理检查有时难以正确判定其良、恶性,应以石蜡切片观察核分裂象的数目作为诊断的主要依据,判定标准有如下几种:①每个高倍镜视野下核分裂象多于 2 个则为恶性。②每10 个高倍镜视野下核分裂象超过 5 个为肉瘤。③每 25 个高倍镜视野下核分裂象为 1~5 个为低度恶性,多于 5 个为肉瘤。④镜下有不典型核分裂象,核的多形性和染色深是肉瘤的基本特征。⑤每 25 个高倍镜视野下核分裂象数≥4 个,圆形核超过 20% 为肉瘤。平滑肌瘤能否恶变尚不清楚。上皮样平滑肌瘤的大多数瘤细胞呈圆形或多边形,胞质内有空泡或核周有透明区,以此可与平滑肌瘤和平滑肌肉瘤鉴别。以往认为上皮样平滑肌瘤属良性肿瘤,有恶性趋向,现认为此型肿瘤存在良性和恶性两种,恶性较少,后者多向肝转移或腹膜种植。平滑肌肉瘤多向肝转移或腹腔瘤床种植。少有淋巴转移。

2.临床表现

十二指肠平滑肌肿瘤所产生的症状、体征与其他十二指肠良、恶性肿瘤相似,但以出血、腹部肿块较为突出。有统计肉瘤的出血发生率约为 80%,肌瘤约为 50%,可为少量、持续或间歇大出血,出血与否和出血程度与肿瘤大小无直接关系。肿块多在右上腹,表面较光滑,硬或囊性感,活动度差,个别肿块可在右下腹触及。

3.诊断

十二指肠平滑肌肿瘤首选的检查方法:①胃肠道钡剂造影,其 X 线特征视肿瘤生长方式和大小而异。腔内型肿瘤可表现为表面光滑、边界清楚的充盈缺损,如形成溃疡则于充盈缺损部有龛影;腔外型肿瘤见十二指肠受压,黏膜皱襞紊乱;如肿瘤破溃与肠腔相通时,有巨大憩室征。②十二指肠内镜检查可见肠壁外压性改变或黏膜下隆起病变,黏膜糜烂。十二指肠降部以下病变易被漏诊,活检亦因取材受限难,以明确诊断。③CT 检查在十二指肠部位有边界限清楚的实质性肿块影,若肿瘤内有对比造影剂和气体,更有助于诊断。增强扫描为中等血供或血供较丰富的肿瘤,应与胰头部肿瘤鉴别。

4.治疗

该病一旦确诊,即使肿瘤局部复发,或转移病灶,均应积极手术探查,不应轻易放弃手术机会。力争根治性切除,对于晚期的或复发的病例,只要全身情况和局部解剖条件许可即积极做姑息性切除或其他手术,这样可以延长生存期,有时甚至可以达到意想不到的效果。其手术方案应根据肿瘤大小、生长部位和生长方式决定。局部切除仅适用于十二指肠外侧壁腔外型肌瘤。由于肉瘤术后复发主要是瘤床和腹腔内肿瘤种植,因此,术中避免瘤体包膜破裂是预防复发的关键之一。术毕于瘤床部位可用蒸馏水浸泡和冲洗。胰头十二指肠切除术适用于较大或位于十二指肠乳头周围的肿瘤。

平滑肌肉瘤肝转移病灶的边界较清楚可沿肿块边缘切除。若有多个转移灶局限于一叶,宜于肝叶切除。对不能切除的肝转移灶,可行肝动脉插管和门静脉插管化疗。

(五)十二指肠脂肪瘤和脂肪内瘤

临床上十二指肠脂肪瘤与脂肪肉瘤表现无明显差异,大体观乃至镜下均难以区别其性质,因而列入一并讨论。脂肪肉瘤（瘤）来自原始间叶组织,多发生于腹膜后。小肠脂肪瘤占整过消化道脂肪瘤的 50％以上,占小肠良性肿瘤的 20％,发病率次于平滑肌瘤,60％发生于回肠,十二指肠与空肠各占 20％左右,多见于老年人,男性略多于女性。

脂肪瘤外观呈黄色,质软,有一层极薄的外膜,有油脂样光泽,瘤组织分叶规则,并有纤维组织间隔存在。其镜下结构与正常脂肪组织基本一样,有包膜。脂肪肉瘤极少数由脂肪瘤恶变而来,而且一开始即具有恶性特征。肉眼观大体标本差异较大,有的似一般脂肪瘤,有的呈鱼肉样外观或黏液样外观。镜下组织学分类:①分化良好型;②黏液样型;③圆形细胞型;④多形性脂肪瘤等四型。

十二指肠脂肪肉瘤早期无特异性临床表现,根据肿瘤的大小、部位、范围而异,有肠梗阻、腹痛、黄疸、呕吐、食欲下降,乏力、消瘦等不同表现,少有肠套叠与出血的发生。绝大多数患者是通过消化道钡餐检查或十二指肠镜发现肿瘤的。

（丁龙龙）

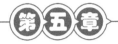

小 肠 疾 病

第一节　急性肠梗阻

肠内容物运行由于某些原因发生阻塞,继而引起全身一系列病理生理反应和临床症状。

一、分类

(一)机械性肠梗阻

临床最多见,由于机械性原因使肠内容物不能通过。多见于肠道肿瘤,肠管受压,肠腔狭窄和粘连引起的肠管成角、纠结成团等。肠道粪石梗阻主要见于老年人。

(二)动力性肠梗阻

分为麻痹性肠梗阻和痉挛性肠梗阻,肠道本身无器质性病变,前者由于肠道失去蠕动功能,以致肠内容物不能运行,如低钾血症时;后者则由于肠壁平滑肌过度收缩,造成急性肠管闭塞而发生梗阻,见于急性肠炎和慢性铅中毒等,较为少见。

(三)血运性肠梗阻

肠系膜血管栓塞或血栓形成,引起肠道血液循环障碍,肠管失去蠕动能力,肠内容物停止运行。

二、病因

主要原因依次为肠粘连、疝嵌顿、肠道肿瘤、肠套叠、肠道蛔虫症、肠扭转等。据大宗资料报道,肠粘连引起的肠梗阻占70%～80%(图5-1)。

三、病理生理

急性肠梗阻病因繁多,但肠腔阻塞后的病理生理变化主要概括为以下方面。

(一)肠腔积液积气

正常情况下,人体消化道内的少量气体,随肠蠕动向下推进,部分由肠道吸收,其余最后经肛门排出。消化道气体约70%来自经口吞入的空气,约30%来自肠腔内细菌的分解发酵。这些气体在肠梗阻时不能被吸收和排除,再加上肠道细菌大量繁殖和发酵作用,肠腔胀气会越来越重。肠梗阻时肠道和其他消化腺分泌的大量消化液正常吸收循环途径被阻断,梗阻近端肠腔内大量积液,病程晚期还有肠壁病变引起的渗出,再加上呕吐丢失,将造成严重的水、电解质平衡紊乱,循环血量不足和休克。严重膨胀扩张的小肠还引起腹腔压力增高,膈肌抬高,影响下腔静脉回流,加重心动过速和呼吸急促。

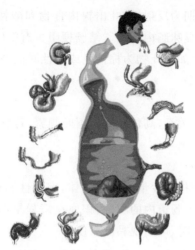

图 5-1　引起急性肠梗阻的常见病因

(二)细菌易位与毒素吸收

急性肠梗阻时肠道细菌迅速繁殖,产生大量有毒物质,并经损伤的肠黏膜屏障和通透性增高的外周血管进入血液循环,肠腔内细菌也发生易位,进入血液、淋巴循环和腹腔,引起全身中毒反应和感染。

(三)肠壁血运障碍

急性完全性肠梗阻的近端肠管扩张逐渐加重,肠壁逐渐变薄,张力增高,进而引起肠壁血运障碍,即绞窄性肠梗阻,肠黏膜可发生溃疡和坏死,肠壁出现出血点和瘀斑,肠腔和腹腔内均有血性液体渗出。随着时间延长,过度扩张的肠壁会因缺血而坏死,继而肠管破裂,引起急性腹膜炎。

以上病理生理改变持续进展将最终导致多器官功能障碍综合征和死亡。

四、临床表现

急性肠梗阻的症状与梗阻部位和时间有明显关系,位置越高,则呕吐越明显,容易出现水、电解质平衡紊乱;位置越低,则腹胀越明显,容易出现中毒和感染;病情随时间逐渐加重。急性肠梗阻的共同症状包括腹痛、腹胀、呕吐和停止排气排便。

(一)腹痛

无血运障碍的单纯性肠梗阻为阵发性腹痛。肠管内容物下行受阻,其近端肠管会加强蠕动,因此出现阵发性绞痛,逐渐加剧。其特点是发作时呈波浪式由轻至重,可自行缓解,有间歇,部位不定。腹痛发作时在有些患者的腹壁可见肠型,听诊可闻及高调肠鸣音。腹痛发作频率随蠕动频率变化,早期较频繁,数秒钟至数分钟 1 次,至病程晚期肠管严重扩张或绞窄时则转为持续性胀痛。绞窄性肠梗阻腹痛多为持续性钝痛或胀痛,伴阵发性加剧,引起腹膜炎后腹痛最明显处多为绞窄肠管所在部位。麻痹性肠梗阻腹痛较轻,为持续性全腹胀痛,甚至没有明显腹痛,而主要表现为明显腹胀。

腹痛随病情发展而变化,阵发性绞痛转为持续性腹痛伴阵发性加剧提示病情加重,肠梗阻可能由不全性转为完全性,单纯性转为绞窄性。

(二)呕吐

急性肠梗阻时多数患者有呕吐症状,呕吐程度和呕吐物性质与梗阻部位及程度有关。高位小肠梗阻呕吐发生早而频繁,早期为反射性,吐出胃内食物和酸性胃液,随后为碱性胆汁。低位小肠梗阻呕吐发生晚,可吐出粪臭味肠内容物。结肠梗阻少有呕吐。呕吐和腹痛常呈相关性,病程早期呕吐后腹痛可暂时缓解。如呕吐物为棕褐色或血性时应考虑已发生绞窄性肠梗阻。麻痹性肠梗阻的呕吐为溢出性,量较少。

(三)腹胀

腹胀症状与梗阻部位有明显关系,高位梗阻因呕吐频繁,胃肠道积气积液较少,腹胀不明显。低位梗阻时腹胀明显。

(四)停止排气、排便

不完全性肠梗阻时肛门还可排出少量粪便和气体,完全性肠梗阻则完全停止排气排便。在高位完全性肠梗阻患者,梗阻以下肠道内的积气、积便在病程早期仍可排出,故有排气排便并不说明梗阻不存在。绞窄性肠梗阻时,可出现黏液血便。

(五)全身症状

急性肠梗阻早期全身情况变化不大,晚期则出现发热、脱水、水电解质酸碱平衡紊乱、休克,并发肠坏死穿孔时则出现腹膜炎体征。

(六)体征

腹部膨隆与梗阻部位有关,低位梗阻较明显,可为全腹均匀膨隆或不对称膨隆,随病程进展加重,在腹壁薄的患者可见肠型。腹部叩诊鼓音。未发生肠绞窄或穿孔时,腹肌软,但因肠道胀气膨隆导致腹壁张力升高,可干扰对腹肌紧张的判断。压痛定位不明确,可为广泛轻压痛。发生肠绞窄或穿孔后,压痛明显,定位在绞窄肠管部位或遍及全腹,并有反跳痛和肌紧张。在病程早期听诊可闻及高调金属声响样肠鸣音,至病程晚期近端肠道严重扩张,发生肠绞窄、穿孔或在麻痹性肠梗阻,肠鸣音消失。应注意在年老体弱患者,即使已发生肠绞窄或穿孔,腹部体征也可能表现不明显。

对肠梗阻患者的体检应注意腹股沟区,特别在肥胖患者,其嵌顿疝可能被掩埋于厚层脂肪中而被忽略。肛门指诊应作为常规检查,可发现直肠肿瘤、手术吻合口狭窄或盆腔肿瘤等。多数肠梗阻患者直肠空虚,若直肠内聚集多量质硬粪块,则梗阻可能为粪块堵塞引起,多见于老年人,勿轻易手术探查。

五、辅助检查

(一)立位 X 线腹平片

立位 X 线腹平片是诊断是否存在肠梗阻最常用亦最有效的检查,急性肠梗阻表现为肠道内多发液气平面,小肠梗阻表现为阶梯状液平面;若见鱼肋征,即扩大的肠管内密集排列线条状或弧线状皱襞影,则为空肠梗阻征象;结肠梗阻表现为扩大的结肠腔和宽大的液气平面,而小肠扩张程度较轻。无法直立的患者可拍侧卧位片,平卧位片可以体现肠腔大量积气,但无法体现液气平面(图 5-2)。

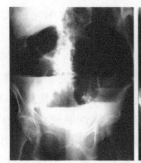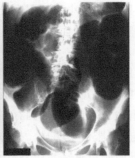

图 5-2　急性肠梗阻时立位腹平片(左)和平卧位片(右)对照

(二)超声检查

简便快捷,可在床边进行。肠梗阻时超声可见梗阻近端肠管扩张伴肠腔内积液,而远端肠管空瘪。小肠梗阻近端肠道内径常>3 cm,结肠梗阻近端内径常>5 cm。根据扩张肠管的分布可大致判断梗阻部位,小肠高位梗阻时上腹部和左侧腹可见扩张的空肠回声,呈"琴键征";小肠低位梗阻时扩张肠管充满全腹腔,右下腹及盆腔内扩张肠管壁较光滑(回肠);结肠梗阻时形成袋状扩张,位于腹周。严重结肠梗阻时肠管明显扩张,小肠与结肠的形态难以区分,但回盲瓣常可显示。机械性肠梗阻时近端肠管蠕动增强,扩张肠管无回声区内的强回声斑点呈往返或漩涡状流动;而麻痹性肠梗阻时肠壁蠕动减弱或消失,肠管广泛扩张积气;绞窄性肠梗阻时肠管粘连坏死呈团块状,肠壁无血流信号。超声诊断肠梗阻的敏感性可达 89%~96%,而且对引起梗阻的病因,如肿瘤、嵌顿疝等也可提供重要线索。

(三)CT

平卧位 CT 横切面影像可显示肠管扩张和肠腔内多发气液平面。机械性肠梗阻有扩张肠管和塌陷肠管交界的"移行带征";麻痹性肠梗阻常表现为小肠、结肠均有扩张和积气积液,而常以积气为主,无明显"移行带征";血运障碍性肠梗阻除梗死或栓塞血管供血的相应肠管扩张、肠壁水肿增厚外,梗阻肠管对应血管可见高密度血栓,或增强扫描见血管内充盈缺损。CT 还有助于发现引起肠梗阻的病因,如肿瘤、腹腔脓肿、腹膜炎、胰腺炎等。

(四)实验室检查

常规实验室检查常见水电解质酸碱平衡紊乱,低钾、低钠血症,白细胞计数升高,中性粒细胞比值升高等。

六、诊断

依据症状体征和影像学检查,急性肠梗阻的诊断不难确立。完整的急性肠梗阻诊断应包括以下要点。

(一)梗阻为完全性或不完全性

不完全性肠梗阻具有腹痛腹胀、呕吐等症状,但病情发展较慢,可有少量排气、排便,立位腹平片见肠道少量积气,可有少数短小液气平面。完全性肠梗阻病情发展快而重,早期可能有少量排气排便,但随病情进展,排气排便完全停止,立位腹平片见肠道扩张明显,可见多个宽大液气平面。

(二)梗阻部位高低

高位小肠梗阻,呕吐出现早而频繁,水、电解质与酸碱平衡紊乱严重,腹胀不明显,立位腹平片见液气面主要位于左上腹。低位小肠梗阻呕吐出现晚,一次呕吐量大,常有粪臭味,腹胀明显,腹痛较重,立位腹平片见宽大液气平面,主要位于右下腹或遍布全腹。

(三)梗阻性质

是机械性还是动力性肠梗阻,性质不同,处理方法也不同。机械性肠梗阻常伴有阵发性绞痛,可见肠型和蠕动波,肠鸣音高亢。而麻痹性肠梗阻则呈持续性腹胀,腹部膨隆均匀对称,无阵发性绞痛,肠鸣音减弱或消失,多有原发病因存在。痉挛性肠梗阻的特点是阵发性腹痛开始快,缓解也快,肠鸣音多不亢进,腹胀也不明显。机械性肠梗阻的立位腹平片见充气扩张肠管仅限于梗阻以上肠道,麻痹性肠梗阻则可见从胃、小肠至结肠普遍胀气,痉挛性肠梗阻时胀气多不明显。

(四)梗阻为单纯性还是绞窄性

绞窄性肠梗阻预后严重,须立即手术治疗,而单纯性肠梗阻可先保守治疗。出现下列临床表现者应考虑有绞窄性肠梗阻存在:①腹痛剧烈,在阵发性疼痛间歇仍有持续性疼痛;②出现难以纠正的休克;③腹膜刺激征明显,体温、脉搏、白细胞逐渐升高;④呕吐物或肠道排泄物中有血性液体,或腹腔穿刺抽出血性液体;⑤腹胀不对称,可触及压痛的肠袢,并有反跳痛。在临床实际中肠绞窄的表现可能并不典型,若延误手术可危及生命,外科医师应提高警惕,急性肠梗阻经积极保守治疗效果不明显,腹痛不减轻,即应考虑手术探查。

(五)梗阻病因

详细询问病史,结合临床资料全面分析。婴幼儿急性肠梗阻多见于肠套叠和腹股沟疝嵌顿,青壮年多见于腹外疝嵌顿,老年人常见于消化道和腹腔原发或转移肿瘤。有腹部损伤或手术史则粘连性肠梗阻可能性大,心房颤动、风湿性心瓣膜病等可引起肠系膜血管血栓,饱食后运动出现的急性肠梗阻多考虑肠扭转引起。

七、治疗

(一)非手术治疗

为患者入院后的紧急处置措施,可能使部分患者病情得到缓解,为进一步检查和择期手术创造条件,也作为急诊手术探查前的准备措施。

1.禁食和胃肠减压

禁止一切饮食,放置鼻胃管(长度55~65 cm)并持续负压吸引。降低胃肠道积气积液和张力有利于改善肠壁血液循环,减轻腹胀和全身中毒症状,改善呼吸、循环。

2.补充血容量和纠正水电解质、酸碱平衡失调

患者入院后立即建立静脉通道,给予充分的液体支持。对已有休克征象者可先快速输注5%葡萄糖注射液或林格氏液1 000 mL。高位小肠梗阻常有脱水,低钾、低钠、低氯血症和代谢性碱中毒,其中以低钾血症最为突出,可进一步导致肠麻痹,加重梗阻病情。尿量>40 mL/h可静脉滴注补钾。低钾、低钠纠正后代谢性碱中毒多能随之纠正。低位小肠梗阻多表现为脱水、低钠、低钾和代谢性酸中毒,其中以低钠更为突出。轻度低钠血症一般补充5%葡萄糖注射液1 000 mL后多可纠正,重度低钠患者则需根据实验室检查结果在补液中加入相应量的10%氯化钠溶液。对急性肠梗阻患者的补液量应包括已累计丢失量、正常需要量和继续丢失量,其中丢失量还包括因组织水肿而移至组织间隙的循环液体量。应记录尿量、间断复查实验室指标,对重症患者还应监测中心静脉压,以酌情调整补液量和成分。对绞窄性肠梗阻患者可适当输血浆、清蛋白或其他胶体液,以维持循环胶体渗透压,有利于维持循环血量稳定,减轻组织水肿。

3.应用抗生素防治感染

急性肠梗阻时由于肠内容物瘀滞,肠道细菌大量繁殖,肠壁屏障功能受损容易发生细菌易位,出现绞窄性肠梗阻时感染将更加严重。故应用广谱抗生素为必要措施。

4.营养支持

禁食时间超过 48 小时应给予全肠外营养支持,经外周静脉输注最好不超过 7 天,而经深静脉导管可长期输注,但应注意防治导管感染等并发症。

5.抑制消化道分泌

应用生长抑素可有效抑制消化液分泌,减少肠道积液,降低梗阻肠段压力。

6.其他

输注血浆或清蛋白同时应用利尿剂,有助于减轻肠壁水肿。

(二)手术治疗

经非手术治疗无效,病情进展者,已出现绞窄性肠梗阻或预计将出现肠绞窄的患者应行急诊手术治疗。需根据梗阻病因、性质、部位及全身情况综合评估,选择术式。手术原则是在最短时间内用最简单有效的方法解除梗阻。若伴有休克,待休克纠正后手术较为安全。若估计肠管已坏死而休克短时间内难以纠正者,应在积极抗休克同时进行手术探查。

手术切口应考虑有利于暴露梗阻部位,多采用经腹正中线切口或经右腹直肌探查切口(图 5-3)。应尽量在估计无粘连处进入腹腔,探查粘连区,锐性加钝性分离粘连,显露梗阻部位。已坏死的肠段、肿瘤、结核和狭窄部位应行肠段切除。若肠道高度膨胀影响手术操作,可先行肠腔减压,在肠壁开小口吸取肠内容物及气体,过程中尽量避免腹腔污染。

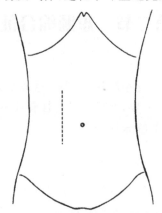

图 5-3　切口选择在有利于显露梗阻的部位

对肠道生机的判断是决定是否切除及切除范围的依据,主要从肠壁色泽、弹性、蠕动、血供、边缘动脉搏动等方面进行判断。遇判断有难度时,可用温热生理盐水湿敷肠袢,或以 0.5%～1% 的普鲁卡因 10～30 mL 在相应系膜根部注射,以缓解血管痉挛,并将此段肠管放回腹腔,15～20 分钟后再观察。若肠壁颜色转为正常,弹性和蠕动恢复,肠系膜边缘动脉搏动可见,则不必切除,若无好转则应切除。多数小肠部分切除后吻合较为安全。若绞窄肠段过长,患者情况危重,或切除范围涉及结肠,应在切除坏死肠段后做近远端肠造瘘,待病情稳定后二期行肠吻合术。

八、术后处理

手术后对患者应密切监护,老年、体弱及重症患者应进入 ICU 治疗。常见术后并发症包括以下三方面。

（一）腹腔和切口感染

肠管坏死已存在较严重的腹腔感染,肠管切开减压和肠段切除易污染腹腔和切口,故术后发生感染的风险较高。术中应尽量避免肠内容物污染,关腹前应用生理盐水、聚维酮碘溶液或甲硝唑充分清洗腹腔,留置有效的腹盆腔引流,切口建议采用全层减张缝合,以消除无效腔,即使有感染渗出也可向外或向腹腔排除,避免因感染而敞开切口。

（二）腹胀和肠麻痹

术后应继续监测和补充电解质,进行肠外营养支持,继续鼻胃管减压。可用少量生理盐水灌肠,促进肠蠕动,减少肠粘连。若广泛肠粘连在手术中未能完全分离,或机械性肠梗阻存在多个病因,而手术只解决了某个病因,应警惕术后再次出现机械性肠梗阻,必要时需再次手术。

（三）肠漏和吻合口漏

肠漏和吻合口漏是粘连性肠梗阻术后的常见并发症。急性肠梗阻时肠壁水肿变脆,分离粘连时容易损伤,且在术中容易忽略,而在术后出现肠内容物外漏,引起急性腹膜炎。急性肠梗阻手术切除梗阻部位,行肠吻合时,近端肠管扩张变粗,而远端肠管较细,大口对小口吻合有一定难度,加之肠壁的炎性水肿和腹膜炎,容易造成术后吻合口漏。术后肠漏和吻合口漏的预后取决于其部位、流量、类型等,轻者经通畅引流,加强支持治疗后可以愈合,重者需及时再次手术治疗。

（步　斌）

第二节　短肠综合征

短肠综合征是指因各种原因行广泛小肠切除、手术造成小肠短路或误将胃与回肠吻合后,小肠消化吸收面积不足,无法维持生理需要,而导致进行性营养不良、水电解质紊乱,继而出现器官功能衰退、代谢障碍、免疫功能下降的临床综合征。

一、病因

导致短肠综合征的原因有很多,成人短肠综合征多见于因小肠扭转或肠系膜血管栓塞或血栓形成,导致大部小肠坏死,被迫行大部分小肠切除后;也见于因克罗恩病、放射性肠损伤、反复肠梗阻、肠外瘘而多次切除小肠,致剩余肠道过短;或因严重外伤致大面积小肠毁损或肠系膜上血管损伤,而被迫切除大量小肠;胃肠手术中误将胃与回肠吻合,或高位与低位小肠间短路术后亦造成短肠综合征。儿童短肠综合征多为先天性因素引起,如肠闭锁、坏死性小肠结肠炎等导致小肠长度不足或切除大量肠袢,无法维持足够营养吸收。

二、病理生理

短肠综合征的严重程度取决于切除肠管的范围及部位,是否保留回盲瓣,残留肠管及其他消化器官（如胰和肝）的功能状态,剩余小肠的代偿适应能力等。通常认为满足正常成人所需的小肠长度最低限度,在没有回盲瓣时为 1 m,而有回盲瓣时为至少 75 cm。大量小肠吸收面积的丢失将导致进行性营养不良、水电解质紊乱、代谢障碍等。另外,大量肠道激素（如缩胆囊素、促胰液素、肠抑胃素等)的丢失,将导致肠道动力、转运能力等发生改变,幽门部胃泌素细胞增生(40%~50%的短肠综合征患者有胃酸分泌亢进)。回肠是吸收结合型胆盐及内因子结合性维生素 B_{12} 的部位,切除或短路后造成的代谢紊乱明显重于空肠。因胆盐吸收减少,未吸收的胆盐进入结肠将导致胆盐性腹泻,胆盐肠-肝循环减少将导致严重的胆盐代谢紊乱,因肝代偿合成胆盐的能力有限,将造成严重脂肪泻。切除较短回肠(<50 cm)时,患者通常能够吸收足够的内因子结合性维生素 B_{12},而当切除回肠>50 cm 时,将导致明显的吸收障碍,引起巨幼红细胞贫血及外周神经炎,并最终导致亚急性脊髓退行性改变。

短肠综合征时剩余小肠会发生代偿性改变,食物刺激及胃肠激素的改变使小肠绒毛变长、肥大,肠腺陷凹加深,黏膜细胞 DNA 量增加,肠管增粗、延长,黏膜皱襞变多。随黏膜的高度增生,酶和代谢也发生相应变化,钠-钾泵依赖的三磷酸腺苷,水解酶,肠激酶,DNA 酶,嘧啶合成酶活性均增加,而细胞二糖酶活性降低,增生黏膜内经磷酸戊糖途径的葡萄糖代谢增加。研究显示广泛肠切除后残余肠道可逐渐改善对脂肪、内因子和碳水化合物(特别是葡萄糖)的吸收(图 5-4)。

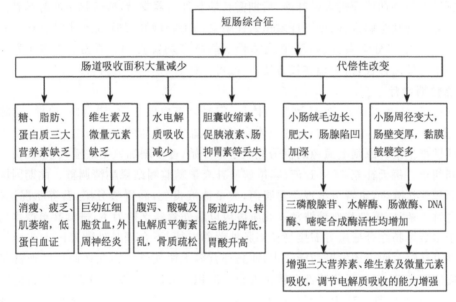

图 5-4 短肠综合征

三、临床表现

主要表现为早期的腹泻和后期的严重营养障碍。短肠综合征的症状一般可分为失代偿期、代偿期、代偿后期 3 个阶段。失代偿期(急性期)为第 1 阶段,是指发生短肠状况后早期,残留的肠道仅能少量吸收三大营养素和水、电解质,患者可出现不同程度的腹泻,与保留肠管的长度相关,多数患者并不十分严重,少数患者每天腹泻量可高达 2 L,重者可达 5~10 L,因此出现脱水、血容量不足、电解质紊乱及酸碱平衡失调。因胃泌素增多,胃酸分泌亢进,不仅使腹泻加重,消化功能进一步恶化,还可出现吻合口溃疡,甚至导致上消化道出血。数天后腹泻次数逐渐减少,生命体征逐渐稳定,胃肠动力恢复。这一阶段多需 2 个月。代偿期(适应期)为第 2 阶段,经治疗后机体内稳态得以稳定,腹泻次数减少,小肠功能亦开始代偿,吸收功能有所增强,肠液丧失逐渐减少,肠黏膜出现增生。代偿期时间长短随残留小肠长度,有无回盲部和肠代偿能力而定,最长可达 2 年,一般在 6 个月左右。代偿后期(维持期)为第 3 阶段,肠功能经代偿后具有一定的消化吸收能力,此时营养支持的方式与量已定型,需要长期维持,并预防并发症。

短肠综合征患者若无合理的营养支持治疗,会逐渐出现营养不良,包括体重减轻、疲乏、肌萎缩、低蛋白血症、皮肤角化过度、肌肉痉挛、凝血功能差及骨痛等。由于胆盐吸收障碍,胆汁中胆盐浓度下降,加上肠激素分泌减少,使胆囊收缩变弱,易发生胆囊结石。钙、镁缺乏可使神经、肌肉兴奋性增强,发生手足搐搦,长期缺钙还可引起骨质疏松。由于草酸盐在肠道吸收增加,尿中草酸盐过多而易形成泌尿系统结石。长期营养不良可最终导致多器官功能衰竭。

四、治疗

根据病因及不同病程阶段采取相应治疗措施。因手术误行吻合造成的短肠状态需急诊再次手术改正吻合。肠切除术后短肠综合征急性期以肠外营养支持,维持水电解质和酸碱平衡为主,适应期以肠外营养与逐步增加肠内营养相结合,维持期使患者逐步过渡到肠内营养为主。

因短肠综合征早期治疗需大量补液,后期需长期肠外营养支持,应选择中心静脉补液。可采用隧道式锁骨下静脉穿刺置管、皮下埋藏植入注射盒的中心静脉置管或经外周静脉穿刺中心静脉置管(PICC)。据部分学者经验,隧道式锁骨下静脉穿刺置管的并发症发生率(尤其是感染率),明显小于另外两种置管,护理亦较方便,一般可保持 2~3 年不需换管。

(一)急性期治疗

应仔细记录 24 小时出入量,监测生命体征,定时复查血电解质、清蛋白、血糖、动脉血气分析,监测体重。术后 24~48 小时补充的液体应以生理盐水、葡萄糖溶液为主,亦可给予一定量氨基酸及水溶性维生素。原则上氮源的供给应从小量开始,逐步增加氨基酸输入量,使负氮平衡状态逐步得到纠正。每天补充 6~8 L 液体,电解质补充量随监测结果酌情调整。此期因肠道不能适应吸收面积骤然减少,患者可出现严重腹泻,大量体液丧失,高胃酸分泌,营养状况迅速恶化,易出现水电解质紊乱、感染和血糖波动。此阶段应以肠外营养支持为主,进食甚至饮水均可加重腹泻。由于多数短肠综合征患者需接受长期肠外营养支持,不合理肠外营养配方或反复中心静脉导管感染可在短时间内诱发肝功能损害,使肠外营养无法实施。因此在制订肠外营养配方时应避免过度使用高糖,因过量葡萄糖会转化为脂肪沉积在肝脏,长期会损害肝功能;选择具有护肝作用的氨基酸;脂肪乳剂使用量不宜过大,一般不超过总热量的 40%,并采用中、长链脂肪乳;还应补充电解质、复合脂溶性维生素及水溶性维生素、微量元素等;所需热量和蛋白质要根据患者的实际情况进行个体化计算,热量主要由葡萄糖及脂肪提供。

由于长期肠外营养不仅费用昂贵,易出现并发症,而且不利于残留肠道的代偿。因此如有可能即使在急性期也应尽早过渡到肠内营养和口服进食。研究表明,肠内营养实施得越早,越能促进肠功能代偿。但短肠综合征患者能否从肠外营养过渡到肠内营养主要取决于残留肠管的长度和代偿程度,过早进食只会加重腹泻、脱水和电解质紊乱,因此从肠外营养过渡到肠内营养时应十分谨慎。开始肠内营养时先以单纯的盐溶液或糖溶液尝试,逐步增量,随代偿的过程,逐步过渡到高蛋白、低脂、适量碳水化合物的少渣饮食,少食多餐,也可选用专用于短肠综合征患者的短肽型肠内营养制剂。

(二)肠康复治疗

急性期后期应进行肠康复治疗,即联合应用生长激素(重组人生长激素)、谷氨酰胺与膳食纤维。生长激素能促进肠黏膜细胞增殖,谷氨酰胺是肠黏膜细胞等生长迅速细胞的主要能量物质,而膳食纤维经肠内细菌酵解后,能产生乙酸、丙酸和丁酸等短链脂肪酸,丁酸不仅可提供能量,还能促进肠黏膜细胞生长。使用方法为重组人生长激素皮下注射[0.05 mg/(kg·d)],谷氨酰胺静脉滴注[0.6 g/(kg·d)],口服含膳食纤维素丰富的食物或营养液,持续 3 周或更长。

(三)防治感染

当患者持续发热,应及时行各项检查以排查感染原因并早期治疗。针对肠源性感染的可能性,无细菌培养和药敏试验结果时,经验性用药应选择覆盖厌氧菌和需氧菌的抗生素。

(四)控制腹泻

禁食及肠外营养可抑制胃肠道蠕动和分泌,延缓胃肠道排空,从而减轻腹泻。可酌情应用肠动力抑制药,如口服洛哌丁胺、阿片酊等。腹泻严重难以控制者,应用生长抑素或奥曲肽可明显抑制胃肠道分泌,减轻腹泻。生长抑素首次剂量 300 μg 静脉注射,以后每小时 300 μg 静脉滴注;或奥曲肽首次剂量 50 μg 静脉注射,以后每小时 25 μg 静脉滴注,连用 3～5 天,腹泻次数明显减少后停用。

(五)抑制胃酸过多

术后胃酸分泌过多可应用质子泵抑制剂,目前抑酸效果最强的种类为埃索美拉唑,40 mg 静脉注射,每天 2 次。

(六)手术治疗

一些探索用手术方法治疗短肠综合征的方法,如肠管倒置术等,并未形成治疗常规,效果仍待定论。

小肠移植目前已成为治疗短肠综合征的理想方式。随着外科技术和免疫抑制方案的进步,经过 20 余年发展,目前小肠移植在美国已被纳入联邦医疗保险范畴,在一些先进的移植中心,1 年和 5 年生存率可高达 91% 和 75%。

五、预防

外科医师应认识到短肠综合征的严重性,在手术中尽量避免过多切除小肠,对于小肠缺血病变范围广的患者,不应草率决定大面积切除,而应经扩血管措施后观察小肠活力,或暂行肠外置术观察,尽量抢救和保留肠管。

(步 斌)

第三节 肠 瘘

肠瘘是指肠管之间、肠管与其他脏器或者体外出现病理性通道,造成肠内容物流出肠腔,引起感染、体液丢失、营养不良和器官功能障碍等一系列病理生理改变。肠瘘可分为内瘘和外瘘两类。肠内容物不流出腹壁称为内瘘,如小肠间内瘘、小肠结肠瘘、小肠胆囊瘘、小肠膀胱瘘等。肠管与体外相通则称肠外瘘。根据瘘口所在部位、经瘘口流出的肠液量、肠道瘘口的数目、肠道是否存在连续性及引起肠瘘的病变性质等有关,可将肠瘘分为高位瘘与低位瘘、高流量瘘与低流量瘘、单个瘘与多发瘘、端瘘与侧瘘、良性瘘与恶性瘘等。

一、病因

肠瘘的常见原因有手术、创伤、腹腔感染、恶性肿瘤、放射线损伤、化疗及肠道炎症与感染性疾病。肠外瘘主要发生在腹部手术后,是一种严重的术后并发症,主要病因是术后腹腔感染,各种原因导致的吻合口漏。小肠炎症、结核、消化道憩室炎、恶性肿瘤及外伤伤道感染、腹腔脓肿也可直接穿破肠壁引起肠瘘。有些为炎性肠病本身的并发症,如克罗恩病引起的内瘘或外瘘。根据临床统计,以继发于腹腔脓肿、感染和手术后肠瘘最为多见,肠内瘘常见于恶性肿瘤。放疗和化疗也可导致肠瘘,比较少见。

二、临床表现

肠瘘的临床表现比较复杂,其病情轻重受多种因素影响,包括肠瘘的类型、原因、患者身体状况及肠瘘发生的不同阶段等。肠间内瘘可无明显症状和生理紊乱。肠外瘘早期一般表现为局限性或弥漫性腹膜炎症状,患者可出现发热、腹胀、腹痛、局部腹壁压痛反跳痛等,在手术后患者与原有疾病的症状、体征难以区别,临床医师对患者诉腹胀、没有排气排便缺乏重视而将此归结为术后肠蠕动差、肠粘连等,往往错过早期诊断时机。在瘘管形成、肠液溢出体外以后,则主要表现为感染、营养不良、水电解质和酸碱平衡紊乱及多器官功能障碍等。

(一)瘘口形成和肠内容物漏出

肠外瘘的特征性表现是在腹壁出现一个或多个瘘口,有肠液、胆汁、气体、粪便或食物流出。唇状瘘可在创面观察到外翻的肠黏膜,甚至破裂的肠管。瘘口周围的皮肤红肿、糜烂。十二指肠瘘和高位空肠瘘流出量大,可达 4 000～5 000 mL/d,含有大量胆汁和胰液,经口进食的食物很快以原形从瘘口排出。低位小肠瘘流出量仍较多,肠液较稠,主要为部分消化的食糜。结肠瘘一般流出量少,呈半成形的粪便,瘘口周围皮肤腐蚀较轻。肠间内瘘可表现为不同程度的腹泻,应用止泻剂无效。肠道与输尿管、膀胱或者子宫发生的瘘,则出现肠内容物随尿液或从阴道排出,或者尿液随大便排出。

(二)感染

感染是肠瘘发生和发展的重要因素,也是主要临床表现。腹腔感染,特别是腹腔脓肿可引起肠瘘。肠瘘初期肠液漏出会引起不同程度的腹腔感染、腹腔脓肿,污染蔓延可出现弥漫性腹膜炎、脓毒血症等。

(三)营养不良

由于肠内容物特别是消化液的漏出,造成消化吸收障碍,加上感染、进食减少及原发病影响,肠瘘患者大多出现不同程度的营养不良,表现为低蛋白血症、水肿、消瘦等。水、电解质和酸碱平衡紊乱依肠瘘的位置、类型和流量而不同,表现为程度不等的内稳态失衡,常见低钾、低钠血症和代谢性酸中毒。

(四)多器官功能障碍

肠瘘后期可出现多器官功能障碍,较易出现胃肠道出血、肝脏损害。此外,肠瘘患者还可能存在一些与瘘发生相关的疾病,如消化道肿瘤、肠粘连、炎性肠病、重症胰腺炎及多发性创伤等,出现相应的临床表现。

(五)各种肠瘘的特点

十二指肠瘘发生后常表现为突然出现的持续性腹痛,以右上腹最明显,局部腹肌紧张、压痛、反跳痛,可伴有高热、脉速,白细胞升高。一般发生于胃切除术后十二指肠残端破裂、盲袢梗阻和内镜检查损伤等。症状的严重程度与漏出液的多少有关。瘘孔较小,漏出物仅是少量黏液和十二指肠液,症状较轻;若瘘口较大则有大量肠内容物漏出,形成外瘘则伤口附近皮肤很快发生糜烂,大量消化液流失很快导致水、电解质紊乱,甚至导致死亡。空-回肠内瘘常有腹泻,外瘘则有明显的肠液外溢,瘘口皮肤红肿、糜烂、疼痛,并常有腹腔感染。当肠腔与其他脏器,如泌尿道等相通时,常出现相应器官的感染。肠瘘远端常有部分或完全性梗阻。持久的感染、肠液丢失和营养摄入困难可造成营养不良,体重迅速下降。

三、病理生理

(一)病理生理分期

肠瘘的病理生理发展一般经历 4 个阶段,相继出现以下病理改变。

1.腹膜炎期

主要发生于创伤或手术后 1 周以内。由于肠内容物经肠壁缺损处漏入腹腔而引起腹膜炎。其严重程度依瘘口的位置、大小、漏出液的性质和量不同而异。高位、高流量的空肠瘘,漏出液中含有大量胆汁、胰液,具有强烈消化腐蚀作用,且流量大,常常形成急性弥漫性腹膜炎。瘘口小、流量少的肠瘘则可形成局限性腹膜炎。

2.局限性脓肿期

多发生于肠瘘发病后 7～10 天。由于急性肠瘘引起腹腔感染,腹腔内纤维素渗出,大网膜包裹,周围器官粘连等,使渗漏液局限、包裹形成脓肿。

3.瘘管形成期

上述脓肿在没有及时引流情况下,可发生破溃,使脓腔通向体表或周围器官,从肠壁瘘口至腹壁或其他器官瘘口处,形成固定的异常通路,脓液与肠液经过此通道流出。

4.瘘管闭合期

随着全身情况的改善和有效治疗,瘘管内容物引流通畅,周围组织炎症反应消退及纤维组织增生,瘘管将最后被肉芽组织充填并形成纤维瘢痕愈合。

(二)病理生理改变

肠瘘有一系列特有的病理生理改变,主要包括水电解质和酸碱平衡紊乱、营养不良、消化酶腐蚀作用、感染及器官功能障碍等。因瘘口位置、大小、流量及原有疾病不同,对机体造成的影响也不同。瘘口小,位置低、流量少的肠瘘引起全身病理生理改变小,而高位、高流量的瘘则引起明显的全身症状,甚至出现多器官功能衰竭,导致死亡。

1.水电解质和酸碱平衡紊乱

肠瘘按其流出量的多少,分为高流量瘘与低流量瘘。消化液丢失量的多少取决于肠瘘的部位,十二指肠、空肠瘘丢失肠液量大,也称高位肠瘘,而结肠及回肠瘘肠液损失少,也称低位肠瘘。大量肠液流失引起脱水、电解质和酸碱紊乱,甚至危及患者生命。因肠液丢失,肠液中营养物质和消化酶丢失,消化吸收功能发生障碍,加上感染等因素,导致和加重营养不良,其后果与短肠综合征相同。

2.消化液腐蚀作用

肠液腐蚀皮肤可发生糜烂、溃疡甚至坏死,消化液积聚在腹腔或瘘管内,可能腐蚀其他脏器,也可能腐蚀血管造成大出血和伤口难以愈合。

3.感染

肠瘘发生后，由于引流不畅而造成腹腔内脓肿形成。肠腔内细菌污染周围组织发生感染，又因消化酶腐蚀作用使感染难以局限。如肠瘘与胆道、膀胱相通则引起相应器官的感染，甚至发生败血症。

水电解质和酸碱平衡紊乱、营养不良、感染，是肠瘘的三大基本病理生理改变，尤其是营养不良和感染，在肠瘘中往往比较突出，而且互为因果，形成恶性循环，可引起脓毒血症和多器官功能障碍综合征，最后导致死亡。

四、诊断

根据临床表现、病史和有关检查，肠瘘的诊断多无困难，但为实施正确治疗，对肠瘘的诊断需明确以下重要问题：①肠瘘的位置与数目，即明确是高位瘘还是低位瘘，是单个瘘还是多发瘘；②瘘管的走行情况，包括瘘管的形状、长度、有无脓腔存在、是否与其他脏器相通；③肠道的通畅情况，是端瘘还是侧瘘，瘘的远端有无梗阻；④肠瘘的原因，是良性瘘还是恶性瘘；⑤有无腹腔脓肿和其他并发症，瘘管的引流情况等；⑥患者的营养状态和重要器官功能情况，是否存在水电解质和酸碱平衡紊乱。

为明确上述情况，需进行实验室检查和影像学检查，特别是瘘管检查。瘘管检查可通过口服染料或炭粉，观察排出情况，或口服或直接向瘘管内注入碘造影剂行瘘管造影。口服经稀释的炭粉或亚甲蓝后，定时观察瘘口，记录炭粉或亚甲蓝排出的量和时间。如有炭粉或染料经创口排出则肠瘘诊断明确，根据排出时间可粗略估计瘘的部位，根据排出量可初步估计瘘口大小。瘘管造影有助于明确瘘的部位、大小、瘘管长短、走行及脓腔范围，还可了解与肠瘘相关的部分肠袢情况。其他辅助检查包括以下几种。

(一)腹部 X 线检查

通过腹部立、卧 X 线检查了解有无肠梗阻，是否存在腹腔占位性病变。

(二)B 超检查

可以检查腹腔脓肿，胸腹水，腹腔占位病变等，还可行 B 超引导下经皮穿刺脓肿引流。

(三)消化道造影检查

消化道造影包括口服造影剂行全消化道造影和经腹壁瘘口造影，是诊断肠瘘的有效手段。常可明确是否存在肠瘘、肠瘘的部位与数量、瘘口大小、瘘口与皮肤距离、是否伴有脓腔及瘘口引流情况等，同时还可明确瘘口远、近端肠管是否通畅。如果是唇状瘘，在明确瘘口近端肠管情况后，还可经瘘口向远端肠管注入造影剂进行检查。造影时应动态观察胃肠蠕动和造影剂分布情况，注意造影剂漏出的部位、量与速度、有无分支叉道和脓腔等。

对肠瘘患者进行消化道造影检查一般不宜使用钡剂，因为钡剂不能吸收或溶解，会造成钡剂存留在腹腔和瘘管内，形成异物，影响肠瘘自愈，且钡剂漏入腹腔或胸腔后引起的炎性反应也较剧烈。一般对早期肠外瘘患者多使用 76％泛影葡胺，60～100 mL 口服或经胃管注入，多能清楚显示肠瘘情况。肠腔内和漏入腹腔的泛影葡胺均可很快吸收。

(四)CT 检查

CT 是临床诊断肠瘘及其并发的腹盆腔脓肿的理想方法。特别是通过口服造影剂 CT 扫描，或 CT 瘘管造影，不仅可以明确肠道通畅情况和瘘管情况，还可协助进行术前评价，帮助确定手术时机。如炎症粘连明显的肠管 CT 表现为肠管粘连成团，肠壁增厚和肠腔积液。此时手术不但不能完全分离粘连,还可能造成肠管更多的继发损伤,产生更多的瘘,使手术彻底失败。

（五）其他检查

如对小肠胆道瘘、小肠膀胱瘘等进行胆管、泌尿道造影检查。

五、治疗

（一）治疗原则

肠瘘的治疗目的是设法闭合瘘管,恢复肠道连续性,纠正肠液外溢所致的各种病理生理改变。20世纪70年代以前,治疗肠瘘的首选方法是紧急手术修补肠瘘,当时公认的原则是"越是高位的瘘,越要尽早手术"。但由于对肠瘘的病理生理学了解不够,将肠瘘等同于十二指肠溃疡穿孔、外伤性肠穿孔等,希望能一次修补成功,而事实上由于腹腔内感染严重,肠祥组织不健康且愈合不良,早期手术失败率高达80%。20世纪70年代初期,随着全肠外营养（TPN）的发展,肠瘘患者的营养障碍问题可得到解决,加上新型广谱抗生素的应用,对肠瘘感染可有效控制,肠瘘的治疗策略出现了根本性转变,以采用各种非手术治疗促进肠瘘自行愈合为主,而确定性手术是最后的选择。

TPN不仅可以改善患者营养不良,而且可减少肠液分泌量50%～70%,有利于肠瘘愈合。20世纪80年代后期,生长抑素应用于肠瘘的治疗,使肠液分泌再减少50%～70%,可使24小时空腹肠液流出量由约2 000 mL减少至200 mL左右。20世纪90年代以后,重组人生长激素应用于临床,可促进蛋白质合成与组织修复,使肠瘘非手术治疗的治愈率进一步提高。目前肠瘘的基本治疗原则是根据肠瘘的不同类型和病理生理情况,采取营养支持、抗感染、减少肠液分泌、封堵瘘管、维持内环境稳定、促进瘘管愈合及选择性手术等综合措施。一些研究正在探索在有效的营养支持和抗感染前提下,通过生长抑素和生长激素联合应用,对肠外瘘实施早期确定性手术以缩短疗程。

（二）治疗措施

1.纠正水电解质和酸碱平衡紊乱

水电解质和酸碱平衡紊乱是高流量肠瘘的严重并发症,也是肠瘘早期死亡的主要原因。其病因包括消化液的大量丢失,严重腹腔感染所致的高分解代谢（胰岛素拮抗,糖利用障碍,高血糖）,难以纠正的酸中毒,以及不恰当的营养支持和补液等。因此肠瘘所致的水电解质和酸碱平衡紊乱比较复杂,且贯穿整个病程。随瘘流量的改变,感染控制程度的不同,紊乱的程度也会发生改变。在肠瘘的治疗过程中,必须自始至终注意纠正水电解质和酸碱平衡紊乱,基本措施是保证足量补充,控制肠液漏出,实时监测调整。对肠瘘患者应注意监测24小时出入量、血电解质、血气分析、血细胞比容、血浆渗透压、尿量、尿比重、尿电解质等,特别要注意有无低钾血症、低钠血症和代谢性酸中毒。肠瘘治疗过程中既可出现高钾,也可出现低钾,而患者可无明显症状。由于细胞内外钾离子交换缓慢,并需消耗一定能量,因此血清钾并不能完全反映总体钾的量及变化。随着感染的控制,机体由分解代谢转向合成代谢,对钾离子的需求也会增加。在临床上补钾时应多进行监测,不宜在短期内将所缺失的钾全部补充。补钾一般用10%氯化钾加入液体中,应严格掌握量和浓度限制（浓度不超过40 mmol/L,即氯化钾30 mL/L,速度不超过40 mmol/h,每天氯化钾总量不超过80 mL,尿量应超过40 mL/h）,补充途径可经外周静脉、中心静脉或口服,因肠瘘患者多需长期营养支持,一般采用中心静脉给予,并应进行心电监测,监测心律失常。

2.营养支持

肠瘘患者营养支持的目的是改善营养状况和适当的胃肠功能休息。有效的营养支持不仅促进合成代谢,而且增强机体免疫力,使感染易于控制,提高肠瘘的治愈率。营养支持基本方法包括肠外营养(PN)和肠内营养(EN)两种,但所用的营养成分组成和具体途径可以有多种。

PN用于肠瘘患者具有以下优点:营养素全部从静脉输入,胃肠液的分泌量明显减少,经瘘口溢出的肠液量也随之减少;调整补充水、电解质比较方便;部分肠瘘经过PN,溢出的肠液减少,感染控制,营养改善而可以自愈;围术期应用PN提高了手术成功率。肠瘘患者进行PN一般时间较长,其不足之处在于,PN导管败血症发生率较高;容易产生淤胆、PN性肝病等代谢并发症;长期PN还可引起肠黏膜萎缩,肠屏障功能受损和细菌易位;PN费用较昂贵。故应酌情尽量缩短PN时间,添加特殊营养素、药物等以减少并发症,条件允许时尽快过渡到EN。肠瘘患者PN的基本要求包括针对每个患者具体计算热量和需氮量,一般轻度至中度应激者给予的非蛋白质热量分别为104.6～125.5 kJ/(kg·d)及125.5～146.4 kJ/(kg·d),氮量分别为0.16～0.2 g/(kg·d)及0.2～0.3 g/(kg·d);应同时应用葡萄糖液和脂肪乳剂作为能量供给,糖:脂比例为(1～2):1;根据患者氮平衡状态、营养状况和治疗目的选用适当的氨基酸制剂,并且按不同品牌的溶液含氮量,计算决定输注量,一般选用含氨基酸种类较多的制剂,应激较重者可选用含支链氨基酸(BCAA)较多的制剂;补充适当的电解质、维生素和微量元素,不仅要注意钾、钠、氯水平,还要注意补充钙、镁和磷,以及水溶性维生素、脂溶性维生素和微量元素。

肠内营养(EN)是将一些只需化学性消化或不需消化就能吸收的营养液通过消化道置管或造口注入胃肠道内,更符合胃肠道正常生理,能够维持胃肠道和肝脏正常功能,避免肠黏膜萎缩,保护肠道屏障,防止细菌易位,并发症少,费用较低,技术要求低,故应尽量创造条件以实现EN。肠瘘患者实施EN要注意时机,对于肠瘘急性期,并发严重的感染和水电解质酸碱平衡紊乱,或者存在肠梗阻,肠内容物漏出比较严重者,不能采取EN。对单纯的管状瘘,可在堵瘘后用鼻胃管实施EN。在瘘发生后,如行腹腔引流术,可尽量同时做肠造口备EN用。对于肠瘘造成短肠综合征或者肠道功能不良,宜选用易于吸收的氨基酸或短肽要素膳。当肠道功能基本正常,宜选用含蛋白水解物或全蛋白的制剂。应用EN应采取循序渐进原则,输入量逐渐增加,速度由慢至快,使肠道有充分的适应,实施EN时应注意保温,输入的肠内营养液应在40℃左右,以减少腹胀、腹泻的发生。

另外,生长抑素可进一步减少胃肠液的分泌,有利于腹腔感染的控制,纠正水和电解质紊乱,促进管状瘘愈合。生长激素具有促进合成代谢、促进伤口和瘘口愈合的作用。谷氨酰胺是合成氨基酸、蛋白质、核酸及其他生物大分子的前体,是肠黏膜细胞、免疫细胞等生长迅速细胞的主要能源物质,在应激状态下相当于必需氨基酸,经静脉或肠道补充谷氨酰胺可促进蛋白质合成,促进肠黏膜细胞增殖,保护肠屏障功能。精氨酸具有营养和免疫调节双重作用,经肠外或肠内补充可促进蛋白质合成,增强机体免疫功能。ω-3多不饱和脂肪酸可改变细胞膜结构,影响细胞流动性、信号传递和受体功能,具有免疫调节作用。

3.控制感染

肠瘘患者的感染主要是肠液外溢至腹腔形成的腹腔感染,以及静脉导管和肠道细菌易位导致的感染,通常由多种病原菌引起,可反复发生,加上患者常常同时存在营养障碍,免疫功能低下等问题,感染控制比较困难。腹腔内感染是肠瘘最主要、最初的感染灶,容易形成脓肿,而且易被腹腔粘连形成许多分隔,不易定位与引流。治疗腹腔内感染的最主要措施是有效引流、适当应用抗感染药物和全身支持治疗。

引流是控制肠瘘腹腔感染的主要方法,也是管状瘘治疗的基本方法。在肠瘘形成初期,若腹腔已经安置引流管且通畅,可利用此引流管继续引流。如果无腹腔引流管或引流不畅,存在广泛多处腹腔感染、脓肿,可考虑剖腹探查,大量冲洗腹腔后放置有效引流。若感染或脓肿局限,B超或CT引导下穿刺引流可避免剖腹探查。肠瘘腹腔引流应使用单腔负压管、双套管及三腔管。单腔负压管容易发生堵塞,适于短期抽吸引流。双套管的优点是能预防组织堵塞引流管,但由于肠瘘患者的腹腔引流液中含有多量纤维素和组织碎屑,仍可引起管腔堵塞。三腔引流管是在双套管旁附加注水管,可以持续滴入灌洗液,可达到持续冲洗效果,推荐使用。用临时性关腹技术处理严重的腹腔感染和多发脓肿近年来越来越多地用于临床,即暂时用聚丙烯网片等材料遮盖敞开的腹腔,以减少再次剖腹的次数,腹腔内液体可透过网孔得到引流,引流物和肠造口可从网片上戳孔引出,待病情恢复后再行腹壁修复。该技术在肠外瘘的应用指征是腹腔感染严重且广泛;腹腔内有多发或多腔脓肿;腹壁感染严重,不能缝合关闭。应用生物网片更可以促进组织在网片上爬行生长,有利于远期的腹壁修复。因肠瘘患者通常治疗时间较长,而长期使用广谱抗生素将导致菌群失调或二重感染,故不可随意使用,应严格掌握适应证,并在病情允许时及时停药。肠瘘患者应用抗生素的主要适应证包括肠瘘早期存在严重的腹腔或全身感染;PN静脉导管感染;肠瘘患者全身情况较差,存在肠道细菌易位危险;肠瘘围术期。肠瘘患者在慢性期和恢复期,以及在腹腔感染局限,经过引流冲洗和营养支持瘘管开始愈合缩小等情况下,一般不需要抗生素治疗。

4.瘘口瘘管的处理

关闭瘘口是肠瘘治愈的目标,基本方法是吸引和封堵。吸引的目的是引流肠液、脓液和坏死组织,减少对瘘管和瘘口的进一步侵蚀,使瘘口瘘管缩小以便于封堵或者自愈。常用方法是从瘘口向近端肠腔插入一根直径0.5 cm的硅胶双套管,如置管困难,可采取介入技术,将双套管尖端尽量摆放在肠瘘内口附近,低引力持续吸引,用凡士林纱布把瘘口与腹壁隔开。也可应用三腔管引流,间断吸引冲洗。准确收集记录吸引量作为补液参考。

封堵适于管状瘘或者高流量瘘,以尽快控制肠液漏出以改善营养状况。封堵前应进行瘘管造影,明确瘘管瘘口位置和解剖关系,最好在影像引导下完成。传统的方法是用纱布、油纱条填塞,还有盲管堵塞法、水压法堵塞等。也有报道经瘘口将避孕套放入肠腔,向套内注入适量的空气或水,使其在肠腔内外形成哑铃状而堵塞瘘口的方法。瘘口较大或唇状瘘,可用硅胶片内堵。目前应用更多的是医用粘胶,包括各种生物胶。进行肠瘘封堵时必须先明确瘘口远端肠管无明显狭窄和梗阻,避免对多发瘘进行封堵,以免引起部分瘘管引流不畅。封堵肠瘘时应尽量首先堵住内口,对外口进行引流冲洗,局部应用抗生素和促进瘘管愈合的药物,使肠瘘自行愈合。瘘口周围皮肤可以涂抹氧化锌、氢氧化铝或其他抗生素软膏予以保护。

5.其他治疗

肠瘘的治疗还应注意对其他器官功能的维护和病变的治疗,由于肠瘘属胃肠科疑难病危重病,尤其是早期未能发现,导致腹腔严重感染和多发性脓肿形成的患者,可能存在不同程度的心、肺、肝、肾等器官功能障碍,在治疗过程中应注意监测和维护。

六、预后

肠瘘是多种疾病和损伤引起的一种复杂并发症,在原发病基础上又出现新的病理生理学改变,其治疗一直是临床难题。肠瘘的死亡率在20世纪60年代高达40%~65%,20世纪70年代以来,由于治疗策略的改进,营养支持的进步,重视患者整体情况和有效抗感染等,肠瘘的死亡率已明显下降,一般在5.3%~21.3%。

决定肠瘘预后的主要因素是发生部位、类型和原因,腹腔感染的严重程度及治疗策略等,肠瘘的三大死亡原因是水电解质和酸碱平衡紊乱,营养不良和感染。肠瘘治疗失败的原因有感染未能得到有效控制,所引发的多器官功能障碍综合征是治疗失败的主要因素,占死亡患者的90%;特殊病因引起的肠外瘘,如克罗恩病、放射性损伤、恶性肿瘤等,缺乏有效治疗措施;并发其他重要脏器病变,如肿瘤,肝病和心血管病变。

(步 斌)

第四节 肠 套 叠

一段肠管套入其相连的肠管腔内称为肠套叠,多见于幼儿,成年人肠套叠在我国较为少见。大多数小儿肠套叠属急性原发性,肠管并无器质性病变,而成人肠套叠多由肠壁器质性病变引发,多为慢性反复发作,常见原因有憩室、息肉或肿瘤等,临床表现多不典型,且缺少特异性诊断技术,故术前较难确诊。跟随微创外科的发展,腹腔镜探查和手术的应用日益广泛,在明确肠套叠诊断的同时,还可进行治疗性手术,或为开腹手术设计切口,减小创伤,具有明显的微创优势。

一、成人肠套叠

(一)病因

成人肠套叠临床较少见,多为继发性。其中90%的病因是良性肿瘤、恶性肿瘤、炎性损伤或Meckel憩室。小肠发生肠套叠多于结肠,这可能与小肠较长,活动度较大,蠕动较频繁,蠕动方式改变机会较大有关。原因不明的肠套叠可能与饮食习惯改变、精神刺激、肠蠕动增强、药物或肠系膜过长有关。腹部外伤和手术后亦可发生不明原因的肠套叠。

肠套叠按套叠类型分为回肠-结肠型、回肠盲肠-结肠型、小肠-小肠型、结肠-结肠型(图5-5)。套叠肠管可分为头部、鞘部、套入部和颈部(图5-6)。

(二)病理生理

肠管套入相邻肠管腔将导致肠腔狭窄,可引起机械性梗阻。尤其当套入部肠段系膜亦套入时,将出现肠管血运障碍,使肠黏膜发生溃疡和坏死,如没得到及时处理,肠壁会因缺血而坏死,最终肠管破裂。由于急性腹膜炎,水电解质严重丢失,感染和毒素吸收,将导致败血症和多器官功能障碍综合征。

(三)辅助检查

1.超声检查

超声显示为中央套入部多层肠壁,造成多层次界面的高回声区,两侧为只有一层肠壁构成的低回声或不均质回声环,可表现为"假肾征"或"靶环征",套入部进入套鞘处呈舌状表现,远端呈低或不均质回声肿块。超声检查的缺点是在肠梗阻情况下,肠腔内气体较多,无法获得满意图像。

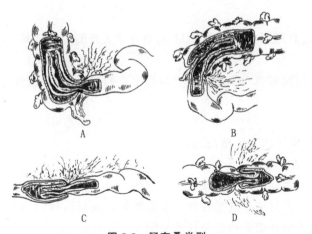

图 5-5　肠套叠类型

A.回肠-结肠型;B.回肠盲肠-结肠型;C.小肠-小肠型;D.结肠-结肠型

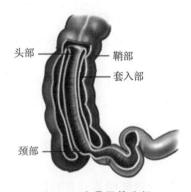

头部　　　　　　鞘部

套入部

颈部

图 5-6　套叠肠管分部

2.X 线检查

(1)单纯立位腹部 X 线检查:可见不全性或完全性肠梗阻表现。

(2)钡灌肠检查:在有结肠套入的成人肠套叠中典型表现为杯口征,对单纯小肠套叠无确诊价值,且必须行肠道准备,在急性完全性肠梗阻时无法行此检查,现已逐渐被 B 超所取代。

3.CT 检查

对成人肠套叠诊断有较高应用价值。肠套叠部位与 CT 扫描线垂直时,表现为圆形或类似环形,称为"靶征",是肠套叠最常见的特征性 CT 表现之一。套叠部位与 CT 扫描线平行时,则肿块呈椭圆形或圆柱形,附以线状的血管影,描述为"腊肠样"肿块。肠系膜血管及脂肪卷入套入部,也是较特异性的 CT 征象之一。

(四)诊断

1.临床表现

腹痛、腹部包块、呕吐、血便为肠套叠常见四大症状。成人肠套叠临床表现不典型,早期诊断困难,在急诊情况下更容易误诊。出现下列情况者应高度怀疑:①病程较长,亚急性起病,腹痛反复发作,症状可自行缓解或经保守治疗后好转,呈不完全性肠梗阻;②腹痛伴腹部包块,包块大小可随腹痛变化,位置不固定,常游走,可消失,消失后腹痛也随之消失;③有腹部包块的急腹症和腹痛伴血便者;④不明原因肠梗阻。

2.辅助检查

影像学检查特别是B超可作为首选。CT检查在成人肠套叠的诊断上有重要价值。

3.腹腔镜探查

术前诊断困难时,剖腹探查或腹腔镜探查是最主要的确诊手段,按微创原则,患者条件允许时首选腹腔镜探查。

(五)治疗

成人肠套叠大多数原发病为肿瘤,通常应手术治疗。

1.不应手法复位的肠套叠

(1)术前或术中探查明确为恶性肿瘤引起肠套叠,应行包括肿瘤及区域淋巴结在内的根治性切除术,试图将肠管复位很可能造成恶性肿瘤细胞播散或血行转移,且在复位过程中,缺血肠段易发生穿孔,而在水肿肠壁处切除吻合易致术后吻合口并发症。

(2)结肠套叠原发于恶性肿瘤的占50%～67%,因此结肠套叠不应手法复位,而应行规范肠切除并清扫淋巴结。

(3)套叠肠段有缺血坏死情况可直接手术切除。

(4)老年患者的肠套叠恶性肿瘤和缺血坏死发生率高,不应复位,可直接行肠段切除术。

2.可以手法复位的肠套叠

(1)肠管易复位且血供良好,可先行手法复位,再根据探查情况决定是否行肠切除手术。对于回肠-结肠型套叠,如肠管复位后未发现其他病变,以切除阑尾为宜,盲肠过长者应做盲肠固定术。

(2)小肠套叠多由良性病变引起,术中可考虑先将肠管手法复位,再行手术治疗。

(六)手术步骤

(1)探查:根据术前影像学评估,一般能明确套叠肠段位置。如梗阻不明显、有足够腹腔空间,可行腹腔镜探查。如腹胀明显、肿物巨大或有其他腹腔镜手术禁忌证时应行剖腹探查。

(2)手法复位:小肠-小肠型套叠较易复位,方法是通过缓慢轻柔挤压、牵拉两端小肠将套叠肠段拖出。回肠-结肠型套叠更容易出现回肠肠壁水肿、缺血、坏死,在复位时容易将肠壁撕裂或损伤,故建议在手法复位回肠-结肠型套叠时应格外小心。

(3)恶性肿瘤引起的肠套叠以不同部位的肿瘤根治原则行肿瘤根治术。

(4)小肠良性疾病引起的套叠在肠管复位后,酌情行单纯病变切除或套叠肠段切除。

(七)术后处理

术后根据不同肠段的手术和术式决定禁饮食时间,预防性应用抗生素。未恢复饮食前应予肠外营养支持。鼓励患者尽早下床活动,促进胃肠道功能恢复。肛门排气后可酌情拔除胃管及腹腔引流管,循序渐进恢复经口进食。

二、小儿肠套叠

小儿肠套叠是指各种原因引起的部分肠管及其附近的肠系膜套入邻近肠腔内,导致肠梗阻,是一种婴幼儿常见急腹症。肠套叠发病率为1.5‰～4‰,不同民族和地区发病率有差异,我国远较欧美国家多见,男孩发病多于女孩,为(1.5～3):1。肠套叠偶尔可见于成人或新生儿,而主要见于1岁以内的婴儿,占60%以上,尤以4～10个月婴儿最多见,是发病高峰。2岁以后发病逐年减少,5岁以后发病罕见。

(一)病因

肠套叠分为原发性和继发性两种。

1.原发性肠套叠

90%的肠套叠属于原发性,套入肠段及周围组织无显著器质性病变。病因至今尚不清楚,可能与下列因素有关。

(1)饮食改变:由于婴儿肠道不能立即适应所改变食物的刺激,发生肠道功能紊乱而引起肠套叠。

(2)回盲部解剖因素:婴儿期回盲部游动性大,小肠系膜相对较长,回肠盲肠发育速度不同,成人回肠盲肠直径比为1:2.5,而新生儿为1:1.43,可能导致蠕动功能失调。婴儿回盲瓣过度肥厚且呈唇样凸入盲肠,加上该区淋巴组织丰富,受炎症或食物刺激后易引起充血、水肿、肥厚,肠蠕动易将回盲瓣向前推移,并牵拉肠管形成套叠。

(3)病毒感染:系列研究报道急性肠套叠与肠道内腺病毒、轮状病毒感染有关。病毒感染可能引起肠系膜淋巴结肿大和回肠末端集合淋巴结增殖肥厚,从而诱发肠套叠。

(4)肠痉挛及自主神经功能失调:各种原因的刺激,如食物、炎症、腹泻、细菌和寄生虫毒素等,使肠道发生痉挛、蠕动功能节律紊乱或逆蠕动而引起肠套叠。也有人提出由于婴幼儿交感神经发育迟缓,因自主神经系统功能失调而引起肠套叠。

(5)遗传因素:近年来有报道称,部分肠套叠患者有家族发病史。这种家族发病率高的原因尚不清楚,可能与遗传、体质、解剖学特点及对肠套叠诱因的易感性增高等有关。

2.继发性肠套叠

由肠道器质性病变引起,以Meckel憩室占首位,其次为息肉及肠重复畸形,此外还包括肿瘤、异物、结核、阑尾残端内翻、盲肠袋内翻及紫癜血肿等。患儿发病年龄越大,存在继发性肠套叠的可能性越大。

(二)病理生理

肠套叠在纵形切面上由3层肠壁组成称为单套:外层为肠套叠鞘部或外筒,套入部为内筒和中筒。肠套叠套入最远处为头部或顶端,肠管从外面卷入处为颈部。外筒与中筒以黏膜面相接触,中筒与内筒以浆膜面相接触。绝大多数肠套叠患者是单套。少数患者小肠肠套叠再套入远端结肠肠管内,称为复套,断面上有5层肠壁。肠套叠多为顺行性套叠,与肠蠕动方向一致,逆行套叠极少见。肠套叠一旦形成很少自动复位,套入部进入鞘部,并受到肠蠕动的推动向远端逐渐深入,同时其肠系膜也被牵入鞘内,颈部紧束使之不能自动退出。由于鞘部肠管持续痉挛紧缩而压迫套入部,致使套入部肠管发生循环障碍,初期静脉回流受阻,组织淤血水肿,套入部肠壁静脉怒张破裂出血,黏膜细胞分泌大量黏液,黏液进入肠腔后与血液、粪质混合呈果酱样胶冻状排出。肠壁水肿不断加重,静脉回流障碍加剧,致使动脉受压,供血不足,最终发生肠壁坏死。肠坏死根据发生的病理机制分为动脉性和静脉性坏死。动脉性坏死多发生于鞘部,因鞘部肠管长时间持续性痉挛,肠壁动脉痉挛,血供阻断,部分肠壁出现散在的斑点状坏死,又称缺血性坏死(白色坏死)。静脉性坏死多发生于套入部,是由于系膜血管受压,静脉回流受阻,造成淤血,最终肠管坏死(黑色坏死)。

(三)类型

根据套入部最近端和鞘部最远端肠段部位将肠套叠分为以下类型。

1.小肠型

小肠型包括空肠套入空肠型、回肠套入回肠型和空肠套入回肠型。

2.回盲型

以回盲瓣为起套点。

3.回结型

以回肠末端为起套点,阑尾不套入鞘内,此型最多,占70%～80%。

4.结肠型

结肠套入结肠。

5.复杂型或复套型

常见为回结型,占肠套叠的10%～15%。

6.多发型

在肠管不同区域内有分开的2个、3个或更多肠套叠。

(四)临床表现

小儿肠套叠分为婴儿肠套叠(2岁以内者)和儿童肠套叠,临床以前者多见。

1.婴儿肠套叠

多为原发性肠套叠,临床特点如下。

(1)腹痛:为最早症状,常常突然发作,婴儿表现为哭闹不安,伴有拒食出汗、面色苍白、手足乱动等异常痛苦表现。腹痛为阵发性,每次持续数分钟。每次发作后,患儿全身松弛、安静,甚至可以入睡,但间歇十余分钟后又重复发作,如此反复。这种腹痛与肠蠕动间期相一致,是由于肠蠕动将套入肠段向前推进,牵拉肠系膜,肠套叠鞘部产生强烈痉挛而引起的剧烈疼痛,当蠕动波过后,患儿即转为安静。肠套叠晚期合并肠坏死和腹膜炎后,患儿表现萎靡不振,反应低下。部分患儿体质较弱,或并发肠炎、痢疾等疾病时,哭闹不明显,而表现为烦躁不安。

(2)呕吐:呕吐是婴儿肠套叠早期症状之一,在阵发性哭闹开始不久,即出现呕吐,呕吐物初为奶汁及乳块或其他食物,以后转为胆汁样物,1～2天转为带臭味的肠内容物,提示病情严重。

(3)血便:多在发病后6～12小时排血便,便血早者可在发病后3～4小时出现,为稀薄黏液或胶冻样果酱色血便,数小时后可重复排出。便血是由于肠套叠时套叠肠管的系膜嵌入在肠壁间,发生血液循环障碍而引起黏膜渗血,与肠黏液混合形成暗红色胶冻样液体。有些来诊较早患儿,虽无血便排出,但通过肛门指诊可见手套染血,对诊断肠套叠极有价值。

(4)腹部包块:在患儿安静时进行触诊,多数可在右上腹肝下触及腊肠样、稍活动、伴有轻压痛的肿块,肿块可沿结肠走行移动,右下腹一般有空虚感,严重者可在肛门指诊时,触到直肠内子宫颈样肿物,即为套叠头部。

(5)全身状况:依就诊早晚而异,早期除面色苍白,烦躁不安外,营养状况良好。晚期患儿可有脱水,电解质紊乱,精神萎靡不振、嗜睡、反应迟钝。发生肠坏死时,有腹膜炎表现,可出现全身中毒症状,脉搏细速,高热昏迷,休克,衰竭甚至死亡。

2.儿童肠套叠

儿童肠套叠与婴儿肠套叠相比较,症状不典型。起病较为缓慢,多表现为不完全性肠梗阻,肠坏死发生时间相对较晚。患儿也有阵发性腹痛,但发作间歇期较婴儿长,呕吐、血便较少见。据统计儿童肠套叠发生便血者只有约40%,而且便血往往在套叠后几天才出现,或者仅在肛门指诊时指套上有少许血迹。儿童较合作时,腹部查体多能触及腊肠形包块,很少有严重脱水及休克表现。

（五）诊断

1.临床表现

阵发性腹痛或哭闹不安、呕吐、便血和腹部包块。

2.腹部查体

可触到腊肠样包块，右下腹有空虚感，肛门指诊可见指套血染。

3.腹部超声

为首选检查方法，可通过肠套叠特征性影像协助确诊。超声图像在肠套叠横切面上显示为"同心圆"或"靶环"征，纵切面表现为"套筒"征或"假肾"征。

4.腹部 X 线检查或透视

可观察肠气分布、肠梗阻及腹腔渗液情况。

（六）鉴别诊断

小儿肠套叠临床症状和体征不典型时，易与下列疾病混淆：①细菌性痢疾；②消化不良及婴儿肠炎；③腹型过敏性紫癜；④Meckel 憩室出血；⑤蛔虫性肠梗阻；⑥直肠脱垂；⑦其他：结肠息肉脱落出血，肠内外肿瘤等引起的出血或肠梗阻。

（七）治疗

1.非手术疗法

（1）适应证：适用于病程不超过 48 小时，全身情况良好，生命体征平稳，无明显脱水及电解质紊乱，无明显腹胀和腹膜炎表现者。

（2）禁忌证：①病程超过 48 小时，全身情况不良，如有高热、脱水、精神萎靡、休克等症状；②高度腹胀，透视下可见肠腔内多个大液平；③已有腹膜刺激征或疑有肠坏死者；④多次复发性肠套叠而疑似有器质性病变；⑤小肠型肠套叠。

（3）空气灌肠：在空气灌肠前先做腹部正侧位全面透视检查，观察肠内充气及分布情况，注意膈下有无游离气体。采用自动控制压力的结肠注气机，向肛门内插入有气囊的注气管，注气后见气体阴影由直肠顺结肠上行达降结肠及横结肠，遇到套叠头端则阴影受阻，出现柱状、杯口状、螺旋状影像。继续注气时可见空气影向前推进，套头部逐渐向回盲部退缩，直至完全消失，此时可见大量气体进入右下腹小肠，然后迅速扩展到腹中部和左腹部，同时可闻及气过水声。透视下回盲部肿块影消失和小肠内进入大量气体，说明肠套叠已复位。

（4）B超下生理盐水加压灌肠：腹部 B 超可在观察到肠套叠影像后，于超声实时监视下行水压灌肠复位，随着水压缓慢增加，B超下可见套入部与鞘部之间无回声区加宽，纵切面上套叠头部由"靶环"样声像逐渐转变成典型的"宫颈"征，套叠肠管缓慢后退，当退至回盲瓣时，套头部表现为"半岛"征，此时肠管后退较困难，需缓慢加大水压，随水压增大，"半岛"逐渐变小，最后通过回盲瓣而突然消失。此时可见回盲瓣呈"蟹爪样"运动，同时注水阻力消失，证明肠套叠已复位。

（5）钡剂灌肠：流筒悬挂高出检查台 100 cm，将钡剂徐徐灌入直肠内，在荧光屏上追随钡剂进展，在见到肠套叠阴影后增加水柱压力，直至套叠影完全消失。

（6）复位成功的判定及观察：①拔出气囊肛管后患儿排出大量带有臭味的黏液血便和黄色粪水；②患儿很快入睡，无阵发性哭闹及呕吐；③腹部平软，已触不到原有包块；④口服活性炭0.5～1 g，如经 6～8 小时由肛门排出黑色炭末，证明复位成功。

2.手术疗法

(1)手术适应证:①非手术疗法有禁忌证者;②应用非手术疗法复位失败或穿孔者;③小肠套叠;④继发性肠套叠。

(2)肠套叠手术复位。

术前准备:首先应纠正脱水和电解质紊乱,禁食水、胃肠减压、抗感染;必要时采用退热、吸氧、备血等措施。体温降至 38.5 ℃以下可以手术,否则易引起术后高热抽搐,导致死亡。麻醉多采用气管插管全身麻醉。

切口选择:依据套叠肿块部位,选择右上腹横切口、麦氏切口或右侧经腹直肌切口。较小婴儿多采用上腹部横切口,若经过灌肠得知肠套叠已达回盲部,也可采用麦氏切口。

手法整复:开腹后,术者以右手顺结肠走向探查套叠肿块,常可在右上腹、横结肠肝曲或中部触到。由于肠系膜固定较松,小肿块多可提出切口。如肿块较大宜将手伸入腹腔,在套叠部远端用右手示、中指先将肿块逆行推挤,当肿块退至升结肠或盲肠时即可将其托出切口。套叠肿块显露后,检查有无肠坏死。如无肠坏死,则于明视下用两手拇指及示指缓慢交替挤压直至完全复位。复位过程中切忌牵拉套入的近端肠段,以免造成套入肠壁撕裂。如复位困难时,可用温盐水纱布热敷后,再做复位。复位后要仔细检查肠管有无坏死,肠壁有无破裂,肠管本身有无器质性病变等,如无上述征象,将肠管纳入腹腔后逐层关腹。如为回盲型肠套叠复位后,阑尾挤压严重,应将阑尾切除。

肠切除术:对不能复位及肠坏死者,手法整复时肠破裂者,肠管有器质性病变者,疑似有继发性坏死者,在病情允许时可做肠切除一期吻合术。如病情严重,患儿不能耐受肠切除术,可暂行肠造瘘或肠外置术,病情好转后再关闭肠瘘。

腹腔镜下肠套叠复位术:腹腔镜手术探查和治疗肠套叠因其显著的优点而得到肯定。①腹腔镜手术创伤小、恢复快、并发症少;②某些空气灌肠提示复位失败或复位不确切者,麻醉后肠套叠可自行复位,腹腔镜手术探查可以发现上述情况而避免开腹手术的创伤;③对腹腔内脏器探查全面,可及时发现因器质性病变导致的继发性肠套叠;④术中可与空气灌肠相结合,提高复位率,由于腹腔内 CO_2 气腹压力和空气灌肠压力叠加作用于肠套叠头部,同时配合器械在腹腔内的牵拉作用,用较低的空气灌肠压力即能顺利将套叠肠管复位,安全性明显提高。

(步 斌)

第五节 小肠良性肿瘤

较为常见的小肠良性肿瘤包括平滑肌瘤、脂肪瘤、腺瘤、纤维瘤和血管瘤,而神经纤维瘤、黏液瘤与囊性淋巴管瘤则更为少见。据统计小肠良性肿瘤占原发性小肠肿瘤的 18%～25%,占全部胃肠道肿瘤的 0.5%～1%。小肠良性肿瘤可见于任何年龄组,多见于 30～60 岁,男女比例在发病学上无意义。由于不同的小肠良性肿瘤在临床上并无特征性表现,故术前正确诊断极为困难。

一、病理

(一)平滑肌瘤

平滑肌瘤为小肠良性肿瘤中最常见的一种,可见于小肠的任何部位,但以空、回肠较为多见。肿瘤多为单发,瘤体圆形或椭圆形,多数在 8 cm 以下,超过 8 cm 多为恶性。根据瘤体与小肠间的关系可将小肠平滑肌瘤分为肠内型、壁间型、肠外型和混合型四种。瘤体一般质地韧性硬,但较大者可因变性与坏死而变软。部分患者可恶变。

(二)脂肪瘤

脂肪瘤位于小肠黏膜下,形成大小不一的单发或多发性肿瘤,切面与体表脂肪瘤无异,很少有恶变。

(三)血管瘤

血管瘤源于黏膜下血管,可分为海绵状血管瘤、毛细血管瘤和蔓状血管瘤,以前二种多见。因瘤体膨胀性生长易致肠黏膜溃疡、急性消化道出血与肠穿孔。

(四)纤维瘤

纤维瘤源于小肠壁组织中的纤维细胞,常与其他组织成分一同构成混合瘤,如腺纤维瘤、肌纤维瘤等,有恶变倾向。

(五)腺瘤

腺瘤源于黏膜或腺体上皮,外观呈息肉状,数毫米至数厘米不等,也有恶变之可能。

二、临床表现

小肠良性肿瘤早期症状不明显,偶因其他疾病手术时发现,也有部分患者因并发症就诊,术前正确诊断率仅 20％左右。常见症状可归纳如下。

(一)腹部不适或腹痛

腹部不适或腹痛是最常见和最为早期出现的症状,占 63％。引起腹痛的原因多数为肠梗阻,也可因肿瘤的牵伸、瘤体坏死继发炎症、溃疡和穿孔。疼痛部位与肿瘤发生部位有关,但大多数位于脐周及右下腹。疼痛性质可为隐痛且进食后加重,呕吐或排便后减轻,也可为阵发性绞痛、胀痛等。

(二)肠梗阻

急性完全性或慢性进行性小肠梗阻是小肠良性肿瘤常见症状之一。肠梗阻的主要原因为肠套叠,占 68％,少部分为肠扭转与肠腔狭窄。临床表现为机械性小肠梗阻:反复发作性剧烈绞痛、腹胀伴肠鸣音亢进等。部分患者可触及腹部包块。平滑肌瘤、脂肪瘤、腺瘤、纤维瘤等都可致肠梗阻。临床上若遇到无腹部手术史,反复发生肠梗阻且渐加重或成年人肠套叠患者时应考虑小肠肿瘤的可能。

(三)消化道出血

9％～25％的小肠肿瘤患者有消化道出血表现,多见于平滑肌瘤、腺瘤和血管瘤。大多数患者表现为间断性柏油便或血便,但发生于十二指肠的腺瘤和平滑肌瘤,以及部分空肠、回肠肿瘤由于肠黏膜下层血管丰富,在炎症或瘤体活动过度牵拉基底时可发生消化道大出血,表现为呕血或大量血便,此时行常规胃镜或结肠镜检查不易发现病变所在。慢性失血的患者常被误诊为缺铁性贫血。

(四)腹部包块

腹部包块的发生率各家报道不一,在30%～72%。包块可为肿瘤本身,也可为套叠之肠祥。包块多位于脐周和右下腹,移动度大、边界清楚、表面光滑、伴有或不伴有压痛。

(五)肠穿孔

肠穿孔多由肠平滑肌瘤所致,原因是肿瘤生长较大,瘤体中心缺血坏死,肠壁溃疡形成,最终引发肠穿孔。

三、诊断

除依据前述临床表现外,可根据病情和医院条件选用以下检查。

(一)非出血患者的检查

1.X线检查

(1)腹部平片:可用于观察肠梗阻征象及有无膈下游离气体等。

(2)普通全消化道钡剂造影:可能发现的影像包括肠腔内充盈缺损与软组织阴影、某段肠腔狭窄伴其近侧扩张、肠壁溃疡性龛影(常见于肠平滑肌瘤)等,但实际上由于小肠较长,影像常因小肠迂曲重叠及检查间隔期长而致效果不十分理想。

(3)气钡双重造影,可提高阳性发现率。

(4)低张十二指肠造影。

2.纤维内镜

(1)纤维胃十二指肠镜:可直接观察十二指肠内病变,超声内镜更可显示出肿瘤的原发部位及侵犯肠壁的层次。

(2)小肠镜:理论上讲可观察小肠内病变,但实际上成功率较低。

(3)纤维结肠镜:可对小部分患者回肠末端的病变进行观察与活检。

3.其他影像学检查

对表现为腹部包块或疑有腹部包块的患者可根据情况选用B超、CT或MRI等项检查,以确定包块的位置并估计其来源。

(二)出血患者的检查

1.除外胃和结、直肠出血

引起消化道出血的疾病多在消化道的两端,故遇消化道出血患者应先选用内镜法以除外之。急性消化道出血不是内镜检查的禁忌证,因此宜尽早进行以提高诊断符合率。

2.小肠气钡造影

经十二指肠内导管注入气体与钡剂进行气钡双重造影,其诊断率高于普通全消化道钡餐检查。

3.小肠镜与小肠钡灌联合检查

最近Willis等人采用推进式电子小肠镜结合小肠钡灌检查小肠出血原因,证明两者有明显互补作用,检出阳性患者占57%。

4.选择性内脏血管造影

当出血速度>0.5 mL/min时,外渗到肠腔内的造影剂可显示出出血部位及病变性质。对初次血管造影未能作出诊断而仍有出血的患者可于次日及出血停止后4周再行血管造影检查,可提高诊断率。有条件者可采用数字减影技术,据报道定性与定位率都很高。

5.同位素扫描

常用的有 ^{99m}Tc硫化胶体和 ^{99m}Tc标记红细胞。前者在静脉内迅速被肝脾清除,同时外渗到出血部位形成焦点。动物试验证明该法可发现出血速度 0.1 mL/min 的出血点。后者衰变比前者慢,限制了这一方法的应用,动物试验证明 30～60 mL 的血液外渗才能获得阳性结果。同位素扫描可反复使用。

6.术中内镜检查

术前全肠道灌洗,术中取截石位,内镜医师经肛门插入纤维结肠镜,外科医师引导前进,除个别肥胖患者,镜子很容易达到十二指肠,然后关闭室内照明退镜观察出血部位。一般需 30 分钟即可完成检查,无并发症发生。

7.术中注射亚甲蓝显示病变

利用选择性动脉插管术中注射亚甲蓝可较好地显示病变的肠管。也可将 10 mL 亚甲蓝稀释液直接注射到供应可疑病变血管内,根据病变部位清除亚甲蓝较其他部位迅速的原理找出出血部位。

小肠出血定位诊断较难,常需联合几种方法反复检查,方能作出正确诊断。

四、治疗

小肠良性肿瘤可致肠套叠、肠穿孔、消化道出血等严重并发症,部分有恶变的可能,因此无论腹部手术中偶然发现还是患者就诊时发现都应手术治疗。根据病情可行小肠局部切除或小肠部分切除术。对发生在十二指肠乳头周围的腺瘤如无法行局部切除,也可行胰头十二指肠切除术。

(步　斌)

第六节　小肠恶性肿瘤

一、病理

(一)恶性淋巴瘤

主要有淋巴肉瘤、网织细胞肉瘤和霍奇金淋巴瘤三类,国内统计三类分别占 52.7％、36.5％和 10.8％。由于远端小肠有丰富的淋巴组织,故恶性淋巴瘤以回肠最为多见。约 40％的患者为多发,多发灶可能为转移性,也可能为多源性病变。恶性淋巴瘤大体上可分为扩张、缩窄、溃疡与息肉四种类型,以前两者多见。恶性淋巴瘤早期即可发生区域性淋巴转移,晚期可转移至肝、脑等器官,也可直接侵犯邻近器官。

(二)腺癌

小肠癌大体上可分为息肉型、溃疡型和缩窄型。按发生部位可分为十二指肠癌和空、回肠癌。十二指肠虽其长度不到小肠的 10％,但却占全部小肠癌的 33％～48％。十二指肠癌以十二指肠乳头为标志可进一步分为乳头上部癌(多为息肉型)、乳头周围癌(多为息肉型与溃疡型)和乳头下癌(多为缩窄型),由于癌的生长常引起十二指肠狭窄和梗阻性黄疸。镜下小肠癌主要为腺癌,少数为未分化癌与黏液癌,腺棘皮癌与鳞状细胞癌也有报道。小肠癌转移方式以淋巴、血行转移及局部浸润为主。常见受累组织为局部淋巴结、肝、胰、腹膜、卵巢和肺脏等。小肠癌 5 年生存率较低,据国内外二位学者统计分别为 29% 和 60%。

(三)平滑肌肉瘤

和小肠平滑肌瘤一样,小肠平滑肌肉瘤也分为肠内型、肠外型、肠壁间型和混合型四型,以肠内、外型多见。瘤体直径在 8~25 cm,平均 9.5~10 cm。由于瘤体大、生长快往往伴有中心部坏死,肠黏膜由于坏死形成溃疡,可并发出血或穿孔,也有穿透至肿瘤中心形成脓腔。镜下见瘤细胞呈多形性,胞核大小不一、形态不规则,瘤细胞核质比例增大、胞质相对减少,有时可见怪形瘤巨细胞。因诊断不易,故手术时 33%~39% 的患者已有转移。转移方式以血行为主,也可见淋巴转移。常见的受侵器官有肝脏、腹腔、肿瘤邻近器官,肿瘤自发破裂也较多见。小肠平滑肌肉瘤术后 5 年生存率较低,仅为 20%~30%。

二、临床表现

进展期小肠恶性肿瘤也具有腹痛、肠梗阻、消化道出血、腹部包块与肠穿孔这五项主要临床表现。除此外,由于恶性肿瘤生物学特性所致,小肠恶性肿瘤还具有以下临床特点。

(一)消瘦、乏力

这是小肠恶性肿瘤最常见的临床表现之一。一般说来腺癌发展速度较快,上述症状出现的早且重,而恶性淋巴瘤患者则出现的相对晚一些。当患者出现消瘦、乏力、呕吐与腹痛等症状,而不能用其他消化系统疾病解释时,应怀疑小肠恶性肿瘤的可能并择法检查之。

(二)梗阻性黄疸

发生于十二指肠乳头周围的腺癌、恶性淋巴瘤或平滑肌肉瘤可压迫阻塞胆总管下端引起梗阻性黄疸。化验检查血清总胆红素值升高,以直接胆红素为主。

(三)腹部包块

与小肠良性肿瘤相比较,小肠恶性肿瘤的包块一般质地相对较硬,表面呈结节状,肉瘤长径较大可达 20 cm 以上,多伴有压痛,移动度较小或发现时已固定不动。

(四)肠梗阻、肠穿孔

十二指肠内恶性肿瘤由于肿瘤浸润可致高位小肠梗阻,致患者出现上腹痛、恶心与呕吐等。空、回肠梗阻主要原因为肠腔狭窄与肠套叠。肠梗阻临床表现与一般机械性肠梗阻无异。由于肿瘤生长速度快肠穿孔的发生率远较小肠良性肿瘤高。

(五)其他

过大的肿瘤偶可致瘤体破裂而引发急性腹膜炎与内出血。

三、诊断

(一)十二指肠恶性肿瘤的诊断

1.十二指肠低张造影

通过双重对比检查可较详细观察病灶。恶性淋巴瘤主要所见为黏膜增粗、紊乱或消失,肠管变形,宽窄不一,肠壁变硬、边缘不规则。腺癌多表现为龛影或充盈缺损。平滑肌肉瘤则表现为充盈缺损或外压性缺损。

2.十二指肠镜

恶性淋巴瘤可见局部或多发性浸润性黏膜下肿块,黏膜表面常有糜烂、出血或坏死,此时选择恰当部位活检阳性率可达70%～80%。腺癌和平滑肌肉瘤也可见到溃疡、肿块等,也可进行活检。超声内镜还有助于观察黏膜下病变与周围组织器官受累及淋巴转移情况。

3.其他影像学检查

其他影像学检查包括B超、CT及MRI等项检查。可用于观察:①梗阻性黄疸征象,主要有胆囊增大、肝内外胆管扩张及主胰管扩张等梗阻性黄疸的间接影像;②消化道梗阻征象:梗阻以上肠管扩张、积气及积液等;③病变周围征象,可见有无周围脏器受累及淋巴结转移;④超声引导下肿块穿刺活检。

(二)空、回肠恶性肿瘤的诊断

诊断较难,常用方法包括小肠气钡造影、小肠镜检查及B超、CT等,请参考小肠良性肿瘤诊断方法。

(三)小肠出血患者的诊断

诊断程序及方法与小肠良性肿瘤致出血患者相同,请参考前述内容。

四、治疗

(一)恶性淋巴瘤

手术仍为主要的治疗手段并可为术后进一步放、化疗创造条件。手术应切除病变肠段及所属淋巴结,断端距肿瘤边缘应在10 cm以上。位于十二指肠恶性淋巴瘤可行胰头十二指肠切除术。若手术时已属晚期无法切除,可行胃空肠吻合,也能改善患者生存质量延长寿命。术后可辅以病变区与区域淋巴结放疗。化疗对局部的有效性与放疗相似,医师可根据病变恶性程度、患者条件选择不同化疗方案。

(二)腺癌

十二指肠腺癌应行胰头十二指肠切除术,术式可采用传统的Whipple术式或保留幽门胰头十二指肠切除术,根治术后5年生存率可达60%。对于癌肿较小的十二指肠乳头癌患者如患者为高龄体弱者也可行乳头局部切除术。空、回肠腺癌应切除病变及所属淋巴结,断端距肿块也应在10 cm以上。术后化疗与其他消化道癌大致相同。

(三)平滑肌肉瘤

平滑肌肉瘤对化疗和放疗均不敏感,治疗应以手术切除为主。切除范围多数学者认为距肿瘤2～3 cm即可,无须行淋巴结清扫术。位于十二指肠的平滑肌肉瘤若不宜行局部切除可行胰头十二指肠切除术。

除手术、放疗与化疗外,上述三种肿瘤均可辅以免疫治疗及中药治疗。

(步 斌)

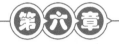

结直肠及肛管疾病

第一节　直肠肛管损伤

一、病因及发病学

直肠、肛管是为消化道的终末部分,紧贴盆腔的骶骨凹,有坚实的骨盆保护,所以临床上单独的直肠肛管损伤比较少见。在战争的时候占腹部外伤的 5.5%～12.9%,平时为 0.5%～5.5%。在普通的穿刺性损伤、医源性损伤和异物损伤中,伤情单一,并发症和病死率较低。但是,在现代战争、恐怖爆炸、交通工业事故、自然灾害中所发生的损伤,合并伤很多,伤情复杂,且容易被忽略或漏诊,临床处理困难,由此导致的并发症和病死率较高。

正如在前面所描述的损伤原因一样,按照致伤物可分为穿刺伤、火器伤和钝性暴力伤,按照物理能量释放强度可分为高能量暴力伤、低能量暴力伤,按照发生地点可分为重大事故伤、治安事故伤和医源性。弄清楚致伤物、致伤的能量特性、受伤地点等,对于判断伤情、决定诊治处理策略具有重要的意义。常常按照致伤因子的物理特性分为如下三类。

(1)穿透伤:①各种锐器的刺伤和火器伤,可以看到会阴或下腹部有外伤的入口,伤口小,伤道深。②肛门插入伤,从高处坠落、跌坐时,地上的木棍、酒瓶、铁条等棒状物直接从肛门插入直肠内,多伴有肛门括约肌的损伤。③直肠异物伤:多见于有精神障碍、被违法伤害和性游戏的人。

(2)钝性暴力伤:高速、高能量外界钝性暴力所导致的挤压、冲击、牵拉性损伤,如爆炸、自然灾害、重物挤压、工业交通事故等。这类损伤伤情严重而复杂,多伴有骨盆骨折、盆腔内多脏器损伤。骨盆骨折的碎片可戳穿直肠;腹部钝性暴力的冲击可将结肠内的气体瞬间挤压入直肠内,导致直肠爆裂,大便污染重;骑跨性损伤,可导致会阴撕裂并延及肛管直肠。

(3)医源性伤:多见于结、直肠镜检查、直肠内局部肿物切除或活检手术等,盆腔会阴手术、妇科手术及膀胱镜手术等均可导致直肠肛门损伤。

95%的直肠肛门损伤属于穿透性损伤,其中在西方国家 70%为枪弹伤,在我国多为事故性伤和刀刺伤,约 4%的为钝性暴力伤,1%为其他原因导致的。但是,近年来,医源性和性游戏导致的直肠损伤逐渐增多。

二、病理

如上所述,从致伤因子的物理特性上导致的损伤主要包括穿透性损伤和钝性损伤,引起的组织损伤类型包括刺伤、挫伤、挫裂伤等。不同原因所导致的直肠肛管及周围组织损伤类型不一样,但一个致伤因素可能会合并多种不同的组织损伤类型。直肠肛管部位的损伤具有以下特点:直肠内容物细菌多,直肠周围间隙疏松组织的血液循环差,损伤后极容易感染;钝性暴力损伤或复杂性穿透伤等,常伴有骨盆骨折、泌尿生殖系统损伤和大出血等,紧急处理上极为复杂;复杂性损伤的后期并发症很多,如畸形、内外瘘、大小便失禁和肛门、尿道狭窄等,严重影响生活质量。

病理变化随损伤原因、程度、性质、累及的范围和器官、时间等各不相同。简单的刺伤、医源性损伤、直肠异物伤等的损伤轻微,范围局限。复杂的刺伤、火器伤、肛门插入伤等,可以导致盆腔内的膀胱、尿道、阴道等穿透性损伤,甚至盆腔内的大血管、骶前静脉丛等破损。钝性暴力导致的直肠肛门区域的损伤性质复杂,穿刺伤、挫伤和挫裂伤等多种组织损伤并存,往往伴有骨折、多器官伤和大血管破裂等,甚至出现组织的毁损,发生大出血、休克,盆腔内巨大血肿,粪便和尿液严重污染等。腹膜返折以上的直肠损伤,粪便、血液、尿液等可以进入腹腔,导致腹膜炎。腹膜返折以下的直肠损伤可以导致直肠周围间隙感染、脓肿,很容易导致蜂窝织炎、坏死性筋膜炎、脓毒血症等。会阴肛管损伤可以导致肛门括约肌损伤,出现肛门失禁。直肠外瘘、直肠膀胱瘘或直肠阴道(尿道)瘘是直肠损伤后的常见并发症。

三、诊断

对于直肠肛管损伤患者,特别是有盆腔受到钝性暴力损伤的重危患者,在初期诊断评估的时候,同样需要按照"高级创伤生命支持(advanced trauma life support,ATLS)"所推荐的流程进行紧急抢救和详细的分析评估,"四边"原则(边复苏、边调查、边评估、边处置)贯穿整个外伤患者的紧急救治全程,选择各种创伤评分系统对整体或局部的损伤严重程度进行量化评定。腹膜返折以下的开放性损伤,诊断不难。但是闭合性的损伤或伴有骨盆内其他脏器的损伤,往往容易被其他脏器的损伤症状所掩盖,容易忽略而延误诊治。

(一)病史及临床表现

在询问收集病史的时候,要尽可能了解清楚致伤的原因、地点,有利于分析受伤的程度、范围和严重程度。腹膜返折以上的直肠损伤有腹膜炎的表现,而局限在腹膜返折以下的直肠、肛门部位的损伤一般表现为肛门区域所谓疼痛、伤口内流血或流出粪便。有大出血的时候,并可能伴有休克,有合并伤的时候可有相应脏器损伤的表现。

(二)伤情检查

伤情检查包括下腹部和会阴骶尾区域的视诊、检查伤口和伤道、直肠指检等。伤道的入口、出口、方向、大小和行径等可以帮助判断有无直肠伤和损伤程度,还有助于了解膀胱、尿道、阴道等有无损伤。直肠指检是最有价值的检查方法,可以发现直肠损伤的部位、伤口大小、周围间隙的积血积液情况,可以初步了解有无合并骶尾骨骨折、膀胱和前列腺的损伤及其程度。

(三)肛门直肠镜检查

在患者情况允许的情况下,可以用直肠镜或乙状结肠镜等直视下检查,可以看清损伤的部位、范围及严重程度。

(四)影像检查

腹部立位平片可以查看腹腔内游离气体。超声探查腹腔内和盆腔陷凹内的积液。骨盆的X线平片可以判断骨盆骨折的情况、存留的金属异物等。平扫加增强的CT检查可以发现骨折部位、盆腔间隙和软组织内的气体影、血肿或积液等。MRI检查对诊断肠壁、膀胱、前列腺、尿道等的破损等具有重要意义。

(五)其他

局限在腹膜返折以上的直肠损伤,可以选择腹腔穿刺、腹腔灌洗,甚至腹腔镜和剖腹探查。

(六)伤情评估

直肠肛管损伤,尤其是合并有其他脏器损伤的重症患者,同样需要进行整体的和局部的伤情评估。选择各种评估工具进行量化评分,包括 PHI、CRAMS、AIS-90、TRISS、ASCOT、APACHEⅡ等。针对直肠的损伤,常用的评估系统是器官损伤记分(organ injury scaling,OIS)。每一个损伤的器官都有相应的评估标准,如果合并骨盆骨折的也有相应的评价工具。

四、治疗

(一)直肠肛管损伤手术治疗概论

相对于结肠损伤来说,直肠损伤比较少见,所以这方面的研究资料比较少,仅有的十余篇研究文献,也多为回顾性分析,样本量少,证据水平低。治疗原则、治疗方法的理念更新没有结肠损伤的变化大。过去对于直肠损伤手术总结出了"4D"原则:粪便转流(diversion),引流(drainage),直接修补(direct repair),直肠冲洗(distal washout)。现在有学者对早期的造口转流提出了质疑,主张非造口的直接修补。但是因为研究少,大多报道的还属于个人经验,没有被广泛接受。会阴造瘘挂线加一期缝合修补术治疗创口位置不高,创缘较整齐,创道失活组织不多,就诊及时,局部炎症反应轻的直肠阴道穿透伤是一种比较理想的手术方法,该术式作为非造口直接修补术的改良,弥补了前者无局部引流的弊端,可以规避修补失败的风险,本节稍后将专门介绍这一改良术式。一般认为,伤情简单的穿透伤可以做非造口的修补缝合,位于腹膜返折以上的直肠损伤可以按照结肠损伤的处理原则和方法,但是腹膜外的复杂性直肠损伤,因为发生感染后所导致的并发症严重、病死率高,所以还是应该遵循原来的"4D"手术原则,尤其是强调早期造口的重要性。在 4D 的手术方法中,针对每一个患者的具体情况进行选择运用,如很多直肠的损伤,做粪便转流以后,并不需要缝合修补直肠的破口,旷置损伤部位待其自行愈合。对于重症直肠肛管损伤患者,运用损伤控制技术的理念,可以减低并发症和病死率。患者病情危重、休克,紧急情况下控制大出血和粪便污染,患者稳定后才进行二次彻底性手术。

(二)手术处理原则

腹膜返折以上的直肠损伤,原则上同结肠损伤的处理原则。腹膜返折以下的直肠肛门损伤,手术原则:①积极进行早期彻底手术,而对于复杂重症患者,遵循损伤控制外科的理念,选择损伤控制性的分次手术。②清除失活或失能的组织,干净彻底的冲洗污染,充分引流。③手术方式的选择要考虑到所有的高危因素,存在高危因素的患者要积极施行粪便转流手术(造口),而直肠修复、引流和冲洗可以根据患者情况、医师经验选择。

(三)手术方法

累及腹膜返折以上的直肠损伤,采用结肠损伤的手术和处理方式。这里仅介绍在腹膜返折以下损伤(没有腹膜炎和感染)的手术选择。

(1)损伤的处理:①对毁损性的直肠会阴损伤,这种患者的病情往往比较危重,多伴有骨盆骨折、盆腔内大出血和多个器官的损伤,所以要选择损伤控制手术,紧急情况下止血、并控制大便的继续污染,经复苏抢救后,延迟 12～48 小时再次进行二次手术,毁损组织要予以清除或切除,可选择 Hartmann 手术方式。②对比较严重的直肠穿透性损伤,存在高危因素和盆腔内多个器官损伤(如膀胱、尿道、阴道等),要考虑粪便转流(造口),减少术后并发症,损伤局部可以修补或旷置。③对较轻的直肠穿透性损伤,如医源性损伤,可以经肛门进行修补。④单纯性的肛管括约肌的断裂或撕裂,可以一期将断端缝合、置引流,一般效果满意。⑤如果括约肌损伤严重、挫裂,将局部清创以后,行乙状结肠造口,为二期修补创造条件。

(2)粪便转流:直肠和会阴的损伤,多选择乙状结肠造瘘,并且是严重损伤的成败关键措施。也有人选择横结肠和回肠造口。粪便转流的指征有:严重的直肠毁损伤;严重的会阴肛门括约肌损伤;存在高危因素(休克、输血量大、重度污染、受伤时间已较长、有合并疾病、高龄等)的直肠肛门部损伤;骨盆有骨折、盆腔内大血肿、膀胱及阴道等损伤并与直肠相交通等。

(3)骶前引流:当有直肠及周围组织器官严重损伤,骨盆骨折,粪便污染重,除了要彻底清洗、祛除坏死组织,良好的引流也很重要,可以预防盆腔脓肿、感染坏死性筋膜炎、脓毒血症等严重并发症。可以从两侧的坐骨直肠窝戳开,置入 2～3 根引流管到骶前间隙内,紧邻直肠破损修补的地方。

(4)冲洗:术中的直肠冲洗和术后的骶前间隙的冲洗,可以减少感染的机会。直肠冲洗的方法:从乙状结肠造口的远端置入一根冲洗管,扩肛后用肛门镜撑开肛门,在术中将直肠内的粪便彻底冲洗干净。在安置骶前引流管的时候,可以置入负压双套管,术后持续用生理盐水冲洗污染的间隙。

(赵梦泉)

第二节 结肠憩室

一、概述

结肠憩室病是一种获得性、多发性结肠黏膜经环肌突出的小疝。其发病与西方饮食习惯相关,是结肠内压力增高的结果,乙状结肠是最高发的部位。正常情况下并无症状,仅在出现并发症后才有症状。

二、临床表现

(一)急性憩室炎

腹痛主要位于左下腹,呈钝痛或绞痛伴腹胀、排便习惯改变,往往是便秘但也有腹泻者,并可有恶心。

约有 20% 已知有憩室病的患者有一次以上憩室炎发作史。

体检时局部有压痛,甚至反跳痛,当憩室炎发生穿孔时可产生局限性腹膜炎或弥漫性腹膜炎的体征,直肠指检盆腔有触痛。

(二)憩室出血

突发性大量出血,主要为褐红色粪便,但 70% 会自行停止。

体检时往往无阳性发现。

三、诊断要点

（1）CT扫描可确定病变在肠腔外的范围,特别在诊断伴局部脓肿、结肠膀胱瘘等并发症时有帮助,还可通过CT引导对局限性积脓进行穿刺引流。

（2）B超扫描可提供与CT扫描相同的结果,同时也可经B超引导进行脓肿引流,然而在急性憩室炎伴局部肠段充气扩张时,超声图像可能不清晰。

（3）炎症完全消退后气钡双重对比造影,可清晰显示多发性结肠憩室的存在。

（4）在炎症完全消退后进行纤维结肠镜检可见多数憩室开口。

（5）在急性出血期,可通过肠系膜血管造影(肠系膜下动脉造影)显示出血部位的憩室。

四、治疗方案及原则

(一)非手术治疗

（1）及时进高纤维和粗麦麸饮食(20～30 g/d)可预防并发症的发生,其作用为增加粪便总量,减少传递时间和降低结肠内压力。

（2）轻度憩室炎时可给广谱抗生素,包括甲硝唑和头孢类,约需7天。开始2～3天流食,之后给予淡的软食,直至症状消失。

（3）重度憩室炎时需住院治疗,禁食、补液、胃肠减压、广谱抗生素等,症状应在48小时内(开始治疗后)减轻、消退,然后在3周后可行纤维结肠镜或气钡双重对比造影检查。约有1/5的病例在初次住院时需手术治疗。

(二)手术治疗

1.手术适应证

（1）虽然给予高纤维和粗麦麸饮食,炎性症状(疼痛)持续不消失。

（2）反复发作的急性憩室炎。

（3）持续有触痛性肿块。

（4）结肠病变无法与癌肿区分:选择性手术主要适宜于年龄较轻(<55岁)、免疫抑制(例如肾移植者)、X线显示有造影剂外渗或乙状结肠狭窄的病例。

（5）重度憩室炎经保守治疗3～5天不见效。

（6）伴弥漫性腹膜炎。

2.手术处理

（1）选择性手术最好在最近一次憩室炎发作消退后8周施行,只需切除有炎性反应的憩室,通常包括整个乙状结肠和直肠、乙结肠。近端应切除所有炎症浸润的结肠系膜,远端则应切至肌层增厚以下,故近端相当于降结肠,远端则在直肠上段,然后行一期吻合。

（2）局限的结肠周围或盆腔脓肿可在CT或B超引导下引脓,留置引流管需保持通畅,定期用生理盐水冲洗,直至脓腔完全瘪陷才停止引流,必要时可通过窦道造影确定有无残腔,然后在完全愈合后至少6周行切除手术。

（3）对穿孔伴腹膜炎的病例,可行Hartmann式结肠切除。4～6个月后二期恢复肠道连续性。对局部污染轻微、炎症水肿、气胀均不太明显的高选择性病例,亦可在手术台上对近端结肠进行彻底灌洗后一期吻合,对结肠灌洗清洁程度不够满意的病例可加做近端横结肠造口,2～3个月后经肛门注入造影剂证实吻合口愈合良好、通畅后,可予关闭造口。

（4）对发生结肠膀胱瘘的病例,可行病变结肠切除和瘘口（膀胱）修补术。

（5）对出血的病例在明确出血来源上常有一定难度,除非证实出血确实来自憩室,但必须考虑往往同时存在结肠癌或结肠息肉,因此手术前必须通过全面检查再决定手术方式。

（赵梦泉）

第三节　结直肠息肉

一、概述

肠息肉(polyp)是指一类从黏膜表面突出到肠腔内的隆起状病变。肠息肉是一类疾病的总称。1981年,全国大肠癌病理专业会议参考了国外对大肠息肉的分类,结合我国病理学家的实践经验,按照病理性质的不同分为:①腺瘤性息肉:包括管状、绒毛状及管状绒毛状腺瘤。②炎性息肉:黏膜炎性增生、血吸虫卵性及良性淋巴样息肉。③错构瘤性息肉:幼年性息肉及色素沉着息肉综合征(Peutz-Jeghers综合征,P-J综合征)。④其他:化生性息肉及黏膜肥大赘生物。不同性质的息肉,其预后和处理亦不相同。息肉在形态上可分为有蒂、无蒂、广基、扁平状等。在数目上又有单发与多发两类(图6-1)。息肉病是指息肉数目在100枚以上(仅P-J综合征除外),反之,则称散发性息肉。本节仅限于讨论单发的各种息肉。

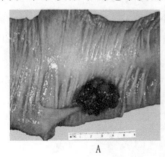 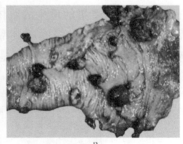

图 6-1　单发与多发肠息肉
A.结肠单发息肉;B.结肠多发息肉

二、病因

结直肠息肉的病因及发病机制目前仍不清楚。研究证明,影响腺瘤性息肉与结直肠癌发病的危险因素基本一致。目前初步证实:腺瘤的发生是多个基因改变的复杂过程,而环境因素改变致基因表达异常或突变基因在环境因素作用下表达形成腺瘤;而增生性息肉或炎性息肉则与感染和损伤相关。有研究已经证实,息肉与CD44基因mRNA的表达明显相关。散发性结直肠肿瘤中,结直肠息肉和癌组织APC基因突变率无显著差异,而在正常结直肠黏膜、炎性息肉和增生性息肉中均无突变。

三、发病

结直肠息肉的发生率各国不同,总的肠镜检出率为10%左右。其发病率随年龄的增长而增加,30岁以上结直肠息肉开始增多,60~80岁的发病率最高,尤以腺瘤增加显著,女性略低于男性。以腺瘤性息肉为多见,约占70%,其次是增生性息肉和炎性息肉,错构瘤性息肉主要见于幼年性息肉和P-J综合征(Peutz-Jeghers息肉)。我国肠息肉发病率较低,成人多为腺瘤性息肉,好发于乙状结肠、直肠,占全结直肠息肉的70%~80%。大小一般为0.5~2.0 cm。

四、组织学分类

(一)腺瘤性息肉

腺瘤是息肉中最常见的一种组织学类型。腺瘤在病理切片中除可见管状腺体结构外,还常伴乳头状成分,亦即绒毛状成分,根据组织学中两种不同结构成分所占比例决定腺瘤的性质。Appel提出管状腺瘤中绒毛状成分应<5%,当绒毛状成分达5%~50%时属混合性腺瘤,>50%者则属绒毛状腺瘤。Shinya则认为管状腺瘤中绒毛状成分应<25%,在25%~75%者属混合性腺瘤,>75%者属绒毛状腺瘤。鉴于标准不同,各家报道腺瘤中各种腺瘤的比例可有较大差异,且无可比性。为此,1981年我国第一次大肠癌病理会议上建议统一标准为:绒毛状成分<20%者属管状腺瘤,>80%者为绒毛状腺瘤,介于20%~80%者则属混合腺瘤。

1.管状腺瘤

管状腺瘤是最常见的组织学类型,占腺瘤的60%~80%,发病率随年龄增加而增加,在小于20岁的年轻人中极少存在。多为带蒂型(占85%),亚蒂、无蒂少见。常多发,小于0.5 cm的小腺瘤多由正常的黏膜覆盖,多数管状腺瘤为1.0~2.0 cm大小,少数大于3 cm,腺瘤的恶变与其大小直接相关。常有蒂、呈球状或梨状,表面光滑,可有浅沟或分叶现象,色泽发红或正常,质地软。活检组织学检查管状腺瘤由密集的增生的腺体构成,腺体大小、形态不一致,常见有分枝和发芽(图6-2)。多数管状腺瘤仅表现为轻度不典型增生。然而,可以有高达20%的表现为重度非典型增生、原位癌或浸润性癌,仅5%管状腺瘤是恶性的。

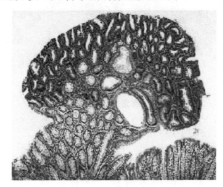

图6-2 管状腺瘤

2.绒毛状腺瘤

较少见,又称乳头状腺瘤,这是一种癌变倾向极大的腺瘤,一般癌变率为40%,故被认为是一种癌前病变,其发病率仅为管状腺瘤的1/10,好发于直肠和乙状结肠,临床所见绝大多数为广基型,呈绒毛状或粗颗粒状隆起,伴有宽广的基底,有时可侵占肠周径的大部分,其表面可覆盖一层黏液,质地较管状腺瘤为软(图6-3)。在少数病例中绒毛状腺瘤可以有蒂,活动度极大。体积大,一般直径大于3.0 cm,可达10~20 cm。活组织检查见绒毛结构占据腺瘤的80%以上。

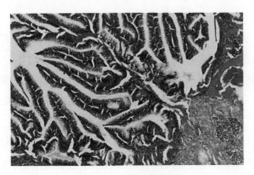

图 6-3　绒毛状腺瘤

3.绒毛状管状腺瘤

这类息肉兼有管状腺瘤和绒毛状腺瘤两种组织学特点(图 6-4)。即有分支状的腺体,同时也有像手指一样突起的长长的腺体。绒毛状管状腺瘤是 10～20 mm 息肉中最常见的一种。其恶变率介于管状腺瘤与绒毛状腺瘤之间。

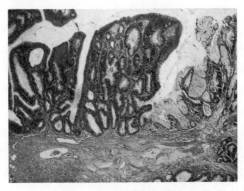

图 6-4　绒毛状管状腺瘤

(二)炎性息肉

炎性息肉是由对炎症反应的再生上皮组成。可以继发于任何一种炎症反应,但是最常见的原因是溃疡性结肠炎。炎性息肉也可以继发于感染性疾病,如阿米巴性结肠炎、慢性血吸虫病或细菌性痢疾。炎性息肉没有恶变倾向,但是,对溃疡性结肠炎患者,可以有某些部位的异型性改变或恶性变同时存在。

1.假息肉病

主要发生于慢性溃疡性结肠炎或克罗恩病,由于慢性炎症刺激,形成多发性肉芽肿。在其形成的早期,如炎症能获控制,肉芽肿有可能随之消失。但如慢性炎症不能得到有效的控制,而呈持久的慢性刺激,肉芽肿就有恶变的可能。癌变率与病程长短往往呈正相关。病程超过 30 年时癌变率高达 13％～15％。慢性溃疡性结肠炎具有极高的癌变率,是公认的癌前病变之一。因此,对这些假息肉病应慎重处理。

2.炎性息肉

指单发的非特异性炎症所引起的息肉,组织结构与上述相同,但不会癌变。往往炎症消退后,息肉可自行消逝。

3.血吸虫性息肉

在慢性血吸虫病时,大肠黏膜下常有血吸虫卵沉着,其周围伴纤维组织增生,或形成虫卵结节。当虫卵多时,固有膜内亦可有虫卵沉着,并破坏腺管和引起增生。一般血吸虫卵结节体积不大,呈小球状或条索状,并常呈簇状分布,外观中央呈橘黄色,周围呈灰白色。在长期慢性、反复感染的病例,这类息肉可进一步发展成炎性肉芽肿,具有很大癌变倾向,也是一种癌前病变。

4.良性淋巴样息肉

直肠具有丰富的淋巴组织,在肠道炎症时,直肠黏膜下的淋巴滤泡即可增生并形成息肉而突入肠腔。因此,所谓息肉实质上是增生的、高度活跃的淋巴样组织。细胞分化成熟,其上覆盖有正常的直肠黏膜上皮,是一种良性病变,应与恶性淋巴瘤区分。因为本病不会恶变,无须做肠断切除。

(三)错构瘤性息肉

幼年性息肉是一种错构瘤,属大肠黏膜上皮的错构瘤,又称先天性息肉,主要发生于儿童,以10岁以下多见,尤以5岁左右为最多。息肉好发于直肠和乙状结肠,多数发生在距肛缘5 cm以内的直肠内。

息肉多呈圆球形或椭圆形,鲜红、粉红或暗红色,表面光滑,如激发感染可呈现粗糙颗粒状或分叶状。其大小平均1 cm左右,多数有蒂。组织学上息肉蒂为正常结直肠黏膜,当形成息肉时,结直肠黏膜上皮即转为慢性肉芽组织,由大量结缔组织、血管组织、单核细胞和嗜酸性细胞浸润,其中还有许多黏液腺增生和含有黏液囊肿组成。因此,组织学上这不是肿瘤,也不属肿瘤性质,而是正常组织的异常组合,故称为错构瘤。

关于错构瘤形成的机制尚不清楚。有人认为其发生与黏膜慢性炎症、腺管阻塞、黏液滞留相关,故又有滞留性息肉之名。肠道错构瘤有恶变可能。为进行组织学检查和去除症状,应当切除。多数可以经内镜切除,需特别小心将其富含血管的蒂处理好。在直肠下端或从肛门脱垂出的病变可以经肛门切除。切除后复发非常少见。

(四)增生性息肉

增生性息肉是在结肠和直肠内发现的最常见的非肿瘤性息肉,常常是多发的,多无蒂,直径多小于5 mm;大于10 mm的增生性息肉非常罕见。在无症状患者的结肠镜检查中,可以发现增生性息肉约占10%。这些病变一般可以保持大小不变和无症状。然而,由于它们从外表与肿瘤性息肉不能区分,因此常常将其切除并活检。

组织学方面,增生性息肉表现为黏膜隐窝拉长的正常乳头状的表现。没有细胞异型表现。隐窝基底可见有丝分裂,表现为正常的成熟过程。其发生机制尚不清楚,可能与正常细胞在成熟过程中未脱落有关,演变成了一大的增生区。对这些病变不需要特殊的治疗。仅仅有增生性息肉存在也不需要进行结肠镜随访。

五、临床表现

大多数息肉并无任何自觉症状,而在纤维结肠镜检查或X线钡剂灌肠造影时无意中发现。大肠息肉约半数无临床症状,仅当发生并发症时才被发现,其表现为:①肠道刺激症状,腹泻或排便次数增多,继发感染者可出现黏液脓血便。②便血可因部位及出血量而表现不一,高位者粪便中混有血,直肠下段者粪便表面附有血,出血量多者为鲜血或血凝块。③肠梗阻及肠套叠,以盲肠息肉多见。④位于直肠内较大的有蒂息肉可随排便脱出肛门外,甚至需反复手法帮助回纳。

偶尔,蒂细长的息肉可发生蒂部扭转,坏死而自行脱落。

炎性息肉主要表现为原发疾病如溃疡性结肠炎、肠结核、克罗恩病及血吸虫病等的症状,炎性息肉乃原发疾病的表现之一。

六、诊断

发生在直肠中下段的息肉,直肠指检可以触及,发生在乙状结肠镜能达到的范围内者,也易确诊,但国内已较少开展这种简便、经济的乙状结肠镜检查方法,这可能与当前社会的医患关系紧张、恐漏诊引起纠纷有关。位于乙状结肠以上的息肉需做钡剂灌肠气钡双重对比造影,或纤维结肠镜检查确认。结直肠息肉明确诊断并无困难,重要的是应认识结直肠腺瘤呈多发性者及与癌肿并存者并不少见,临床检查时切勿因在某一段结肠或直肠内发现病变后,忽视全面的结肠检查。

结直肠腺瘤性息肉被认为是结直肠癌的癌前病变,但并非所有腺瘤都会癌变。一般认为腺瘤的大小对癌变的可能性具有很大影响。<1.0 cm 的腺瘤未见有发生浸润性癌者,>1.0 cm 者癌变机会增大,1~2 cm 腺瘤的癌变率在 10% 左右,>2 cm 腺瘤的癌变率可高达 50%。息肉数目越多,越密布,癌变率越高。有文献认为,多发性息肉患者体内可能存在基因突变,因此,即使息肉切除仍易癌变。统计表明,息肉数目少于 3 枚,癌变率为 12%~29%;等于或超过 3 枚,癌变率增至 66.7%。腺瘤中绒毛状成分的多少对确定癌变的可能性则是另一个重要因素。绒毛状腺瘤的癌变率明显高于管状腺瘤,绒毛状管状腺瘤(混合腺瘤)的恶变率则居于两者之间。另一个因素是腺瘤的形态,广基腺瘤的癌变率比有蒂腺瘤高,而且广基腺瘤发展为浸润型癌的机会也比有蒂腺瘤为高,因为有蒂腺瘤癌变罕有侵入其蒂部者。

七、治疗

肠镜下息肉电切术安全、有效、简单,已经基本取代了传统的开腹手术。其中高频电息肉切除术是最成熟也是最普及的肠镜治疗方法,还可以选择行内镜下黏膜切除术或内镜下黏膜剥离术。腺瘤肠镜下治疗的关键是保证治疗的彻底性。对于广基或巨大息肉,有条件的单位可以双镜联合(内镜与腹腔镜)行息肉切除,以保证切除彻底性并减少并发症。术后应行全瘤病理检查并特别注意观察标本边缘有无癌组织浸润。对腺瘤癌变的处理应根据癌变浸润深度和腺瘤部位来决定,凡符合下列情况者应追加外科根治性切除术:①腺瘤基底部发生癌变已浸润至黏膜下层者。②癌细胞分化程度包括低分化与未分化癌。③癌细胞已浸润淋巴管、血管、神经周围或血管内发现癌栓。④切缘有癌组织。

如息肉位于腹膜反折下直肠内时(距肛缘 6~8 cm 内,直肠指检可触及范围内),可经肛门直视下予以局部切除。对位于黏膜内的局灶性癌或原位癌,局部切除已经足够。黏膜下癌则在局部切除后可加做术后辅助性放疗,对已经浸润至肌层的病例,则应追加根治性经腹直肠切除术。对位于腹膜反折以上直肠或结肠内的广基腺瘤癌变,因为不涉及切除肛门和永久性结肠造口的问题,多以经腹病变肠段切除为首选。现在有条件的医院对距肛缘 16 cm 以内的适合局部切除的肿瘤可采用经肛内镜显微手术(TEM)。

八、随访

由于腺瘤性息肉具有复发和恶变的潜能,息肉切除术后必须进行结肠镜随访。腺瘤性息肉术后的复发往往与腺瘤的数目、大小、病理类型及不典型增生程度相关。息肉数目大于 3 个、直径≥10 mm、绒毛状结构、重度不典型增生是息肉复发和癌变的高危因素。对已经进行了结肠镜下腺瘤切除的患者进行随访要遵循个体化的原则。息肉进行内镜下切除后,在 3～6 个月内要进行结肠镜随访检查,以确保切除干净。所有残留的息肉应当切除,同时再随访 3～6 个月。在经过 2～3 次随访后,仍没有切除干净的患者,多数应行手术切除。在完全切除后,多数患者应在 1～3 年后重复结肠镜检查。随访中没有发现异常的患者可以自此每 5 年检查一次。

(赵梦泉)

第四节　先天性巨结肠

先天性巨结肠是婴儿常见的消化道畸形。病因是结肠远端及直肠缺乏神经节细胞,导致远端肠管呈痉挛性狭窄状态,近端结肠则继发性扩张与肥厚。本病特点是受累肠段远端肌间神经细胞缺如,使肠管产生痉挛性收缩,变窄,丧失蠕动能力。近端肠段扩张,继发性代偿扩张肥厚。

一、诊断

(一)临床表现

1.便秘

出生后不排胎粪或很少量胎粪,进行性加重伴呕吐,呕吐物伴奶或胆汁,次数不多,经用开塞露后排便,不久症状复发呈顽固性便秘,甚至达 1 周以上不排便,不排气,经直肠指诊后排出大量粪便和气体,新生儿时期气体排出呈爆炸样,腹胀明显好转。

2.腹胀

腹部膨隆和便秘一样为进行性加重,并呈蛙形,腹壁皮肤张紧发亮,皮下静脉网状显露,脐孔外翻,可见肠蠕动波伴肠鸣音亢进,左下腹可摸到粪石肿块的肠祥,直肠指诊呈空虚感或排出大量粪便和气体后腹胀消失,并可摸到痉挛环,严重时使膈肌上升,压迫呼吸则出现端坐呼吸或夜不能平卧。

3.全身情况

因便秘长期处在低位不完全性肠梗阻状况,随着便秘加重,病情转化为完全性肠梗阻,使全身情况转为营养差、贫血、食欲缺乏、消瘦、抵抗力低下、发育延迟,经常发生上呼吸道和肠道感染。

4.并发小肠结肠炎

便秘突然转为腹泻,每天次数在 6 次以上,排出大量恶臭样气体和稀薄腐败水样便,不含黏液和脓液,伴腹胀、呕吐、拒食、高热、呼吸急促、全身青紫、严重脱水、电解质紊乱和中毒症状,或伴穿孔引起腹膜炎,全身情况急剧恶化。

(二)病理

先天性巨结肠基本的病理改变是受累肠管的远端肠壁肌间神经丛和黏膜下神经节丛神经细胞先天性缺如,副交感神经纤维则较正常显著增生。这一组织解剖上的病理改变,致使受累肠段发生生理学方面的功能异常即正常蠕动消失,代之以痉挛性收缩。这种处于经常收缩状态的肠管非器质性肠狭窄和功能性肠梗阻,从上段肠腔来的肠内容物不能通过。而近端结肠肠壁如常,神经节细胞在肌间神经丛的存在一如正常,副交感神经亦无变化,肠管运动在早期非但不消失反而有增强。然而剧烈的蠕动并不能将粪便推进到远端痉挛的肠腔内。于是粪便淤滞潴留,大量粪便长久淤滞的结果致使其代偿性扩张肥厚,形成巨结肠。无神经节的长度,最多见是从肛管齿状线起至直肠及乙状结肠的远端部分,可延伸至降结肠或横结肠,或广泛累及全结肠和回肠末端,全结肠无神经节细胞较少见。无神经节细胞的痉挛段,外观较僵硬,无蠕动。其近侧为较短的移行段,有少量的神经节细胞。移行至正常神经肠段是逐渐的,再向远端为扩张段,有正常的神经节细胞,肠管增粗,肠壁肥厚,扩张与肥厚的程度按梗阻的程度而定,与年龄有关。基本的病理改变,在痉挛肠段最为明显,肠壁三个神经丛内神经节细胞完全缺如,但肠壁肌层间有较粗的胆碱酯酶阳性神经干,在肌环中亦有较正常为多的胆碱酯酶染色强阳性神经纤维存在,在肠管痉挛段远端最明显。

(三)实验室及其他检查

1.X 线检查

X 线检查是诊断本病的重要手段之一,腹部 X 线检查可见结肠充气扩张,年长儿童可看到扩张的横结肠贯于腹部。钡剂灌肠也很有价值,查明痉挛性狭窄肠段的范围、移行到扩张肠管的部位、蠕动和张力的变化。腹部 X 线检查可发现在腹外围呈连续空柱状透亮区,小肠也有胀气,但无大的液平面可与小肠梗阻鉴别。直肠壶腹无气体也是重要区别点。

2.直肠活体组织检查

从理论上讲,直肠活检对本病诊断最可靠。但由于新生儿肛门狭小,而切取组织要距肛门缘 4 cm 以上,且深度也要达直肠全肌层,因此操作难度大。再加上肛管的直肠神经节细胞稀少,在内括约肌部分神经节细胞缺如,切取组织位置偏低,很容易误诊。此外,新生儿尤其是早产儿,神经节细胞特别细小,其核显露不佳,所以必须是对此有丰富经验的病理科医师才能诊断。

3.直肠指诊

对诊断颇有帮助。除了排除直肠、肛门无先天性闭锁和狭窄等器质性病变外。首先指感直肠壶腹有空虚感,无大量胎粪滞积,并且手指拔出后,随即就有大量的胎粪及许多臭气排出,这种暴发式排泄后,同时腹胀即有好转。

4.组织化学检查法

此法不需要麻醉操作,可在门诊暖箱内进行。最适用于新生儿观察病变肠段(功能狭窄)胆碱能神经纤维的变化。由于正常肠壁黏膜下的肌层附近,可有极少很细的胆碱能神经纤维,而黏膜层内外则罕见这种神经纤维。先天性巨结肠症的黏膜下层乙酰胆碱酯酶增多,可见增生的乙酰胆碱酯酶强阳性染色的副交感神经纤维。诊断为先天性巨结肠症。

5.直肠内压测定法

由于先天性巨结肠患儿缺乏对直肠扩张所引起肛门括约肌松弛,也缺乏肛门直肠反射,因此当气囊充气时,刺激直肠壁后肛管如果压力不下降,即可疑为先天性巨结肠。由于哭吵和腹肌紧张,时常发生假象,因此,必要时可重复测压。

(四)鉴别诊断

1.特发性巨结肠

多见于儿童,出生后排便正常,多在 2 岁后突发顽固性便秘,为内括约肌功能失调,饮食正常,有腹痛但腹胀不明显,直肠巨大,可见有正常神经节细胞,内括约肌反射存在,而排便意识几乎高于正常的一倍,直肠内未摸到狭窄环,可摸到巨大粪块,以中西医结合综合性保守治疗为主,可扩张内括约肌,应用精神及心理治疗,必要时可进行内括约肌切除术。

2.继发性巨结肠

由先天性肛门直肠畸形手术后遗有肛门狭窄而引起排便不畅,继发巨结肠,有神经节细胞存在,有手术病史,诊断不困难。

3.神经系统疾病引起的便秘

如有先天性愚型、大脑发育不全、小脑畸形和腰骶部脊髓病变等常出现排便障碍,便秘或失禁,有典型的症状和体征,诊断不困难,必要时可作腰骶部正侧位摄片和直肠测压检查。

4.内分泌系统疾病引起便秘

如甲状腺功能不全或亢进均可引起便秘,但尚有全身症状如食欲缺乏、乏力、生长和发育不良或食欲亢进、心率快、消瘦等,经内分泌检查可明确诊断。

5.先天性回肠闭锁

经用盐水灌肠后没有胎粪排出,仅见少量次绿色分泌物排出。直立位腹部 X 线检查在肠闭锁和巨结肠均可见肠腔扩大和液平面,但在回肠闭锁中无结肠扩张,整个盆腔空白无气。钡剂灌肠 X 线检查显示结肠细小,呈袋状阴影(小结肠或胎儿型结肠),但这常不易与全结肠无神经节细胞症的征象相区别。

二、治疗

(一)非手术治疗

对 3 个月内小婴儿、超短型或手术前准备,可采用此法。

1.滑润通便剂

口服蜂蜜、麻油、液状石蜡、果导等润滑剂或开塞露塞肛,每天或隔天 1 次。

2.扩肛

可用手指或器械通过狭窄段进行扩肛,每次 30 分钟,每天 1 次。

3.温盐水回流灌肠

协助排便和排气,减轻患者腹胀和呕吐,以保证正常吃奶,维持患儿逐渐长大,再根据症状轻重考虑手术。如果每天灌肠也不能停止呕吐,不能保证吃奶,则应选择手术。肛管应超过堵塞狭窄段,灌注温盐水回流,反复灌肠,使大便冲洗后排出。

4.中西医结合治疗

针刺耳穴肾、交感、皮质下、直肠下段等穴位。每天 1 次,每次 0.5 小时。穴位封闭:肾俞穴注射人会注射液,大肠俞穴注射新斯的明,或两者交替,每天 1 次。

(二)手术方法

1.结肠道口

适于对保守疗法观察一段时间无效,而且症状逐渐加重的婴儿。也有人认为结肠造瘘对婴儿巨结肠疗效不佳。此外,造瘘术也不易被家属所接受。

2.根治术

要求手术创伤小,安全性大。减少或不破坏盆腔神经丛,术后不影响排便及生殖能力。适用于 6 个月以上的婴儿及低位节段性痉挛巨结肠。常用的手术方法:①拖出型直肠、乙状结肠切除术。广泛分离盆腔及远端结肠,切除扩张的结肠,直肠从肛管内翻出,结肠再由翻转的直肠内套出,在会阴进行结肠与肛管的斜形吻合。此术操作范围较大,易损伤支配膀胱和直肠的神经。在腹腔内切除结肠,可能发生盆腔感染,吻合口泄漏较多,适合于较大儿童。②结肠切除、直肠后结肠拖出术(Duhamel法)。沿直肠膀胱凹陷的腹膜反折处切开直肠两侧腹膜,直肠前壁不切开,在耻骨连合上缘2 cm处切断直肠,并在直肠后正中,钝性分离骶前筋膜与直肠固有筋膜鞘,直至会阴部皮下,扩肛后在肛门后方沿皮肤和黏膜交界处切开肛门之后半部,将准备好的结肠,由肛门后切口拖出,结肠的后壁缘与齿状线切口的下缘缝合,直肠前壁与结肠前壁用一全齿血管钳,放入肛管及直肠内3～4 cm夹死,1周后肠壁坏死脱落而使两管相通,新直肠腔形成。

3.直肠后回肠拖出,回肠结肠侧侧吻合术

适用于全结肠型。切除脾区以上的结肠,将降结肠以下结肠与小肠进行长距离的侧侧吻合术,拖下的回肠与直肠肛管间可按Duhamel法处理。保留的结肠仍有吸收水分的功能,术后腹泻与营养不良得以改善。

(赵梦泉)

第五节 溃疡性结肠炎

一、溃疡性结肠炎的临床

(一)病理

溃疡性结肠炎是一种局限于结肠黏膜及黏膜下层的炎症过程。病变多位于乙状结肠和直肠,也可延伸到降结肠,甚至整个结肠。炎症常累及黏膜上皮细胞包括隐窝细胞。急性期和早期浸润的炎细胞主要是中性粒细胞和嗜酸性粒细胞,慢性期和极期,则浆细胞、淋巴细胞充斥于黏膜固有层。炎细胞侵入形成隐窝脓肿,许多细小脓肿融合、扩大,就形成溃疡。这些溃疡可延结肠纵轴发展,逐渐融合成大片溃疡。由于病变很少深达肌层,所以合并结肠穿孔、瘘管形成或结肠周围脓肿者少见。少数重型或暴发型患者病变侵及肌层并伴发血管炎和肠壁神经丛损害,使肠生变薄、肠腔扩张、肠运动失调而形成中毒性巨结肠。炎症反复发作可使大量新生肉芽组织增生,形成炎性息肉;也可使肌层挛缩、变厚,造成结肠变形、缩短、结肠袋消失及肠腔狭窄,少数病例可有结肠癌变。

(二)临床表现

溃疡性结肠炎的好发年龄为20～40岁,临床症状差异很大,轻者仅有少量出血、重者可有显著的全身和消化道症状甚至危及生命。常见症状有腹痛、腹泻、便血等,严重病例可有发热及体重减轻。出血原因可以是溃疡、增生和血管充血所致的炎症及黏膜假息肉。腹泻多继发于黏膜损害,常伴有水、电解质吸收障碍、血清蛋白渗出。直肠炎时可使直肠的激惹性增加。腹痛常为腹泻的先兆。偶可有肠外表现,甚至掩盖了肠道本身的症状。约10%的患者可有坏疽性脓皮病、结节性红斑、虹膜炎、口腔阿弗他溃疡和多关节炎。

(三)实验室检查

患者并无特异性检查的异常。贫血较常见,且为失血量的一种反映,但慢性患者的贫血可由慢性疾病所致。急性期、活动期或重症病例可有白细胞增多。和低钾血症、低蛋白血症一样，血沉亦为疾病严重程度的一种反映。首发病例须做寄生虫学检查及粪便培养，以除外特殊原因所致的腹泻，如阿米巴病、志贺氏菌痢疾和螺旋菌感染。

（四）内窥镜检查

溃疡性结肠炎直肠-乙状结肠镜检查适用于病变局限在直肠与乙状结肠下段者，病变向上扩展时做纤维结肠镜检查有重要价值，可赖以确定病变范围。镜检可见黏膜弥漫性充血、水肿，正常所见的黏膜下树枝状血管变成模糊不清或消失，黏膜表面呈颗粒状，脆性增加，轻触易出血。常有糜烂或浅小溃疡，附着黏液或脓性分泌物；重型患者溃疡较大，呈多发性散在分布，可大片融合，边缘不规则。后期可见炎性息肉，黏膜较苍白，有萎缩斑片，肠壁僵直而缺乏膨胀性，亦可见癌瘤。

（五）X 线检查

溃疡性结肠炎应用气钡双重对比灌肠检查，有利于观察黏膜形态。本病急性期因黏膜水肿而皱襞粗大紊乱；有溃疡及分泌物覆盖时，肠壁边缘可呈毛刺状或锯齿状。后期纤维组织增生，结肠袋形消失、肠壁变硬、肠管缩短、肠腔变窄，可呈铅管状。有炎性息肉时，可见圆或卵圆形充盈缺损。重型或暴发型患者一般不宜做钡灌肠检查，以免加重病情或诱发中毒性巨结肠。钡餐检查有利于了解整个胃肠道的情况，特别是小肠有无受累。

（六）诊断和鉴别诊断

溃疡性结肠炎的主要诊断依据包括慢性腹泻、脓血或黏液便、腹痛、不同程度的全身症状、反复发作趋势而无病原菌发现。内镜或 X 线检查有炎症病变存在，且有溃疡形成等。因本病缺乏特征性病理改变，故需排除有关疾病（包括慢性痢疾、克罗恩病、结肠癌、血吸虫病、肠激惹综合征、肠结核、缺血性肠炎、放射性肠炎、结肠息肉病、结肠憩室炎等）方能确诊。

二、溃疡性结肠炎的内科治疗原则

溃疡性结肠炎的内科治疗目标是终止急性发作、预防复发和纠正营养及水电失衡。在着手治疗前必须考虑四种因素。

（一）病变的部位

除了偶然的例外，溃疡性结肠炎只累及结肠。在结肠范围内，病变可累及局部或全部结肠（全结肠炎）。病变的范围与预后相关，并是决定疗效的一个重要因素。

（二）疾病的活动性

急、慢性溃疡性结肠炎有着不同的临床表现，其治疗效果也各有不同。治疗方案也必须与病情严重程度相适应。

（三）病程的长短

病程长短也是影响疗效的一项重要因素。

（四）全身状况

患者一般状况较差时，其疗效亦稍逊。某些病例常有心理因素存在，可能成为疾病慢性化的因素之一。

此外，在策划治疗方案时还有一些其他因素应当考虑，如起病年龄超过 50 岁时，多呈轻型经过并可伴发另外系统的疾病。患者既往发作的严重性也与患者可能出现的治疗反应有关。

如果已经确诊，医师须进一步确定治疗目标及与之相关的生命质量。由于存在着少数患者不能彻底治愈的可能性,医师与患者还应就"治疗失败"问题达成共识。不切实际的奢望可构成制约疗效的重要因素,并可损害医患之间的友善关系,妨碍治疗计划的实施。

三、溃疡性结肠炎的治疗方式

(一)营养

患者的营养状况与疗效息息相关,良好的营养状况可以增进疗效。但实际上许多患者的体重低于正常标准10%～20%,还有不少患者呈现出特殊性营养缺乏的症状。过去对避免粗糙食物代之以易消化、高蛋白饮食强调颇多,目前至少仍适用于急性期患者。对已发展成慢性营养不良者(低于标准体重20%以上),更应采取营养治疗。

(二)对症治疗

对症治疗既可改善患者的一般状况和营养,又可减轻症状。临床上常可遇到这样的情况,患者为减轻症状而过度或过久地用药,一旦药物成瘾又对健康构成新的危害。再者麻醉药品可影响肠道运动甚至诱发中毒性巨结肠。非麻醉性镇痛药可酌情使用,但也应随时警惕毒副反应,少数溃疡性结肠炎患者服用阿司匹林后促发了消化性溃疡。

抗胆碱能药物也有促发中毒性巨结肠之虞,而且对缓解腹部痉挛不一定有效。一般来讲,对溃疡性结肠炎患者最好不用这些药物,除非对非活动期或轻、中型患者做短时间的应用。

对症治疗的关键是抗腹泻制剂,尤其是地芬诺酯和氯苯哌酰胺(易蒙停)。虽然两者均属"局限药品",且后者很少毒副反应。但抗腹泻制剂的成瘾性仍不容忽视。有些患者为急于控制腹泻常自行超量服药。从某种程度上讲,这类药物的效力要基于不间断地服用。因此,对于控制腹泻所需的剂量及用药指征都应有一个严格的标准,以保无虞。

在支持治疗中多种维生素和铁剂常被应用,患者亦常诉服用上述药品后症状有所改善,但是维生素、矿物盐和其他补品(除已出现缺乏症外)仍属经验用药,几乎没有证据支持"大剂量维生素"疗法。

急性期或危重患者可能需要输液、输血或静脉滴注抗生素。但对溃疡性结肠炎患者来讲,抗生素并不常用,而且也无证据表明溃疡性结肠炎患者须长期使用抗生素。抗生素应用的主要指征是:存在或疑有腹腔内感染或腹膜炎,后者可见于中毒性巨结肠病例。当有败血症和营养不良存在时,由中毒性巨结肠而致死的病例增加。在这种情况下,适当地使用抗生素可能会挽救生命。McHenry指出:大多数腹腔内感染是由需氧和厌氧菌混合性败血症所致,因此所选用的抗生素应能兼顾这两类细菌。一般公认氨基糖甙类抗生素对需氧的革兰阴性杆菌有效,而氯霉素、林可霉素、头孢噻吩、甲硝唑或羧苄西林等则可针对厌氧菌群。业经证实庆大霉素与林可霉素联用对腹腔内感染的有效率为68%～93%,可谓安全有效。庆大霉素与甲硝唑联用或托布霉素与甲硝唑联用也有良好的效果。Harding等通过前瞻随机对照性研究发现林可霉素,氯霉素分别与庆大霉素联用治疗腹腔内感染同样有效。

静脉高营养或全胃肠道外营养(TPN)在以下情况时十分有价值:①严重营养不良者或需切除结肠者的一种术前辅助治疗;②已做过结肠切除术者的术后治疗。一般来讲,TPN应连续进行2～3周,长期应用的价值不大。目前认为:TPN作为一种主要治疗手段时很少有效,而作为一种辅助治疗则具有一定价值。

(三)机能锻炼

溃疡性结肠炎患者,每天坚持一定的体力或脑力活动十分重要。因为慢性疲劳、不适、抑郁、忧虑等症状可能都很突出,而坚持机体的功能活动则可减轻这些症状。值得指出的是:当患者一般状况欠佳时,医师和患者家属均有鼓励患者休息的倾向,但实际上那些坚持功能锻炼的患者却更常获得症状改善,甚至治疗效果会更好。

(四)住院治疗

下列原因适于住院治疗。

(1)轻型病例经 1 个月治疗未见显著改善者。住院可实现两个目标:摆脱加重病情的环境、给医师提供进行更有效的强化治疗的条件。

(2)伴厌食、恶心、呕吐、发热和腹泻难控制的严重病例(急性暴发型)。这类患者立即住院不仅可及时提供必要的治疗措施,还可预防并及时识别并发症(如中毒性巨结肠)。

(3)发生了全身或局部并发症:如严重出血及贫血、严重的低清蛋白血症或疑有癌变等。外科治疗的指征不仅针对结肠的并发症(中毒性巨结肠、行将发生的穿孔),也包括多种内科治疗无效的顽固性病例,这些病例均须住院治疗。

(4)为了排除来自家庭或工作环境中的心理负担。

(五)心理治疗

保持医患之间长期友谊十分重要,但偶尔也需要心理科或精神科医师的会诊。安定药或抗抑郁药的应用只限于那些有显著忧虑或抑郁症的患者,它能帮助年轻患者克服他们自己过于简单的想法,并使其病情好转。

(六)局部治疗

对远端溃疡性结肠炎,尤其是直肠炎和直肠-乙状结肠炎,氢化可的松灌肠(100 mg 氢化可的松加于 60 mL 生理盐水之中)已证实无论对缓解症状或减轻炎症反应均十分有效。每天用药连续三周之内不致引起肾上腺的抑制。虽然尚无一项有关类固醇局部治疗与安慰剂或口服类固醇治疗的对照性研究,但在临床上常用氢化可的松灌肠以治疗溃疡性直肠炎或直肠-乙状结肠炎,取得一定疗效。氢化可的松灌肠还可对全结肠炎型溃疡性结肠炎伴显著里急后重和直肠出血的患者有一定的辅助治疗价值。

柳磺吡啶及其各种衍生物局部灌肠已引起医家注目。已经证实,5-氨基水杨酸(5-ASA)灌肠或制成栓剂可有效地治疗远端结肠炎或直肠炎,与皮质激素不同,这一疗法虽长期应用亦不会发生肾上腺抑制。

某些患者对 5-ASA 的反应迅速,症状可于 1～2 天内消失。大多数患者病情在 1～3 周内逐渐改善,也有经 1～3 个月治疗后好转者,足见敏感性和有效率在人群中有很大差异。一般来说,取得乙状结肠镜下的改善常需较长时间,而取得组织学的改善则需更长时间。

用 5-ASA 灌肠所达到的缓解大部分在停药几个月之内复发,尽管柳磺吡啶(SASP)还在维持用药。Allen 认为这种高复发率应归结为接受治疗者多是顽固病例或经安慰剂对照实验证实为耐药的病例。因为在许多使用 5-ASA 局部灌肠治疗的研究中,大多数患者都有对各种疗法失效的历史。

由于 5-ASA 局部灌肠治疗的费用昂贵,"疗程以多长为宜?是否须坚持到组织学上的炎症消失?"成了人们关注的问题。许多经验表明:如只达到临床症状缓解就停止灌肠,短期内即可复发;如能达到乙状结肠镜下或组织学上的缓解,则疗效较为持久。

停用灌肠后有些病例又有急性发作,此时可再行灌肠治疗 BiddLe 等用 1 mg 5-ASA 维持保留灌肠使得 12 例患者 9 例 1 年没有复发。而 13 例随机对照病例中有 11 例在平均 16 周内复发。隔天或每3～4晚维持灌肠一次的疗法正在评估之中，虽也有成功的报道，但最理想的维持疗法尚未确立。

虽然持续维持治疗或隔天灌肠治疗已显著降低了恶化的可能性，但这一结论并非完全正确。有时某些未知因素可以破坏已取得的成果。据 Allen 的经验：病变范围超过 45 cm，尤其是在同一时期病变范围＞60 cm 的病例即使在灌肠治疗中也有病情恶化的可能。如果肠壁的全层已受累、伴有肥厚、狭窄或瘘管存在时，仅作用于黏膜层的局部疗法难以奏效。

(七)难治性直肠-乙状结肠炎的处理

约 15％的远端溃疡性结肠炎患者有复发倾向且对多种疗法不起反应。患者可有直肠出血，却常无腹泻或其他症状。难治的焦点有二：①频发性直肠出血和里急后重；②持续性直肠出血。这些症状如已持续多年，其扩散的危险性很低；据 Richard 报道，多数患者的病情扩散发生在起病的两年之内。

对难治性病例，澄清下列情况特别重要。①确认无其他感染(如螺旋菌、难辨性梭状芽孢杆菌)的存在；②如有可能，通过结肠镜检查确定肠管内炎症损害的范围及其上界。

几乎所有的难治性病例均已接受过某种形式的治疗，但仍可重新使用这些药物，尤其是联合用药。因此，定期氢化可的松灌肠 3 周、类固醇栓剂局部治疗与 SASP 口服治疗就构成了针对这种情况的最常应用的方法。此外，有的患者夸大病情，此时应鼓励他恢复信心。

四、特异性药物治疗

(一)柳磺吡啶(SASP)

SASP 是治疗溃疡性结肠炎时最常使用的药物。许多临床试验已证实了它的应用价值，但其确切的作用机制还不十分清楚。

1.体内过程

SASP 是 5-ASA 和磺胺吡啶(SP)以偶氮键相互结合的产物。摄入量大部分自小肠吸收，约10％经肾脏排泄，其余部分经胆汁无变化地返回肠道。在靠近结肠部位，SASP 被细菌分解为5-ASA 和磺胺吡啶，以原型存留于粪便中者极少。偶氮键可在结肠菌丛的作用下分离，释放出的磺胺吡啶大部分被吸收并由尿中排泄，而约占半数的 5-ASA 滞留于结肠并经粪便排泄。若将抗生素与 SASP 同服，就会因结肠菌丛的变化而影响到菌丛对 SASP 的分解。IBD 的腹泻加速了肠道排空过程也会影响到对细菌 SASP 的分解。

2.作用机制

多年来有关 SASP 作用机制的研究颇多，仁智各见，尚无一个系统完整的理论。据已发表的资料，SASP 的作用机理可归纳为以下几个方面：①SASP 可做为其活性代谢产物——5-ASA 的运输工具，使后者以口服难于达到的浓度运抵结肠，从而在结肠局部发挥抗感染作用。②SASP及其代谢产物的局部和全身免疫作用。体外实验证实 SASP 和 SP 均可抑制有丝分裂所致的淋巴细胞毒；溃疡性结肠炎患者服用 SASP 后，可使异常的免疫功能恢复正常，这一免疫学变化并与临床症状的改善相符；进一步研究证实：SASP 和 SP 可抑制自然性 T 细胞介导细胞毒，而5-ASA 则可抑制免疫球蛋白的分泌。③SASP 及5-ASA 对IBD 的治疗作用主要是它影响了花生四烯酸代谢和一个或几个环节。研究表明：有两种花生四烯酸的代谢产物可能是肠道炎症的重要调节者，这两种代谢产物是环氧化酶产物(主体是前列腺素)和脂氧化酶产物(主体是白细胞三烯)。在活动性溃疡性结肠炎患者的直肠黏膜、门静脉血和粪便中前列腺素含量的增加已得到证实。体外实验也证实了 SASP 与 5-ASA 能抑制前列腺素的合成与释放,并抑制前列腺素合成酶的活性。④有些学者注意到一些非甾体抗炎药如吲哚美辛、氟吡咯酚均比 SASP 和 5-ASA 有更强的前列腺素合成抑制作用,服用此类药物后虽血清和直肠黏膜中前列腺素水平下降,但临床情况并未随之改善。这表明前列腺素并非肠道炎症的主要调节者,也表明 SASP 和 5-ASA 的治疗作用并非源于前列腺素含量的下降。进一步研究发现:5-ASA 的确可促进前列环素的合成、SASP 也的确可抑制前列腺素-F_2 的破坏,于是又有人提出一种对立的理论即:前列腺素对结肠黏膜行使着一种细胞保护作用。⑤新近的几项研究又指出了 SASP 和 5-ASA 的另一作用——反应性氧气清除剂作用可对 IBD 的疗效有重要的影响。

3.临床应用

(1)初始治疗:轻症病例第一周内 SASP 按每天 4 g 的剂量服用,第二、第三周按每天 2 g 剂量服用,三周后 80%患者症状改善,25%患者完全缓解(依临床和乙状结肠镜的标准)。重症病例多联用其他药物,原则上并不单用 SASP 治疗。

(2)维持治疗:1965 年 Misiewicc 等对 34 例溃疡性结肠炎患者进行了前瞻、随机、对照性观察,追踪 12 个月后发现:每天服 SASP 2 g 维持治疗者的复发率是 28%,而对照组复发率竟达 72%。其他几项研究表明:约 86%处于临床静止期患者每天服用 2 g SASP 后仍然没有症状,而不足 20%的对照组患者则复发。这些研究充分证明了维持治疗的必要性。在一项 172 例的随机试验中,复发率与维持量的大小有关,每天服 1 g、2 g、4 g SASP 患者的复发率分别是 33%、14%和 9%(随诊时间 12 个月)。无论在初始治疗或维持治疗阶段,剂量越大疗效越高,但不良反应也越多。权衡起来,每天 2 g SASP 当属耐受性最佳的维持剂量,也是复发率较低的维持剂量。如遇严重复发,此剂量可增至每天 3~4 g。

维持治疗所需的时间还存有争议。多数学者认为:在主要症状缓解后,持续一年以上的维持治疗是适宜的。

(3)药物间的相互作用:因为 SASP 的代谢取决于正常肠道菌群,如同时服用抗生素就会延缓此药的代谢。对人类的观察表明:由壅塞症、盲襻综合征或憩室病所致的菌群失衡可导致药物更快的代谢和吸收。

如将硫酸亚铁与 SASP 同时服用可导致血中 SASP 含量的下降。这是由于 SASP 与铁离子螯合,从而干扰了铁的吸收。

此外,SASP 还可加强抗凝剂、口服降糖药和保太松类的作用。SASP 而非 SP 或 5-ASA 还可竞争性地抑制叶酸轭合酶来抑制叶酸的吸收。考来烯胺与 SASP 联用会妨碍后者在肠道的吸收。同时服用SASP 及地高辛,可使后者的生物利用度减少 25%。

(4)SASP 的主要毒副作用:文献报道在治疗 IBD 过程中,SASP 不良反应的发生率为 20%~45%。

(二)肾上腺皮质激素

肾上腺皮质激素(简称激素)是治疗急性期、重型或暴发型溃疡性结肠炎的首选药物,而泼尼松则是最常应用的激素类型。其作用机理是激素有助于控制炎症、抑制自身免疫过程、减轻中毒症状。具体剂量、用药途径和疗程依病变部位、范围及严重程度而定。

1.直肠炎

如炎症只局限于直肠且硬式乙状结肠镜可以界定其上限时,可局部应用激素治疗,亦常与口服SASP 联用。栓剂或泡腾剂最为理想。但有的病例无效,其中有些严重病例须静脉点滴激素或做外科手术。

2.轻型发作

轻型发作是指每天腹泻少于四次,伴有或不伴有血便,无全身症状而炎症范围超出直肠以外的病例。此类患者同时口服激素及激素保留灌肠。疗程至少需 3 周,如病情缓解,再用 3～4 周后可将强的松减量。如在疗程中或减量期中病情恶化,应按中度发作处理甚至住院静脉输液治疗。

3.中型发作

中型发作的表现介于轻、重型发作之间。每天腹泻超过 4 次,但一般状况好,无全身症状。这类患者也需在口服泼尼松龙(40 mg/d)的同时给予激素灌肠治疗。第二周口服激素剂量减至30 mg/d,第三周减至 20 mg/d 维持 1 个月。此疗法可令大多数患者达到缓解,口服激素剂量可以减少到 0。如患者未获缓解,则应住院、按重型发作治疗。

4.重型发作

此型发作的表现为伴有全身症状的严重发作(伴发热、心动过速、贫血、低蛋白血症或血沉增快等)。重型患者均须住院治疗,可予输液的同时加用激素(氢化可的松 400 mg 或泼尼松龙64 mg/d),并加用局部灌肠治疗(氢化可的松 100 mg 加于 100 mL 生理盐水中保留灌肠,1 天2 次)。静脉输液期间除饮水外,禁用其他食物,但营养不良者需给静脉高营养。

尽管静脉滴注氢化可的松对严重发作是有效的,但仍有 1/4 的患者需做紧急结肠切除术。

与安慰剂相比,无论可的松(50 mg/d×一年)或泼尼松龙(15 mg/d× 6 个月)均未显示其维持缓解的作用,因此,肾上腺皮质激素无须用做维持治疗。

(三)免疫抑制药

由于多数溃疡性结肠炎病例可用 SASP 和/或肾上腺皮质激素治愈,外科手术对溃疡性结肠炎的疗效也很好,所以临床医师并不经常使用免疫抑制药来治疗溃疡性结肠炎。但若遇到下列情况则可考虑使用免疫抑制药:①疾病转为慢性且经激素和 SASP 治疗无效者;②出现激素的毒副作用如高血压、骨质疏松、糖尿病和精神病时;③激素剂量>15 mg/d,用药超过 6 个月而仍未获缓解者;④直肠-乙状结肠炎患者对常规口服和局部治疗(SASP、5-ASA 和/或激素)无效者。

免疫抑制药如 6-MP、硫唑嘌呤、甲氨蝶呤可使 70％的溃疡性结肠炎获得缓解,一旦达到缓解,这类药物须维持治疗 2～3 年。

(四)其他药物

鉴于复发性溃疡性结肠炎患者常有主细胞数量的增加,有人提出主细胞稳定剂——色甘酸钠可有治疗作用,但还未被公认。

五、溃疡性结肠炎的外科治疗

切除病变的结肠或直肠可治愈大多数的溃疡性结肠炎。为此患者须经受一定的手术风险。十余年前几乎没有术式选择的余地,多主张行“短路”手术,认为这种手术操作简单,对患者打击小,效果同样可靠。但经长期随诊观察发现这类“短路”手术不仅会引起“盲袢综合征”,而且多数在术后复发。今天,已有多种术式开展成功,临床上可根据病变性质、范围、病情及患者全身情况加以选择。

(一)手术指征

肠穿孔或濒临穿孔;大量或反复严重出血;肠狭窄并发肠梗阻;癌变或多发性息肉;急性结

扩张内科治疗 3～5 天无效;结肠周围脓肿或瘘管形成;活检显示有增生不良;长期内科治疗无效,影响儿童发育。

(二)术前准备

全面的斟酌在过去的数十年中,外科治疗溃疡性结肠炎的方式比较恒定,患者多需接受并非情愿的回肠造口术。至今,直肠结肠切除术与末端回肠造口术仍是溃疡性结肠炎外科治疗中最常应用的方法。

医师在与患者谈论手术问题时,首先要取得患者的信任。向患者详细介绍回肠造口术的相关资料,以求最大限度地增强患者对这一造口术的心理承受能力。一般来讲,术前病情越紧急、病体越虚弱者,其心理承受力越强。如有可能,向患者提供图解资料并安排患者与性别相同、年龄相近、康复较好的回肠造口病友会面。

尽管做了这些努力,仍有些患者不愿或拒绝外科手术。此时有两种选择:①节制性回肠造口术;②盆腔内贮藏的回肠-肛门吻合术。明智的做法是在外科会诊前将这两种选择余地告知患者。患者可能对手术提些问题以及可能出现哪些并发症等。医师所做的答复可能因人而异,Victo 的意见是应当告诉患者,术后伤口愈合不良、阳痿及某些回肠造口术的并发症可能出现。

全身的准备有贫血时可输全血或红细胞来纠正。电解质紊乱也需纠正。结肠炎急性发作时可发生严重的低钾血症。低清蛋白血症则反映了慢性营养不良状态或继发于急性暴发型结肠炎所致的大量蛋白的渗出。术前输注清蛋白可恢复正常水平,也可考虑给予全胃肠道外高营养(TPN)。TPN 适用于严重营养不良有可能帮助患者渡过急性发作的险关并于术前改善患者的一般情况,凝血障碍可用维生素 K 纠正。

如果患者已用皮质类固醇半年以上,术前或术后仍需使用。

抗生素可注射和口服同时应用。术前日,于下午 1 点、2 点和晚上 10 点钟各服红霉素及新霉素 1 g。对需氧或厌氧的革兰阴性杆菌敏感的抗生素,应于术前即刻静脉滴注并维持到24 小时之后,如发生手术污染,抗生素应延长到 5 天以上。实践证实,联用妥布霉素与克林霉素或甲硝唑特别有效。

判断结肠炎的活动性可用导泻法。在某些病例中,小剂量(100 mL)枸橼酸镁或 10% 甘露醇常能较好耐受。

术前安排 2～3 天的要素或半要素饮食也有一定的价值。

造口处的标记对将做回肠造口术者应于术前做好腹壁造口处的标志。定位是否得当关系到患者能否长期恢复工作,因此可视为决定手术是否成功的关键。Frank 主张切口位置选定于左正中线旁为宜,此切口便于放置结肠造口袋。如切口过低或太靠外侧,会给回肠造口的照顾和功能带来严重问题。造口处应位于腹部脂肪皱襞的顶峰,并避开疤痕和皮肤的皱褶。

(三)手术方法

如果选择应根据患者年龄、病程、病变范围及患者意愿予以综合考虑。具体可供选择的术式如下。

1.回肠造口术

不做结肠切除或结肠-直肠切除术的单纯回肠造口术目前已很少施行,因病变结肠仍在,大出血、穿孔、癌变和内瘘等并发症仍可发生。但在下列特殊情况下仍可采用:①患者营养不良而不可能实施全身或胃肠道高营养者,通过单纯回肠造口术可使结肠得到休整,为二期手术做准备;②作为中毒性巨结肠治疗程序中的一个步骤;③结肠炎性质未定,有逆转可能性者。但所有这些理由都存有争议。

2.全直肠-结肠切除术及回肠造口术

这是目前治疗溃疡性结肠炎患者的标准术式之一。术后可消除所有的结肠症状、复发的威胁和癌变的危险并恢复健康,手术可选择最佳时机进行。紧急手术却有较高的病死率,尤其是在那些极少见过这种严重病例的医院,病死率达 7%～15%。当患者情况允许时,可先行一期手术。对急腹症患者、极度虚弱患者或已做了次全结肠切除及回肠造口术的患者,可于数月后再做二期的直肠切除术。某些有经验的外科医师认为,即使在急症情况下,也能安全完成全直肠-结肠切除术;保留直肠所招致的不良影响更甚于疾病自身(存在着癌变的危险)。

虽尚无外科手术方法能有效地逆转肝胆或脊柱关节的并发症,但大多数病例,经直肠-结肠切除术后溃疡性结肠炎的肠外表现可以缓解。

全结肠切除术后回肠造口术的要点是切除病变肠管,远端闭合,取回肠末端于腹壁造瘘,形成永久性人工肛门。造口肠段的长度也很关键,应拉出皮肤表面 13.2 cm,这样当肠段顶端本身反折时在皮肤表面还留有 6.6 cm。这样反折可防止浆膜发炎,并保证回肠"乳头"有较多的组织突出腹壁,从而使回肠内容物排入回肠造口袋时不致污染皮肤。回肠造口袋用来收集肠内容物。

此简易装置不仅可防止术后皮肤发炎,还便于患者适应新的生活。

3.Kock 氏内囊袋手术

切除病变结肠,游离出一段带系膜的末端回肠,长约 45 cm,将近侧 30 cm 长肠管折叠,并在系膜对侧行浆肌层侧侧缝合。距缝合线 0.5 cm 纵行切开肠壁,然后行全层缝合,使成一单腔肠袋,再将远端15 cm 长肠管向近端套叠,成一人工活瓣,使长约 5 cm,于其周围缝合固定瓣口,将内囊袋固定于壁层腹膜上,其末端行腹壁造瘘。

这种术式的并发症主要与活瓣的机械结构有关。套叠而成的活瓣沿着肠系膜方向有滑动或脱出的倾向。由此可造成插管困难、失禁和梗阻。

并非所有内科治疗无效的溃疡性结肠炎均可接受这一手术。凡有精神病倾向者均不宜行此手术。次全结肠切除术伴回-肛肠内囊袋吻合术者也不宜做此手术,因为内囊袋周围的粘连会给继后的直肠切除术造成很大的困难。

4.直肠黏膜剥脱、回-肛肠吻合术

切除全部结肠及上 2/3 的直肠,保留 5～8 cm 的一段直肠。在直肠黏膜与肌层之间,从上向下或自齿线向上将黏膜剥去,留下肌性管道,将游离的回肠(注意保留良好血运)在没有张力情况下自扩张的肛门拉出,与直肠肛管交界处的直肠黏膜残缘进行吻合。吻合旁放置引流管自会阴部戳创引出,然后进行腹壁回肠造瘘。术后 2～4 天拔去会阴部引流,术后 10 天行肛门扩张,并开始做肛门括约肌练习,每周一次,3～6 个月后,回-肛肠吻合完全愈合,再关闭腹壁回肠造瘘口。

之所以将直肠黏膜剥脱,意在消除暴发型炎症和癌变的危险,这两种情况均可发生于回-肛肠吻合术后。而且,与保存肛管手术相比较,此术式可相应减轻某些持续存在的未完全消除的肠外表现。

此种术式的并发症有盆腔脓肿、出血、瘘管及括约肌障碍。

5.直肠黏膜剥脱、回-肛肠内囊袋式吻合术

Parks 等认为如将回肠、直肠缝合成内囊袋形,会有比回-结肠切除兼回-肛吻合术更理想的功能改善。具体方法是:全结肠切除、直肠黏膜剥脱后,游离回肠,将其末端折叠成 S 型,再将系

膜对侧的三排折叠肠祥剪开,行侧侧吻合,形成 S 形内囊袋,长约 6 cm,容量大约 100 mL,游离端与肛管吻合。术后4～6周内囊袋扩张,平均容量约 245 mL。

(四)术后护理

任何重要的肠管手术之后都有相似的护理常规。在肠功能恢复之前应予静脉输液并记录24 小时液体出入量。肠蠕动恢复前应行胃肠减压术。回肠功能的恢复一般须 2～4 天,但仍须随时密切观察肠功能的状况。当有稀薄而淡蓝色流出物伴白色物质出现时,常提示着回肠或高位小肠梗阻。胃肠减压术应继续维持。术后抗生素治疗应维持 24 小时,如有术后感染,应延长应用抗生素 5～7 天。回-肛吻合术后的早期阶段可有腹泻,一般无须服药,但若腹泻持续 2～3 天,则应想到反跳的因素,由此还可引起肠梗阻。

如术中包括直肠切除,则须保留尿管一周,提前拔管会引起尿潴留。拔除尿管的同时应做尿液细菌培养。对连续用类固醇激素的患者要安排一个减量方案,减药剂量和速度须参照术前用药情况。

做过 Kock 氏内囊袋手术者需特别护理。囊袋中须留置一导管,以利于术后 48 小时内每隔2 小时用少量盐水冲洗囊腔。导管周围的固定缝线于术后第 3 天剪除,另附一护板将导管随体位固定,使患者更觉舒适。出院前教会患者如何做囊袋内插管,如何佩戴腿袋,以保证患者在行走中能得到满意的连续引流。

腹部造口处应安放一种 Karaya 橡胶垫并与一种清洁塑料袋相联结。安息香酊因可刺激皮肤而不宜使用。塑料造口袋应用简便、效果佳良。术后第 6～7 天开始学习造口的护理,经过3～4 天学习,熟练掌握了造口护理的专门技术后始可出院回家。出院前最好能把造口医师的电话号码告诉患者,以便及时咨询。

六、溃疡性结肠炎的预后

溃疡性结肠炎的长期预后取决于下列四种因素。

(一)病变部位

病灶较局限者预后较病灶广泛者为好。

(二)疾病活动性

本病活动程度各有不同(急性、重型、暴发型、慢性复发型、慢性持续型等),预后各异。即使非活动期,其潜在的癌变危险亦不容忽视。

(三)病程

罹病时间长短除与临床类型有关外,还与患者营养状况、疗效、不良反应有关。此外病程长短也是决定应否手术的重要参考因素。

(四)疾病对患者的总体影响

这些影响包括患者参与社会、经济活动的能力、心理状态、家族史、患者对溃疡性结肠炎的适应能力以及生命质量等。

直肠炎或直肠-乙状结肠炎患者中 90% 以上的预后良好。这些患者病情稳定、很少或全无症状、无须连续治疗。另外的 10% 的病例炎症扩散、波及全部结肠,其预后与全结肠型患者相似。

如将直肠炎与直肠-乙状结肠炎两组病例的预后相比较,就会发现前者的预后较后者略好。追踪观察还表明:即使大多数患者的预后良好,确定其中个例的预后仍有困难。

(赵梦泉)

第六节 结 肠 扭 转

结肠扭转是以结肠系膜为轴的部分肠袢扭转及以肠管本身纵轴为中心扭曲。其发病在世界各地很不一致,以非洲、亚洲、中东、东欧、北欧和南美等地多见,西欧和北美少见,Halabi 等报道,在美国结肠扭转约占所有肠梗阻的 1.9%;在巴基斯坦占 30%;巴西占 25%;印度占 20%。国内报道其发生率为 3.6%~13.17% 不等,以山东、河北等地多见。本病可发生于任何年龄,乙状结肠扭转多见于平均年龄大于 70 岁的老年人,男性居多,男与女之比,据统计,在 9:1~1:1,平均发病年龄 40~69 岁,而盲肠扭转多见于年轻女性。乙状结肠是最常见的发生部位,约占 90%,其次是盲肠,偶见横结肠和脾曲。该病发展迅速,有较高的病死率 9%~12%,术后并发症多,应早期诊断,早期治疗。

一、病因

结肠扭转常由于肠系膜根部较窄,且所属肠段冗长,活动度大,如乙状结肠。冗长的肠段随着年龄的增长而延长 。此外,Kerry 和 Ransom 归纳了 4 个诱发因素:①肠内容物和气体使肠袢高度膨胀,如长期慢性便秘等。②肠活动的增强和腹内器官位置的变化,如妊娠和分娩。③有过腹腔手术病史而使腹腔内粘连。④先天性异常如肠旋转不良或后天因素造成远端肠管梗阻。盲肠正常固定在后腹壁,正常盲肠可以旋转 270°,不会发生扭转,但有 10%~22% 的人群在胚胎发育期间盲肠与升结肠未完全融合于后腹膜,形成游动盲肠,因活动范围大,其中有 25% 的人会发生盲肠扭转。此外,东欧与非洲扭转多与高纤维饮食有关,西欧与北美多与慢性便秘、滥用泻药与灌肠有关。

二、病理

乙状结肠扭转多为逆时针方向,但也有顺时针方向扭转,扭转程度可由 180°~720°。旋转少于180°时,不影响肠腔的通畅,尚不算扭转,有自行恢复可能,特别是女性,盆腔宽大,更易恢复,当超过此限,即可出现肠梗阻。肠扭转造成的主要病理改变是肠梗阻和肠管血运的改变。乙状结肠扭转后,肠袢的入口及出口均被闭塞,因此属闭袢性梗阻,肠腔内积气、积液、压力增高,也会影响肠壁血运。除扭转的肠袢外,扭转对其近侧结肠也造成梗阻。乙状结肠扭转后发生肠管血运障碍来自 2 个方面:一是系膜扭转造成系膜血管扭转不畅,另一方面是肠袢的膨胀,压力高而影响肠壁血循环,先影响毛细血管,然后是静脉,最后是动脉,引起肠腔内和腹腔内出血,肠壁血管发生栓塞、坏死和穿孔。大致可分为以下 3 个阶段。①肠淤血水肿期:淤血水肿致肠壁增厚,常发生在黏膜和黏膜下层。②肠缺血期:在肠壁血运受阻时,肠壁缺血缺氧致张力减低或消失而扩张,除肠腔内大量渗液外,常伴有腹腔游离液体。③肠坏死期:肠缺血时间过长,导致组织缺氧、变性、黏膜面糜烂坏死。但由于肠腔内大量积气,高压气体常能循糜烂面溢出,溢出的气体可仅存留在黏膜下层或浆膜下层,此少量气体呈线状围绕肠壁排列,形成肠壁间积气。

盲肠扭转常以系膜为轴呈顺时针方向扭转,也偶见逆时针方向扭转。盲肠扭转是由于盲肠没有固定而具有高度活动性,这种高度活动性更有利于肠管迅速而又过紧地扭转,血管突然闭塞,扭转后盲肠迅速膨胀,压力增高,引起浆膜破裂、血运障碍,出现高比例的肠坏死。肠扭转不包括盲肠折叠,后者又称盲肠并合。是游离盲肠向前向上翻折,虽可发生梗阻,但不影响系膜血管,也不发生盲肠坏死。

三、临床表现

乙状结肠扭转的表现多样化,可呈急性发作,也可呈亚急性或慢性发作。早期肠坏死出现腹膜炎、休克等严重表现,亚急性、慢性发作发病缓慢,多有发作史,腹痛轻,偶为痉挛性,但腹胀严重,以上腹明显,常偏于一侧。腹部体征除明显腹胀外,可有左下腹轻压痛及肠鸣音亢进,有时可扪及腹部包块且有弹性。指诊直肠空虚。

盲肠扭转的临床症状、体征与小肠扭转基本相同,而且病情进展更为迅速,发病急,腹中部或右下腹疼痛,为绞痛性质,阵发性加重。并可有恶心、呕吐,开始尚可排出气体和粪便。查体见腹部膨隆,广泛触痛,肠鸣音亢进并有高调,叩诊鼓音。在腹中部或上部可摸到胀大的盲肠,如发生肠系膜血循环障碍,短时间内可发生肠壁坏死,腹膜刺激征明显。

四、诊断

结肠扭转的诊断并不困难,腹痛、腹胀、便秘或顽固性便秘为 扭转三联征。盲肠扭转或急性结肠扭转常出现恶心、呕吐。查体有腹胀,腹部压痛、腹部包块、肠鸣音亢进、体温升高、休克、腹膜炎体征。再结合病史、诱发易患因素,腹痛、腹块的部位,一般可做出结肠扭转的诊断。Stewardson选择"持续腹痛""发热""心动过速""腹膜炎体征""白细胞计数增高"5 个经典表现作观察,发现约 90% 的肠绞窄患者同时具有 2 种或 2 种以上的表现。

腹部 X 线检查对诊断帮助很大,应作为怀疑结肠扭转的常规检查,乙状结肠扭转的典型X 线表现是显著充气的孤立肠袢,自盆腔至上腹或膈下,肠曲横径可达 10～20 cm,立位片可见两个巨大且相互靠拢的液平面。其他各段小肠和结肠也有胀气与液平,钡灌肠见钡剂止于直肠上端,呈典型的鸟嘴样或螺旋形狭窄。盲肠扭转时腹部 X 线检查显示单个卵圆形胀大肠袢,有长气液平面,如位于上腹可误诊为急性胃扩张,但胃肠减压无好转,可以此鉴别。后期在盲肠扭转上方常可见小肠梗阻的 X 线征象。并可在盲肠右侧见到有气体轮廓的回盲瓣。钡剂灌肠充盈整个左侧结肠和横结肠,可与乙状结肠扭转鉴别。当怀疑有坏疽时,严禁做钡灌肠,因为有坏死段肠管穿孔的危险。横结肠扭转扩张,肠曲于中上腹呈椭圆形扩张,中间也可见双线条状肠壁影,降结肠萎陷。

CT 也是急腹症常规的检查,也是目前诊断结肠扭转最有意义的诊断方式,Delabrousse 等认为,随着螺旋 CT 不断应用于急腹症的检查,使肠梗阻的诊断准确性明显提高,在明确结肠扭转的病因、梗阻位置及病情的严重程度方面具有极其重要的作用。结肠扭转 CT 表现主要有以下特征:①"漩涡征"。"漩涡征"为肠曲紧紧围着某一中轴盘绕聚集,大片水肿系膜与增粗血管同时旋转,漩涡中心尚见高密度系膜出血灶,CT 上呈"漩涡"状影像。若 CT 片示漩涡征出现在右下腹,多提示盲肠扭转。②"鸟喙征"。扭转开始后未被卷入"涡团"的近端肠管充气、充液或内容物而扩张,其紧邻漩涡缘的肠管呈鸟嘴样变尖,称为"鸟喙征",盲肠扭转时,其鸟嘴尖端指向左上腹。③肠壁强化减弱、"靶环征"和腹水。④闭袢型肠梗阻常见肠管呈 C 字形或"咖啡豆征"排列。现在增强 CT 及 CT 的三维重建也逐步推广于临床,使得结肠扭转的诊断更准确,更直观。

对于肠梗阻的诊断,虽然超声的敏感性及特异性低于腹部 CT 检查,但因其实施动态、诊断快速,也是常规检查方法之一。急性肠梗阻的超声表现:①一般表现为近端肠管扩张(93.7%),明显的内容物反流,远端肠管多空虚。②并发症表现为当肠管发生坏死、穿孔时,穿孔近端肠壁明显增厚,腹水增多,并可探及游离气体。且超声对判断肠系膜血管有无血流及有无栓塞都有较高的准确率。

低压盐水灌肠即是治疗手段之一,也是一种重要诊断方法,如不能灌入 300～500 mL 盐水,则提示梗阻在乙状结肠。此外,随着内镜技术的发展,乙状结肠镜和纤维结肠镜也日益成为结肠扭转常规的诊断及治疗方法。

五、治疗

结肠扭转的治疗,除禁食、胃肠减压、输液等肠梗阻的常规治疗措施外,根据病情进展程度的不同、有无并发症等情况而采取非手术治疗或手术治疗。

(一)非手术治疗

非手术治疗一般用于乙状结肠扭转,且为发病初期,而盲肠扭转和晚期病例怀疑有肠坏死时禁用这种疗法。具体方法如下。

1.高压盐水灌肠和钡剂灌肠

温盐水或肥皂水均可,灌肠时逐渐加压,如有气体和粪便排出腹胀消失,腹痛减压,表示扭转复回,成功率分别可达 66.7%～78.6%。

2.乙状结肠镜或纤维结肠镜插管减压

由于镜管细,镜身软,光源强,视野清晰,不易损伤肠壁,可清晰地观察黏膜水肿程度,且患者耐受性好,故多采用纤维结肠镜复位。内镜循腔经直肠进入乙状结肠,如发现黏膜出血、溃疡或由上方流出脓血,提示肠壁已部分坏死,不宜继续插管,如检查无异常,将软导管通过结肠镜,缓慢经梗阻处远端,进入扭转肠袢,若顺利可排出大量气体和粪便,扭转自行复回,症状好转,插管全程要细致轻柔,不可用力过猛,注意此软管不要立即拔出,要保留 2～3 天。以免扭转短期内复发,还可通过观察导管引出物有无血性物质,以判断扭转肠袢有无坏死。内镜检查作为一种微创治疗,能够有效缓解梗阻症状,避免急诊手术,使外科医师获得充分时间全面评估和判断患者病情,选择最佳的个体化治疗方案,以达到更好的疗效。

尽管非手术疗法复位成功率高达 77%,病死率和并发症率均较手术治疗为低,但由于发生扭转的根本原因依然存在,复发率高达 46%～90%。因此,国内外学者近年均主张,若患者无手术禁忌证,在非手术疗法复位后,短期内应行根治性的手术治疗。

(二)手术治疗

如果非手术疗法失败,或出现弥散性腹膜炎并怀疑有肠坏死、穿孔时,均应及时手术,术中根据有无肠管坏死、腹腔污染情况及患者自身状况,再决定做姑息性手术,还是根治性手术。主要手方术式包括固定术、造口术和切除吻合术等。

1.固定术

由于单纯乙状结肠扭转复位术后复发率可达 28%,单纯盲肠复位术有 7%的复发率,故术中逆扭转方向复位后,若肠管血运良好,肠壁色泽正常,有蠕动,多加以固定术。手术方法有乙状结肠腹壁固定术、乙状结肠系膜固定术,乙状结肠横结肠固定术,乙状结肠腹膜外被覆术。盲肠扭转多采用后腹膜盲肠固定术。

2.结肠造口术

结肠造口术一般用于手术时发现肠壁明显水肿、肠腔过度扩张、腹腔污染严重、肠壁已坏死、穿孔或全身情况较差的病例。可将坏死肠管切除吻合后在其近侧造口；也可行 Hartmann 手术即坏死肠管切除，近端造口，远端缝闭放回腹腔内旷置；或者做双腔结肠造口术，坏死肠管可切除或暂不切除而外置。以上手术都需要行二期手术。

3.切除吻合术

切除吻合术一般用于肠管有坏死或血运不好，腹腔污染较轻。或者乙状结肠特别冗长，估计行固定术效果不佳，则可将乙状结肠切除行根治性治疗。由于两断端管腔内径差别较大，在切除肠管后，多行一期端侧吻合。在非手术治疗有效后，为防复发也可择期行肠道准备后，可行肠切除吻合术。

扭转性结肠梗阻是急性闭袢性肠梗阻，易发生坏死穿孔，应以急诊手术为主。对于右侧大肠梗阻的术式选择意见较为一致，可行梗阻病变的一期切除吻合术。对左侧大肠梗阻的术式选择则有分歧。传统的治疗方法是分期手术，即先行病灶切除和肠造口，然后再择期关闭造口的二次手术方案。这种方法虽能减少腹腔感染和肠漏发生的机会，但却需要二次手术创伤，使术后恢复期延长、整体治疗费用增加。近年来，随着抗生素发展、手术进步，以及对结肠梗阻病理生理认识的提高，越来越主张行一期切除吻合术。为提高一期切除吻合术的成功率，要求术中肠道排空、灌洗，但延长了手术时间，术后肠功能恢复慢，术后并发症发生率高达 40%～60%，因此，当出现急性大肠梗阻时，如果用非手术的方法缓解肠梗阻并改善一般状况，就可以变"急诊手术"为"限期手术"，从而最大限度降低手术风险，显然是治疗急性大肠梗阻的最理想方案。

六、评述

扭转性肠梗阻有较高的发病率，其发病急，病情进展快，病死率高。通过询问病史、详细体格检查和辅助 X 线、CT 检查可明确诊断。此病保守治疗大部分可以复位，病情得到缓解，但复发率较高。对于保守治疗无效的患者，应及早进行手术治疗。手术方法有 2 种：①术中复位后行结肠及系膜进行固定，但术后疗效并不确切。②术中结肠灌洗及一期结肠切除肠吻合术，此手术方式可以达到根治目的，但可能出现一定的术后并发症如吻合口漏、腹腔感染等。当扭转的肠管出现坏疽、穿孔，并发腹膜炎或高龄患者有严重伴随疾病或肠管缺血、水肿明显，而且远近端肠管口径相差悬殊时，应行扭转肠管切除，同时行临时性近端肠管造口术，待病情稳定，度过危险期后，在充分进行术前准备后可择期进行二期手术。

（赵梦泉）

第七节　直肠内脱垂

直肠内脱垂(internal rectal prolapse，IRP)是出口梗阻型便秘的最常见临床类型，31%～40%的排便异常患者排便造影检查可发现直肠内脱垂。直肠内脱垂指直肠黏膜层或全层套叠入远端直肠腔或肛管内而未脱出肛门的一种疾病。直肠内脱垂又称为不完全直肠脱垂、隐性直肠脱垂。由于直肠黏膜松弛脱垂，特别是全层脱垂，可导致直肠容量适应性下降、排便困难、大便失禁和直肠孤立性溃疡等。最早在 1903 年由 Tuttle 提出,由于多发生于直肠远端,也称为远端直肠内套叠。虽然国内外文献对该疾病有不同的名称,但所表达的意思相同。

一、病因与发病机制

(一)直肠内脱垂与直肠外脱垂的关系

直肠脱垂可分为直肠外脱垂和直肠内脱垂。顾名思义,脱垂的直肠如果超出了肛缘即直肠外脱垂,简称为直肠脱垂。影像学及临床观察结果等均表明直肠内脱垂和直肠外脱垂的变化相似;手术中所见盆腔组织器官变化基本相似;因此,多数学者认为两者是同一疾病的不同阶段,直肠外脱垂是直肠内脱垂进一步发展的结果。

但对此表示异议的研究者认为,排便造影检查发现 20% 以上的健康志愿者也存在不同程度的直肠内脱垂表现,却很少发展成为直肠外脱垂。

(二)直肠内脱垂的病因和可能机制

试图用一个公认的理论来解释直肠内脱垂的发生机制是困难的,因为目前关于直肠内脱垂的分类缺乏国际标准,不同系列的研究缺乏可比性。中医认为直肠脱垂多因小儿元气不实、老人脏器衰退、妇女生育过多、肾虚失摄、中气下陷等导致大肠虚脱所致。从解剖学的角度看,小儿骶尾弯曲度较正常浅,直肠呈垂直状,当腹内压增高时直肠失去骶骨的支持,易于脱垂。某些成年人直肠前陷窝处腹膜较正常低,当腹内压增高时,肠袢直接压在直肠前壁将其向下推,易导致直肠脱垂。老年人肌肉松弛、女性生育过多和分娩时会阴撕裂、幼儿发育不全均可致肛提肌及盆底筋膜发育不全、萎缩,不能支持直肠于正常位置。综合目前的研究,引起直肠脱垂的可能机制有如下几方面。

1.滑动性疝学说

早在 1912 年,Moschcowitz 认为直肠脱垂的解剖基础是盆底的缺陷。冗长的乙状结肠堆积压迫在盆底的缺损处的深囊内,使得直肠乙状结肠交界处形成锐角。患者长期过度用力排便,导致直肠盆腔陷窝腹膜的滑动性疝,在腹腔内脏的压迫下,盆腔陷窝的腹膜皱襞逐渐下垂,将覆盖于腹膜部分之直肠前壁压于直肠壶腹内,最后经肛门脱出。根据这一理论,可以通过修补 Douglas 陷窝达到纠正盆底的滑动性疝从而达到治疗目的。然而,术后较高的复发率证明这一理论并不是直肠内脱垂的主要因素。

2.肠套叠学说

最早由 Hunter 提出,认为全层直肠内脱垂实际上是套叠的顶端。这一理论后来被 Broden 和 Snellman 通过 X 线造影所证实。正常时直肠上端固定于骶骨岬附近,由于慢性咳嗽、便秘等引起腹内压增加,使此固定点受伤,就易在乙状结肠直肠交界处发生肠套叠,在腹内压增加等因素的持续作用下,套入直肠内的肠管逐渐增加,由于肠套叠及套叠复位的交替进行,致直肠侧韧带、肛提肌受伤,肠套叠逐渐加重,最后经肛门脱出。肛管直肠测压的研究支持这一理论,但临床患者的排便造影研究并不支持。

3.盆底松弛学说

一些研究者认为直肠缺乏周围的固定组织,如侧韧带松弛、系膜较游离,以及盆底、肛管周围肌肉的松弛是主要原因。正常状况下压迫于直肠前壁的小肠会迫使直肠向远端移位从而形成脱垂。

4.妊娠和分娩的因素

一些学者认为妊娠期胎体对盆腔压迫、血流不畅、直肠黏膜慢性瘀血减弱了肠管黏膜的张力,使之松弛下垂。直肠内脱垂80%以上发生于经产妇,也是对这一理论的支持。脱垂多从前壁黏膜开始,因直肠前壁承受了来自直肠子宫陷窝的压力,此处腹膜反折与肛门的距离女性为8~9 cm。局部组织软弱松弛失去支持固定作用,使黏膜与肌层分离,是发生此病的解剖学基础。前壁黏膜脱垂进一步发展,将牵拉直肠上段侧壁和后壁黏膜,使之相继下垂,形成全环黏膜内脱垂。病情继续发展,久之则形成直肠全层内脱垂。分娩造成损伤也可导致直肠内脱垂,相关因素有大体重婴儿、第二产程的延长、产钳的应用,尤其多胎,产后缺乏恢复性锻炼,易导致子宫移位。分娩损伤在大多数初产妇可很快恢复,但多次分娩者因反复损伤,则不易恢复。

5.慢性便秘的作用

便秘是引起直肠黏膜内脱垂的重要因素,且互为因果。便秘患者粪便干结,排出困难。干结的粪便对直肠产生持续的扩张作用,直肠黏膜因松弛而延长,随之用力排便时直肠黏膜下垂。下垂堆积的直肠黏膜阻塞于直肠上方,导致排便不尽感,引起患者更加用力排便,于是形成恶性循环。

二、临床表现

(一)性别与年龄

直肠内脱垂多见于女性,国内外文献报道的女性发病率占70%以上。成人发病率高峰在50岁左右。

(二)临床表现

由于直肠黏膜松弛脱垂造成直肠或肛管的部分阻塞现象,直肠内脱垂的症状以排便梗阻感、肛门坠胀、排便次数增多、排便不尽感为最突出,其他常见症状有黏液血便、腹痛、腹泻以及相应的排尿障碍症状等。少数患者可能出现腰骶部的疼痛和里急后重。严重时可能出现部分性大便失禁等。部分性大便失禁往往与括约肌松弛、阴部神经牵拉损伤有关。但这些症状似乎并无特征性。Dvorkin等对排便造影检查的896例患者进行分组:单纯直肠内脱垂、单纯直肠前突和两者兼有。对这三组患者的症状进行统计学分析发现:肛门坠胀、肛门直肠疼痛的特异性最高

在8%~27%的患者中,直肠内脱垂只是盆底功能障碍综合征的其中之一,患者往往可能同时伴有不同程度的子宫、膀胱脱垂及盆底松弛。盆腔手术史、产伤、腹内压增高、年龄增加和慢性便秘都可以成为这一类盆底松弛性疾病的诱因。有研究发现这类盆底脱垂的患者存在盆底肌肉的去神经支配改变。类似的现象也表现在马凡综合征患者,因为盆底支持组织的松弛,发生盆底器官脱垂和尿失禁。有报道手术治疗的直肠内脱垂患者伴有较高比率的尿失禁(58%)和生殖器官脱垂(24%)。

三、直肠内脱垂的分类

1997年,张胜本等依据排便造影对直肠内脱垂的分类进行了详细的描述。直肠内脱垂分为套入部和鞘部。按照套入部累及的直肠壁的层次,分为直肠黏膜脱垂和直肠全层脱垂;按照累及的范围,分为直肠前壁脱垂和全环脱垂;按照鞘部的不同,分为直肠内直肠脱垂和肛管内直肠脱垂,肛管内脱垂一般为全层脱垂。

通过排便造影和临床观察,发现直肠内脱垂多发生在直肠下段,也可发生在直肠的上段和中段,直肠全层内脱垂多发生在直肠的下段。

四、诊断

根据典型的症状、体征,结合排便造影等辅助检查结果,直肠内脱垂的诊断并不难。但在直肠内脱垂的诊断过程中,必须值得注意的问题是:临床或影像学诊断的直肠内脱垂是否能够解释患者的临床症状,是否是引发出口梗阻型便秘系列症状的主要因素。特别是伴随有其他类型的出口梗阻型便秘时,区分主次就显得非常重要,与治疗方法的选择和预后密切相关。

(一)临床症状

典型的临床症状是便意频繁、肛门坠胀、排便不尽感,有时伴有排便费力、费时。多数无血便,除非伴有孤立性直肠溃疡。但包括直肠肿瘤在内的许多疾病都可能出现上述表现,因此直肠内脱垂的诊断必须排除直肠肿瘤、炎症等其他常见器质性疾病。

(二)肛门直肠指诊和肛门镜检查

指诊时可触及直肠壶腹部黏膜折叠堆积、柔软光滑、上下移动,内脱垂的部分与肠壁之间可有环行沟。也有学者报道直肠指诊只能发现括约肌松弛和直肠黏膜堆积,部分患者可触及宫颈状物或直肠外的后倒子宫。典型的病例在直肠指诊时让患者做排便动作,可触及套叠环。肛门镜检查一般采用膝胸位,内脱垂的黏膜往往已经还纳到上方,因此肛门镜的主要价值在于了解直肠黏膜是否存在炎症或孤立性溃疡以及痔疮。

(三)结肠镜及钡灌肠

检查的主要目的是排除大肠肿瘤、炎症等其他器质性疾病。但肠镜退镜至直肠中下段时,适当抽出肠腔内气体后,可以很容易地看到内脱垂的黏膜环呈套叠状,提示存在直肠内脱垂。肠镜下判断孤立性直肠溃疡必须非常慎重,应反复多次活检排除肿瘤后才能确定,而且应该定期随访,切不可将早期直肠癌性溃疡当作直肠内脱垂所引起的孤立性溃疡。

(四)排粪造影

排粪造影是诊断直肠内脱垂的主要手段,而且可以明确内脱垂的类型是直肠黏膜脱垂还是全层脱垂;明确内脱垂的部位:是高位、中位还是低位;并可显示黏膜脱垂的深度。排粪造影的典型表现是直肠壁向远侧肠腔脱垂,肠腔变细,近侧直肠进入远端的直肠和肛管,而鞘部呈杯口状。并常伴有盆底下降、直肠前突和耻骨直肠肌痉挛等。根据严重的临床症状和典型的排便造影而无器质性疾病,其诊断不难。直肠内脱垂的排便造影有以下几种影像学改变。

(1)直肠前壁脱垂:肛管上方直肠前壁出现折叠,使该部呈窝陷状,而直肠肛管结合部后缘光滑延续。

(2)直肠全环内脱垂:排便过程中肛缘上方 6～8 cm 直肠前后壁出现折叠,并逐渐向肛管下降,最后直肠下段变平而形成杯口状的鞘部,上方直肠缩窄形成锥状的套入部。

(3)肛管内直肠脱垂:直肠套入的头部进入肛管而又未脱出肛缘。

(五)盆腔多重造影

传统的排粪造影检查不能区别直肠黏膜脱垂和直肠全层内脱垂,也不能明确是否存在盆底疝等疾病。为此,张胜本等设计了盆腔造影结合排粪造影的二重造影检查方法,即先腹腔穿刺注入含碘的造影剂,待其引流入直肠陷窝后再按常规方法行排粪造影检查。如果直肠陷窝位置正常,说明病变未累及肌层,为直肠内黏膜脱垂。如果盆底腹膜反折最低处(正常为直肠生殖陷窝低点)下降并进入套叠鞘部,则说明病变已累及腹膜层,为全层脱垂,从而可靠地区分直肠黏膜脱垂或直肠全层内脱垂。

(六)肌电图检查

肌电图是通过记录神经肌肉的生物电活动,从电生理角度来判断神经肌肉的功能变化,对判断括约肌、肛提肌的神经电活动情况有重要参考价值。

五、治疗

直肠内脱垂的治疗包括手术治疗和非手术治疗。研究表明,直肠内脱垂的发生、发展与长期用力排便导致盆底形态学的改变有关。因此,除手术治疗外,非手术治疗也相当重要,很多患者经过非手术治疗可以改善临床症状。

(一)非手术治疗

1.建立良好的排便习惯

让患者了解直肠内脱垂发生、发展的原因,认识到过度用力排便会加重直肠内脱垂和盆底肌肉神经的损伤。因此,在排便困难时,应避免过度用力,避免排便时间过久。

2.提肛锻炼

直肠内脱垂多伴有盆底肌肉松弛,盆底下降,甚至阴部神经的牵拉损伤。坚持定期提肛锻炼,可增强盆底肌肉及肛门括约肌的力量,从而减轻症状。特别是在胸膝位下进行提肛锻炼效果更好。

3.调节饮食

提倡多食富含纤维素的水果、蔬菜等,多饮水,每天 2 000 mL 以上;必要时每晚可口服芝麻香油20～30 mL,使粪便软化易于排出。

4.药物治疗

针对直肠内脱垂并无特效药物,但从中医的角度来讲,直肠内脱垂属于中气下陷,宜补中益气、升举固脱,可采用补中益气汤或提肛散加减等。临床上应根据患者的症状个体化选择用药。

(二)手术治疗

迄今为止文献报道的针对直肠脱垂的手术方法接近百种,手术的目的是控制脱垂、防止大便失禁、改善便秘或排便障碍。手术往往通过切除冗长的肠管和/或将直肠固定在骶骨岬而达到目的。按照常规的路径,直肠内脱垂的手术方式可分为经腹和经肛门手术两大类。但是,目前评价何种手术方法治疗直肠内脱垂效果较好是困难的,因为缺乏大宗的临床对照研究结果。临床上应根据患者的临床表现,结合术者的经验个体化选择手术方案。

1.直肠黏膜下和直肠周围硬化剂注射疗法

手术适应证:直肠黏膜脱垂和直肠内脱垂,不合并或合并小的直肠前突、轻度的会阴下降。

手术方法:患者取胸膝位,该体位利于操作,使脱垂的黏膜和套叠的直肠复位,以便于将其固定于正常的解剖位置。黏膜下注射经肛门镜,直肠周围注射采用直肠指诊引导。肛周严格消毒后,经肛旁 3 cm 进针,进针 6 cm 至肠壁外后注射。硬化剂采用 5％鱼肝油酸钠,用量 8～10 mL。一般 2 周注射一次,4 次为 1 个疗程。

手术机制:是通过药物的致炎作用和异物的刺激,使直肠黏膜与肌层之间、直肠与周围组织之间产生纤维化而粘连固定直肠黏膜和直肠,以防止直肠黏膜或直肠的脱垂。

手术疗效:有医院报道了 85 例直肠内脱垂行注射疗法的结果,大多数患者临床症状明显改善。国外 Tsiaoussis 等(1998 年)报道了 162 例直肠前壁黏膜脱垂行硬化剂注射治疗的结果,有效率为 51％。硬化剂注射疗法治疗后不满意的原因是会阴下降和合并直肠前突。

并发症:如果肛周皮肤消毒不严格,可发生肛周脓肿。

2.直肠黏膜套扎法

手术适应证:直肠中段或直肠下段黏膜内脱垂。

手术方法:患者采用折刀位或左侧卧位。局部浸润麻醉。充分扩肛,使肛管容纳4个手指以上。在齿状线上方进行套扎,先用组织钳钳夹齿状线上方1 cm左右的直肠松弛的黏膜,用已套上胶圈的两把止血钳的其中一把夹住被组织钳钳夹的黏膜根部,然后用另一把止血钳将胶圈套至黏膜的根部,为防止胶圈的滑脱,可在套扎前在黏膜的根部剪一小口。使胶圈套在切口处。

3.直肠黏膜间断缝扎加高位注射术

手术适应证:直肠远端黏膜脱垂和全环黏膜脱垂,以及直肠全层内脱垂。

(1)体位:取左侧卧位。

(2)钳夹折叠缝合直肠远端松弛的黏膜:先以组织钳夹持齿状线上方3 cm处的直肠前壁黏膜,提拉组织钳,随后以大弯血管钳夹持松弛多余的直肠前壁黏膜底部,稍向外拉,以2-0铬制肠线在其上方缝合两针,两针的距离约0.5 cm,使局部的黏膜固定于肌层。以7号丝线在大弯血管钳下方贯穿黏膜,然后边松血管钳边结扎。将第一次缝合的组织稍向外拉,再用组织钳在其上方3 cm处夹持松弛下垂的黏膜,再以大弯血管钳在其底部夹持,要夹住全部的黏膜,但不能夹住肌层。继以2-0可吸收缝线在上方结扎2针,再如第一次的方法用丝线结扎黏膜。

(3)硬化剂注射:距肛门缘约8 cm,在其相同的高度的左右两侧以5号针头向黏膜下层注入1:1消痔灵液5～8 mL,要求药液均匀浸润,然后,再将消痔灵原液注射于被结扎的黏膜部分,2分钟后,以血管钳将被结扎的两处黏膜组织挤压成坏死的薄片。至此,对直肠前壁黏膜内脱垂的手术完毕。如果属于直肠全周黏膜脱垂,则在直肠后壁黏膜内再进行一次缝扎。

(4)直肠周围注射法:药物以低浓度大剂量为宜,用左手示指在直肠做引导,将穿刺针达左右骨盆直肠间隙,边退针边注药,呈扇形分布。然后穿刺针沿直肠后壁进针4 cm左右,达直肠后间隙,注入药物。每个部位注入药物,总量10～15 mL。

手术原理:手术的要点在于消除直肠黏膜的松弛过剩,恢复肠壁解剖结构。本手术方法中的间断缝扎,能使下垂多余的黏膜因结扎而坏死脱落,消除其病理改变。另外肠线的贯穿缝合,能使被保留的黏膜与肌层粘连,有效地巩固远期疗效;同时也有效地防止了当坏死组织脱落时容易引起的大出血。间断缝扎可以直达直肠子宫(膀胱)陷窝的底部,加固了局部的支持结构。经临床观察,凡直肠黏膜脱垂多起于直肠的中、下瓣,尤以下瓣为多,下瓣的位置正好距离肛缘8 cm左右。在其两侧壁注射硬化剂,能使两侧的黏膜与肌层粘连,局部纤维化,与间断缝扎产生协同作用,加强固定,增强疗效。

手术疗效:本手术具有方法简单、容易掌握、创伤小、疗效佳、设计符合解剖生理学要求等优点。有报道32例,经3个月至1年的随访,疗效优者16例(50%),良者8例(25%),中等者5例(15.6%),差者3例(9.4%),总有效率90.6%。

4.改良 Delorme's 手术

Delorme's 手术是1900年第一次报道用于治疗直肠外脱垂的一种手术方法。

(1)手术适应证:直肠远端黏膜脱垂、直肠远端和中位内脱垂。特别适应于长型内脱垂(4～6 cm)。

(2)手术方法:①术前准备同结肠手术,最好采取行结肠镜检查的肠道准备方法。②两叶肛门镜(带有冷光源)牵开肛门,在齿线上1.5 cm处四周黏膜下注射1:20万单位去甲肾上腺素生理盐水,总量50~80 mL,使松弛的黏膜隆起。③环行切开直肠黏膜:用电刀在齿线上1~1.5 cm处环形切开黏膜层。④游离直肠黏膜管:组织钳夹住远端黏膜边缘,一边向下牵拉一边用组织剪在黏膜下层做锐性分离,显露直肠壁的肌层。环形分离一周,一直分离到指诊发现直肠黏膜过度松弛的情况消失,无脱垂存在,整个直肠黏膜呈平滑状态时为止。一般游离下的黏膜长度为5~15 cm。黏膜管游离的长度主要依据术前排便造影所显示的直肠内脱垂的总深度而定。注意切勿分离过长,避免黏膜吻合时张力过大。⑤直肠环肌的垂直折叠缝合:Delorme's手术要求将分离后的黏膜下肌层做横向折叠缝合,一般用4号丝线缝合4~6针。如果将黏膜下肌层做垂直折叠缝合一方面加强盆底的功能,另一方面可以减少肌层出血,同时关闭无效腔。⑥吻合直肠黏膜:切断黏膜行黏膜端吻合前须再用硫柳汞消毒创面,用0号铬制肠线做吻合,首先上、下、左、右各缝合4针,再在每两针间间断缝合,针距为0.3 cm左右。⑦吻合完毕后:用油纱条包裹肛管,置入肛管内,可起到压迫止血的作用。⑧术后处理:术后3~5天进普食后常规应用缓泻剂以防止大便干燥。患者正常排便后即可停用缓泻剂。

(3)手术注意事项:①Delorme's手术强调剥离黏膜为5~15 cm,有时手术操作困难,黏膜容易被撕破。对重度脱垂者剥离15 cm,一般剥离到黏膜松弛消失为止,如果过多黏膜剥离可导致吻合处张力过大,发生缺血坏死,近端黏膜缩回等严重并发症。②Delorme's手术强调折叠直肠肌层,在剥离黏膜长度<15 cm时,可以不做肌层折叠缝合。这样可简化手术步骤,术中行黏膜吻合前彻底止血,加上术后粘连,同样起到肌层折叠的作用。肌层折叠还有导致折叠处狭窄的可能。③若合并直肠前突,在吻合直肠黏膜前,用4号丝线间断缝合两侧的肛提肌,加强直肠阴道隔。④本手术严重的并发症为局部感染,因而术前肠道准备尤为重要,术中严格无菌操作,彻底止血,防止吻合口张力过大。

(赵梦泉)

第八节　直肠外脱垂

一、病因和发病学

直肠外脱垂是指肛管、直肠,甚至乙状结肠下段向外翻出脱垂于肛门之外。直肠全层脱出,因括约肌收缩,直肠壁静脉回流受阻,不及时回纳,可发生坏死、出血,甚至破裂。

(一)发病率

各种年龄均有发病,小儿1~3岁高发,与性别无关,多为直肠黏膜脱垂,5岁内常常自愈。男性20~40岁高发,女性50~70岁多见,多次妊娠妇女及重体力劳动者多发,临床并不常见。

(二)病因

直肠脱垂与多种病因有关。

1.解剖因素

年老衰弱,幼儿发育不全者,盆底组织软弱,不能支持直肠于正常位置;小儿骶骨弯曲度小、过直;手术外伤损伤肛管直肠周围肌肉或神经。

2.腹压增高

发病多与长期腹泻、习惯性便秘，排尿困难，多次分娩等因素相关，腹内压增高，促使直肠向外推出。

3.其他

内痔或直肠息肉经常脱出，向下牵拉直肠黏膜，造成直肠黏膜脱垂。

目前多数学者赞同直肠脱垂的肠套叠学说。该学说认为正常时直肠上端固定于骶骨岬附近，由于慢性咳嗽、便秘、腹泻、重体力劳动等引起腹内压增高，使此固定点作用减弱，就易在直肠、乙状结肠交界处发生肠套叠，在腹内压增强因素的持续作用下，套入直肠内的肠管逐渐增加，由于肠套叠及套叠复位的交替进行，致使直肠侧韧带、肛提肌受损，肠套叠逐渐加重，直肠组织松弛，最后经肛门脱出。

二、病理学

脱垂的黏膜常形成环状，色紫红，有光泽，表面有散在出血点。脱出时期长，黏膜增厚，呈紫色，可伴糜烂。如脱出较长，由于括约肌收缩，静脉回流受阻，黏膜红肿及糜烂。如在脱出后长时间未能回复，肛门括约肌受刺激收缩持续加强，肠壁可因血循不良发生坏死、出血及破裂等。

三、临床表现

排便时直肠由肛门脱出，便后自行回缩到肛门内，以后逐渐发展到必须用手托回，伴有排便不尽和下坠感。严重时不仅大便时脱出，在咳嗽、喷嚏、走路等腹压增高的情况下，均可脱出。随着脱垂加重，病史延长，引起不同程度的肛门失禁。常有大量黏液污染衣裤，引起肛周瘙痒。当脱出的直肠被嵌顿时，局部水肿呈暗紫色，甚至出现坏死。

检查时令患者蹲位用力，使直肠脱出。不完全性脱垂仅黏膜脱出，可见圆形、红色、表面光滑的肿物，黏膜皱襞呈"放射状"。指诊只是两层折叠黏膜。完全性脱垂为全层肠壁翻出，黏膜呈同心环状皱襞，肿物有层层折叠，如倒"宝塔状"。

四、诊断和鉴别诊断

根据病史，让患者下蹲位模拟排便，多可做出诊断。内脱垂常需排便造影协助诊断。黏膜脱垂和全层脱垂的鉴别方法有扪诊法和双合指诊法。扪诊法是用手掌压住脱垂直肠的顶端，稍加压做复位动作，嘱患者咳嗽，有冲击感者为直肠全层脱垂，否则为黏膜脱垂。双合指诊法是用示指插入脱垂直肠腔，拇指在肠腔外作对指，摸到坚韧弹性肠壁者为全层脱垂，否则为黏膜脱垂，同时注意检查脱垂直肠前壁有无疝组织。与环形内痔鉴别较容易，除病史不同外，环形内痔脱垂呈梅花状，痔块之间出现凹陷的正常黏膜，括约肌收缩有力，而直肠脱垂则脱出物呈宝塔样或球形，括约肌松弛无力。此外，肛门手术后黏膜外翻易与之混淆，但该病一般有痔、肛瘘等手术史，脱出黏膜为片状或环状，可有明显的充血、水肿和分泌物增多，用手不能回纳，色鲜红。

五、外科治疗

(一)注射疗法

直肠黏膜下注射硬化剂，治疗部分脱垂患者，按前后左右四点注射至直肠黏膜下，每点注药 $1\sim2$ mL。注射到直肠周围可治疗完全性脱垂，造成无菌炎症，使直肠固定。常用药物有5％甘油溶液等。

(二)手术疗法

1.脱垂黏膜切除

对部分性黏膜脱垂患者,将脱出黏膜做切除缝合。

2.肛门环缩术

麻醉下在肛门前后各切一小口,用血管钳在皮下绕肛门潜行分离,使二切口相通,置入金属线(或涤纶带)结成环状,使肛门容一指通过,以制止直肠脱垂。

3.直肠悬吊固定术

以重度的直肠完全性脱垂患者,经腹手术,游离直肠,用两条阔筋膜(腹直肌前鞘、纺绸、尼龙布等)将直肠悬吊固定在骶骨胛筋膜上,抬高盆底,切除过长的乙状结肠。常用术式包括以下几种。

(1)Ripstein手术:经腹切开直肠两侧腹膜,将直肠后壁游离到尾骨尖,提高直肠。用宽5 cm Teflon网悬带围绕上部直肠,并固定于骶骨隆凸下的骶前筋膜和骨膜,将悬带边缘缝于直肠前壁及其侧壁,不修补盆底。最后缝合直肠两侧腹膜切口及腹壁各层。该手术要点是提高盆腔陷凹,手术简单,不需切除肠管,复发率及病死率均较低。但仍有一定的并发症,如粪性梗阻、骶前出血、狭窄、粘连性小肠梗阻、感染和悬带滑脱等并发症。

(2)Ivalon海绵植入术:此术由Well医师首创,故又称Well手术,也称直肠后方悬吊固定术。方法:经腹游离直肠至肛门直肠环的后壁,有时切断直肠侧韧带上半,用不吸收缝线将半圆形Ivalon海绵薄片缝合在骶骨凹内,将直肠向上拉,并放于Ivalon薄片前面,或仅与游离的直肠缝合包绕,不与骶骨缝合,避免骶前出血。将Ivalon海绵与直肠侧壁缝合,直肠前壁保持开放2～3 cm宽间隙,避免肠腔狭窄。最后以盆腔腹膜遮盖海绵片和直肠。本法优点在于直肠与骶骨的固定,直肠变硬,防止肠套叠形成,病死率及复发率均较低。若有感染,海绵片成为异物,将形成瘘管。本术式最主要的并发症是由植入海绵薄片引起的盆腔化脓。

(3)直肠骶岬悬吊术:早期Orr医师用大腿阔筋膜两条将直肠固定在骶岬上。肠壁折叠的凹陷必须是向下,缝针不得上,每条宽约2 cm,长约10 cm。直肠适当游离后,将阔筋膜带的一端缝于抬高后的直肠前外侧壁,另一端缝合固定骶岬上,达到悬吊目的。近年来主张用尼龙或丝绸带或由腹直肌前鞘取下两条筋膜代替阔筋膜,效果良好。

(4)直肠前壁折叠术:1953年沈克非根据成人完全性直肠脱垂的发病机制,提出直肠前壁折叠术。方法:经腹游离提高直肠。将乙状结肠下段向上提起,在直肠上端和乙状结肠下端前壁自上而下或自下而上做数层横形折叠缝合,每层用丝线间断缝合5～6针。每折叠一层可缩短直肠前壁2～3 cm,每两层折叠相隔2 cm,肠壁折叠长度一透过肠腔,只能穿过浆肌层。由于折叠直肠前壁,使直肠缩短、变硬,并与骶部固定(有时将直肠侧壁缝合固定于骶前筋膜),既解决了直肠本身病变,也加固了乙、直肠交界处的固定点,符合治疗肠套叠的观点。有一定的复发率(约10%),主要并发症包括排尿时下腹痛、残余尿、腹腔脓肿、伤口感染。

(5)Nigro手术:Nigro认为,由于耻骨直肠肌失去收缩作用,不能将直肠拉向前方,则盆底缺损处加大,"肛直角"消失,直肠呈垂直位,以致直肠脱出,因此他主张重建直肠吊带。Nigro用Teflon带与下端直肠之后方及侧位固定,并将直肠拉向前方,最后将Teflon带缝合于耻骨上,建立"肛直角"。手术后直肠指诊可触及此吊带,但此吊带无收缩作用。此手术优于骶骨固定的地方是:盆腔固定较好,由于间接支持了膀胱,尚可改善膀胱功能。此手术难度较大,主要并发症为出血及感染,需较有经验的医师进行。

4.脱垂肠管切除术

(1)Altemeir 手术:经会阴部切除直肠乙状结肠。Altemeir 主张经会阴部一期切除脱垂肠管。此手术特别适用于老年人不宜经腹手术者,脱垂时间长,不能复位或肠管发生坏死者。优点是:从会阴部进入,可看清解剖变异,便于修补;麻醉不需过深;同时修补滑动性疝,并切除冗长的肠管;不需移植人造织品,减少感染机会;病死率及复发率低。但本法仍有一定的并发症,如会阴部及盆腔脓肿,直肠狭窄等。

(2)Goldberg 手术(经腹切除乙状结肠、固定术):由于经会阴部将脱垂肠管切除有一定的并发症,Goldberg 主张经腹部游离直肠后,提高直肠,将直肠侧壁与骶骨骨膜固定,同时切除冗长的乙状结肠,效果良好。并发症主要包括肠梗阻、吻合口瘘、伤口裂开、骶前出血、急性胰腺炎等。

(赵梦泉)

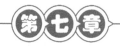

肝 脏 疾 病

第一节 肝 脏 外 伤

　　肝脏外伤是指由锐性或钝性暴力而引起的肝脏完整性被破坏,病理学可分类为被膜下破裂、中央型肝破裂和真性肝破裂。病因分为因锐性外力所致的开放性肝外伤和钝性暴力所致的闭合性肝外伤。肝外伤的临床表现因肝脏损伤的病理类型、损伤范围和严重程度而不同。最常见的为右上腹痛和腹膜刺激征,严重者会有休克表现。休克发生率及病情分级和肝外伤的严重性呈正相关。严重肝外伤导致肝内的大量血液和胆汁的混合液积聚在肝脏周围,可刺激膈肌,放射致右下胸及右肩痛。腹膜刺激征较胃穿孔等消化液直接刺激为轻。积血量大者可伴明显腹胀。肝脏外伤较轻者仅有局限性小的裂伤或肝被膜下破裂,患者症状局限,可仅表现为右上腹疼痛和不明显的压痛。

　　注意:肝右叶比肝左叶更易遭受外伤,平均高达4～7倍。以右膈顶部外伤最多见。肝内血肿若与胆道相通可致胆道出血,血肿的继发感染可出现肝脓肿,血肿压迫可致肝组织缺血坏死。

一、诊断要点

(一)病史与体检

　　(1)病史:①上腹痛为主,可伴有腹胀、恶心、呕吐。②往往有暴力或锐器直接或间接作用于胸腹部的外伤史。③不断加重的腹腔内出血和腹膜刺激征。

　　注意:肝硬化及肝癌患者,仅需轻度外伤即可破裂。部分肝癌患者甚至出现自发性肝破裂。

　　(2)体格检查:①右上腹出现压痛、反跳痛,伴随局限性甚至全腹肌紧张。②被膜下的血肿可表现为右上腹胀痛、肝区包块、肝脏浊音区扩大。③积血量大者可有腹部移动性浊音和直肠刺激症状。④右上腹、右下胸或右腰部皮肤挫伤及右胸部第六肋以下骨折应考虑肝外伤。

(二)辅助检查

　　(1)腹部超声、超声造影:彩超可检查腹腔和腹膜后积血,显示肝脏被膜连续性破坏的部位和形态。发现可疑无回声区,有凝血块出现时显示异常高回声。超声造影能更清晰地显示肝脏创面,尤其通过静脉造影剂发现肝脏异常增强区可判断活动性出血的部位和出血量。

　　注意:超声造影相较于超声更易检测出创面的活动性出血,可显著提高肝外伤的诊断率。

　　(2)诊断性腹腔穿刺术、腹腔穿刺灌洗术:诊断性腹腔穿刺术抽出不凝血证实腹腔内出血的正确率达80%以上,腹腔穿刺灌洗术的正确率几乎为100%。腹腔内出血是手术探查的重要指征。

注意:腹腔穿刺术出血量少可能有假阴性的结果。一次结果阴性不能除外肝脏损伤可能,怀疑肝脏创伤者,需在不同位置及时间,重新穿刺检查。

(3)实验室检查:疾病早期可有白细胞计数、血清丙氨酸氨基转移酶(谷丙转氨酶)和天冬氨酸氨基转移酶(谷草转氨酶)升高。随病情加重,红细胞计数、血红蛋白和血细胞比容会逐渐下降。

注意:血清谷丙转氨酶在肝中选择性浓缩,肝损伤后大量释放,所以肝外伤时谷丙转氨酶较谷草转氨酶更有诊断意义。怀疑腹腔内出血时需定期复查血常规,以免延误病情。

(4)X线检查:X线征象多为间接表现。肝创伤时可能显示肝区阴影增大,右侧膈肌升高,右侧胸腔积液,甚至右侧肋骨骨折。X线透视可见膈肌运动减弱。

(5)CT检查:肝脏被膜下破裂会在肝被膜与肝实质之间形成新月形或凸透镜形低密度区。中央型肝破裂显示肝实质内边缘模糊的异常低密度区。真性肝破裂可见肝脏一处或多处不规则线性低密度影。

(6)MRI检查:MRI检查能更精确地显示肝损伤程度。急性肝外伤 T_2WI 出现明显高信号,6~8天后转变为血肿外缘高信号并逐渐向中心转变。

注意:当血流动力学不稳定时,切忌苛求完善各种影像学检查而延误诊治。

(7)肝动脉造影:肝动脉造影既是检查手段又是治疗方法,必要时可及时栓塞外伤所致的出血动脉以控制出血。

(三)分级标准

较为通用的是美国创伤外科学会(AAST)的肝外伤分级标准,共分6级。

Ⅰ级:包膜下血肿,<10%表面积的非膨胀性血肿裂伤,包膜下涉及实质深度<1 cm的撕裂。

Ⅱ级:包膜下血肿,占肝脏表面积10%~50%的实质内血肿,直径<10 cm的非膨胀性血肿;裂伤,包膜撕裂长度<10 cm,深度在1~3 cm。

Ⅲ级:包膜下血肿,大于肝脏50%表面积的血肿或进行性扩张的膨胀性血肿;实质内血肿,直径>10 cm的血肿或膨胀性血肿;裂伤,实质裂伤深度>3 cm。

Ⅳ级:裂伤,实质裂伤累及25%~75%肝叶,或在一肝叶中累及1~3个肝段。

Ⅴ级:裂伤,实质裂伤累及>75%肝叶,或在同一肝叶内累及3个以上肝段;血管,近肝静脉的损伤。

Ⅵ级:肝血管性撕脱伤。

(四)鉴别诊断

(1)胸腹壁挫伤:局限性的压痛,皮下淤血、血肿。做腹肌收缩动作时疼痛加重,屈身侧卧位时疼痛减轻。

鉴别要点:胸腹壁挫裂症状往往更局限,病情变化波动小,少有全身症状,挫伤广泛时可有发热。

(2)脾脏破裂:左上腹腹痛为主,左上腹体征明显,腹式呼吸受限。

鉴别要点:脾脏破裂可扪及左上腹固定包块,伴脾大的Balance征。

(3)小肠损伤:腹胀、腹痛症状明显,伴恶心、呕吐,腹膜刺激征强烈。创伤后肠鸣音消失。

鉴别要点:小肠破裂时,诊断性腹腔穿刺可抽出肠液、胆汁以及食物残渣。

（4）结直肠损伤：腹膜内结肠破裂诊断性腹腔穿刺液呈粪便样液体，腹膜外结肠破裂者腰部压痛较腹部压痛更明显，影像学检查发现腹膜后积气及腰大肌阴影模糊。直肠损伤时直肠指诊指套染血。

（5）胰腺损伤：上腹部深入腹腔的损伤都要考虑。腹腔穿刺或腹腔灌洗液淀粉酶升高。彩超及 CT 检查方便证实。

鉴别要点：胰腺损伤后血清淀粉酶测定缺乏特异性。

二、治疗

（一）非手术治疗

卧硬板床休息，加强腰背肌锻炼，辅以理疗、NSAIDs 类药物及牵引治疗。非手术治疗指征包括以下几点。

（1）患者血流动力学稳定。

（2）患者神志清楚，无昏迷、休克。

（3）有影像学资料证实肝实质裂伤轻微或肝内血肿，无活动性出血。

（4）未合并其他需手术的腹内脏器损伤。

注意：血流动力学稳定且无腹膜刺激征的患者，无论损伤程度，应以保守治疗为主。

方法：绝对卧床休息，禁食，胃肠减压，预防性广谱抗生素应用（以减少形成肝脓肿和腹腔脓肿），定期监测肝功，定期腹部 CT 检查，选择性肝动脉造影。

（二）手术治疗

（1）适应证：①肝脏外伤休克患者；②积极补液治疗，血流动力学仍不稳定者；③创伤性肝血肿进行性增大者；④创伤性肝血肿并发感染者；⑤经观察，病情不好转甚至加重者。

（2）禁忌证：高龄体弱及血友病患者慎行手术治疗

（3）术前准备：①完善常规术前检查；②肝脏及腹部彩超或 CT 等影像学诊断依据；③迅速建立输液通道；④积极交叉配血并术中备血。

（4）手术方式：①单纯缝合术；②局部清创加大网膜填塞及缝合修补术；③筛网肝修补术；④肝动脉结扎术；⑤填塞法；⑥肝切除术；⑦肝移植术；⑧腹腔镜破裂修补术。

（5）手术常见并发症：①感染；②出血；③创伤性胆道出血；④胆漏；⑤创伤性肝囊肿；⑥肝肾综合征。

（6）术后康复：①开腹手术术后 2～3 天可下地活动；②腹腔镜破裂修补患者，术后 1 天后可下地活动；③排气后即可拔除胃肠减压管；④术后第 1 天间断性夹闭尿管，患者有憋尿感后拔除尿管；⑤排气后即可进食，如无合并腹腔内其他脏器损伤，建议早期进食或肠内营养；⑥术后 1 个月可适当进行轻体力劳动。

三、健康教育

了解患者一般状况，把握患者心理动态，客观阐述病情，指导患者及家属配合。

因急诊入院，术前无充足时间详细指导，故术后应加强指导呼吸功能锻炼，重视消毒卫生重要性，练习有效排痰，加强活动及卧床指导，加强营养指导。

注意：尤其是钝性所致肝外伤，诊断难度较大，病死率高于开放性肝外伤，更要敦促患者积极就诊。

四、转诊条件

(1)涉及医疗服务内容超出医疗机构核准登记的诊疗科目范围的。

(2)依据卫生计生委规定,基层医疗卫生机构不具备相关医疗技术临床应用资质或手术资质的。

(3)重大伤亡事件中伤情较重及急危重症,病情难以控制的。

(4)在基层医疗卫生机构就诊 3 次以上(含 3 次)仍不能明确诊断,需要进一步诊治的。

(5)病情复杂,医疗风险大、难以判断预后的。

(王军勇)

第二节　肝　脓　肿

一、细菌性肝脓肿

(一)流行病学

细菌性肝脓肿通常指由化脓性细菌引起的感染,故亦称化脓性肝脓肿。本病病原菌可来自胆管疾病(占 16%～40%),门静脉血行感染(占 8%～24%),经肝动脉血行感染报道不一,最多者为 45%,直接感染者少见,隐匿感染占 10%～15%。致病菌以革兰阴性菌最多见,其中 2/3 为大肠埃希菌,粪链球菌和变形杆菌次之;革兰阳性球菌以金黄色葡萄球菌最常见。临床常见多种细菌的混合感染。细菌性肝脓肿 70%～83%发生于肝右叶,这与门静脉分支走行有关。左叶者占 10%～16%;左右叶均感染者为 6%～14%。脓肿多为单发且大,多发者较少且小。少数细菌性肝脓肿患者的肺、肾、脑及脾等亦可有小脓肿。尽管目前对本病的认识、诊断和治疗方法都有所改进,但病死率仍为 30%～65%,其中多发性肝脓肿的病死率为 50%～88%,而孤立性肝脓肿的病死率为 12.5%～31%。本病多见于男性,男女比例约为 2∶1。但目前的许多报道指出,本病的性别差异已不明显,这可能与女性胆管疾病发生率较高,而胆源性肝脓肿在化脓性肝脓肿发生中占主导地位有关。本病可发生于任何年龄,但中年以上者约占 70%。

(二)病因

肝由于接受肝动脉和门静脉双重血液供应,并通过胆管与肠道相通,发生感染的机会很多。但是在正常情况下由于肝的血液循环丰富和单核吞噬细胞系统的强大吞噬作用,可以杀伤入侵的细菌并且阻止其生长,不易形成肝脓肿。但是如各种原因导致机体抵抗力下降时,或当某些原因造成胆管梗阻时,入侵的细菌便可以在肝内重新生长引起感染,进一步发展形成脓肿。化脓性肝脓肿是一种继发性病变,病原菌可由下列途径进入肝。

1.胆管系统

这是目前最主要的侵入途径,也是细菌性肝脓肿最常见的原因。当各种原因导致急性梗阻性化脓性胆管炎,细菌可沿胆管逆行上行至肝,形成脓肿。胆管疾病引起的肝脓肿占肝脓肿发病率的 21.6%～51.5%,其中肝胆管结石并发肝脓肿更多见。胆管疾病引起的肝脓肿常为多发性,以肝左叶多见。

2.门静脉系统

腹腔内的感染性疾病,如坏疽性阑尾炎、内痔感染、胰腺脓肿、溃疡性结肠炎及化脓性盆腔炎等均可引起门静脉属支的化脓性门静脉炎,脱落的脓毒性栓子进入肝形成肝脓肿。近年来由于抗生素的应用,这种途径的感染已大为减少。

3.肝动脉

体内任何部位的化脓性疾病,如急性上呼吸道感染、亚急性细菌性心内膜炎、骨髓炎和痈等,病原菌由体循环经肝动脉侵入肝。当机体抵抗力低下时,细菌可在肝内繁殖形成多发性肝脓肿,多见于小儿败血症。

4.淋巴系统

与肝相邻部位的感染如化脓性胆囊炎、膈下脓肿、肾周围脓肿、胃及十二指肠穿孔等,病原菌可经淋巴系统进入肝,亦可直接侵及肝。

5.肝外伤后继发感染

开放性肝外伤时,细菌从创口进入肝或随异物直接从外界带入肝引发脓肿。闭合性肝外伤时,特别是中心型肝损伤患者,可在肝内形成血肿,易导致内源性细菌感染。尤其是合并肝内小胆管损伤,则感染的机会更高。

6.医源性感染

近年来,由于临床上开展了许多肝脏手术及侵入性诊疗技术,如肝穿刺活检术、经皮肝穿刺胆管造影术(PTC)、内镜逆行胰胆管造影术(ERCP)等,操作过程中有可能将病原菌带入肝形成肝的化脓性感染。肝脏手术时由于局部止血不彻底或术后引流不畅,形成肝内积血积液时均可引起肝脓肿。

7.其他

有一些原因不明的肝脓肿,如隐源性肝脓肿,可能肝内存在隐匿性病变。当机体抵抗力减弱时,隐匿病灶"复燃",病菌开始在肝内繁殖,导致肝的炎症和脓肿。Ranson指出,25%隐源性肝脓肿患者伴有糖尿病。

(三)临床表现

细菌性肝脓肿并无典型的临床表现,急性期常被原发性疾病的症状所掩盖,一般起病较急,全身脓毒性反应显著。

1.寒战和高热

寒战和高热多为最早也是最常见的症状。患者在发病初期骤感寒战,继而高热,热型呈弛张型,体温在38~40 ℃,最高可达41 ℃,伴有大量出汗,脉率增快,一日数次,反复发作。

2.肝区疼痛

由于肝增大和肝被膜急性膨胀,肝区出现持续性钝痛;出现的时间可在其他症状之前或之后,亦可与其他症状同时出现,疼痛剧烈者常提示单发性脓肿;疼痛早期为持续性钝痛,后期可呈剧烈锐痛,随呼吸加重者提示脓肿位于肝膈顶部;疼痛可向右肩部放射,左肝脓肿也可向左肩部放射。

3.乏力、食欲缺乏、恶心和呕吐

由于伴有全身毒性反应及持续消耗,患者可出现乏力、食欲缺乏、恶心、呕吐等消化道症状。少数患者还出现腹泻、腹胀以及顽固性呃逆等症状。

4.体征

肝区压痛和肝增大最常见。右下胸部和肝区叩击痛;若脓肿移行于肝表面,则其相应部位的皮肤呈红肿,且可触及波动性肿块。右上腹肌紧张,右季肋部饱满,肋间水肿并有触痛。左肝脓肿时上述症状出现于剑突下。并发于胆管梗阻的肝脓肿患者常出现黄疸。其他原因的肝脓肿,一旦出现黄疸,表示病情严重,预后不良。少数患者可出现右侧反应性胸膜炎和胸腔积液,可查及肺底呼吸音减弱、啰音和叩诊浊音等。晚期患者可出现腹水,这可能是由于门静脉炎及周围脓肿的压迫影响门静脉循环及肝受损,长期消耗导致营养性低蛋白血症引起。

(四)诊断

1.病史及体征

在急性肠道或胆管感染的患者中,突然发生寒战、高热、肝区疼痛、压痛和叩击痛等,应高度怀疑本病的可能,做进一步详细检查。

2.实验室检查

白细胞计数明显升高,总数达$(1\sim2)\times10^{10}/L$或以上,中性粒细胞比例在90%以上,并可出现核左移或中毒颗粒,谷丙转氨酶、碱性磷酸酶升高,其他肝功能检查也可出现异常。

3.B超检查

B超检查是诊断肝脓肿最方便、简单又无痛苦的方法,可显示肝内液性暗区,区内有"絮状回声"并可显示脓肿部位、大小及距体表深度,并用以确定脓腔部位作为穿刺点和进针方向,或为手术引流提供进路。此外,还可供术后动态观察及追踪随访。能分辨肝内直径2 cm以上的脓肿病灶,可作为首选检查方法,其诊断阳性率可达96%以上。

4.X线和CT检查

X线检查可见肝阴影增大、右侧膈肌升高和活动受限,肋膈角模糊或胸腔少量积液,右下肺不张或有浸润,以及膈下有液气面等。肝脓肿在CT图像上均表现为密度减低区,吸收系数介于肝囊肿和肝肿瘤之间。CT检查可直接显示肝脓肿的大小、范围、数目和位置,但费用昂贵。

5.其他

如放射性核素肝扫描(包括ECT)、选择性腹腔动脉造影等对肝脓肿的诊断有一定价值。但这些检查复杂、费时,因此在急性期患者最好选用操作简便、安全、无创伤性的B超检查。

(五)鉴别诊断

1.阿米巴性肝脓肿

阿米巴性肝脓肿的临床症状和体征与细菌性肝脓肿有许多相似之处,但两者的治疗原则有本质上的差别,前者以抗阿米巴和穿刺抽脓为主,后者以控制感染和手术治疗为主,故在治疗前应明确诊断。阿米巴肝脓肿常有阿米巴肠炎和脓血便的病史,发生肝脓肿后病程较长,全身情况尚可,但贫血较明显。肝显著增大,肋间水肿,局部隆起和压痛较明显。若粪便中找到阿米巴原虫或滋养体,则更有助于诊断。此外,诊断性肝脓肿穿刺液为"巧克力"样,可找到阿米巴滋养体。

2.胆囊炎、胆石症

此类病有典型的右上部绞痛和反复发作的病史,疼痛放射至右肩或肩胛部,右上腹肌紧张,胆囊区压痛明显或触及增大的胆囊,X线检查无膈肌抬高,运动正常。B超检查有助于鉴别诊断。

3.肝囊肿合并感染

这些患者多数在未合并感染前已明确诊断。对既往未明确诊断的患者合并感染时,需详细询问病史和仔细检查,亦能加以鉴别。

4.膈下脓肿

膈下脓肿往往有腹膜炎或上腹部手术后感染史,脓毒血症和局部体征较化脓性肝脓肿为轻,主要表现为胸痛,深呼吸时疼痛加重。X线检查见膈肌抬高、僵硬、运动受限明显,或膈下出现气液平。B超可发现膈下有液性暗区。但当肝脓肿穿破合并膈下感染者,鉴别诊断就比较困难。

5.原发性肝癌

巨块型肝癌中心区液化坏死而继发感染时易与肝脓肿相混淆。但肝癌患者的病史、发病过程及体征等均与肝脓肿不同,如能结合病史、B超和 AFP 检测,一般不难鉴别。

6.胰腺脓肿

有急性胰腺炎病史,脓肿症状之外尚有胰腺功能不良的表现;肝无增大,无触痛;B超及 CT 等影像学检查可辅助诊断并定位。

(六)并发症

细菌性肝脓肿如得不到及时、有效的治疗,脓肿破溃后向各个脏器穿破可引起严重并发症。右肝脓肿可向膈下间隙穿破形成膈下脓肿;亦可再穿破膈肌而形成脓肿;甚至能穿破肺组织至支气管,脓液从气管排出,形成支气管胸膜瘘;如脓肿同时穿破胆管则形成支气管胆瘘。左肝脓肿可穿破入心包,发生心包积脓,严重者可发生心脏压塞。脓肿可向下穿破入腹腔引起腹膜炎。有少数病例,脓肿穿破入胃、大肠,甚至门静脉、下腔静脉等;若同时穿破门静脉或胆管,大量血液由胆管排出十二指肠,可表现为上消化道大出血。细菌性肝脓肿一旦出现并发症,病死率成倍增加。

(七)治疗

细菌性肝脓肿是一种继发疾病,如能及早重视治疗原发病灶可起到预防的作用。即便在肝脏感染的早期,如能及时给予大剂量抗生素治疗,加强全身支持疗法,也可防止病情进展。

1.药物治疗

对急性期,已形成而未局限的肝脓肿或多发性小脓肿,宜采用此法治疗。即在治疗原发病灶的同时,使用大剂量有效抗生素和全身支持治疗,以控制炎症,促使脓肿吸收自愈。全身支持疗法很重要,由于本病的患者中毒症状严重,全身状况较差,故在应用大剂量抗生素的同时应积极补液,纠正水、电解质紊乱,给予 B 族维生素、维生素 C、维生素 K,反复多次输入少量新鲜血液和血浆以纠正低蛋白血症,改善肝功能和输注免疫球蛋白。目前多主张有计划地联合应用抗生素,如先选用对需氧菌和厌氧菌均有效的药物,待细菌培养和药敏结果明确再选用敏感抗生素。多数患者可望治愈,部分脓肿可局限化,为进一步治疗提供良好的前提。多发性小脓肿经全身抗生素治疗不能控制时,可考虑在肝动脉或门静脉内置管滴注抗生素。

2.B超引导下经皮穿刺抽脓或置管引流术

适用于单个较大的脓肿,在 B 超引导下以粗针穿刺脓腔,抽吸脓液后反复注入生理盐水冲洗,直至抽出液体清亮,拔出穿刺针。亦可在反复冲洗吸净脓液后,置入引流管,以备术后冲洗引流之用,至脓腔直径小于 1.5 cm 时拔除。这种方法简便,创伤小,疗效亦满意。特别适用于年老体虚及危重患者。操作时应注意:①选择脓肿距体表最近点穿刺,同时避开胆囊、胸腔或大血管。②穿刺的方向对准脓腔的最大径。③多发性脓肿应分别定位穿刺。但是这种方法并不能完全替代手术,因为脓液黏稠,会造成引流不畅,引流管过粗易导致组织或脓腔壁出血,对多分隔脓腔引流不彻底,不能同时处理原发病灶,厚壁脓肿经抽脓或引流后,脓壁不易塌陷。

3.手术疗法

(1)脓肿切开引流术:适用于脓肿较大或经非手术疗法治疗后全身中毒症状仍然较重或出现并发症者,如脓肿穿入腹腔引起腹膜炎或穿入胆管等。常用的手术途径有以下几种。①经腹腔切开引流术:取右肋缘下斜切口,进入腹腔后,明确脓肿部位,用湿盐水垫保护手术野四周以免脓液污染腹腔。先试穿刺抽得脓液后,沿针头方向用直血管钳插入脓腔,排出脓液,再用手指伸进脓腔,轻轻分离腔内间隔组织,用生理盐水反复冲洗脓腔。吸净后,脓腔内放置双套管负压吸引。脓腔内及引流管周围用大网膜覆盖,引流管自腹壁戳口引出。脓液送细菌培养。这种入路的优点是病灶定位准确,引流充分,可同时探查并处理原发病灶,是目前临床最常用的手术方式。②腹膜外脓肿切开引流术:位于肝右前叶和左外叶的肝脓肿,与前腹膜已发生紧密粘连,可采用前侧腹膜外入路引流脓液。方法是做右肋缘下斜切口或右腹直肌切口,在腹膜外间隙,用手指推开肌层直达脓肿部位。此处腹膜有明显的水肿,穿刺抽出脓液后处理方法同上。③后侧脓肿切开引流术:适用于肝右叶膈顶部或后侧脓肿。患者左侧卧位,左侧腰部垫一沙袋。沿右侧第12肋稍偏外侧做一切口,切除一段肋骨,在第1腰椎棘突水平的肋骨床区做一横切口,显露膈肌,有时需将膈肌切开到达肾后脂肪囊区。用手指沿肾后脂肪囊向上分离,显露肾上极与肝下面的腹膜后间隙直达脓肿。将穿刺针沿手指方向刺入脓腔,抽得脓液后,用长弯血管钳顺穿刺方向插入脓腔,排出脓液。用手指扩大引流口,冲洗脓液后,置入双套管或多孔乳胶管引流,切口部分缝合。

(2)肝叶切除术适用于:①病期长的慢性厚壁脓肿,切开引流后脓肿壁不塌陷,长期留有无效腔,伤口经久不愈合者。②肝脓肿切开引流后,留有窦道长期不愈者。③合并某肝段胆管结石,因肝内反复感染、组织破坏、萎缩,失去正常生理功能者。④肝左外叶内多发脓肿致使肝组织严重破坏者。肝叶切除治疗肝脓肿应注意术中避免炎性感染扩散到术野或腹腔,特别对肝断面的处理要细致妥善,术野的引流要通畅,一旦局部感染,将导致肝断面的胆瘘、出血等并发症。肝脓肿急诊切除肝叶,有使炎症扩散的危险,应严格掌握手术指征。

(八)预后

本病的预后与年龄、身体素质、原发病、脓肿数目、治疗及时与合理及有无并发症等密切相关。有人报道多发性肝脓肿的病死率明显高于单发性肝脓肿。年龄超过50岁者的病死率为79%,而50岁以下则为53%。手术病死率为10%～33%。全身情况较差,肝明显损害及合并严重并发症者预后较差。

二、阿米巴性肝脓肿

(一)流行病学

阿米巴性肝脓肿是肠阿米巴病最多见的主要并发症。本病常见于热带与亚热带地区。好发于20～50岁的中青年男性,男女比例约为10:1。脓肿以肝右后叶最多见,占90%以上,左叶不到10%,左右叶并发者亦不罕见。脓肿单腔者为多。国内临床资料统计,肠阿米巴病并发肝脓肿者占1.8%～20%,最高者可达67%。综合国内外报道4 819例中,男性为90.1%,女性为9.9%。农村高于城市。

(二)病因

阿米巴性肝脓肿是由溶组织阿米巴原虫所引起,有的在阿米巴痢疾期间形成,有的发生于痢疾之后数周或数月。据统计,60%发生在阿米巴痢疾后4～12周,但也有在长达20～30年或之后发病者。溶组织阿米巴是人体唯一的致病型阿米巴,在其生活史中主要有滋养体型和虫卵型。前者为溶组织阿米巴的致病型,寄生于肠壁组织和肠腔内,通常可在急性阿米巴痢疾的粪便中查到,在体外自然环境中极易破坏死亡,不易引起传染;虫卵仅在肠腔内形成,可随粪便排出,对外界抵抗力较强,在潮湿低温环境中可存活12天,在水中可存活9～30天,在低温条件下其寿命可为6～7周。虽然没有侵袭力,但为重要的传染源。当人吞食阿米巴虫卵污染的食物或饮水后,在小肠下段,由于碱性肠液的作用,阿米巴原虫脱卵而出并大量繁殖成为滋养体,滋养体侵犯结肠黏膜形成溃疡,常见于盲肠、升结肠等处,少数侵犯乙状结肠和直肠。寄生于结肠黏膜的阿米巴原虫,分泌溶组织酶,消化溶解肠壁上的小静脉,阿米巴滋养体侵入静脉,随门静脉血流进入肝;也可穿过肠壁直接或经淋巴管到达肝内。进入肝的阿米巴原虫大多数被肝内单核-吞噬细胞消灭;仅当侵入的原虫数目多、毒力强而机体抵抗力降低时,其存活的原虫即可繁殖,引起肝组织充血炎症,继而原虫阻塞门静脉末梢,造成肝组织局部缺血坏死;又因原虫产生溶组织酶,破坏静脉壁,溶解肝组织而形成脓肿。

(三)临床表现

本病的发展过程一般比较缓慢,急性阿米巴肝炎期较短暂,如不能及时治疗,继之为较长时期的慢性期。其发病可在肠阿米巴病数周至数年之后,甚至可长达30年后才出现阿米巴性肝脓肿。

1.急性肝炎期

在肠阿米巴病过程中,出现肝区疼痛、肝增大、压痛明显,伴有体温升高(持续在38～39 ℃),脉速、大量出汗等症状亦可出现。此期如能及时、有效治疗,炎症可得到控制,避免脓肿形成。

2.肝脓肿期

临床表现取决于脓肿的大小、位置、病程长短及有无并发症等。但大多数患者起病比较缓慢,病程较长,此期间主要表现为发热、肝区疼痛及肝增大等。

(1)发热:大多起病缓慢,持续发热(38～39 ℃),常以弛张热或间歇热为主;在慢性肝脓肿患者体温可正常或仅为低热;如继发细菌感染或其他并发症时,体温可高达40 ℃以上;常伴有畏寒、寒战或多汗。体温大多晨起低,在午后上升,夜间热退时有大汗淋漓;患者多有食欲缺乏、腹胀、恶心、呕吐,甚至腹泻、痢疾等症状;体重减轻、虚弱乏力、消瘦、精神不振、贫血等亦常见。

(2)肝区疼痛:常为持续性疼痛,偶有刺痛或剧烈疼痛;疼痛可随深呼吸、咳嗽及体位变化而加剧。疼痛部位因脓肿部位而异,当脓肿位于右膈顶部时,疼痛可放射至右肩胛或右腰背部;也可因压迫或炎症刺激右膈肌及右下肺而导致右下肺肺炎、胸膜炎,产生气急、咳嗽、肺底湿啰音等。如脓肿位于肝的下部,可出现上腹部疼痛症状。

(3)局部水肿和压痛:较大的脓肿可出现右下胸、上腹部膨隆,肋间饱满,局部皮肤水肿发亮,肋间隙因皮肤水肿而消失或增宽,局部压痛或叩痛明显。右上腹部可有压痛、肌紧张,有时可扪及增大的肝脏或肿块。

(4)肝增大:肝往往呈弥漫性增大,病变所在部位有明显的局限性压痛及叩击痛。右肋缘下常可扪及增大的肝,下缘钝圆有充实感,质中坚,触痛明显,且多伴有腹肌紧张。部分患者的肝有局限性波动感,少数患者可出现胸腔积液。

(5)慢性病例:慢性期疾病可迁延数月甚至1～2年。患者呈消瘦、贫血和营养性不良性水肿甚至胸腔积液和腹水;如不继发细菌性感染,发热反应可不明显。上腹部可扪及增大坚硬的包块。少数患者由于巨大的肝脓肿压迫胆管或肝细胞损害而出现黄疸。

（四）并发症

1.继发细菌感染

继发细菌感染多见于慢性病例,致病菌以金黄色葡萄球菌和大肠埃希菌多见。患者表现为症状明显加重,体温上升至 40 ℃以上,呈弛张热,白细胞计数升高,以中性粒细胞为主,抽出的脓液为黄色或黄绿色,有臭味,光镜下可见大量脓细胞。但用抗生素治疗难以奏效。

2.脓肿穿破

巨大脓肿或表面脓肿易向邻近组织或器官穿破。向上穿破膈下间隙形成膈下脓肿;穿破膈肌形成脓胸或肺脓肿;也有穿破支气管形成肝-支气管瘘,常突然咳出大量棕色痰,伴胸痛、气促,胸部 X 线检查可无异常,脓液自气管咳出后,增大的肝可缩小;肝右叶脓肿可穿破至心包,呈化脓性心包炎表现,严重时引起心脏压塞;穿破胃时,患者可呕吐出血液及褐色物;肝右下叶脓肿可与结肠粘连并穿入结肠,表现为突然排出大量棕褐色黏稠脓液,腹痛轻,无里急后重症状,肝迅速缩小,X 线显示肝脓肿区有积气影;穿破至腹腔引起弥漫性腹膜炎。Warling 等报道 1 122 例阿米巴性肝脓肿,破溃 293 例,其中穿入胸腔 29％,肺 27％,心包 15.3％,腹腔 11.9％,胃 3％,结肠 2.3％,下腔静脉 2.3％,其他 9.25％。国内资料显示,发生破溃的 276 例中,破入胸腔37.6％,肺 27.5％,支气管 10.5％,腹腔 16.6％,其他 7.6％。

3.阿米巴原虫血行播散

阿米巴原虫经肝静脉、下腔静脉到肺,也可经肠道至静脉或淋巴道入肺,双肺呈多发性小脓肿。在肝或肺脓肿的基础上易经血液循环至脑,形成阿米巴性脑脓肿,其病死率极高。

（五）辅助检查

1.实验室检查

(1)血液常规检查:急性期白细胞总数可达(10～20)×10⁹/L,中性粒细胞在 80％以上,明显升高者应怀疑合并有细菌感染。慢性期白细胞升高不明显。病程长者贫血较明显,血沉可增快。

(2)肝功能检查:肝功能多数在正常范围内,偶见谷丙转氨酶、碱性磷酸酶升高,清蛋白下降。少数患者血清胆红素可升高。

(3)粪便检查:仅供参考,因为阿米巴包囊或原虫阳性率不高,仅少数患者的新鲜粪便中可找到阿米巴原虫,国内报道阳性率约为 14％。

(4)血清补体结合试验:对诊断阿米巴病有较大价值。有报道结肠阿米巴期的阳性率为 15.5％,阿米巴肝炎期为 83％,肝脓肿期可为 92％～98％,且可发现隐匿性阿米巴肝病,治疗后即可转阴。但由于在流行区内无症状的带虫者和非阿米巴感染的患者也可为阳性,故诊断时应结合具体患者进行分析。

2.超声检查

B 超检查对肝脓肿的诊断有肯定的价值,准确率在 90％以上,能显示肝脓性暗区。同时B 超定位有助于确定穿刺或手术引流部位。

3.X 线检查

由于阿米巴性肝脓肿多位于肝右叶膈面,故在 X 线透视下可见到肝阴影增大,右膈肌抬高,运动受限或横膈呈半球形隆起等征象。有时还可见胸膜反应或积液,肺底有云雾状阴影等。此外,如在 X 线片上见到脓腔内有液气面,则对诊断有重要意义。

4.CT 检查

CT 检查可见脓肿部位呈低密度区,造影强化后脓肿周围呈环形密度增高带影,脓腔内可有气液平面。囊肿的密度与脓肿相似,但边缘光滑,周边无充血带;肝肿瘤的 CT 值明显高于肝脓肿。

5.放射性核素肝扫描

放射性核素肝扫描可发现肝内有占位性病变,即放射性缺损区,但直径小于 2 cm 的脓肿或多发性小脓肿易被漏诊或误诊,因此仅对定位诊断有帮助。

6.诊断性穿刺抽脓

这是确诊阿米巴肝脓肿的主要证据,可在 B 超引导下进行。典型的脓液呈巧克力色或咖啡色,黏稠无臭味。脓液中查滋养体的阳性率很低(为 3%~4%),若将脓液按每毫升加入链激酶 10 U,在 37 ℃条件下孵育 30 分钟后检查,可提高阳性率。从脓肿壁刮下的组织中,几乎都可找到活动的阿米巴原虫。

7.诊断性治疗

如上述检查方法未能确定诊断,可试用抗阿米巴药物治疗。如果治疗后体温下降,肿块缩小,诊断即可确立。

(六)诊断及鉴别诊断

对中年男性患有长期不规则发热、出汗、食欲缺乏、体质虚弱、贫血、肝区疼痛、肝增大并有压痛或叩击痛,特别是伴有痢疾史时,应疑为阿米巴性肝脓肿。但缺乏痢疾史,也不能排除本病的可能性,因为 40%阿米巴肝脓肿患者可无阿米巴痢疾史,应结合各种检查结果进行分析。应与以下疾病相鉴别。

1.原发性肝癌

同样有发热、右上腹痛和肝大等,但原发性肝癌常有传染性肝炎病史,并且合并肝硬化占 80%以上,肝质地较坚硬,并有结节。结合 B 超检查、放射性核素肝扫描、CT 检查、肝动脉造影及 AFP 检查等,不难鉴别。

2.细菌性肝脓肿

细菌性肝脓肿病程急骤,脓肿以多发性为主,且全身脓毒血症明显,一般不难鉴别(表 7-1)。

表 7-1　细菌性肝脓肿与阿米巴性肝脓肿的鉴别

鉴别点	细菌性肝脓肿	阿米巴性肝脓肿
病史	常先有腹内或其他部位化脓性疾病,但近半数不明	40%~50%有阿米巴痢疾或腹泻史
发病时间	与原发病相连续或隔数天至 10 天	与阿米巴痢疾相隔 1~2 周,数月至数年
病程	发病急并突然,脓毒症状重,衰竭发生较快	发病较缓,症状较轻,病程较长
肝	肝增大一般不明显,触痛较轻,一般无局部隆起,脓肿多发者多	增大与触痛较明显,脓肿多为单发且大,常有局部隆起
血液检查	白细胞和中性粒细胞计数显著增高,少数血细菌培养阳性	血细胞计数增高不明显,血细菌培养阴性,阿米巴病血清试验阳性
粪便检查	无溶组织阿米巴包囊或滋养体	部分患者可查到溶组织内阿米巴滋养体
胆汁	无阿米巴滋养体	多数可查到阿米巴滋养体
肝穿刺	黄白或灰白色脓液能查到致病菌,肝组织为化脓性病变	棕褐色脓液可查到阿米巴滋养体,无细菌,肝组织可有阿米巴滋养体
试验治疗	抗阿米巴药无效	抗阿米巴药有效

3.膈下脓肿

膈下脓肿常继发于腹腔继发性感染,如溃疡病穿孔、阑尾炎穿孔或腹腔手术之后。本病全身症状明显,但腹部体征轻;X线检查肝向下推移,横膈普遍抬高和活动受限,但无局限性隆起,可在膈下发现液气面;B超提示膈下液性暗区而肝内则无液性区;放射性核素肝扫描不显示肝内有缺损区;MRI检查在冠状切面上能显示位于膈下与肝间隙内有液性区,而肝内正常。

4.胰腺脓肿

本病早期为急性胰腺炎症状。脓毒症状之外可有胰腺功能不良,如糖尿、粪便中有未分解的脂肪和未消化的肌纤维。肝增大亦甚轻,无触痛。胰腺脓肿时膨胀的胃挡在病变部前面。B超扫描无异常所见,CT检查可帮助定位。

(七)治疗

本病的病程长,患者的全身情况较差,常有贫血和营养不良,故应加强营养和支持疗法,给予高糖类、高蛋白、高维生素和低脂肪饮食,必要时可补充血浆及蛋白,同时给予抗生素治疗,最主要的是应用抗阿米巴药物,并辅以穿刺排脓,必要时采用外科治疗。

1.药物治疗

(1)甲硝唑(灭滴灵):为首选治疗药物,视病情可给予口服或静脉滴注,该药疗效好,毒性小,疗程短,除妊娠早期均可适用,治愈率70%～100%。

(2)依米丁(吐根碱):由于该药毒性大,目前已很少使用。对阿米巴滋养体有较强的杀灭作用,可根治肠内阿米巴慢性感染。本品毒性大,可引起心肌损害、血压下降、心律失常等。此外,还有胃肠道反应、肌无力、神经闪痛、吞咽和呼吸肌麻痹。故在应用期间,每天测量血压。若发现血压下降应停药。

(3)氯喹:本品对阿米巴滋养体有杀灭作用。口服后肝内浓度高于血液200～700倍,毒性小,疗效佳,适用于阿米巴性肝炎和肝脓肿。成人口服第1、第2天每天0.6 g,以后每天服0.3 g,3～4周为1个疗程,偶有胃肠道反应、头痛和皮肤瘙痒。

2.穿刺抽脓

经药物治疗症状无明显改善者,或脓腔大或合并细菌感染病情严重者,应在抗阿米巴药物应用的同时,进行穿刺抽脓。穿刺应在B超检查定位引导下和局部麻醉后进行,取距脓腔最近部位进针,严格无菌操作。每次尽量吸尽脓液,每隔3～5天重复穿刺,穿刺术后应卧床休息。如合并细菌感染,穿刺抽脓后可于脓腔内注入抗生素。近年来也加用脓腔内放置塑料管引流,收到良好疗效。患者体温正常,脓腔缩小为5～10 mL后,可停止穿刺抽脓。

3.手术治疗

常用术式有两种。

(1)切开引流术:下列情况可考虑该术式。①经抗阿米巴药物治疗及穿刺抽脓后症状无改善者。②脓肿伴有细菌感染,经综合治疗后感染不能控制者。③脓肿穿破至胸腔或腹腔,并发脓胸或腹膜炎者。④脓肿深在或由于位置不好不宜穿刺排脓治疗者。⑤左外叶肝脓肿,抗阿米巴药物治疗不见效,穿刺易损伤腹腔脏器或污染腹腔者。在切开排脓后,脓腔内放置多孔乳胶引流管或双套管持续负压吸引。引流管一般在无脓液引出后拔除。

(2)肝叶切除术:对慢性厚壁脓肿,引流后腔壁不易塌陷者,遗留难以愈合的死腔和窦道者,可考虑做肝叶切除术。手术应与抗阿米巴药物治疗同时进行,术后继续抗阿米巴药物治疗。

(八)预后

本病预后与病变的程度、脓肿大小、有无继发细菌感染或脓肿穿破及治疗方法等密切相关。根据国内报道,抗阿米巴药物治疗加穿刺抽脓,病死率为 7.1%,但在兼有严重并发症时,病死率可增加 1 倍多。本病是可以预防的,主要在于防止阿米巴痢疾的感染。只要加强粪便管理,注意卫生,对阿米巴痢疾进行彻底治疗,阿米巴肝脓肿是可以预防的;即使进展到阿米巴肝炎期,如能早期诊断、及时彻底治疗,也可预防肝脓肿的形成。

（王军勇）

第三节　门静脉高压症

一、临床表现

门静脉高压症可发生于任何年龄,多见于 30～60 岁的中年男性。病因中以慢性肝炎为最常见,在我国占 80% 以上,其他病因有血吸虫病、长期酗酒、药物中毒、自身免疫性疾病和先天异常等。其临床表现包括两方面:一是原发疾病本身如慢性肝炎、肝硬化或血吸虫病引起的虚弱乏力、食欲缺乏、嗜睡等;二是门静脉高压所引起的,如脾大和脾功能亢进、呕血、黑便及腹水等。

(一)症状

1.脾大和脾功能亢进

所有门静脉高压症患者都有不同程度的脾肿大。体检时,多数可在肋缘下扪及脾脏,严重者脾下极可达脐水平以下。随着病情进展,患者均伴有脾功能亢进症状,出现反复感染、牙龈及鼻出血、皮下瘀点、瘀斑、女性月经过多和头晕乏力等症状。

2.黑便和/或呕血

所有患者均有食管胃底静脉曲张,其中 50%～60% 可在一定诱因下发生曲张静脉破裂出血。诱因有胃酸反流、机械性损伤和腹压增加。出血的表现形式可以是黑便、柏油样便,也可以是呕血伴黑便,这与出血量和出血速度相关。如出血量大、速度快,大量血液来不及从胃排空,即可发生呕血伴黑便,出血量特大时,可呕吐鲜血伴血块,稀血便也呈暗红色。少量的出血可以通过胃肠道排出而仅表现为黑便。由于食管胃底交通支特殊的位置和组织结构,以及肝功能损害使凝血酶原合成障碍,脾功能亢进使血小板计数减少,因此出血自止困难。

出血早期可出现脉搏加快、血压下降等血容量不足的表现,如不采取措施或者出血速度极快,患者很快就进入休克状态。组织灌注不足、缺氧等可使肝功能进一步损害,最终导致肝性脑病。据统计,上消化道大出血是门静脉高压症死亡的主要原因之一,占 42%。首次大出血的病死率为 19.3%,再次出血的病死率为 58%。而一旦发生出血,1 年内再出血率可达 70%,2 年内接近 100%。

3.腹水

1/3 的患者有腹水。腹水的产生往往提示肝功能失代偿,出血、感染和手术创伤可以加重腹水。少量腹水时患者可以没有症状,大量腹水时患者出现腹胀、气急、下肢水肿和尿少等症状,合并感染时会出现腹膜炎征象。如果通过保肝、利尿和休养等措施使腹水得以消退,说明肝功能有部分代偿能力。有些患者的腹水治疗后亦难消退，即所谓难治性腹水，提示预后不佳。

（二）体征

患者一般营养不良，可有慢性肝病的征象如面色晦暗、巩膜黄染、肝掌、蜘蛛痣、男性乳房发育和睾丸萎缩。腹部检查可见前腹壁曲张静脉，程度不一，严重者呈蚯蚓样，俗称"水蛇头"。肝右叶不肿大，肝左叶可在剑突下扪及，质地硬，边缘锐利，形态不规则。脾脏肿大超过左肋缘，严重者可达脐下。肝浊音界缩小，移动性浊音阳性。部分患者下肢有指压性水肿。

二、检查

（一）实验室检查

1.血常规

脾功能亢进时全血细胞计数均减少，其中白细胞和血小板计数下降最早，程度重。前者可降至 $3 \times 10^9/L$ 以下，后者可降至 $30 \times 10^9/L$ 以下。红细胞计数减少往往出现较晚，程度较轻。

2.肝功能

门静脉高压症患者的肝功能均有不同程度异常，表现为总胆红素升高，清蛋白降低，球蛋白升高，白球蛋白比例倒置，凝血酶原时间延长，转氨酶升高等。肝炎后和酒精性肝硬化的肝功能异常往往比血吸虫性肝硬化严重。

3.免疫学检查

肝硬化时血清 IgG、IgA、IgM 均可升高，一般以 IgG 升高为最显著，可有非特异性自身抗体，如抗核抗体、抗平滑肌抗体等。乙肝患者的乙肝病毒标记可阳性，同时应检测 HBsAg、HbcAb IgM 和 IgG、HbeAg、HbeAb 和 HBV-DNA，了解有无病毒复制。丙肝患者的抗 HCV 抗体阳性。乙肝合并丁肝患者抗 HDV 阳性。

肝活检虽然可以明确肝硬化的病因和程度，肝炎的活动性，但是无法了解门静脉高压的严重程度，而且可能引起出血、胆漏，存在一定的风险，应该慎用。

（二）特殊检查

1.食管吞钡 X 线检查

钡剂充盈时，曲张静脉使食管轮廓呈虫蚀状改变；排空时，曲张静脉表现为蚯蚓样或串珠样负影。此项检查简便而安全，容易被患者接受。但是它仅能显示曲张静脉的部位和程度，无法判断出血的部位，对上消化道出血的鉴别诊断有一定的局限性。

2.内镜检查

内镜已经广泛应用于食管静脉曲张检查，基本取代吞钡 X 线检查，成为首选。过去认为内镜检查容易引起机械性损伤，诱发曲张静脉破裂出血。随着内镜器械的更新换代和操作技术的熟练，对有经验的内镜医师而言这种风险已经很小。内镜检查可观察食管胃底曲张静脉的范围、大小和数目，观察曲张静脉表面黏膜有无红色条纹、樱红色斑或血泡样斑，这些改变统称为红色征，红色征往往预示着患者出血的风险明显加大。急症情况下内镜可清楚、直观地观察出血部位，有条件时，可对曲张静脉进行硬化剂注射或者套扎。同时，内镜可深入胃及十二指肠，了解有无出血病灶，有很好的鉴别诊断价值。

3.腹部超声检查

B超可以显示肝的大小、密度、质地及有无占位，脾脏大小，腹水量。彩色多普勒超声可以显示门静脉系统血管的直径、血流量、血流方向、有无血栓以及侧支血管开放程度。

4.磁共振门静脉系统成像(MRA)检查

可以整体地、三维显示肝血管系统、门静脉系统、侧支血管分布位置、肾血管及肾功能状态,具有无创、快捷、准确和直观等优点,对门静脉高压症的手术决策有重要的指导作用。MRA 结合多普勒超声已经成为门静脉高压症的术前常规检查项目。

5.CT 检查

CT 结合超声检查可以了解肝体积、密度及质地,腹水量,有助于判断患者对手术的耐受力和预后,但更重要的是排除可能同时存在的原发性肝癌。

三、诊断

详细询问病史以了解病因。例如,有无血吸虫病、病毒性肝炎、酗酒或者药物中毒等引起肝硬化的病史;有无腹部外伤、手术、感染或者晚期肿瘤等可能引起门静脉炎症、栓塞或外在压迫的因素。询问上消化道出血的情况,主要是出血的时间、程度、次数、频度和治疗措施。有无输血史。了解有无脾功能亢进的表现,如贫血、经常感冒、牙龈和皮下出血、月经量多等。了解是否有过腹水的表现,如腹胀、食欲缺乏、乏力和下肢水肿等。

体检时注意营养状况,有无贫血貌、黄疸、肝掌、蜘蛛痣、腹壁脐周静脉曲张、肝脾大及腹水等。

对于血常规结果变化不完全符合脾功能亢进者,必要时需行骨髓穿刺涂片检查,以除外骨髓造血功能障碍。按照 Child 标准或者国内标准对肝功能检查指标进行分级,以评价患者的肝功能储备。病原学检查时应同时检测甲胎蛋白以除外伴发肝癌的可能。

影像学检查可显示肝、脾、门静脉系统的改变,内镜检查可显示食管胃底曲张静脉的情况,两者结合可为门静脉高压症提供一幅三维图像。这既有助于明确诊断,又可为制订治疗方案提供参考。

如有典型的病史,结合实验室检查、影像学检查和内镜检查,门静脉高压症的诊断均可确立。

四、鉴别诊断

(一)上消化道出血

凡遇急性上消化道出血患者,首先要鉴别出血的原因及部位,除了曲张静脉破裂出血以外,常见原因还有胃癌和胃十二指肠溃疡。

从病史上分析,胃癌好发于老年患者,多数有较长时间的中上腹隐痛不适、食欲缺乏、呕吐和消瘦。门静脉高压症好发于中年患者,有较长的肝炎、血吸虫病或者酗酒病史,表现为面色晦暗、肝掌、蜘蛛痣、腹壁静脉曲张、脾大和腹水。溃疡病好发于青年患者,季节变化易发,多数有空腹痛、嗳气和反酸等典型症状。从出血方式和量上分析,溃疡病和胃癌的出血量少,速度慢,以黑便为主,药物治疗有效。曲张静脉破裂的出血量大,速度快,以呕吐鲜血为主,同时伴有暗红色血便,药物治疗往往无效。

内镜检查对于急性上消化道出血的鉴别诊断很有价值,它既能及时地查明出血部位,进而明确出血原因,也能做应急止血治疗。值得注意的是,在门静脉高压症伴上消化道出血的患者中,有 25% 不是因为曲张静脉破裂,而是门静脉高压性胃黏膜病变(PHG)或者胃溃疡。这些患者常合并有反流性胃炎,同时胃黏膜淤血、缺氧,从而导致胃黏膜糜烂出血。

如果情况不允许做内镜检查,可采用双气囊三腔管压迫法来帮助鉴别诊断。如经气囊填塞压迫后出血停止,胃管吸引液中不再有新鲜血液,可确定为食管胃底曲张静脉破裂出血。三腔管压迫同时也可用来暂时止血,避免患者失血过多,为下一步治疗争取时间。

(二)脾大和脾功能亢进

许多血液系统疾病也可能有脾大、外周血全血细胞计数减少等情况,但这些患者无肝炎病史,肝功能正常,内镜和影像学检查也没有门静脉压力增高的征象,一般容易鉴别。鉴别困难时可行骨髓穿刺涂片或活检。

(三)腹水

肝硬化腹水需要与肝静脉阻塞综合征、缩窄性心包炎、恶性肿瘤及腹腔炎症(特别是结核性腹膜炎)引起的腹水进行鉴别。除了典型的病史和体征以外,影像学检查是很好的鉴别方法。绝大多数可借此得到明确的诊断。如果怀疑是恶性肿瘤和炎症引起的腹水,还可通过腹腔穿刺抽液来获得直接证据。

五、治疗

肝硬化的病理过程是难以逆转的,由肝硬化引起的门静脉高压症也是无法彻底治愈的。外科治疗只是针对其所引起的继发症状,如食管胃底静脉曲张、脾肿大和脾功能亢进、腹水而进行。其中又以防治食管胃底曲张静脉破裂出血为最主要的任务,目的是为了暂时挽救患者的生命,延缓肝功能的衰竭。本节主要介绍这方面的内容。

根据食管胃底曲张静脉破裂出血的自然病程,预防和控制上消化道出血的治疗包括 3 个层次:①预防首次出血,即初级预防;②控制活动性急性出血;③预防再出血,后两项称为次级预防。

(一)预防首次出血

药物是预防曲张静脉出血的重要方法。首选非选择性 β 受体阻滞剂,如普萘洛尔、纳多洛尔及噻吗洛尔等,这类药物的作用机制:①通过 $β_1$ 受体阻滞减少心排出量,反射性引起脾动脉收缩,减少门静脉血流量;②通过 $β_2$ 受体阻滞,促进内脏动脉收缩,减少门静脉血流量;③直接作用于门静脉侧支循环,降低食管、胃区域的血流量。研究证实给予足量非选择性 β 受体阻滞剂后门静脉压力可降低 20%～30%,奇静脉压力可降低 30%,首次出血的相对风险降低 45%～50%,绝对风险降低 10%。目前临床常用的是普萘洛尔,10～20 mg,一天 2 次,每隔 1～3 天增加原剂量的 50%使之达到有效浓度。目标是使静息时心率下降到基础心率的 75%或达 50～60 次/分,然后维持治疗至少 1 个月。可长期用药,根据心率调整剂量。普萘洛尔的禁忌证包括窦性心动过缓、支气管哮喘、慢性阻塞性肺部疾病、心力衰竭、低血压、房室传导阻滞及胰岛素依赖性糖尿病等。

扩血管药物如硝酸酯类也能降低门静脉和侧支循环的阻力,从而降低门静脉压力。但没有证据表明其在降低首次出血发生率和病死率方面的优势。所以,目前不主张单独或联合使用硝酸酯类药物来预防首次出血。

内镜治疗也可以用于预防首次出血。相比硬化剂治疗,套扎治疗根除曲张静脉快,并发症少,疗效优于药物治疗,因此可推荐使用。

是否需要行手术以预防首次出血,目前还存在争议。大量统计数据表明,肝硬化患者中约有40%存在食管胃底静脉曲张,而其中 50%～60%可能并发大出血。这说明有食管胃底静脉曲张的患者不一定会发生大出血。临床上还看到,部分从未出血的患者在预防性手术后反而发生出血。另外,肝炎后肝硬化患者的肝功能损害都比较严重,手术也会给他们带来额外负担,因此一般不主张做预防性手术。

(二)控制活动性急性出血

食管胃底曲张静脉破裂出血的特点是来势迅猛,出血量大,如不及时治疗很快就会危及生命。因此,处理一定要争分夺秒,不一定非要等待诊断明确。

1.初步处理

包括维持循环、呼吸功能和护肝疗法 3 个方面。在严密监测血压、脉搏和呼吸的同时,应立即补液、输血,防止休克。如果收缩压低于 10.7 kPa(80 mmHg),估计失血量已达 800 mL 以上,应快速输血。补液、输血时应该注意:①切忌过量输血,由于肝硬化患者均存在水钠潴留,血浆容量比正常人高,过多的输注反而会导致门静脉压力增高而再出血。因此,在补充丧失量时只需维持有效循环或使血细胞比容维持在 30% 即可。②以输注 24 小时内新鲜血为宜,由于肝硬化患者缺乏凝血因子并伴有纤溶系统异常,血小板计数也明显减少,大量输注库存血会加重凝血功能障碍。另外,肝硬化患者红细胞内缺乏具有将氧转运到组织能力的 2,3-双磷酸甘油酸,而库存血中此物质也呈进行性降低,因此新鲜血不但能纠正凝血功能障碍,而且还能改善组织的氧供。如果无条件输注新鲜血,可在输血的同时加输适量新鲜血浆及血小板。③避免或少用含盐溶液,因为肝硬化患者存在高醛固酮血症,水钠潴留,含盐溶液会促进腹水的形成。

出血时应维持呼吸道的通畅,给氧。有大量呕血时应让患者头侧转,防止误吸导致窒息。年老体弱、病情危重者可考虑呼吸机维持呼吸。

出血时应给予护肝药物,改善肝功能。忌用任何对肝肾有损害的药物,如镇静剂、氨基糖苷类抗生素。出血时容易并发肝性脑病,原因有血氨升高、脑缺氧、低钾血症和过量使用镇静剂等,而血氨升高是主要原因。因此,预防肝性脑病除了积极改善肝血供以外,可给予高浓度葡萄糖液和大量维生素,必要时还可加用脱氨药物如乙酰谷氨酰胺与谷氨酸盐,以及左旋多巴(对抗假性神经递质制剂)。支链氨基酸对维持营养和防治肝性脑病有重要价值。同时清除肠道内积血。为抑制肠道细菌繁殖以减少氨的形成和吸收,可经胃管或三腔管用低温盐水灌洗胃腔内积血。然后用 50% 硫酸镁 60 mL 加新霉素 4 g 由胃管内注入,亦可口服 10% 甘露醇溶液导泻或盐水溶液灌肠。忌用肥皂水灌肠,因碱性环境有利于氨的吸收,易诱发肝性脑病。半乳糖苷-果糖口服或灌肠也可减少氨的吸收,还可以促进肠蠕动,加快肠道积血的排出。

由于呕吐(吐血)、胃肠减压及冲洗,患者容易出现低钾血症和代谢性碱中毒。使用利尿剂也可增加尿钾的丢失,加重碱中毒。两者共同作用既可以阻碍氧向组织中释放,又可增加氨通过血-脑屏障的能力,加重肝功能的损害,诱发肝性脑病。因此,应密切监测血气分析和电解质,及时纠正低钾血症和代谢性碱中毒。

2.止血治疗

(1)药物止血:门静脉压力的高低取决于门静脉血流量的多少,以及肝内和门体间侧支循环的压力高低这两个因素。门静脉血流量取决于心排血量和内脏小动脉的张力。血管收缩剂和血管扩张剂是经常使用的两类止血药物,前者选择性作用于内脏血管床,通过减少门静脉血流量直接降低门静脉压力,而后者是通过减小门静脉和肝血窦的阻力来降低门静脉压力,两类药物联合应用可以最大限度地达到降压的目的。

特利加压素是人工合成的赖氨酸血管升压素,具有双重效应:即刻发挥缩血管作用,然后其末端甘氨酰基脱落,转化为血管升压素继续发挥晚发的缩血管效应。因此它的生物活性更持久,且因为对平滑肌无作用而使全身反应轻,临床推荐为一线使用。特利加压素的标准给药方式:最初24小时用2 mg,每4小时静脉注射1次,随后24小时用1 mg,每4小时静脉注射1次。

血管升压素:属半衰期很短的肽类,具有强烈的收缩内脏血管、减少心排出量、减慢心率、减少门静脉血流量及降低肝静脉楔压的作用。常用剂量:以5%葡萄糖将药物稀释成0.1~0.3 U/mL,用0.4 U/min速度作外周静脉滴注,并维持24小时。若有效,第2天减半用量,第3天用1/4剂量。此药最严重的并发症为脑血管意外、下肢及心肌缺血,因此不作为一线治疗。使用时应同时静脉滴注硝酸甘油(10~50 μg/min),这样不仅可抵消对心肌的不良反应,而且可使门静脉压力下降更明显。另外,血管升压素还具有抗利尿激素作用,可导致稀释性低钠血症、尿少及腹绞痛,使用时应注意。

生长抑素:天然的生长抑素为14肽,由下丘脑的正中隆起和胰岛的α细胞合成和分泌。除了具有调节内分泌激素的作用外,还具有血管活性作用,故可用于急性出血的治疗。生长抑素可选择性地减少内脏尤其是肝的血流量,因此具有降低门静脉压力和减少侧支循环血流量的作用。同时对全身其他部位血管没有影响,心搏出量和血压不会改变。生长抑素在肝代谢,其半衰期非常短,正常人仅2~3分钟,肝硬化者为3~4.8分钟。所以需要不间断静脉滴注。用法为首剂250 μg静脉推注,继以250 μg/h持续静脉滴注,必要时可将剂量加倍。有证据表明双倍剂量的效果优于标准剂量。人工合成的8肽生长抑素类似物——奥曲肽,其半衰期可达70~90分钟,作用更强,持续时间更长。用法为首剂100 μg静脉推注,继以25~50 μg/h持续静脉滴注。生长抑素应该在出血后尽早使用,一般维持3~5天,短期内无效应考虑其他止血措施。

(2)三腔管止血:由于患者出血程度的减轻和药物控制出血的效率提高,真正需要使用三腔管来止血的患者明显减少,占5%~10%。这项措施是过渡性的,目的就是暂时止血或减少出血量,为后续治疗赢得时间。它操作简便,不需要特殊设备,止血疗效确切,可以在大多数医院开展。现在最常用的是双气囊三腔管,胃气囊呈球形,容积200 mL,用于压迫胃底及贲门以减少自胃向食管曲张静脉的血流,也能直接压迫胃底的曲张静脉。食管气囊呈椭圆形,容积150 mL,用于直接压迫食管下段的曲张静脉。三腔管还有一腔通胃腔,经此腔可以行吸引、冲洗和注入药物、营养等治疗。三腔管主要用于下列情况:①药物治疗无效且无内镜治疗条件;②内镜治疗无效且无手术条件;③作为术前准备以减少失血量,改善患者情况的措施。首次使用三腔管止血的有效率达80%,但拔管后再出血率为21%~46%,且与肝功能代偿情况直接有关。再出血后再压迫的止血率仅为60%,而第2次止血后再出血率为40%。

应用三腔管的患者应安置在监护室里。放置前应做好解释工作,减轻患者的心理负担。放置时应该迅速、准确。放置后应让患者侧卧或头部侧转,便于吐出唾液。定时吸尽咽喉部分泌物,以防发生吸入性肺炎。三腔管放置后应做标记,严密观察,慎防气囊上滑堵塞咽喉引起窒息。注水及牵引力量要适度,一般牵引力为250 g。放置期间应每隔12小时将气囊放空10~20分钟,以免压迫过久使食管胃底黏膜糜烂、坏死,甚至破裂。三腔管一般先放置24小时,如出血停止,可先排空食管气囊,再排空胃气囊,观察12~24小时。如又有出血可再向胃、食管气囊注水并牵引,如确已止血,可将管慢慢拉出,拔管前宜让患者口服适量液状石蜡。放置三腔管的时间不宜超过3~5天,如果仍有出血则三腔管压迫治疗无效,应考虑采取其他方法。三腔管的并发症发生率为10%~20%,主要有鼻孔区压迫性坏死、吸入性肺炎、纵隔填塞、窒息、食管破裂等。已有致死性并发症的报道。

(3)内镜止血:急症内镜既可以明确或证实出血的部位,又可以进行止血治疗,是非手术止血中必不可少的、首选的方法。

硬化剂注射治疗(EST):经内镜将硬化剂注射到食管胃底的曲张静脉周围或血管腔内,既可栓塞或压迫曲张静脉而控制出血,又可保留其他高压的门静脉属支以维持肝的血供。常用硬化剂为1%乙氧硬化醇,每次注射3~4个点,每点4~5 mL,快速推注。注射后局部变白,24小时形成静脉血栓、局部坏死。7天左右形成溃疡,1个月左右纤维化。出血患者经药物或三腔管压迫初步奏效后6~24小时或止血后1~5天就可行EST。初步止血成功后,需在3天或1周后重复注射。如经注射治疗后未再出血,亦应在半年及一年时再注射一次,以防血管再通而再次出血。EST的急症止血率可达90%以上,但近期再出血率为25%~30%。说明EST适用于急症止血,待出血停止后还应采用其他措施以防止再出血。EST的并发症发生率为9%,主要有胸痛、食管黏膜脱落、食管漏、食管狭窄、一过性菌血症、门静脉栓塞及肺栓塞等。

食管曲张静脉套扎治疗(EBL):在内镜下用橡皮圈套扎曲张静脉以达到止血的目的。其方法是在贲门上5 cm范围内套扎6~8个部位的曲张静脉。EBL的急症止血率为70%~96%,并发症发生率低于EST,但再出血率高于EST。

EST和EBL不适合用于胃底曲张静脉破裂出血,因为胃底组织较薄,易致穿孔。

组织黏合剂注射治疗:组织黏合剂是一种合成胶,常用的是氰丙烯酸盐黏合剂。黏合剂一旦与弱碱性物质如水或者血液接触则迅速发生聚合反应,有使血管闭塞的效果。方法是将1:1的碘油和黏合剂混合液1~2 mL快速注入曲张静脉腔内,每次注射1~2点。注射后黏合剂立即闭塞血管,使血管发生炎症反应,最终纤维化,而黏合剂团块作为异物被自然排入胃腔,这一过程需1~12个月。此方法的急症止血率为97%,近期再出血率仅5%。并发症发生率为5.1%,主要有咳嗽、脾梗死、小支气管动脉栓塞、脓毒症、短暂偏瘫等。此方法可用于胃底曲张静脉破裂出血的治疗。

(4)介入治疗止血:介入治疗包括脾动脉部分栓塞术(PSE)、经皮肝食管胃底曲张静脉栓塞术(PTVE)和经颈静脉肝内门腔静脉分流术(TIPSS)。后两者可用于急症止血治疗。

PTVE:1974年由瑞典人Landerquist和Vang首先应用于临床。在局麻下经皮穿刺肝内门静脉,插入导管选择性地送入胃冠状静脉,注入栓塞剂堵塞曲张静脉可达到止血目的。常用栓塞剂有无水乙醇、吸收性明胶海绵和不锈钢圈等。这种方法适用于药物、三腔管和内镜治疗无效而肝功能严重失代偿的患者。PTVE的急症止血率为70%~95%,与内镜治疗相当。技术失败率为5%~30%。早期再出血率为20%~50%。并发症有腹腔内出血、血气胸和动脉栓塞(肺、脑、门静脉)等。由于PTVE不能降低门静脉压力,再出血率较高,故它只是一种暂时性的止血措施。待患者病情稳定、肝功能部分恢复后,还应该采取其他的治疗预防再出血。

TIPSS:1988年由德国人Richter首先应用于临床。它是利用特殊的器械,通过颈静脉在肝内的肝静脉和门静脉之间建立起一个有效的分流通道,使一部分门静脉血不通过肝而直接进入体循环,从而降低门静脉压力,达到止血的目的。常用的金属内支架有Wallstent、Palmaz、Strecker-stent及国产内支架等。适应证有:①肝移植患者在等待肝供体期间发生大出血;②非手术治疗无效而外科手术风险极大的出血患者;③外科手术后或内镜治疗后再出血的患者。如肝内外门静脉系统有血栓或闭塞则不适用。据资料报道,TIPSS术后门静脉主干压力可由29.3 mmHg±2.4 mmHg降至16.5 mmHg±1.5 mmHg。血流量可由13.5 cm/s±4.8 cm/s增至52.0 cm/s±14.5 cm/s。曲张静脉消失率为75%,急症止血率为88%,技术成功率为85%~96%。并发症有腹腔内出血、胆道损伤、肝功能损害、感染和肝性脑病等。TIPSS术后支架的高狭窄率和闭塞率是影响其中远期疗效的主要因素。6个月、12个月的严重狭窄或闭塞发生率分

别为 $17\%\sim50\%$、$23\%\sim87\%$。若能解决好这一问题,则 TIPSS 可能得到更广泛的应用。

(5)手术止血:如果选择适当,前述的几种治疗方法可使大多数患者出血停止或者减轻,顺利地度过出血的危险期,为下一步预防再出血治疗创造全身和局部条件。所以,目前多不主张在出血时行急诊手术。当然,如果经过 $24\sim48$ 小时非手术治疗,出血仍未被控制,或虽一度停止又复发出血,此时过多的等待只会导致休克、肝功能恶化,丧失手术时机。因此,在这种情况下,只要患者肝功能尚可,如没有明显黄疸和肝性脑病,转氨酶正常,少量腹水,就应该积极地施行急症手术以挽救生命,手术方式以创伤小、时间短、止血效果确切的断流术为主。据资料报道断流术的急症止血率为 94.9%。

(三)预防再出血

如前所述,门静脉高压症患者一旦发生出血,1 年内再出血率可达 70%,2 年内接近 100%。每次出血都可加重肝功能损害,最终导致肝功能衰竭。所以,预防再出血不仅能及时挽救患者的生命,而且能阻止或延缓肝功能的恶化,所以是治疗过程中的重要举措。

1.内镜治疗

由于技术和器械的进步,内镜已经成为预防再出血的重要手段。其优点是操作容易,创伤小,可重复使用,在一定时期内可降低再出血风险。缺点是曲张静脉复发率高,因此长期效果不甚理想。相比硬化剂注射,套扎术更加适合用于预防再出血。

2.药物治疗

β 受体阻滞剂是预防再出血的主要药物。与内镜相比,药物具有风险低、花费少的优点,但再出血率较高。因此,现在多数是将药物和内镜治疗联合应用。文献报道,套扎术联合 β 受体阻滞剂的疗效优于单独使用药物或内镜治疗的疗效。

3.介入治疗

脾动脉部分栓塞术(PSE)可以用于预防再出血。优点是创伤小、并发症少、适应证广,特别适用于年老体弱、肝功能严重衰竭无法耐受手术的患者。但是,PSE 降低门静脉压力的作用是短暂的,一般 $3\sim4$ 天后就逐渐恢复到术前水平。因此其远期疗效不理想。而且脾动脉分支栓塞后,其所供应的脾组织发生缺血、坏死,继而与膈肌致密性粘连,侧支血管形成,增加以后脾切除术的难度。因此,对于以后可能手术治疗的患者来说,PSE 应当慎用。

经颈静脉肝内门腔静脉分流术(TIPSS)相当于外科分流手术,也可用于预防再出血。但是,TIPSS 术后的高狭窄率和闭塞率是影响其中长期效果的主要因素,所以目前主要应用于年老体弱、肝功能 Child C 级不适合手术,或者在等待肝移植期间有出血危险的患者。

4.手术治疗

虽然肝移植是治疗门静脉高压症的最好方法,但是由于供肝有限,治疗费用昂贵等原因,肝移植还难成为常规治疗手段。因此,传统的分流或断流手术在预防再出血中仍然占有重要地位。尽管手术也是一种治标不治本的方法,但相对于其他治疗手段来说,其预防再出血的长期效果仍有优势。

(1)手术时机:手术时机的选择非常重要,因为出血后患者的全身状况和肝功能都有不同程度的减退。表现为营养不良、贫血、黄疸、腹水和凝血功能障碍。过早手术不仅会使手术本身风险增加,而且会增加术后并发症发生率和病死率。但是过长时间的准备可能会等来再次出血,从而错失手术时机。有上消化道大出血史的患者,只要肝功能条件允许,宜尽早手术。近期有大出血的患者,在积极护肝、控制门静脉压力的准备下,宜在 1 个月内择期手术。

(2)术式选择：以往的经验是根据肝功能 Child 分级来选择手术方式：对 A、B 级的患者，可选择行分流或断流术。对 C 级的患者应积极内科治疗，待恢复到 B 级时再手术，术式也宜选择断流术。若肝功能始终处于 C 级，则应放弃手术。但是肝功能 Child 分级反映的是肝功能储备，强调的是手术的耐受性，它没有考虑门静脉系统的血流动力学变化。

随着对门静脉系统血流动力学的认识加深，现在的个体化治疗是强调根据术前和/或术中获得的门静脉系统数据来选择手术方式。术前主要依靠影像学资料，其中最简便和常用的是磁共振门静脉系统成像(MRA)和彩超，从中可以估计门静脉血流量和血流方向，为术式的选择提供一定的参考：①如果门静脉为向肝血流且灌注接近正常，可行断流术；②如果门静脉为离肝血流，可行脾-肾静脉分流术、肠-腔静脉侧-侧或架桥分流术，不宜行断流术、肠-腔静脉端-侧分流术及远端脾-肾静脉分流术(Warren 术)；③如果门静脉系统广泛血栓形成，则不宜行断流术或任何类型的分流术。术中插管直接测定门静脉压力是最简单、可靠的方法，比较脾切除前后的门静脉压力改变对选择术式、判断预后具有较强的指导意义。如果切脾后门静脉压力<3.4 kPa (35 mmH$_2$O)，仅行断流术即可。如>3.4 kPa(35 mmH$_2$O)，则宜在断流术基础上再加行分流术，如脾-肾或脾-腔静脉分流术。

(3)分流术：分流术是使门静脉系统的血流全部或部分不经过肝而流入体静脉系统，降低门静脉压力，从而达到止血的目的。分流术的种类很多，根据对门静脉血流的不同影响分为完全性、部分性和选择性3种。完全性分流有门-腔静脉分流术。部分性分流有脾-肾或脾-腔静脉分流术、肠-腔静脉分流术及限制性门-腔静脉分流术等。选择性分流有 Warren 术和冠-腔静脉分流术。这样的分类是有时限性的，如部分性分流随着时间的推移可转变为完全性分流，选择性分流到后期可能失去特性而成为完全性分流。血管吻合的方式也很多，有端-侧、侧端、侧-侧和H 架桥，主要根据手术类型、局部解剖条件和术者的经验来选择。许多分流术式由于操作复杂、并发症多和疗效不甚理想而已被淘汰，目前国内应用比较多的有脾-肾静脉分流术、脾-腔静脉分流术、肠-腔静脉侧-侧或 H 架桥分流术和 Warren 术。

脾-肾静脉分流术：1947 年由 Linton 首先应用于临床。方法就是脾切除后行脾静脉与左肾静脉端-侧吻合，使门静脉血通过肾静脉直接进入体循环。它的优点在于：①直接降低胃脾区静脉压力；②减少脾脏回血负荷，同时有效解除脾功能亢进症状；③维持一定的门静脉向肝血流，减少肝性脑病的发生；④脾静脉口径相对固定，不会随时间推移而明显扩张；⑤保留门静脉和肠系膜上静脉的完整性，留作以后手术备用。北京人民医院报道 140 例的术后再出血率为 2.7%，肝性脑病发生率为 3.8%，5、10 和 15 年生存率分别为 67.8%、52%和 50%，总体疗效较好。适应证：肝功能 Child A、B 级，反复发生上消化道出血伴中度以上脾大和明显的脾功能亢进，食管胃底中重度静脉曲张，术中脾切除后门静脉压力>3.4 kPa(35 cmH$_2$O)，脾静脉直径>10 mm，左肾静脉直径>8 mm，左肾功能良好。禁忌证：年龄>60 岁，伴有严重的心、肺、肾等器官功能不全；肝功能 Child C 级；急性上消化道大出血；有食管胃底静脉曲张，但无上消化道出血史；有胰腺炎史或脾静脉内血栓形成。

脾-腔静脉分流术：1961 年由麻田首先应用于临床，是脾-肾分流术的变种，适用于肥胖、肾静脉显露困难和肾有病变的患者。由于下腔静脉管壁厚、管径大，故无论是解剖还是血管吻合均较肾静脉容易。另外，下腔静脉血流量大，吻合口不易发生狭窄或血栓形成。其疗效优于脾-肾分流术，而肝性脑病发生率低于门-腔分流术。钱志祥等报道 24 例的手术病死率为 4.2%，无近期再出血。平均随访 18 年，再出血率为 4.3%，肝性脑病发生率为 4.3%。5、10 和 15 年生存率分别为 87％,78.3％和 74％。但是,由于脾、腔静脉距离较远,所以要求脾静脉游离要足够长,在有胰腺炎症或脾蒂较短的患者,解剖难度较大。另外,在吻合时要尽量避免脾静脉扭曲及成角,防止吻合口栓塞。所以,从解剖条件上来看能适合此术式的患者并不多。适应证和禁忌证同脾-肾分流术。

肠-腔静脉分流术:20 世纪 50 年代初由法国的 Marion 和 Clatworthy 首先应用于临床。现在多用于术后再出血和联合手术中。该术式的优点是操作简便、分流量适中、降压范围合理、术后肝性脑病发生率低。常用的吻合方式有 H 型架桥、侧-侧吻合和端-侧吻合。后者由于存在术后下肢水肿和严重的肝性脑病而被弃用。H 型架桥有两个吻合口,且血流流经此处时呈直角状态,所以容易导致血流缓慢、淤滞、血栓形成。这在选用人造血管架桥时更加明显。侧-侧吻合时血流可以直接从高压的肠系膜上静脉注入下腔静脉,不需要转两个直角,降压效果即刻出现且不容易形成血栓。因此,目前首选侧-侧吻合,吻合口径＜10 mm。此方法受局部解剖条件的限制较多,如肠系膜上静脉的外科干长度过短或肠、腔静脉间距过宽,易使吻合口张力过大甚至吻合困难。所以在解剖条件不理想时宜采用 H 形架桥。适应证:反复发生上消化道出血,食管胃底中重度静脉曲张,且脾、肾静脉局部条件不理想;断流术后或门-体分流术后再出血。

Warren 术:1967 年由 Warren 首先应用于临床。1989 年 Warren 又提出应在分流前完全离断脾静脉的胰腺属支。因此,现在的 Warren 术应包括远端脾-肾静脉分流术＋脾-胰断流术,它属于选择性分流术。在门静脉高压状态下,内脏循环分为肠系膜区和胃脾区,两者在功能上保持相对独立。Warren 术能够降低胃脾区的压力和血流量以防止食管胃底曲张静脉破裂出血,同时保持肠系膜区的高压状态以保证门静脉向肝血流。为防止术后脾静脉"盗血",要求术中结扎脾静脉的所有属支、肠系膜下静脉、胃右静脉、胃网膜右静脉和胃左静脉。Henderson 分析 25 所医院的 1 000 例患者,手术病死率为 9％,再出血率为 7％,肝性脑病发生率为 5％～10％,5 年生存率为 70％～80％。虽然此术式在理论上最符合门静脉高压症的病理生理改变,但在实践中仍存在不少问题,比如手术操作复杂,手术时间长,术后易产生吻合口血栓、腹水、淋巴漏和乳糜漏等,临床效果远不如报道的好。因此,目前主要用于肝移植等待供体以及有保留脾脏要求(如青少年)的患者。

(4)断流术:断流术是通过阻断门、奇静脉之间的反常血流,达到止血的目的。近年来国内应用广泛,目前已占到门静脉高压症手术的 90％。与分流术相比,断流术有以下特点:①术后门静脉压力不降反升,增加了门静脉向肝血流;②主要阻断脾胃区,特别是胃左静脉(冠状静脉食管支)的血流,针对性强,止血效果迅速而确切;③术后并发症少,肝功能损害轻,肝性脑病发生率低;④手术适应证较宽;⑤操作相对简单,适合在基层医院开展。断流术的方式很多,国内主要应用贲门周围血管离断术以及联合断流术。

贲门周围血管离断术(Hassab 手术):1967 年由 Hassab 首先应用于临床。原方法仅游离食管下段约 3 cm,没有切断、结扎高位食管支和/或异位高位食管支。虽然操作简单,急症止血效果确切,但术后再出血率较高。因此,裘法祖等对其进行了改进,要求至少游离食管下段 5～7 cm,结扎冠状静脉食管支、高位食管支和异位高位食管支。经过多年的实践,此术式更趋完善,逐渐成为治疗门静脉高压症的主要术式。操作上主要有以下几方面要求。①有效:紧贴胃食管外壁,彻底离断所有进入的穿支血管;②安全:减轻手术创伤,简化操作步骤;③合理:保留食管旁静脉丛,在一定程度上保留门-体间自发形成的分流。杨镇等报道 431 例的手术病死率为 5.1％,急诊止血率为 94.9％。平均随访 3.8 年,5、10 年再出血率为 6.2％、13.3％。5、10 年肝性脑病发生率为2.5%、4.1%。5、10年生存率可分别达到94.1%、70.7%。适应证:反复发生上消化道出血;急性上消化道大出血,非手术治疗无效;无上消化道出血史,但有食管胃底中重度静脉曲张伴红色征、脾肿大和脾功能亢进;分流术后再出血;区域性门静脉高压症。禁忌证:肝功能Child C级,经过积极的内科治疗无改善;老年患者伴有严重的心、肺、肾等器官功能不全;门静脉和脾静脉内广泛血栓形成;无上消化道出血史,仅有轻度食管胃底静脉曲张、脾肿大和脾功能亢进;脾动脉栓塞术后。

联合断流术(改良Sugiura术):1973年由Sugiura首先应用于临床。Sugiura认为食管胃底黏膜下曲张静脉内的反常血流占到脾胃区的1/8~1/6,这是Hassab术后再出血率较高的主要原因。因此,他主张在Hassab手术后再横断食管下端或胃底的黏膜下静脉网以降低再出血率。Sugiura报道671例的手术病死率为4.9%,术后再出血率为1.4%,无肝性脑病。由于Sugiura术式要分胸、腹二期施行,患者往往无法耐受,手术病死率高。因此,许多学者对Sugiura术进行了改良,目前常用的方法是完全经腹行脾切除+Hassab术,然后再阻断食管胃底黏膜下的反常血流。阻断方法:①食管下端或胃底横断再吻合术;②食管下端胃底切除术;③食管下端或胃底环形缝扎术;④胃底黏膜下血管环扎术;⑤Nissen胃底折叠术等。目前这部分操作基本上由吻合器或闭合器来完成。复旦大学中山医院普外科在1995—2005年共完成174例改良Sugiura术,采用的是闭合器胃底胃壁钉合术。在完成脾切除+Hassab术后,在胃底、体交界处大弯侧切开胃壁1 cm,放入直线型切割吻合器(75~80 mm,先将刀片去除)或钳闭器(XF90),先钳夹胃前壁,换钉仓后再钳夹胃后壁,最后缝合胃壁上小切口。手术病死率为2.3%,并发症发生率为11.5%,无肝性脑病。远期再出血率、肝性脑病发生率和5年生存率分别为15%、2%和95.2%,因此我们认为改良Sugiura术是治疗门静脉高压症的理想术式。手术适应证和禁忌证同贲门周围血管离断术。

(5)联合手术:由于分流、断流术的疗效不能令人满意,因此,从20世纪90年代开始有人尝试行联合手术,以期取长补短,获得较分流或断流单一手术更好的临床效果。所谓的联合手术就是在一次手术中同时做断流术和分流术,断流术采用贲门周围血管离断术,分流术采用脾-肾静脉分流术,肠-腔静脉侧-侧或H型架桥分流术。目前认为分、断流联合手术具有以下优点:①直接去除引起上消化道出血的食管胃底曲张静脉,减少再出血的机会;②缓解离断侧支后的门静脉高血流状态,降低门静脉压力;③减轻和预防门静脉高压性胃病。第二军医大学长征医院总结了12年117例联合手术的效果。与术前相比,门静脉直径平均缩小0.4 cm,压力平均下降16%。无手术死亡,近期无再出血,远期再出血率为8.3%,肝性脑病发生率为16.6%。5、10年生存率分别为98.3%及84.6%。吴志勇等指出在各种联合手术中,脾切除、脾-肾静脉分流加贲门周围血管离断术不受门静脉血流动力学状态的限制,手术适应证宽。而且可预防脾、门静脉血栓形成,保持肠系膜上-门静脉的血流通畅,为将来可能的分流术或肝移植保留合适的血管条件。认为这种术式可作为联合手术中的首选。但也有学者提出,门静脉高压症的手术效果取决于患者的肝功能状况,与术式关系不大。既然如此,就没有必要在断流术的基础上再行分流术,这样只能增加手术难度和创伤,延长手术时间,加重肝功能的损害。分、断流联合手术有无优势,尚需要大样本前瞻性临床研究进行深入的探讨。

(王军勇)

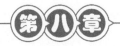

胆 道 疾 病

第一节　胆总管结石

一、概况

胆总管结石多位于胆总管的中下段。但随着结石增多、增大和胆总管扩张、结石堆积或上下移动,常累及肝总管。胆总管结石的含义实际上应包括肝总管在内的整个肝外胆管结石。胆总管结石的来源分为原发性和继发性。原发性胆总管结石为原发性胆管结石的组成部分,它可在胆总管中形成,或原发于肝内胆管的结石下降落入胆总管。继发性胆总管结石是指原发于胆囊内的结石通过胆囊管下降到胆总管。

继发性胆总管结石的发生率,各家报道有较大的差异。国内报道胆囊及胆总管同时存在结石者占胆石症例的 5%～29%,平均 18%。我国 1983—1985 年和 1992 年的两次调查,胆囊及胆总管均有结石者分别占胆石症的 11% 和 9.2%,分别占胆囊结石病例的 20.9% 和 11.5%。国外报告胆囊结石患者的胆总管含石率为 10%～15%,并随胆囊结石的病程延长,继发性胆总管结石相对增多。

原发性胆总管结石,西方国家很少见,东方各国多发。我国 20 世纪 50 年代原发性胆管结石占胆石症的 50% 左右。1983—1985 年全国 11 307 例胆石症手术病例调查结果,胆囊结石相对构成比平均为 52.8%。胆囊与胆管均有结石为 10.9%。肝外胆管结石占 20.1%,肝内胆管结石 16.2%,实际的原发性胆管结石应为 36.3%。1992 年我国第二次调查结果相对构成比有明显变化:胆囊结石平均为 79.9%,胆囊、胆管结石 9.2%,肝外胆管结石 6.1%,肝内胆管结石 4.7%,原发性胆管结石平均为 10.8%。这与我国 20 世纪 80 年代以后生活水平提高、饮食结构改变和卫生条件改善密切相关。不过这两次调查资料主要来自各省、市级的大医院,对于农村和基层医院的资料尚觉不足。我国幅员辽阔、人口众多,地理环境、饮食结构和卫生条件的差异很大,其发病构成比亦有较大差别。总的状况为我国南方地区和农村的原发性胆管结石发病率要比西北地区和城市的发病率高。如广西地区 1991—1999 年胆石症调查的构成比:肝外胆管结石和肝内胆管结石仍分别占 23.6% 和 35.8%,农民占 36.7% 和 53.1%。因此目前我国原发性胆管结石仍然是肝胆外科的重要课题。

原发性胆总管结石,可在胆总管内形成或原发于肝内胆管的结石下降至胆总管。全国 4 197 例肝内胆管结石病例同时存在肝外胆管结石者占 78.3%。提示在诊治胆总管结石过程中要高度重视查明肝内胆管的状况。

二、病因

(一)继发性胆总管结石

形状、大小、性状基本上与同存的胆囊结石相同或相似。数量多少不一，可为单发或多发，若胆囊内多发结石的直径较小、并有胆囊管明显扩张者，结石可以大量进入胆总管、肝总管或左右肝管。

(二)原发性胆总管结石

原发性胆总管结石是发生在胆总管的原发性胆管结石。外观多呈棕黑色、质软、易碎、形状各异、大小及数目不一。有的状如细沙或不成形的泥样，故有"泥沙样结石"之称。这种结石的组成是以胆红素钙为主的色素性结石。经分析其主要成分为胆红素、胆绿素和少量胆固醇以及钙、钠、钾、磷、镁等矿物质和多种微量元素。在矿物质中以钙离子的含量最高并易与胆红素结合成胆红素钙。此外尚有多种蛋白质及黏蛋白构成网状支架。有的在显微镜下可见寄生虫的壳皮、虫卵和细菌聚集等。

原发性胆管结石的病因和形成机制尚未完全明了。目前研究结果认为这种结石的生成与胆管感染、胆汁淤滞、胆管寄生虫病有密切关系。

胆总管结石患者，绝大多数都有急性或慢性胆管感染病史。胆汁细菌培养的阳性率达80%～90%，细菌谱以肠道细菌为主。其中85%为大肠埃希菌，绝大多数源于上行感染。带有大量肠道细菌的肠道寄生虫进入胆管是引起胆管感染的重要原因。这是我国农民易发胆管结石的主要因素。此外，Oddi括约肌功能不全，肠内容物向胆管反流，乳头旁憩室等都是易发胆管感染的因素。胆管炎症水肿，特别是胆总管末端炎症水肿，容易发生胆汁淤滞。感染细菌和炎症脱落的上皮可以成为形成结石的核心。

肠道寄生虫进入胆管，一方面引起感染炎症，另一方面虫卵和死亡的虫体或残片可以成为形成结石的核心。青岛市立医院先后报告胆石解剖结果，以蛔虫为核心者占69.86%～84.00%。

胆汁淤滞是结石生成和增大、增多的必需条件。如果胆流正常通畅，没有足够时间的淤滞积聚，即使胆管内存在感染、寄生虫等成石因素，胆管内的胆红素或胆红素钙等颗粒，可随胆流排除，不至增大形成结石病。反复胆管感染，胆总管下段或乳头慢性炎症，管壁纤维组织增生管腔狭窄，胆管和Oddi括约肌功能障碍等因素都可影响胆流通畅，导致胆总管胆汁淤滞，利于结石形成。但临床常可遇见胆总管结石患者经胆管造影或手术探查，虽有胆总管扩张而无胆总管下段明显狭窄，有的患者Oddi括约肌呈松弛状态，通畅无阻甚至可以宽松通过直径1 cm以上的胆管探子。此种情况，可能与Oddi括约肌功能紊乱，经常处于痉挛状态有关。胆管结石形成之后又容易成为胆管梗阻的因素。因此，梗阻与结石互为因果，致使结石增大、增多甚至形成铸形结石或成串堆积。

三、临床表现

胆总管结石的临床表现比较复杂，其临床症状和体征主要表现为胆管梗阻和炎症并存的特征。由于结石的生成、增大和增多为一缓慢过程，其病史往往长达数年、数十年之久。在长期的病理过程中，多为急、慢性的梗阻、炎症反复发生。病情和表现的轻、重、缓、急，均取决于胆管梗阻是否完全和细菌感染的严重程度。

胆总管结石患者的典型临床表现多为反复发生胆绞痛、梗阻性黄疸和胆管感染的症状。常为餐后无原因的突然发生剧烈的胆绞痛,疼痛以右上腹为主,可向右侧腰背部放散,多伴恶心、呕吐,常需口服或注射解痉止痛类药物才能缓解。绞痛发作之后往往伴随出现四肢冰冷、寒战、高热等感染症状,体温可达39~41℃。持续数小时后全身大汗,体温逐渐降低。一般在绞痛发作后12~24小时出现黄疸、尿色深黄或浓茶样。如不及时给予有力的抗感染等措施,则可每天发作寒战、高热,甚至高热不退、黄疸加深、疼痛不止。有的很快发展成急性梗阻化脓性重症胆管炎、胆源性休克、肝脓肿、器官衰竭等严重并发症,预后凶险。

结石引起胆总管梗阻,除非结石嵌顿,则多属不完全性。梗阻发生后,胆管内压力增高,胆总管多有不同程度扩张,随着炎症消退或结石移动,胆流通畅,疼痛减轻,黄疸很快消退,症状缓解,病情好转。

继发性胆总管结石的临床表现特点。一般为较小的胆囊结石通过胆囊管进入胆总管下端,突然发生梗阻和Oddi括约肌痉挛,故多为突然发生胆绞痛和轻中度黄疸,较少并发明显胆管炎。用解痉挛、止痛等对症处理,多可在2~3天缓解。如果结石嵌顿于胆总管下端或壶腹部而未并发胆管感染者,疼痛可以逐渐减轻,但黄疸加深。若长时间梗阻,多数患者将会继发胆管感染。

原发性胆总管结石由于胆管感染因素长期存在,一旦急性发作,多表现为典型的疼痛、寒战高热和黄疸三联征等急性胆管炎的症状。急性发作缓解后,可呈程度不同的慢性胆管炎的表现。常为反复出现右上腹不适、隐痛、不规则低热、消化紊乱,时轻时重,并可在受冷、疲劳时症状明显,颇似"感冒"。有的患者可以从无胆管炎的病史。在体检或首次发作胆管炎进行检查时发现胆总管多发结石并胆管扩张,或已明确诊断后数年无症状。这种情况可能因为Oddi括约肌功能良好,结石虽多但间有空隙、胆管随之扩张,没有发生明显梗阻和感染。说明胆总管虽有结石存在,若不发生梗阻或感染,可以不出现临床症状。

腹部检查在胆总管梗阻、感染期,多可触及右上腹压痛、肌紧张或反跳痛等局限性腹膜刺激征。有时可扪到肿大的胆囊或肝脏边缘或肝区叩击痛。胆管炎恢复后的缓解期或慢性期,可有右上腹深部压痛或无明显的腹部体征。

实验室检查在急性梗阻性胆管炎时主要为白细胞增多和中性粒细胞增加等急性炎症的血液像,血胆红素增高和转氨酶增高等梗阻性黄疸和肝功能受损的表现。若较长时间的胆管梗阻、黄疸或短期内反复发作胆管炎肝功明显受损,可出现低蛋白血症和贫血征象。

四、治疗

胆总管结石患者多因出现疼痛、发热或黄疸等急性胆管炎发作时就诊。急性炎症期手术,难以明确结石位置、数量和胆管系统的病理改变,不宜进行复杂的手术处理,需要再手术的机会较多。但若梗阻和炎症严重,保守治疗常难以奏效。因此急诊情况下恰当掌握手术与非手术治疗的关系,具有重要性。

一般情况下,应尽量避免急诊手术。采用非手术措施,控制急性炎症期,待症状缓解后,择期手术为宜。经强有力的抗炎、抗休克、静脉输液保持水、电解质和酸碱平衡、营养支持和对症治疗,PTCD或经内镜乳头切开取石,放置鼻胆管引流减压,多能奏效。经非手术保守治疗12~24小时,不见好转或继续加重,如持续典型的黄疸三联征或出现休克,神志障碍等严重急性梗阻性化脓性重症胆管炎表现者,应及时行胆管探查减压。

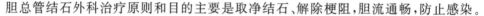

胆总管结石外科治疗原则和目的主要是取净结石、解除梗阻,胆流通畅,防止感染。

(一)经内镜 Oddi 括约肌切开术或经内镜乳头切开术

经内镜 Oddi 括约肌切开术(endoscopic sphincterotomy,EST)或经内镜乳头切开术(endoscopic papillectomy,EPT)适于数量较少和直径较小的胆总管下段结石。特别是继发性结石,多因结石小、数量少,容易嵌顿于胆总管下段、壶腹或乳头部。直径 1 cm 以内的结石可经 EPT 或 EST 取出。此法创伤小,见效快,更适于年老、体弱或已做过胆管手术的患者。

经纤维内镜用胆管子母镜取石,需先行 EST,然后放入子母镜,用取石网篮取石。若结石较大,应先行碎石才能取出。此法可以取出较高位的胆管结石,但操作比较复杂。

(二)开腹胆总管探查取石

目前仍然是治疗胆总管结石的主要手段。采用右上腹经腹直肌切口或右肋缘下斜切口都能满意显露胆总管。开腹后应常规触扪探查肝、胆、胰、胃和十二指肠等相关脏器。对于择期手术,有条件者在切开胆总管之前最好先行术中胆管造影或术中 B 超检查,进一步明确结石和胆管系统的病理状况。尤其原发性胆总管结石,多数伴有肝内胆管结石或胆管狭窄等改变,需要在术中同时解决。

切开胆总管取出结石后,最好常规用纤维胆管镜放入肝内外胆管检查和取石。直视下观察肝胆管系统有无遗留结石、狭窄等病变并尽可能取净结石。然后用 F10～12 号导尿管,若能顺利通过乳头进入十二指肠并从导尿管注入 10 mL 左右的生理盐水试验无误,表明乳头无明显狭窄。如果 F10 导尿管不能进入十二指肠,可用直径 2～3 mm 的 Bakes 胆管扩张器试探。正常 Oddi 乳头可通过直径 3～4 mm 以上的扩张器,使用金属胆管扩张器应从直径 2～3 mm 的小号开始,能顺利通过后逐渐增大一号的扩张器。随胆总管的弯度轻柔缓慢放入,不可猛力强行插入,以免穿破胆总管下端形成假道,发生严重后果。胆总管明显扩张者可将手指伸入胆总管探查。有时质软、泥样的结石可以黏附在扩张胆管一侧的管壁或壶腹部,不阻碍胆管探子和导尿管通过,此时手感更为准确。还应再次强调,无论采用导尿管、Bakes 扩张器,或手指伸入探查,都不能准确了解有无胆管残留结石或狭窄,特别是肝内胆管的状况。而术中胆管镜观察和取石,可以弥补这一不足,有效减少或避免残留结石。北京大学第三医院手术治疗 1 589 例原发性肝胆管结石病例,单纯外科手术未使用胆管镜检查取石的 683 例中,残留结石达 42.8%(292/683)。术中术后联合使用胆管镜检查碎石取石的 906 例中,残留结石仅 2.1%(19/906)。因此择期胆管探查手术,常规进行胆管镜检查取石具有重要意义。

胆总管切开探查后,是否放置胆管引流意见不一致。目前认为不放置胆管引流,仅适于单纯性胆总管内结石(主要是继发结石),胆管系统基本正常。确切证明无残留结石、无胆管狭窄(特别是无胆总管下段或乳头狭窄)、无明显胆管炎等少数情况。可以缩短住院时间,避免胆管引流的相关并发症。严格掌握适应证的情况下可以即期缝合胆总管。在缝合技术上最好使用无创伤的带针细线,准确精细严密缝合胆总管切口,预防胆汁溢出。但应放置肝下腹腔引流,以便了解和引出可能发生的胆汁溢出。

胆总管探查取石放置 T 形管引流,是多年来传统的方法。可以有效防止胆汁外渗,避免术后胆汁性腹膜炎和局部淤胆感染,安全可靠,并可在术后通过 T 形管了解和处理胆管残留结石等复杂问题。特别是我国原发性胆管结石发病率高,并存肝内胆管结石和肝内外胆管扩张狭窄等复杂病变者较多,很难保证胆总管探查术中都能完善处理。因此大多数情况下仍应放置 T 形管引流为妥。T 形管材料应选择乳胶管,容易引起组织反应,一般在 2～3 周可因周围粘连形成窦道。用硅胶管或聚乙烯材料的T形管,组织反应轻,不易形成窦道,拔管后发生胆汁性腹膜炎的机会较多,不宜采用。T形管的粗细,应与胆总管内腔相适应。经修剪后放入胆总管的短臂直径不宜超过胆管内径,以免缝合胆管时有张力。因为张力过大、过紧,有可能导致胆管壁血供不足或裂开、胆汁溢出和日后发生胆管狭窄。若有一定程度胆总管扩张者,最好选用22~24F的T形管,以便术后用纤维胆管镜经窦道取石。缝合胆总管切口,以00或000号的可吸收线为好。因为丝线等不吸收线的线结有可能进入胆总管内成为结石再发的核心。胆总管缝合完成后,可经T管长臂,轻轻缓慢注入适量生理盐水试验是否缝合严密,若有漏水应加针严密缝合,以免术后发生胆汁渗漏。关腹前将T形管长臂和肝下腹腔引流管另戳孔引出体外,以免影响腹壁切口一期愈合。

(三)腹腔镜胆总管探查取石

主要适于单纯性胆总管结石,并经术前或术中胆管造影证明确无胆管系统狭窄和肝内胆管多发结石者。因此这一方法多数为继发性胆总管结石行腹腔镜胆囊切除术时探查胆总管。切开胆总管后多数需要经腹壁戳孔放入纤维胆管镜用取石网篮套取结石,难度较大,需要有熟练的腹腔镜手术基础。取出结石后可根据具体情况决定直接缝合胆总管切口或放置T形管引流。

(四)胆总管下段狭窄、梗阻的处理

无论原发性或继发性胆总管结石并胆总管明显扩张者,常有并存胆总管下端狭窄梗阻的可能。术中探查证实胆总管下端明显狭窄、梗阻者,应同时行胆肠内引流术,建立通畅的胆肠通道。

1.胆总管十二指肠吻合术

手术比较简单、方便、易行,早期效果较好,过去常被采用。但因这一术式不可避免发生胆管反流或反流性胆管炎,反复炎症容易导致吻合口狭窄,复发结石,远期效果欠佳。特别是吻合口上端胆管存在狭窄或肝内胆管残留结石未取净者,往往反复发生严重胆管炎或胆源性肝脓肿。资料总结72例胆总管十二指肠吻合术后平均随访5年半的效果,优良仅占70.8%,死于重症胆管炎或肝脓肿者占6.3%。分析研究远期效果不良的原因:吻合口上端胆管存在不同程度的狭窄或残留结石占52.7%,吻合口狭窄占21%,单纯反流性胆管炎占26.3%。因此,胆总管十二指肠吻合术今已少用。目前多主张仅用于年老、体弱、难以耐受较复杂的手术并已明确吻合口以上胆管无残留结石、无狭窄梗阻者。吻合口径应在2 cm以上,防止日后回缩狭窄。

2.胆总管十二指肠间置空肠吻合术

将一段长20~30 cm带血管的游离空肠两端分别与胆总管和十二指肠吻合,形成胆总管与十二指肠间用空肠架桥式的吻合通道。虽然在与十二指肠吻合处做成人工乳头或延长空肠段达50~60 cm,仍难以有效防止胆管反流并易引起胆汁在间置空肠段内滞留、增加感染因素。手术过程也比较复杂,远期效果和手术操作并不优于胆总管空肠吻合术。目前较少采用。

3.胆总管空肠Roux-en-Y吻合术

利用空肠与胆总管吻合,容易实现3~5 cm的宽大吻合口,有利于防止吻合口狭窄。空肠的游离度大、操作方便、灵活,尤其并存肝总管、肝门以上肝胆管狭窄或肝内胆管结石者,可以连续切开狭窄的肝门及左右肝管乃至Ⅲ级肝胆管,解除狭窄,取出肝内结石,建立宽畅的大口吻合。适应范围广、引流效果好。辅以各种形式的防反流措施,防止胆管反流和反流性胆管炎,是目前最常用的胆肠内引流术式。

4.Oddi括约肌切开成形术

早年较多用于胆总管末端和乳头狭窄患者,切开十二指肠行Oddi括约肌切开、成形。实际

上如同低位胆总管十二指肠吻合，而且操作较十二指肠吻合复杂、较易发生再狭窄，远期效果并不优于胆总管十二指肠吻合术。特别是近年来 EST 成功用于临床和逐渐普及，不开腹、创伤小、受欢迎。适于 Oddi 括约肌切开的病例，几乎均可采用 EST 代替，并能获得同样效果，因此开腹 Oddi 括约肌切开成形术已极少采用。

（赵梦泉）

第二节　肝胆管结石

肝胆管结石亦即肝内胆管结石，是指肝管分叉部以上原发性胆管结石，绝大多数是以胆红素钙为主要成分的色素性结石。虽然肝内胆管结石属原发性胆管结石的一部分，有其特殊性，但若与肝外胆管结石并存，则常与肝外胆管结石的临床表现相似。由于肝内胆管深藏于肝组织内，其分支及解剖结构复杂，结石的位置、数量、大小不定，诊断和治疗远比单纯肝外胆管结石困难，至今仍然是肝胆系统难以处理、疗效不够满意的疾病。

一、病因和发病情况

原发性肝内胆管结石的病因和成石机制，尚未完全明了。目前比较肯定的主要因素为胆系感染、胆管梗阻、胆汁淤滞、胆管寄生虫病、代谢因素，以及胆管先天性异常等。

几乎所有肝胆管结石患者都有不同程度的胆管感染，胆汁细菌培养阳性率达 $95\% \sim 100\%$。细菌谱以大肠埃希菌、克雷伯菌属和脆弱类杆菌等肠道细菌为主。这些细菌感染时所产生的细菌源性 β-葡萄糖醛酸苷酶（β-glucuronidase，β-G）和由肝组织释放的组织源性 β-G，可将双结合胆红素分解为单结合胆红素，再转变成非结合胆红素。它与胆汁中的钙离子结合，形成不溶解的胆红素钙。当胆管中的胆红素钙浓度增加处于过饱和状态，则可沉淀并形成胆红素钙结石。在胆红素钙结石形成的过程中，尚与胆汁中存在的大分子物质——黏蛋白、酸性黏多糖和免疫球蛋白等形成支架结构并与钙、钠、铜、镁、铁等金属阳离子聚合有关。

胆管寄生虫病与肝胆管结石形成的关系，已得到确认。已有许多资料证实在一些胆管结石的标本内见到蛔虫残体。显微镜下观察，在结石的核心中找到蛔虫的角质层残片或蛔虫卵等。1983—1985 年的全国调查资料中，$26\% \sim 36\%$ 的原发性胆管结石患者有胆管蛔虫病史。推测蛔虫或肝吸虫的残骸片段、虫卵等为核心，由不定形的胆色素颗粒或胆红素钙沉淀堆积，加上炎症渗出物、坏死组织碎片、脱落细胞、黏蛋白和胆汁中其他固定成分沉淀形成结石。

胆管梗阻、胆流不畅、胆汁淤滞是发生肝内胆管结石的重要因素和条件。胆汁淤滞、积聚或流速减慢，一方面为成石物质的聚集、沉淀提供了条件，另一方面也是发生和加重感染的重要因素。正常情况下，胆管内胆汁的流动呈层流状态。胆汁中的固体质点沿各自流线互相平行移动，胆汁中的固体成分不易发生聚合。当肝胆管发生狭窄或汇合异常等因素，上端胆管扩张，胆汁停滞；胆管狭窄或扩张后胆汁流动可出现环流现象，有利于成石物质集结，聚合形成结石。胆汁淤滞的原因，多为胆管狭窄、结石阻塞、胆管或血管的先天异常，如肝内胆管的解剖变异，血管异位压迫胆管导致胆流不畅。结石和炎症往往并发或加重狭窄，互为因果，逐渐加重病理和病程进展。

　　我国各地肝内胆管结石的调查结果,农民所占的比例较多,达 50%～70%。提示肝内胆管结石的发生可能与饮食结构、机体代谢、营养水准和卫生条件等因素有关。

　　我国和东亚、东南亚一些国家和地区,均属肝内胆管结石的高发区。据 1983－1985 年全国调查结果和近年收集的资料,我国肝内胆管结石占胆系结石病的 16.1%～18.2%,但存在明显的地区差别:华北和西北地区仅 4.1% 和 4.8%,华中和华南地区高达 25.4% 和 30.5%。虽然目前我国尚缺乏人群绝对发病率的资料,但就近年国内文献表明,肝内胆管结石仍然是肝胆系统多见的、难治性的主要疾病之一。

二、病理生理改变

　　肝胆管结石的基本病理改变是由于结石引起胆管系统的梗阻、感染,导致胆管狭窄、扩张,肝脏纤维组织增生、肝硬化、萎缩,甚至癌变等病理改变。

　　肝内胆管结石 2/3 以上的患者伴有肝门或肝外胆管结石。据全国调查资料 78.3% 合并肝外胆管结石,昆明某医院 559 例肝内胆管结石的资料中有 3/4(75.7%)同时存在肝外胆管结石。因此有 2/3～3/4 的病例可以发生肝门或肝外胆管不同程度的急性或慢性梗阻,导致梗阻以上的胆管扩张,肝脏淤胆,肝大、肝功损害,并逐渐加重肝内汇管区纤维组织增生。胆管梗阻后,胆管压力上升,当胆管内压力高达 2.94 kPa(300 mmH$_2$O)时肝细胞停止向毛细胆管内分泌胆汁。若较长时间不能解除梗阻,最后难免出现胆汁性肝硬化、门静脉高压、消化道出血、肝功障碍等。若结石阻塞发生在肝内某一叶、段胆管,则梗阻引发的改变主要局限于相应的叶、段胆管和肝组织。最后将导致相应的叶、段肝组织由肥大、纤维化至萎缩,丧失功能。相邻的叶、段肝脏可发生增生代偿性增大。如左肝萎缩则右肝代偿性增大。由于右肝占全肝的 2/3,右肝严重萎缩则左肝及尾叶常发生极为明显的代偿增大。这种不对称性的增生、萎缩,常发生以下腔静脉为中轴的肝脏转位,增加外科手术的困难。

　　感染是肝胆管结石难以避免的伴随病变和临床主要表现之一。炎症改变累及肝实质。胆管结石与胆系感染多同时并存,急性、慢性的胆管炎症往往交替出现、反复发生。若结石严重阻塞胆管并发感染,即成梗阻性化脓性胆管炎,并可累及毛细胆管,甚至并发肝脓肿。较长时间的严重梗阻、炎症,感染的胆汁、胆沙、微小结石,可经小胆管通过坏死肝细胞进入肝中央静脉,造成胆沙血症、败血症、肺脓肿和全身性脓毒症、多器官衰竭等严重后果。反复急慢性胆管炎的结果,多为局部或节段性胆管壁纤维组织增生,管壁增厚。逐渐发生纤维瘢痕组织收缩,管腔缩小,胆管狭窄。这种改变多发生在结石部位的附近或肝的叶、段胆管汇合处,如肝门胆管、左右肝管或肝段胆管口等部位。我国 4 197 例肝内胆管结石手术病例的资料,合并胆管狭窄平均占 24.28%,高者达 41.96%。昆明某医院 1 448 例中合并胆管狭窄者占 43.8%,日本 59 例肝内胆管结石合并胆管狭窄占 62.7%。可见肝胆管结石合并胆管狭窄的发生率很高。狭窄部位的上端胆管多有不同程度的扩张,胆汁停滞,进一步促进结石的形成、增大、增多。往往在狭窄、梗阻胆管的上端大量结石堆积,加重胆管感染的程度和频率。肝胆管结石的病情发展过程中结石、感染、狭窄互为因果,逐渐地不断地加重胆管和肝脏的病理改变,肝功损毁,最终导致肝叶或肝段纤维化或萎缩。

　　长期慢性胆管炎或急性炎症反复发生,有些病例的整个肝胆管系统,直至末梢胆管壁及其周围组织炎性细胞浸润,胆管内膜增生,管壁增厚纤维化,管腔极度缩小甚至闭塞,形成炎性硬化性胆管炎的病理改变。

　　肝内胆管结石合并胆管癌,是近年来才被广泛重视的一种严重并发症。其发生率各家报告的差别较大,从 0.36%~10%。这可能与诊断和治疗方法不同、病程长短等因素有关。

三、临床表现

肝胆管结石虽然以 30~50 岁的青壮年多发,但亦可发生在不满 10 岁儿童等任何年龄。女性略多于男性,男:女约为 0.72:1。50%以上的病例为农民。

(一)合并肝外胆管结石表现

肝内胆管结石的病例中有 2/3~3/4 与肝门或肝外胆管结石并存。因此大部分病例的临床表现与肝外胆管结石相似。常表现为急性胆管炎、胆绞痛和梗阻性黄疸。其典型表现按严重程度,可出现黄疸三联征(疼痛、畏寒发热、黄疸)或黄疸五联征(前者加感染性休克和神志改变)、肝大等。有些患者在非急性炎症期可无明显症状,或仅有不同程度的右上腹隐痛,偶有不规则的发热或轻、中度黄疸,消化不良等症状。

(二)不合并肝外胆管结石表现

不伴肝门或肝外胆管结石,或虽有肝外胆管结石,而胆管梗阻、炎症仅发生在部分叶、段胆管时,临床表现多不典型。常不被重视,容易误诊。单纯肝内胆管结石、无急性炎症发作时,患者可以毫无症状或仅有轻微的肝区不适、隐痛,往往在 B 超、CT 等检查时才被发现。

一侧肝内胆管结石发生部分叶、段胆管梗阻并急性感染,引起相应叶、段胆管区域的急性化脓性胆管炎(acute obstructive suppurating hepatocholangitis,AOSHC)。其临床表现,除黄疸轻微或无黄疸外,其余与急性胆管炎相似。严重者亦可发生疼痛、畏寒、发热、血压下降、感染性休克或神志障碍等重症急性胆管炎的表现。右肝叶、段胆管感染、炎症,则以右上腹或肝区疼痛并向右肩、背放散性疼痛和右肝大为主。左肝叶、段胆管梗阻、炎症的疼痛则以中上腹或剑突下疼痛为主,多向左肩、背放散,左肝大。由于一侧肝叶、段胆管炎,多无黄疸或轻微黄疸,甚至疼痛不明显,或疼痛部位不确切,常被忽略,延误诊断,应于警惕。一侧肝内胆管结石并急性感染,未能及时诊断有效治疗,可发展成相应肝脏叶、段胆管积脓或肝脓肿。长时间消耗性弛张热,逐渐体弱、消瘦。

反复急性炎症必将发生肝实质损害,肝包膜、肝周围炎和粘连。急性炎症控制后,亦常遗留长时间不同程度的肝区疼痛或向肩背放散痛等慢性胆管炎症的表现。

(三)腹部体征

非急性肝胆管梗阻、感染的肝内胆管结石患者,多无明显的腹部体征。部分患者可有肝区叩击痛或肝大。左右肝内存在广泛多发结石,长期急慢性炎症反复交替发作者,可有肝、脾大,肝功能障碍,肝硬化,腹水或上消化道出血等门静脉高压征象。

肝内胆管急性梗阻并感染患者,多可扪及右上腹及右肋缘下明显压痛、肌紧张或肝大。同时存在胆总管结石和梗阻,有时可扪及肿大的胆囊或墨菲征阳性。

四、诊断

由于肝内胆管解剖结构复杂,结石多发,分布不定,治疗困难,因此对于肝内胆管结石的诊断要求极高。应在手术治疗之前全面了解肝内胆管解剖变异,结石在肝内胆管具体位置、数量、大小、分布以及胆管和肝脏的病理改变。如肝胆管狭窄与扩张的部位、范围、程度、肝叶、段增大、缩小、硬化、萎缩或移位等状况,以便合理选择手术方法,制订手术方案。

肝内胆管结石常可落入胆总管,形成继发于肝内胆管的胆总管结石或同时伴有原发性胆总管结石。故所有胆总管结石患者都有肝内胆管结石可能,均应按肝内胆管结石的诊断要求进行各种影像学检查。

（一）病史

要详细询问病史,重视临床表现。

（二）实验室检查

慢性期可有贫血、低蛋白血症。急性感染期多有白细胞计数增高,血清转氨酶、胆红素增高。严重急性感染菌血症者,血液培养常有致病菌生长。

（三）影像学检查

最后确定诊断并明确结石和肝胆系统的病理状况,主要依靠现代影像学检查。

1.B 超检查

简便、易行、无创。对肝内胆管结石的阳性率为 70% 左右。影像特点是沿肝胆管分布的斑点状或条索状、圆形或不规则的强回声、多数伴有声影,其远端胆管多有不同程度的扩张。但不足之处是难以准确了解结石在胆管内的具体位置、数量和胆管系统的变异和病理状况,并易与肝内钙化灶混淆,难以满足外科治疗的要求。

2.CT 扫描

肝内胆管结石 CT 检查的敏感性和准确率平均 80% 左右,略高于超声波检查。一般结石密度高于肝组织,对于一些含钙少,散在、不成型的泥沙样胆色素结石可成低密度。在扩张胆管内的结石容易发现,但不伴胆管扩张的小结石不易与钙化灶区别。对于伴有肝内胆管明显扩张、肝脏局部增大、缩小、萎缩或并发脓肿甚至癌变者,CT 检查有很高的诊断价值。但不能准确了解肝胆管的变异和结石在肝胆管内的准确位置和分布。

3.经皮肝穿刺胆系造影（PTC）和经内镜逆行胆胰管造影（ERCP）

PTC 成功后肝胆管的影像清晰,对肝胆管的狭窄、扩张、结石的诊断准确率达 95% 以上。伴有肝胆管扩张者穿刺成功率 90% 以上,但无胆管扩张者成功率较低,70% 左右。此检查有创,平均有 4% 左右较严重并发症及 0.13% 的死亡率。不适于有凝血机制障碍、肝硬化和腹水的病例。ERCP 的成功率在86%～98%,并发症约 6%,但一般比 PTC 的并发症轻,死亡率约8/10 万。相比之下,ERCP 比 PTC 安全。但若肝门或肝外胆管狭窄者,肝内胆管显影不良或不显影。因此ERCP 还不能完全代替 PTC。

阅读分析胆系造影片时应特别注意肝胆管的正常典型分支及变异,仔细辨明各叶段胆管内结石的具体位置、数量、大小、分布,以及肝胆管狭窄、扩张的部位、范围、程度和移位等。若某一叶段胆管不显影或突然中断,很可能因结石阻塞或严重狭窄,应在术中进一步探明。因此显影良好的胆道系统造影是诊断肝内胆管结石病不可缺少的检查内容。

4.磁共振胆道系统成像

磁共振胆道系统成像（MR cholangiography,MRC）可以清楚显示肝胆管系统的影像,无创。用于胆管肿瘤等梗阻性黄疸的影像诊断很有价值。但对于胆固醇和钙质含量少的结石,仅表现为低或无 MR 信号的圆形或不规则形阴影和梗阻以远的胆管扩张。对肝胆管结石的诊断不如PTC 和 ERCP 清晰。

5.影像检查鉴别结石和钙化灶

目前 B 超和 CT 已广泛用于肝胆系统的影像诊断,或一般体检的检查内容。由于肝内胆管结石和钙化灶在 B 超和 CT 的影像表现相似,常引起患者不安,需要鉴别。一般情况下肝内钙化无胆管梗阻、扩张及感染症状,鉴别不难。但遇无明显症状和无明显胆管扩张的肝内胆管结石或多发成串排列的钙化灶,在 B 超、CT 影像中难于准确区别。昆明某医院曾总结 B 超或 CT 检查报告为肝内胆管结石或钙化灶的225 例进行了 ERCP 或肝区 X 线平片检查,结果证实有 73.8%(166/225)属肝内胆管结石,26.2%(59/225)为肝内钙化病灶。ERCP 显示钙化灶在肝胆管外、结石在肝胆管内。钙化灶多可在 X 线片上显示肝内胆管结石 X 线片为阴性,因此最终需要显影良好的胆道系统造影和/或 X 线片才能区别。

6.术中诊断

由于肝内胆管的解剖结构、结石状况复杂病情因素或设备条件限制,有时未能在术前完成准确定位诊断的检查。有的术前虽已进行 ERCP 或 PTC 等影像检查,但结果并不满意,或术中发现新的病理状况或定位诊断与术前诊断不相符合等情况时,则需在术中进行胆系影像学检查,进一步明确诊断。胆管探查取石后,不能确定结石是否取净或疑有其他病理因素者,最好在术中重复影像检查,以求完善术中措施。

术中常用的影像检查方法有术中胆管造影、术中胆管镜检查和术中 B 超检查,可根据具体情况和设备条件选择。一般常用术中胆管造影,影像清晰,准确率高。术中胆管镜检查发现结石,可随即取出,兼有诊断与治疗两者的功能。

五、手术治疗

由于肝内胆管的解剖结构和结石的部位和分布复杂多样,并发胆管狭窄的发生率高,取石困难。残留和再发结石率高,迄今治疗效果尚不够满意。目前仍然是肝胆系统难治性疾病之一。

(一)术前准备

肝内胆管结石,特别是复杂性肝内胆管结石病情复杂,手术难度大,时间长,对全身各系统功能的影响和干扰较大。除按一般常规手术的术前准备外,还应特别注意下列问题。

(1)改善全身营养状况:肝内胆管结石常反复发作胆管炎或多次手术,长期慢性消耗,多有贫血、低蛋白等营养状况不佳。术前应给予高蛋白、高碳水化合物饮食,补充维生素。有低蛋白血症或贫血者应从静脉补充人体清蛋白、血浆或全血,改善健康状况,提高对手术创伤的耐受性和免疫功能。

(2)充分估计和改善肝、肾功能、凝血机制:术前要求肝、肾功能基本正常,无腹水。凝血酶原时间和凝血酶时间在正常范围。

(3)重视改善肺功能:肝胆系统手术,对呼吸功能影响较大,易发生肺部并发症。术前应摄胸片,必要时检查肺功能。有慢性支气管炎或肺功能较差,应在术前治疗基本恢复后进行手术。

(4)抗感染治疗:肝内胆管结石,多有肠道细菌的感染因素存在,术前应使用对革兰阴性细菌和厌氧菌有效的抗菌药物,控制感染。

(二)麻醉

可根据病情、术前诊断、估计手术的复杂程度选择麻醉。若为单纯切开肝门或肝外胆管取石,连续硬膜外麻醉多可完成手术。但肝内胆管结石多为手术复杂、时间较长,术中需要严密监控呼吸、循环状况,选择气管内插管全身麻醉比较安全。

(三)体位和切口

一般取仰卧位或右侧抬高 20°～30°的斜卧位。若遇体形宽大或肥胖患者,适当垫高腰部或升高肾桥便以操作。切口最好选择右肋缘下斜切口,必要时向左肋缘延伸呈屋顶式。如果术前能够准确认定右肝内无胆管狭窄等病变存在，手术不涉及右肝者，也可采用右上腹经腹直肌切口，必要时向剑突方向延长，亦可完成左肝切除或左肝内胆管切开等操作。

（四）手术方式的选择

肝内胆管结石手术治疗的原则和目的是：取净结石、解除狭窄、去除病灶、胆流通畅和防止感染。为了达到上述目的，需要根据结石的部位、大小、数量、分布范围和肝胆管系统、肝脏的病理改变以及患者的全身状况综合分析，选择合理、效佳的手术方式。

治疗肝内胆管结石的术式较多，目前较常用的主要术式有：胆管切开取石、引流，胆管整形，胆肠吻合，肝叶、肝段切除等基本术式和这几种术式基础上的改进术式，或几种术式的联合手术。

1.单纯肝外胆管切开取石引流术

仅适用于不伴肝内外胆管狭窄，Oddi 括约肌功能和乳头正常，局限于肝门和左右肝管并容易取出的结石。取石后放置 T 形管引流。

2.肝外胆管切开、术中、术后配合使用纤维胆管镜取石引流术

适用于肝内 Ⅱ、Ⅲ 级以上胆管结石并有一定程度的胆管扩张，允许胆管镜到达结石部位附近，而无明显肝胆管狭窄或肝组织萎缩者。取石后放置 T 形管引流。若术后经 T 形管造影发现残留结石，仍可用纤维胆管镜通过 T 形管的窦道取石。昆明某医院按此适应证的 461 例，平均随访 5 年半的优良效果达 85.7%。

3.肝叶、肝段切除术

1957 年我国首次报道用肝叶切除术治疗肝内胆管结石，今已得到确认和普遍采用。肝切除可以去除病灶，效果最好，优良达 90%～95%。其最佳适应证为局限性的肝叶肝段胆管多发结石，合并该叶段胆管明显狭窄或已有局部肝组织纤维化、萎缩者。对于肝内胆管广泛多发结石或合并多处肝胆管狭窄者，则需与其他手术方法联合使用，才能充分发挥其优越性。

4.狭窄胆管切开取石、整形

单纯胆管切开取石、整形手术，不改变胆流通道，保留 Oddi 括约肌的生理功能为其优点。但此法仅适于肝门或肝外胆管壁较薄、瘢痕少、范围小的单纯环状狭窄。取石整形后应放置支撑管半年以上。对于狭窄部胆管壁厚或其周围结缔组织增生、瘢痕多、狭窄范围大者，日后瘢痕收缩、容易再狭窄。因此大多数情况下，胆管狭窄部整形应与胆肠吻合等联合应用，才能获得远期良好的效果。

5.胆管肠道吻合术

胆肠吻合的目的是为了解除胆管狭窄、重建通畅的胆流通道，并有利于残留或再发结石排入肠道，目前已广泛应用于治疗肝胆管结石并狭窄者。胆肠吻合的手术方式包括胆总管十二指肠吻合、胆管空肠 Roux-en-Y 吻合、胆管十二指肠空肠间置 3 种基本形式，或在此基础上设置空肠皮下盲瓣等改进的术式。

（1）胆总管十二指肠吻合术：不可避免地发生明显的十二指肠内容物向胆管反流。此术式用于肝内胆管结石的优良效果仅为 42%～70%。不适于难以取净的肝内胆管结石或合并肝门以上的肝内胆管狭窄、肝萎缩者。对于无肝门、肝内胆管狭窄或囊状扩张、不伴肝纤维化、肝萎缩、肝脓肿，并已确认结石取净无残留结石，仅单纯合并胆总管下段狭窄者，可以酌情选用。总之肝内胆管结石在多数情况下不宜采用这一术式，应当慎重。

（2）胆管空肠 Roux-en-Y 吻合术：空肠袢游离性好、手术的灵活度大，几乎适用于各部位的胆管狭窄。无论肝外、肝门和肝内胆管狭窄段切开，取出结石后均可将切开的胆管与空肠吻合。

可以达到解除狭窄、胆流通畅的目的。辅于各种形式的防反流措施,可以减轻胆管反流,减少反流性胆管炎。优良效果在85%～90%。

(3)胆管十二指肠空肠间置术:适应证和效果与胆管空肠 Roux-en-Y 吻合相近,但其胆管反流和胆汁淤积比 Roux-en-Y 吻合明显,较少采用。

6.游离空肠通道式胆管造口成形术

切取带蒂的空肠段 12～15 cm,远侧端与切开的肝胆管吻合,近端缝闭成盲瓣留置于腹壁皮下。既可解除肝胆管狭窄又保留 Oddi 括约肌的正常功能。日后再发结石,可通过皮下盲瓣取石。适于胆总管下段、乳头无狭窄和 Oddi 括约肌正常者。

7.肝内胆管结石并感染的急诊手术

肝内胆管结石并发梗阻性的重症急性胆管炎,出现高热、休克或全身性严重中毒症状,非手术治疗不能缓解者,常需急诊手术。急诊情况下,不宜进行复杂手术。一般以解除梗阻、疏通胆管引流胆汁为目的。应根据梗阻部位选择手术方式。肝外胆管、肝门胆管或左右肝管梗阻,一般切开肝外或肝门胆管可以取出结石,放置 T 管引流有效。肝内叶、段胆管梗阻,切开肝外或肝门胆管取石困难者,可在结石距肝面的浅表处经肝实质切开梗阻的肝胆管,取出结石后放置引流管。待病情好转、恢复 3 个月后再行比较彻底的根治性手术为妥。

(赵梦泉)

第三节 胆囊结石

一、发病情况

胆囊结石是世界范围的常见病、多发病,其发病总体呈上升趋势,而且近些年的研究提示胆囊结石与胆囊癌的关系密切,因而,对胆囊结石的发病研究越来越重视,目的是找出与其发病相关的因素,以便更好地预防其发生,同时减少并发症,也可能对降低胆囊癌的发病率起到一定作用。我国胆石症的平均发病率为 8% 左右,个别城市普查可高达 10% 以上,而且胆石症中 80%以上为胆囊结石。

胆囊结石的发病与年龄、性别、肥胖、生育、种族和饮食等因素有关,也受用药史、手术史和其他疾病的影响。

(一)发病年龄

大多的流行病学研究表明,胆囊结石的发病率随着年龄的增长而增加。本病在儿童期少见,其发生可能与溶血或先天性胆管疾病有关。一项调查表明,年龄在 40～69 岁的 5 年发病率是低年龄组的 4 倍,高发与低发的分界线为 40 岁,各国的报道虽有一定差异,但发病的高峰年龄都在40～50 岁这一年龄段。

(二)发病性别差异

近年来超声诊断研究结果男女发病之比约为 1∶2,性别比例的差异主要体现在胆固醇结石发病方面,胆囊的胆色素结石发病率无明显性别差异。女性胆固醇结石高发可能与雌激素降低胆流、增加胆汁中胆固醇分泌、降低总胆汁酸量和活性,以及孕酮影响胆囊动力、使胆汁淤滞有关。

(三)发病与肥胖的关系

临床和流行病学研究显示,肥胖是胆囊胆固醇结石发病的一个重要危险因素,肥胖人发病率为正常体重人群的 3 倍。肥胖人更易患胆囊结石的原因在于其体内的胆固醇合成量绝对增加,或者比较胆汁酸和磷脂相对增加,使胆固醇过饱和。

(四)发病与生育的关系

妊娠可促进胆囊结石的形成,并且妊娠次数与胆囊结石的发病率呈正相关,这种观点已经临床和流行病学研究所证明。妊娠易发生结石的原因:①孕期的雌激素增加使胆汁成分发生变化,可增加胆汁中胆固醇的饱和度。②妊娠期的胆囊排空滞缓,B 超显示,孕妇空腹时,胆囊体积增大,收缩后残留体积增大,胆囊收缩速率减小。③孕期和产后的体重变化也影响胆汁成分,改变了胆汁酸的肠肝循环促进了胆固醇结晶的形成。

(五)发病的地区差异

不同国家和地区发病率存在一定差别,西欧、北美和澳大利亚人胆石症患病率高,而非洲的许多地方胆石症罕见;我国以北京、上海、西北和华北地区胆囊结石发病率较高。国家和地区间的胆石类型亦也不同,在瑞典、德国等国家以胆固醇结石为主,而英国则碳酸钙结比其他国家发病率高。

(六)发病与饮食因素

饮食习惯是影响胆石形成的主要因素,进食精制食物、高胆固醇食物者胆囊结石的发病率明显增高。因为精制碳水化合物增加胆汁胆固醇饱和度。我国随着生活水平提高,即胆囊结石发病已占胆石症的主要地位,且以胆固醇结石为主。

(七)发病与遗传因素

胆囊结石发病在种族之间的差异亦提示遗传因素是胆石症的发病机制之一。即凡有印第安族基因的人群,其胆石发病率就高。以单卵双胎为对象的研究证明,胆石症患者的亲属中发生胆石的危险性亦高,而胆石症家族内的发病率,其发病年龄亦提前,故支持胆石症可能具有遗传倾向。

(八)其他因素

胆囊结石的发病亦与肝硬化、糖尿病、高脂血症、胃肠外营养、手术创伤和应用某些药物有关。如肝硬化患者胆石症的发病率为无肝硬化的 3 倍,而糖尿病患者胆石症的发病率是无糖尿病患者的 2 倍。

二、病因及发病机制

胆囊结石成分主要以胆固醇为主,而胆囊结石的形成原因至今尚未完全清楚,目前考虑与脂类代谢、成核时间、胆囊运动功能、细菌基因片段等多种因素密切相关。

人类对于胆囊结石形成机制的研究已有近百年历史,并且在很长的一段时间内一直处于假说的水平。20 世纪 60 年代 Small 等人提出胆囊结石中胆固醇的主要成分是其单水结晶,胆囊结石的形成实际上是单水结晶形成、生长、凝固和固化的结果。他们并对胆汁中胆固醇的溶解过程进行了详细的研究,最终发现胆固醇与胆盐、磷脂酰胆碱三者以微胶粒的形式溶解于胆汁中,并且于 1968 年提出了著名的"Admriand-Small"三角理论。1979 年 Holan 等在试验中将人体胆汁进行超速离心,用偏光显微镜观察胆汁中出现单水结晶所需的时间即"成核时间",发现胆囊结石患者胆汁的成核时间要明显短于正常胆汁成核时间,在正常的胆囊胆汁其成核时间平均长达15天,因而胆汁中的胆固醇成分可通过胆管系统而不致被析出;相反,胆囊结石患者的胆汁,其成核时间可能缩短至2.9天。目前显示胆汁中的黏液糖蛋白、免疫球蛋白等均有促成核的作用。至于抑制成核时间的物质可能与蛋白质成分有关,多为小分子蛋白质,但具体性质尚未确定。因而初步发现胆囊结石的形成与胆汁中胆固醇过饱和的程度无关。其试验结果明显与Small等研究结果相矛盾,这样使胆石成因的研究工作一度处于停顿状态。

在以后的胆石成因探讨中,人们发现胆囊结石的形成不仅与胆固醇有关,而且与细菌感染存在一定的联系,细菌在胆石形成中的作用开始被重视。过去的结果显示细菌在棕色结石的病因发生中具有至关重要的作用,较典型的证据是细菌多在胆总管而非胆囊中发生。然而形成鲜明对照的是进行胆囊结石手术的患者10%～25%可得到胆汁阳性细菌培养结果,并发胆囊炎时则更高。但由于过去人们把研究目标集中到胆囊结石中的主要成分胆固醇上,细菌在其发生中的作用被忽略了。Vitetta终于注意到了这一点,并在胆囊结石相关胆汁中发现了胆色素沉积,他通过进一步研究发现近半数的胆囊结石尽管胆固醇是其主要成分,但在其核心都存在着类似胆色素样的沉积,这其中一部分甚至是胆汁细菌培养阴性的患者。Stewart用扫描电镜也发现细菌不仅存在于色素型胆囊结石中,而且也存在于混合型胆囊结石中。在这诸多探讨中,Goodhart的研究应当说是最为接近的,在他试验中约半数无症状胆囊结石患者的胆石、胆汁及胆囊壁培养出有丙酸杆菌生长,但最为可惜的是当时由于培养出的细菌浓度较低和缺乏应有的生物学性状,最终把试验结果归结于细菌污染而没有进行更深入的探讨。

无论前人的研究如何接近,由于受研究方法的限制一直没有从胆囊结石中可靠地繁殖到大量细菌,而且用传统方法所培养出来的细菌往往不能代表原始的菌群,因此只有在方法上改进才能使这一研究得以深入。现代分子生物学的飞速发展为胆囊结石成因的探讨提供了新途径,尤其是具有细菌"活化石"之称的16S rRNA的发现,为分析胆囊结石形成中的细菌序列同源性提供了有力手段。Swidsinsk通过对20例胆汁培养阴性患者的胆囊结石标本行PCR扩增,结果在胆固醇含量70%～80%的17例患者中16例发现有细菌基因片段存在,而胆固醇含量在90%以上的3例患者则未发现细菌DNA。此后细菌在胆囊结石形成中的作用才真正被人们所关注,有关该方面的报道日渐增多。由此认为细菌是胆石症患者结石中一个极其重要的分离物,初步揭示了细菌在胆囊结石的形成初期具有重要作用。然而由于16S rRNA的同源性分析仅适合属及属以上细菌菌群的亲缘关系,因此该方法并不能彻底确定细菌的具体种类,也就无法确定不同细菌在胆囊结石形成中的不同作用。因此确定胆囊结石形成中细菌的种类成为胆石成因研究中的关键问题。而目前只有在改良传统培养方法的基础上,确定常见的胆囊结石核心细菌菌种,才能设计不同的引物,进行更深入的探讨。

国内学者通过对胆固醇结石与载脂蛋白B基因多态性的关系研究,发现胆固醇组X^+等位基因频率明显高于对照组,并且具有X^+等位基因者其血脂总胆固醇、低密度脂蛋白胆固醇及ApoB水平显著高于非X^+者,提示X^+等位基因很可能是胆固醇结石的易感基因。

三、临床表现

约60%的胆囊结石患者无明显临床表现,于查体或行上腹部其他手术而被发现。当结石嵌顿引起胆囊管梗阻时,常表现为右上腹胀闷不适,类似胃炎症状,但服用治疗胃炎药物无效,患者多厌油腻食物;有的患者于夜间卧床变换体位时,结石堵塞于胆囊管处暂时梗阻而发生右上腹和上腹疼痛,因此部分胆囊结石患者常有夜间腹痛。

因胆囊结石多伴有轻重不等的慢性胆囊炎,疼痛可加剧而不缓解,可引起化脓性胆囊炎或胆囊坏疽、穿孔,而出现相应的症状与体征。胆囊结石可排入胆总管而形成继发性胆总管结石、胆管炎。

当胆囊结石嵌顿于胆囊颈或胆囊管压迫肝总管和胆总管时,可引起胆管炎症、狭窄、胆囊胆管瘘,也可引起继发性胆总管结石及急性重症胆管炎,这是一种少见的肝外梗阻性黄疸,国外报道其发生率为$0.7\%\sim1.8\%$,国内报道为 $0.5\%\sim0.8\%$。

四、鉴别诊断

(一)慢性胃炎

慢性胃炎主要症状为上腹闷胀疼痛、嗳气、食欲减退及消化不良史。纤维胃镜检查对慢性胃炎的诊断极为重要,可发现胃黏膜水肿、充血、黏膜色泽变为黄白或灰黄色、黏膜萎缩。肥厚性胃炎可见黏膜皱襞肥大,或有结节并可见糜烂及表浅溃疡。

(二)消化性溃疡

有溃疡病史,上腹痛与饮食规律性有关,而胆囊结石及慢性胆囊炎往往于进食后疼痛加重,特别进高脂肪食物。溃疡病常于春秋季节急性发作,而胆石性慢性胆囊炎多于夜间发病。钡餐检查及纤维胃镜检查有明显鉴别价值。

(三)胃神经官能症

虽有长期反复发作病史,但与进食油腻无明显关系,往往与情绪波动关系密切。常有神经性呕吐,每于进食后突然发生呕吐,一般无恶心,呕吐量不多且不费力,吐后即可进食,不影响食欲及食量。本病常伴有全身性神经官能症状,用暗示疗法可使症状缓解,鉴别不难。

(四)胃下垂

本病可有肝、肾等其他脏器下垂。上腹不适以饭后加重,卧位时症状减轻,立位检查可见中下腹部胀满,而上腹部空虚,有时可见胃型并可有振水音,钡餐检查可明确诊断。

(五)肾下垂

常有食欲不佳、恶心、呕吐等症状,并以右侧多见,但其右侧上腹及腰部疼痛于站立及行走时加重,可出现绞痛,并向下腹部放射。体格检查时分别于卧位、坐位及立位触诊,如发现右上腹肿物因体位改变而移位则对鉴别有意义,卧位及立位肾 X 线检查及静脉尿路造影有助于诊断。

(六)迁延性肝炎及慢性肝炎

本病有急性肝炎病史,尚有慢性消化不良及右上腹不适等症状,可有肝大及肝功能不良,并在慢性肝炎可出现脾大,蜘蛛痣及肝掌,B超检查胆囊功能良好。

(七)慢性胰腺炎

常为急性胰腺炎的后遗症,其上腹痛向左肩背部放射,X 线检查有时可见胰腺钙化影或胰腺结石,纤维十二指肠镜检查及逆行胆胰管造影对诊断慢性胰腺炎有一定价值。

(八)胆囊癌

本病可合并有胆囊结石。本病病史短,病情发展快,很快出现肝门淋巴结转移及直接侵及附近肝组织,故多出现持续性黄疸。右上腹痛为持续性,症状明显时多数患者于右上腹肋缘下可触及硬性肿块,B超及 CT 检查可帮助诊断。

（九）肝癌

原发性肝癌如出现右上腹或上腹痛多已较晚,此时常可触及肿大并有结节的肝脏。B超检查,放射性核素扫描及CT检查分别可发现肝脏有肿瘤图像及放射缺损或密度减低区,甲胎蛋白阳性。

五、治疗

胆囊结石的治疗方法很多,自1882年Langenbuch在德国实行了第一例胆囊切除术治疗胆囊结石以来,已沿用了一百多年,目前仍不失为一种安全有效的治疗方法。但对患者和医师来讲,手术毕竟不是最理想的方案,因此这一百多年来,医务工作者不断探讨非手术治疗胆囊结石的方法,如溶石、碎石、排石等,但均有其局限性和不利因素。

（一）非手术治疗

1.溶石治疗

自1891年Walker首创乙醚溶石治疗以来,医务工作者不断探讨溶石药物如辛酸甘油三酯、甲基叔丁醚等。它们在体外溶石试验具有一定的疗效,但体内效果不佳,且具有一定的毒性,而这种灌注溶石的药物在临床适用术后由T管灌注治疗胆管残余结石,而对胆囊结石进行溶解则需要穿刺插管再灌注的方法,其复杂性不亚于手术,且溶石后易再复发。

1972年美国的Danzinger等用鹅去氧胆酸溶解胆囊结石取得成功以来,鹅去氧胆酸、熊去氧胆酸作为口服溶石方法一直被人们沿用,其机制是通过降低胆固醇合成限速酶、还原酶的活性,降低内源性胆固醇的合成,扩大胆酸池,减少胆固醇吸收与分泌,因而使胆固醇结晶在不饱和胆汁中得以溶解,达到溶石目的。但溶石率较低且用药时间长,费用高。1983年全美胆石协作组报道连续服药2年完全溶石率只达5%~13%,停药后复发率达50%,且多在1~2年复发,此二药对肝脏具有一定的毒性,可导致GTP升高、腹泻、肝脏和血浆胆固醇的蓄积。

2.体外冲击波碎石术

20世纪70年代中期慕尼黑大学医学院首先采用体外冲击波碎石方法治疗肾结石以来,得到广泛应用。在此基础上1984年医务工作者对胆石也采用体外冲击波碎石的方法治疗胆囊结石,但试验和临床结果表明其与肾结石碎后排石截然不同,胆结石不易排出体外,其原因有:胆汁量明显少于尿量而较黏稠;胆囊管较细,一般内径在0.3 cm左右,内有多数螺旋瓣,而且多数有一定的迂曲,阻碍了破碎结石的排出;体外震波碎石后,胆囊壁多半受到冲击导致水肿充血,影响胆囊的收缩,进而导致胆囊炎发作,所以部分病例,在碎石后常因同时发生急性胆囊炎而行急诊胆囊切除术,所以体外震波碎石术对胆囊结石的治疗目前已较少应用,对肝内结石、胆总管单发结石尚有一定疗效。

（二）手术治疗

鉴于上述非手术治疗未获满意的效果,所以一百多年来胆囊切除术治疗胆囊结石一直被公认为有效措施。

1.胆囊切开取石术

简化手术方法的同时治疗外科疾病,一直是外科医师努力奋斗的目标。胆囊切开取石与胆囊切除相比确实创伤小、简便,但对于胆囊结石的治疗是一个不可取的方法。因为胆囊结石的形成是多因素作用的结果,一是胆汁成分的改变,二是胆囊运动功能的障碍,三是感染因素。另外胆囊本身分泌的黏蛋白等多种因素导致胆石的形成,胆囊切开取石术后胆囊周围的粘连无疑增加了胆囊运动功能的障碍,影响胆囊的排空,同时增加了感染因素,所以切开取石术后胆石复发率较高。因此,研究者认为胆囊切开取石只适用于严重的急性胆囊结石,胆囊壁的炎症和周围粘连,导致手术时大量渗血,胆囊三角解剖关系不清,易造成胆管损伤。这种患者可采用切开取石胆囊造瘘,待手术 3 个月到半年后再次行胆囊切除术。目前随着影像学的发展,有人采用硬质胆管镜在 B 超定位下经皮肝胆囊穿刺取石,虽然手术创伤进一步缩小,但仍存在着上述缺点,且操作难度大,故不易推广,适应证与胆囊切开取石相同。

2.开腹胆囊切除术

(1)适应证:胆囊结石从临床症状上大致分为 3 类。第一类为无症状胆囊结石;第二类具有消化不良表现,如食后腹胀、剑突下及右季肋隐痛等症状的胆囊结石;第三类具有典型胆绞痛的胆囊结石。从临床角度上讲,除第一类无症状的胆囊结石外,第二、第三类患者均为手术适应证。所谓无症状胆囊结石是指无任何上腹不适的症状,而是由于正常查体或其他疾病检查时发现胆囊结石的存在,这一类胆囊结石的患者是否行切除术具有一定的争议。无症状胆石可以不采用任何治疗,包括非手术疗法在内,但是随着胆囊结石病程的延长,多数患者所谓无症状胆石会向有症状发展,加之近年来胆囊结石致胆囊癌的发病率有增高趋势,故无症状胆囊结石是否需要手术治疗是一值得探讨的问题。胆囊结石并发症随着年龄增长而升高,故所谓"静止"的胆囊结石终生静止者很少,70%以上会发生一种或数种并发症而不再静止,且随着年龄的增长,癌变的风险增加。胆囊结石并发胆囊炎很少有自行痊愈的可能,因此,现在比较一致的意见是有条件地施行胆囊切除术,即选择性预防性的胆囊切除术。综合国内外的研究,以下胆石患者应行预防性胆囊切除术:年龄大于 50 岁的女性患者;病程有 5 年以上者;B 超提示胆囊壁局限性增厚;结石直径在 2 cm 以上者;胆囊颈部嵌顿结石;胆囊萎缩或囊壁明显增厚;瓷器样胆囊;以往曾行胆囊造瘘术。

(2)手术方法:有顺行胆囊切除术、逆行胆囊切除术、顺逆结合胆囊切除术之分。对 Calot 三角粘连过多、解剖不明者,多采用顺逆结合法进行胆囊切除,既能防止胆囊管未处理而导致胆囊内的小结石挤压至胆总管,又能减少解剖不清造成的胆管或血管损伤。下面以顺逆结合法为例介绍胆囊切除术。

麻醉和体位:常用持续硬膜外腔阻滞麻醉,对高龄、危重以及精神过于紧张者近年来选择全身麻醉为妥。患者一般取仰卧位,不需背后加垫或使用腰桥。

切口:可采用右上腹直或斜切口。多选用右侧肋缘下斜切口,此种切口对术野暴露较满意、术后疼痛轻,而且很少发生切口裂开、切口疝或肠粘连梗阻等并发症。切口起自上腹部中线,距肋缘下 3～4 cm 与肋弓平行向右下方,长度可根据患者的肥胖程度、肝脏高度等具体选择。显露胆囊和肝十二指肠韧带。

游离胆囊管:将胆囊向右侧牵引,在 Calot 三角表面切开肝十二指肠韧带腹膜,沿胆囊管方向解剖分离,明确胆囊管、肝总管和胆总管三者的关系。穿过 4 号丝线靠近胆囊壁结扎胆囊管,并用作牵引,胆囊管暂不离断。

游离胆囊动脉:在胆囊管的后上方 Calot 三角内解剖分离找到胆囊动脉,亦应在靠近胆囊壁处结扎。若局部炎性粘连严重时不要勉强解剖胆囊动脉,以防不慎离断回缩后出血难止或损伤肝右动脉。

游离胆囊:自胆囊底部开始,距肝脏约 1 cm 切开胆囊浆膜层,向体部用钝性结合锐性法从肝床上分离胆囊壁,直至胆囊全部由胆囊窝游离。此时再明确胆囊动脉的位置、走行,贴近胆囊壁离断胆囊动脉,近心端双重结扎;另外,仅剩的胆囊管在距胆总管约 0.5 cm 处双重结扎或缝扎。

对于胆囊结石并慢性炎症很重及肥胖的病例,胆囊壁明显水肿、萎缩或坏死,Calot 三角处脂肪厚、解剖关系难辨,胆囊从肝床上分离困难,可做逆行切除或胆囊大部切除术。逆行切除游离胆囊至颈部时不必勉强分离暴露胆囊动脉,在靠近胆囊壁处钳夹、切断、结扎胆囊系膜即可,只留下胆囊管与胆囊和胆总管相连时较容易寻找其走行便于在适当部位切断结扎。有时胆囊炎症反复发作后 Calot 三角发生明显的纤维化,或胆囊壁萎缩纤维化与肝脏紧密粘连愈着,不适宜勉强行常规的胆囊切除术,可行胆囊大部切除术,保留小部分后壁,用电刀或用石炭酸烧灼使黏膜坏死。胆囊管距胆总管适当长度予以结扎,留存的胆囊壁可缝合亦可敞开。

胆囊床的处理:慢性胆囊炎的胆囊浆膜层往往较脆,切除后缝合胆囊床困难,是否缝合存在争议。主张缝合的理由是防止出血和预防术后粗糙的胆囊床创面引起粘连性肠梗阻,但是依作者的经验,胆囊去除后对胆囊窝创面认真地用结扎或电凝止血、用大网膜填塞创面,数百例患者不缝合胆囊床无一例发生此类并发症。

放置引流管:在 Winslow 孔处常规放置双套管引流,自右侧肋缘下腋中线处引出体外。对于病变较复杂的胆囊切除术,应常规放置引流,这样可减少渗出液吸收,减轻局部和全身并发症。另外胆囊切除术后大量渗胆和胆外瘘仍有发生的报道,引流在其诊治方面可起重要作用。

部分胆囊结石患者同时合并胆管结石,当有下列指征时,应在胆囊切除术后行胆总管探查术:既往有梗阻性黄疸病史;有典型的胆绞痛病史,特别是有寒战和高热病史;B 超、MRCP、PTC检查发现胆总管扩张或胆总管结石;手术中扪及胆总管内有结石、蛔虫或肿瘤;手术中发现胆总管扩张大于 1.5 cm,胆管壁炎性增厚;术中行胆管穿刺抽出脓性胆汁、血性胆汁、或胆汁内有泥沙样胆色素颗粒;胰腺呈慢性炎症而无法排除胆管内有病变者。

3.腹腔镜胆囊切除术

自 1987 年法国 Mouret 实行了第一例腹腔镜胆囊切除术,短短的十余年间腹腔镜胆囊切除术迅速风靡全世界,同时也促进了微创外科的发展。腹腔镜胆囊切除术有创伤小、恢复快、方法容易掌握等优点,其手术适应证基本同开腹胆囊切除术。但是必须清楚地认识到腹腔镜不能完全代替开腹胆囊切除术,有些报道腹腔镜胆囊切除术合并胆管损伤率明显高于开腹手术,所以腹腔镜胆囊切除术是具有一定适应证的,特别是对于初学者应选择胆囊结石病程短、B 超提示胆囊壁无明显增厚的胆囊结石患者。腹腔镜探查时若发现胆囊周围粘连较重,胆囊三角解剖不清,应及时中转开腹手术。即使对于熟练者也应有一定的选择,对于老年、病程长、胆囊壁明显增厚、不排除早期癌变者,最好不要采用腹腔镜手术,以免延误治疗。

(赵梦泉)

第四节 胆管良性肿瘤

胆管良性肿瘤临床上极其罕见。在 2 500 例尸检中仅发现 3 例肝外胆管的良性肿瘤,在连续20 000 例胆管外科手术病理中仅有 4 例肝外胆管的良性肿瘤。据统计,胆管良性肿瘤占胆管手术的 0.1% 及胆管肿瘤的 6%,多见于胆总管和壶腹部,向上则逐渐减少。胆管良性与恶性肿瘤常常不易区分,术前极少确诊,应注意此类肿瘤的临床特点及诊断处理原则,以使患者得到妥善的处理。

一、类型和特点

胆管良性肿瘤中 2/3 为乳头状瘤或腺瘤。

(一)上皮性肿瘤

1.腺瘤

多年来,良性上皮肿瘤在病理名称上相当混淆,多数把肿瘤命名为息肉和非肿瘤息肉样病变,目前腺瘤可分为三型:管状、乳头状及乳头管状。最常见的是管状腺瘤,它是由幽门腺偶尔含有内分泌细胞及鳞状上皮样的桑葚体组成,并认为某些管状、乳头状和乳头管状腺瘤在组织学上与肠腺瘤有区别。这些腺瘤虽然不常见,但伴有的肠表型与通常的幽门型不同,常含有 Paneth 细胞和内分泌细胞,主要为血清免疫反应细胞。此外,常表现为严重的增生不良和原位癌。肝外胆管腺瘤很少见,多见于肝内胆管,通常表现为无症状的肝结节,而意外在腹内手术中或活检时发现。应当注意与恶性肿瘤及其他良性病变的鉴别。有报告尸检中 5 000 例发现 4 例,Cho 等在 10 年内 2 125 次连续活检中发现 13 例。此种肿瘤通常在包膜下,呈螺旋或卵圆形,大小 1～20 mm(平均 5.8 mm),界限清楚,无包膜,从灰白色到黄色或棕黄色。

2.多发性乳头状瘤病

胆管乳头状瘤是良性的上皮肿瘤,其特点是多发的,排泌黏液的胆管黏膜疾病,大小在 2～20 mm。新生物软而质脆,肉眼呈粉红色或白色。组织学上是由向胆管内突起的伴纤细纤维血管茎组成,主要由单层立方和柱状上皮细胞覆盖,其尖端分泌黏液,很易被黏液胭脂红与 PAS 染色。这些乳头状瘤组织学看来是良性的伴有规则的,单层乳头状外观,无核异型性、有丝分裂或恶变。肿瘤易发生女性,年龄为 19～89 岁,多数患者在 60～70 岁。主要表现为部分性间歇性梗阻性黄疸,系由绒毛状肿瘤的碎片及分泌的物质造成,常并发胆管炎。Mercadiet 指出乳头状肿瘤的发生,加上黏液的蓄积及脱落的肿瘤碎片,可导致胆管呈纺锤形或囊状扩张,如果肿瘤体积大,可使肝脏变形,甚至进展为肝硬化。

乳头状瘤可分泌大量黏液,呈无色,有黏性,类似白胆汁或酷似腹膜假性黏液瘤见到的液体,不含胆汁也不含色素。液体中有悬浮颗粒和群集的脱落上皮细胞、红细胞和坏死碎屑,液体富含清蛋白和电解质等,在丰富的黏液分泌及梗阻性黄疸病例,引流后会引起严重的蛋白质与电解质丢失。

3.囊腺瘤

少见,占非寄生性胆源性囊肿的 5％ 以下,85％ 起源于肝内胆管尤其右侧肝内胆管,其次是肝外胆管与胆囊。病因依然不明,虽然囊腺瘤病理发现有迷走胆管,提示病变可能为先天性或良性,但切除后易复发,并可发展为囊腺癌,临床又显示恶性的特征。囊腺瘤可持续生长直径最长可达 20 cm 以上,病变含有黏液、浆液,呈淡胆汁色或褐色的云翳状,缺乏细胞成分。其病理特征呈多房状,肉眼或镜下均可见房性结构,囊壁和中隔衬以高柱状上皮,类似正常胆管的衬里。典型的囊腺瘤由浓染的柱状细胞组成,此种细胞伴有凸起的核,频繁的有丝分裂形成乳头状突起和多形腺体的病变。

(二)非上皮肿瘤

1.颗粒细胞瘤

颗粒细胞瘤又曾被称为颗粒细胞成肌细胞瘤,可发生在人体的任何组织中。胆管颗粒细胞瘤罕见,首先由 1952 年 Coggins 描述。普遍认为该瘤来源于神经的外胚层,特别是 Schwann 细胞,因此 1991 年 Sanchez 又称之为雪旺瘤。胆管颗粒细胞瘤多见于妇女(占 89%),黑人较多(占 76%),偶见于黄色人种。世界上已有近 50 例报道,其中半数发生在胆总管,约 37% 发生在胆囊管,约 11% 发生在肝总管。肉眼所见为较硬的黄褐色肉样肿物,边界不太清,较小,有人报道可达 1.2 cm 大小。切面呈黄色实体肿物。组织学所见肿瘤由成束的多角形细胞组成,胞质丰富,呈嗜酸性;胞质颗粒呈 PAS 强阳性反应;核小,卵圆形,居中;表面由胆管黏膜柱状上皮细胞覆盖。

2.神经性肿瘤

神经节瘤致肝门胆管梗阻,继发于既往手术后的截断性神经瘤也可能为胆管梗阻的原因。

3.平滑肌瘤

常见于上消化道其他部位,发生于胆管者极少见,推测与胆管缺乏肌肉组织有关。1976 年 Kune 和1983 年Pouka 等均曾报道过胆总管的血管平滑肌瘤。患者可有黄疸和疲乏,但无疼痛和消瘦。有些病例无症状,在尸检时发现。肿物位于胆总管下段可引起胆管扩张,局部狭窄,但是黏膜完整。镜下显示肿物由多个血管组成,血管由高分化内皮细胞衬里;有各种平滑肌细胞束,细胞核椭圆形,胞质丰富;还有原纤维丝。

二、诊断

(一)临床表现

胆管良性肿瘤患者一般无症状,只有在肿瘤生长到一定程度时,才会出现黄疸,此时多合并有上腹疼痛等胆管炎的表现。有些患者在进高脂肪饮食后出现上腹不适,少数表现为右上腹部突然疼痛,向肩背放射,并伴有恶心、呕吐。一些病例因肿瘤缓慢生长导致胆管梗阻而仅表现为梗阻性黄疸。

体检时可发现肝大,胆囊肿大,右季肋部压痛,但均非特异性体征。良性肿瘤由于病理分类的不同,也具有相应的不同表现。

(二)影像学检查

有些胆管良性肿瘤患者伴有梗阻性黄疸,故除了临床症状和体征外,影像学方法是本病的主要诊断手段。

1.B 超

B 超通常为首选检查,可发现梗阻部位以上胆管扩张和/或胆囊肿大,部位在十二指肠上方的肿瘤可看出肿瘤的异常回声改变。虽然肝内胆管扩张是胆管梗阻的证据,但在良性肿瘤可有梗阻存在而胆管扩张不明显的情况,见于壶腹部病变或占位所表现,质软的胆管内肿瘤,均可表现为暂时性胆管扩张,完全可为一次 B 超检查所漏诊。另一方面,慢性不完全梗阻可产生肝纤维化,甚至最终导致继发性胆汁性肝硬化,在此情况将减低肝实质的顺应性,而掩盖肝内胆管的扩张,或使扩张不明显。现已明确,许多胆管肿瘤在超声图像上可以显示胆管壁增厚或胆管内充盈缺损。

2.CT 扫描

其优于超声诊断之处在于能检出胆管恶性肿瘤,对诊断肿瘤的肝内扩散及局部淋巴结肿大更有优势,但对良性肿瘤则体现不明显。由于良性肿瘤之特征主要是胆管内肿块,故在动态超声扫描诊断更易,当然 CT 诊断胆管梗阻的平面更为准确。

3.血管造影

肿瘤侵犯血管是恶性的特征,血管造影对肿瘤邻近的血管受累征象有诊断价值,但亦可从超声检查中满意获得,尤其是彩色多普勒超声。但如有手术史掺杂其中则可致疑点,经内脏血管造影可获得肿瘤较满意的图像,但必须记住,血管造影显示的为二维血管影像,很难区分门静脉受压或肿瘤浸润,超声诊断对此更有优越性,动脉包绕征可诊断恶性肿瘤。

4.胆管造影

胆管造影是一项重要的检查手段,最常用的为 PTC 检查,可以明确梗阻部位及阻范围。对于肿瘤体积较大,因充盈缺损范围广而很难确定其起源部位时,要以选用 ERCP,但因不能全部显示肝内分支,最好能联合 PTC 与 ERCP 同时检查,也有学者认为术前完全的胆管造影并非必要。由于可导致已梗阻而未引流肝段的急性感染危险失去手术时机,建议行术中胆管造影和/或术中超声来确定病变的解剖部位,考虑到诱发胆管炎的危险性,宁愿进行积极的外科处理,并用广谱抗菌药物预防或减少感染并发症和谨慎地行术中低压胆管造影。

(三)病理学诊断

对于胆管良性肿瘤,术前很少能获取组织学诊断,临床也多不提倡依赖病理诊断来确定治疗方式。如果在行 ERCP 时,直视下能钳夹组织或从胆管内取脱落细胞检查,应进行病理学检查。较好的办法是在 B 超与 CT 引导下细针穿刺,获得标本后行活检或细胞学检查,部分病例可得到诊断。有报告本方法的假阳性结果为 1/200,阳性预测值与阴性结果分别为 98% 与 53%。此种检查的可靠性取决于活检取材的正确及细胞病理学者的经验。通过病理检查可排除胆管恶性肿瘤的诊断,从而进行必要的治疗,不过对此尚无大宗病例的报道。

三、治疗

治疗目的是消除已存在的胆管梗阻及预防胆管梗阻的再发,主要是通过手术切除肿瘤。具体为胆管局部切除及对端吻合,并加 T 形管支撑。如胆管端端吻合困难,胆管近端可与十二指肠吻合或胆管空肠 Roux-en-Y 吻合,位于胆管末端壶腹部之肿瘤可采用经十二指肠切开的局部肿瘤切除,并同时行 Oddi 括约肌成形术。当胆管良性肿瘤位于胆总管下段胰腺内段时,常需胰头十二指肠切除,无条件切除时也可旷置肿瘤,行姑息性胆肠吻合术以解除胆管梗阻。

胆管良性肿瘤在切除不彻底时,常致复发,有报告 88 例良性肿瘤的治疗效果,49 例切除胆管壁或仅作搔刮术者,11 例复发,复发率 22%,而 18 例作胆管袖形切除及至肝叶切除等较为根治性手术,仅 1 例(6%)复发。局部切除之手术死亡率 8%,而根治性手术则为 11%。因此,对胆管良性肿瘤,鉴于高复发率及癌变的特点,应采取更为积极的手术。

(魏宗强)

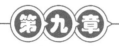

脐部及腹壁疾病

第一节 脐 膨 出

脐膨出是先天性腹壁发育畸形的常见类型,5 000～10 000 个新生儿中有 1 例。多发生在男性。本病有家族倾向。由于在胚胎发育期间受某种因素的影响,使发育成腹前壁的 4 个褶在脐部未完全融合,内脏未回纳腹腔而形成脐膨出。腹壁缺损大小不等,多在 6～10 cm 之间。通常把缺损直径大于 6 cm 者称巨型脐膨出。腹腔内脏器通过腹壁缺损突入脐带根部,形成被覆透明膜的肿物。脐带连接在囊膜的顶部。出生后通过透明膜可见到囊内器官,如小肠、胃、结肠、肝、脾等。6 小时后囊膜变浑浊不透明、水肿增厚。2～3 天变干枯,囊膜基底部的皮肤可向囊膜表面爬行,最终与囊膜痂下形成的结缔组织覆盖于囊膜表面。但囊膜与皮肤连接部易发生裂隙、感染,甚至于破裂内脏脱出。有的婴儿在宫内囊膜破裂,内脏脱出,浸泡于羊水中致使肠壁水肿、增厚,表面有渗出物覆盖;出生后破裂者内脏脱出,常合并感染,都增加了治疗困难。本病约有 60% 合并其他畸形,如先天性心脏病、消化道梗阻等。本病的诊断无困难。其治疗可分非手术治疗与手术治疗。本节重点介绍有关手术治疗问题。

一、病理解剖

脐膨出为腹壁发育缺损,在缺损部位腹膜发育良好,形成脐膨出囊膜的内膜。腹壁肌肉发育不良,皮肤边缘围绕囊膜的基底部。与皮肤边缘相连者为羊膜,羊膜与腹膜间填充脐带胶质(Wharton 胶)。脐带连接在囊膜顶部或稍偏下方。两条脐动脉自脐带根部跨过囊膜内面通向两侧髂凹部;一条脐静脉沿囊膜向头侧走行通向肝脏。

二、诊断要点

(一)病史与体检

新生儿腹部中央可见大小不等的囊状物膨出,表面一层透明囊膜包裹腹腔器官,多为胃、小肠、结肠、肝脏等。分娩时破裂或就诊延迟囊膜因感染坏死而破裂,腹腔脏器可脱出。

(二)辅助检查

产前 B 超可早期发现胎儿腹壁瘤样突出,突出肿物有包膜即为脐膨出。

(三)鉴别诊断

对于出生时囊膜已破裂的病例,应与腹裂畸形相鉴别,后者的脐和脐带的形态和位置均正常,腹壁缺损与脐带间有正常的皮肤相隔。

三、治疗

合并严重心脏畸形、肺发育不成熟或囊膜感染的患儿可采用保守治疗。

(一)手术适应证

凡脐膨出已有囊膜破裂内脏脱出者;已发现有消化道梗阻或膨出的基底呈蒂状狭窄有引起肠管嵌顿形成梗阻的可能者,均应于手术治疗。因脐膨出大小及膨出内容物的多寡不同,以及设备技术条件因素的影响,手术时可选择不同术式。手术最好在生后 8 小时内施行。

1.一期修补术

在切除囊膜后,还纳脱出器官,行腹壁分层缝合。此法适用于中、小型脐膨出,腹壁缺损直径在 6 cm 以下,内脏膨出不多且为肠管,还纳入腹腔后腹壁缺损边缘能对合,腹壁缝合后不会造成腹高压所致呼吸、循环障碍者。

2.二期皮瓣修补术

此法是 1887 年由 Olshausen 提出,1948 年由 Gross 应用推广的。该手术适用于巨型脐膨出,腹壁缺损直径在 6 cm 以上,内脏膨出多且有肝脏,纳入腹腔困难,且引起腹压高及下腔静脉折角、扭曲,肾衰竭者。其主要做法是保持囊膜完整,游离腹壁两侧皮瓣覆盖于囊膜上,使其形成腹疝,待年龄达 1～2 岁时再修补腹疝。

3.分期硅化橡胶袋修补术

此法最初由 Schuster(1967)介绍。在切除脐膨出的囊膜后,应用带有聚乙烯内衬涤纶编织物暂时代替皮瓣缝合于筋膜,将脱出的内脏置于编织袋中,逐日缩小囊袋,待膨出内脏完全复位后再行腹壁缺损修补术。现多用硅化橡胶袋修补。本手术适用于巨型脐膨出,已基本上代替了二期皮瓣修补术,但需要有修补材料及良好的术后管理。

(二)手术禁忌证

对于体弱早产儿,有严重心血管畸形及合并致命性畸形儿不能耐受手术者,均视为手术禁忌证。应考虑采用非手术治疗。通常采用结痂剂涂布于囊膜上。目前多选用磺胺嘧啶银涂布于囊膜表面,每天 1 次,涂后用无菌纱布覆盖,弹力绷带加压包扎,以保护囊膜完整及防止感染,并可持续加压以扩大腹腔容量。待囊膜干燥结痂,完整地覆盖于脐膨出的表面,痂下慢慢生长肉芽,并从周边皮肤向肉芽组织表面生长上皮细胞,最终囊膜为结缔组织及上皮细胞所覆盖,形成腹疝。在小儿发育过程中,腹壁缺损也相对缩小,腹腔容量逐渐增大,待年龄达 1～2 岁时行腹疝修补术。Nuchtern 应用磺胺嘧啶银涂布治疗 37 例巨型脐膨出,均治愈。其中 1 例囊膜破裂缝合后采用磺胺嘧啶银涂布亦获得成功。

(三)术前准备

(1)近年来由于 B 超广泛应用于产前检查,可以发现脐膨出,以确诊者应在产前住院,由产科、外科医师共同协作在产后立即进行治疗。

(2)若在院外生产,出生时若发现有脐膨出,应立即用无菌纱布、弹力绷带加压包扎,以防囊膜破裂及污染,并可防止腹内脏器无限制地膨出。

(3)患儿因置于保温箱内,防止发生低体温,特别是早产儿尤为重要。

(4)进行必要的体格检查及化验检查,以发现有无合并严重畸形。特别注意观察有无呕吐、排便情况,以除外消化道梗阻。

(5)生后数小时转入的患儿,如囊膜完整,为加强保护,有污染可能者应用庆大霉素的湿盐水纱布覆盖;如囊膜已破内脏脱出者,应用庆大霉素溶液冲洗后用含庆大霉素的纱布覆盖,并注意勿使脱出肠管发生扭转。

(6)建立通畅的静脉输液通路,必要时做静脉切开。根据生化检查结果积极纠正水、电解质失衡。

(7)检查血型,并配血备用。

(8)安置胃肠减压,以减少胃肠胀气及保证胃肠在空虚状态。对已进食的患儿,术前应尽量吸净胃内容物。

(四)麻醉与体位

应选用气管内插管麻醉。为了保证腹肌松弛可用肌松药。患儿取仰卧位。室温应保持在24 ℃左右,必要时可加用局部保温措施。在手术开始前先用手复位膨出内脏,用手捏挤腹壁缺损的两侧。如缺损边缘能对拢,则可行一期修补术,否则可选用其他术式。

(五)手术步骤

1.一期手术

(1)切口:沿脐膨出的囊膜基底部的皮肤缘做环形切口。

(2)结扎脐动脉,切除囊膜:脐带根部有 3 条血管,沿囊膜通向腹腔。向头侧者为脐静脉;向两侧下腹部走向的两条血管为脐动脉,在切除囊膜时分别予以双重结扎。切除全部囊膜。

(3)扩大腹腔:在充分的肌肉松弛麻醉下,手术者持续用力牵拉两侧腹壁,以扩大腹腔。

(4)检查腹内脏器及肠减压:自空肠开始依次检查消化道是否合并畸形,如肠闭锁、肠回转不全、梅克尔憩室等。根据发现病情予以相应处理,同时做肠道减压,将肠内容物挤至结肠排出体外,吸引胃管排空胃十二指肠内容物,以利关腹。

(5)解剖腹壁各层:将膨出内脏还纳入腹腔,并用湿盐水纱布保护。然后将两侧腹壁的腹膜及腹直肌后鞘、前鞘分层解剖。

(6)腹壁分层缝合:将解剖好的腹壁各层依层缝合。先用 4-0 号丝线连续或间断缝合腹直肌后鞘及腹膜。再用 4 号丝线缝合腹直肌前鞘及肌层。最后用 0-0 丝线缝合皮下组织及皮肤。

2.二期皮瓣修补术

第一期手术最好在生后 8 小时之内进行,此时囊膜完整,尚未发生感染,彻底消毒囊膜及其周围皮肤后按以下步骤进行。

(1)剪除脐带:在脐带根部沿囊膜剪除脐带残端,用丝线缝合以防脐动脉出血。

(2)切口:沿囊膜基底皮缘皮肤侧 0.3～0.5 cm 切开皮肤。自囊膜剪除切下的皮缘,勿损伤囊膜,保持囊膜完整。

(3)游离腹部皮瓣:自切口两侧沿筋膜向两侧腹部游离皮瓣,直达腋前线。但不要过多的向上腹游离,以防肝脏向胸壁折角,增加二期手术的困难。

(4)缝合皮肤:将游离好的皮瓣覆盖于囊膜表面,两侧皮缘用 4-0 丝线做间断外翻褥式缝合。

第二期手术在第一期手术后 1～2 年内进行。在等待手术期间应用弹力绷带加压包扎,以扩大腹腔容量,促进膨出内脏回纳入腹腔。Ravitch 提倡在二期手术前数周至数月,应用气腹以扩大腹腔。待估计关腹无困难,且不会造成腹高压时进行二期修补术。切除多余的皮肤,按层次缝合腹壁。操作步骤同一期修补术。

3.分期硅化橡胶袋修补术

（1）切口：同一期修补术切口。

（2）切除囊膜：检查腹内脏器有无畸形等步骤同一期修补术。

（3）缝合硅化橡胶袋（硅袋）：将特制的硅袋应用 4-0 丝线连续缝合于腹壁缺损边缘筋膜上，脱出内脏均纳入硅袋中，周围用无菌纱布包扎。

（4）分次还纳袋内器官：术后 24 小时开始挤压硅袋，迫使脱出器官部分回纳入腹腔。挤压时以患儿不出现呼吸困难为度，然后结扎硅袋的顶端，不留空隙。如此重复，每天 1～2 次。一般 5～7 天内脱出内脏可完全回纳入腹腔。

（5）修补腹壁：患儿再进入手术室，经消毒后去除硅袋，游离腹壁各层，依次缝合（同一期修补术）。

（六）特殊情况下的手术处理

（1）有的研究者主张在行一期修补术同时做胃造瘘术，以排出吞入胃内的气体和胃肠内容物，保证胃肠减压，达到减少腹壁切口张力、促进愈合的作用。同时还可以用作监测腹压，特别是在分期还纳腹内器官时用作复位的客观指标，如在复位腹内器官时胃内压不超过 1.96 kPa，则不会造成腹高压。

（2）脐膨出囊膜已破就诊较晚者，除有肠管污染，肠壁水肿增厚外，有的患儿可合并肠扭转、肠坏死。对这类患儿除加强全身支持疗法外，肠坏死无生机者根据患儿全身情况可行肠切除吻合术或肠外置术。

（3）Contrell 五联征，是脐膨出的一种类型，主要由于发育成腹壁的头褶发育停顿的结果。特点为上腹壁脐膨出伴有胸骨远端裂、前中线膈肌缺损、心包与腹腔相通、心脏向前移位和心内发育异常。透过其膨出的囊膜可见到心脏搏动，偶见肠袢经膈肌缺损入心包。此种病情复杂者病死率高。如囊膜完整宜用非手术疗法，囊膜已破则可行手术修补术，同时修补膈肌。各种心内发育异常待以后矫治。

（七）术后处理

（1）术后仍应置于保温箱中，入住新生儿重症监护治疗病房（NICU）。

（2）禁食、良好通畅的胃肠减压是减少肺部并发症，保证腹壁修补愈合的重要措施。

（3）有呼吸困难、呼吸功能不足者应持续给氧，必要时应用人工呼吸机辅助呼吸。

（4）静脉输液，加强支持疗法，有条件者可用消化道外全营养，以保证有足够的热量、蛋白及维持水、电解质平衡，直至消化道功能恢复为止。

（5）应用有效抗生素。特别是分期硅袋修补术患儿，在分次复位内脏期间易发生感染。因此，应用抗生素十分重要。为了防止感染的发生，Allen 曾应用消毒的导管插入硅袋的顶部，用庆大霉素 5 mg/(kg·d) 稀释在 120 mL 生理盐水内，分次滴入袋内，以防感染发生。

（6）进行腹壁修补的患儿，术后应用弹力腹带加压包扎。皮肤拆线时间应在术后 10 天左右，以防切口哆开。

（八）术后并发症的预防及处理

脐膨出术后并发症因采用术式不同而有差别，但总的来说腹高压是脐膨出手术的主要矛盾，很多并发症与此有关。常见的并发症如下。

1.术后腹高压引起呼吸、循环障碍

行一期修补术的患儿，在麻醉状态下均能顺利地复位内脏而不发生严重呼吸、循环障碍。但在术后肌张力恢复后均表现为中度腹部张力,一般不影响呼吸及循环功能,可应用持续给氧维持其良好状态。如腹壁缺损大、内脏膨出较多的患儿,术后可能发生呼吸频率快、呼吸困难、发绀等缺氧表现。严重者因腔静脉受压发生两下肢水肿。若不及时治疗,长时间呼吸困难、缺氧、腹高压可致死亡。研究人员的经验是对此类患儿术后在呼吸机控制下继续应用神经肌肉松弛药,同时对患儿全面监测,一般维持 24～48 小时可避免术后腹高压。

硅袋安置后患儿多无症状,但在分次缩小袋的体积时,如内容物还纳过多,可引起膈肌升高、呼吸困难和下肢水肿等。因此,以前多数人主张每天或隔天缩小一次硅袋,每次均以不引起呼吸困难为度,这样达到内脏完全回纳腹腔要 10～14 天,又带来了感染的威胁。Wesley 通过动物实验证明腹内压、下腔静脉压和胃内压是相互关联的。他主张用硅袋修补的同时做胃造瘘术。通过胃造瘘不但可以随时吸出胃内容物,同时还可以通过胃造瘘置测压管以监测胃内压力,作为内脏复位的指示。如缩小硅袋时胃内压不超过 1.96 kPa,不会发生腹高压引起的呼吸困难和静脉回流障碍。在胃内压的监测下可以每天 2 次缩小硅袋,使内脏器官完全复位时间缩短至平均 4.7 天,减少了并发症的发生。有的研究者应用监测膀胱内压力等作为关腹后腹内压的变化。

2.皮肤切口并发症

切口并发症有切口皮肤坏死、感染和裂开。

(1)切口皮肤坏死:多由于皮瓣游离过薄,损伤了皮下血管网,影响皮肤的血液供应。也可由于缝线张力过大,缝合针距过密,直接影响切口边缘的血液循环。病变皮肤早期表现为苍白、灰暗,可有皮下积液、周边皮肤充血。3～4 天后病变皮肤变黑、干枯、痂化。黑色痂皮待 10 余天后开始翘起、脱落。痂下肉芽组织形成,最终瘢痕愈合。发现有皮肤坏死者应加强局部保护,防止感染发生。

(2)切口感染:切口感染多由于就诊较晚,来院就诊时脐膨出已严重污染;或囊膜已破发生感染者;少数由于局部处理、消毒不当所致。有切口感染可能者在腹壁修补时皮下放置橡皮片引流,同时全身应用大剂量有效抗生素。已发生感染的切口,早期应拆除部分缝线,以引流炎性渗液,除全身应用抗生素外局部可用理疗,并同时用蝶形胶布拉合切口,外加腹带加压包扎,以防切口裂开。

(3)切口裂开:腹壁切口裂开多由于感染、切口张力大、血液循环不良、全身营养不良、低蛋白血症等因素存在,再加上咳嗽、哭闹。严重腹胀等致腹压突然增高而发生切口裂开。如仅为皮肤裂开可用蝶形胶布拉合;如为全层腹壁裂开伴有内脏脱出者应在全麻下行二次缝合术。术后应加强支持疗法,纠正致病因素。

3.术后肠麻痹、肠梗阻

由于腹壁修补后腹内压均高于正常,影响到肠胃功能的恢复。特别是脐膨出囊膜破裂内脏脱出时间较长者,其肠壁水肿或污染严重合并感染者肠功能恢复更慢。在此期间患儿不能进食,应加强支持疗法。有条件者应用完全胃肠外营养,以减少肠道负担,并维持足够需要的能量、蛋白、维生素和微量元素等,直至肠功能恢复能耐受进食为止。有的报道应用完全胃肠外营养时间长达 40 余天。

肠梗阻的发生原因:①合并消化道畸形未发现和矫治,特别是肠回转不全,肠腔内膜式闭锁或狭窄较多见;②由于内脏复位后腹内压高,肠管彼此紧密相贴,粘连成角或肠系膜扭转造成。发生肠梗阻患儿有典型的症状,经 X 线检查协助诊断,确定为机械性肠梗阻者应再次手术探查,根据术中发现病变进行处理。由于短期内二次手术,切口愈合不良等并发症发生的可能性增加。

因此,在二次手术关闭腹部切口时宜特别仔细,除防止污染造成感染外,还应做减张缝线、腹带加压包扎,并加强术后观察及处理。

4.术后腹膜炎

术后腹膜炎发生的原因:①脐膨出囊膜破裂,脱出肠管污染严重,未得到适当处理;②合并有小肠结肠炎、肠坏死造成的腹膜炎;③应用硅袋修补时硅袋保留时间过久,一般超过7天易发生感染而引起腹膜炎。发生腹膜炎的患儿除腹胀增加外,腹壁多出现红肿,体温也增高,全身情况急剧变坏。对出现典型腹膜炎症状者亦应剖腹探查。如为肠管污染造成的腹膜炎宜清洗腹腔后放置引流;如为肠管坏死造成的腹膜炎应根据腹腔污染及小儿全身情况行肠切除吻合术或肠外置术。术后应用大剂量或联合应用抗生素,并加强支持疗法。

(九)术中遇到的困难及处理

1.二期皮瓣修补术时游离皮瓣出血

应用腹壁皮瓣覆盖脱出器官需要广泛游离腹壁皮肤,直达腋前线或腋中线,游离面积大可造成失血过多。为了减少出血,切不可用锐器自脂肪层间分离,这样脂肪层间小血管切断出血甚多。应沿筋膜与脂肪层之间用纱布或布拭子做推进式钝性分离,遇有小血管可钳夹结扎或电凝,可减少出血。

2.脱出内脏还纳困难

由于膨出的基本矛盾是腹腔容量与腹腔脏器(包括膨出脏器)体积不相称。因此,无论是一期修补术,还是二期或分期修补术,在手术中都有不同程度的膨出内脏还纳困难。为了克服困难,术中可采取以下措施。

(1)应用气管内插管全身麻醉,应用神经阻滞药,使腹壁肌肉达到完全松弛。

(2)由胃肠减压吸净胃内容物,然后顺空肠依次向远端轻轻挤压肠内容物,使其进入结肠后自肛门排出体外,使胃肠道呈空瘪状态。为了减轻损伤肠管,减压应一次完成。

(3)在助手的协助下,手术者可按4个象限分别牵拉腹壁,利用持续牵引的手法,使腹壁伸展延长。良好的牵拉后,腹腔容量可以扩大1倍以上。

(4)将脱出内脏有序的自空肠依次放入腹腔,注意保持肠系膜舒展,切勿扭结。为了防止筋膜关闭张力大造成撕裂,可用间断远近-近远滑车缝合法。两线间加单纯缝合。

3.脱出肠管坏死

脱出肠管坏死多发生在囊膜破裂患儿,由于缺乏囊膜保护,腹内脏器特别是肠管可以毫无约束地向外脱出。由于脱出后未及时处理,脱出肠管因重力和体位变动可以发生扭转。亦可因肠管大量脱出后肠管水肿,嵌顿于腹壁缺损而发生血液循环障碍,甚至坏死。遇有此种情况应急症手术,向腹壁缺损上、下方扩大切口,解除脱出肠管的嵌顿,然后视血循环恢复情况尽量多保留有生机的肠管。对已证实坏死肠管应行肠切除吻合术。全身情况危重不能耐受手术者可行肠外置术。因此,在分娩过程中和产后保护囊膜完整十分重要。近年来由于B超广泛地被应用于临床检查,可以在产前发现胎儿脐膨出,这样在临产时妇产科可以和外科医师提前做好准备,在出生后立即在产房内行脐疝修补术,可以取得良好的结果。

(十)再手术处理

分期硅袋修补法最棘手的问题就是感染。感染一旦发生则硅袋应当去掉,在积极防治全身败血症的同时处理腹壁缺损伤面则是很难处理的问题。一般在分期复位5～6天后膨出脏器已基本复位,由于感染发生肠管间彼此粘连,在硅袋去除后局部留有伤面。Andrerl 1986年应用分期硅袋复位治疗14例患儿,其中有3例发生了感染,致使硅袋必须去除,在此情况下他应用网状皮肤移植术消灭伤面获得成功。移植的皮肤取自患儿大腿,厚0.2 mm,做多数小切口使成网状,应用Acry line glue丙烯酸胶将移植皮肤缘固定,8天后几乎全部上皮化。数周后新皮增厚且使腹壁缺损稍缩小。以后再做瘢痕切除腹疝修补术。研究者发现在增厚的网状皮肤内面和肠壁间有与正常腹膜的相似结构生长,这样就使晚期关闭腹疝成为可能。同时提供了分期修复合并感染去除硅袋残留伤面的再手术的有效方法。

（吴月霞）

第二节 脐 疝

脐疝是较常见疾病,早产儿尤为多见。根据统计新生儿体重在1 000~1 500 g者84%有脐疝;体重在2 000~2 500 g者20.5%有脐疝。脐疝与种族有密切关系,非洲黑人1岁以内者41.6%有脐疝,而高加索人4.1%有脐疝。此外,很多研究者观察本病有家族倾向。

一、病理解剖

脐疝的发生主要是生后脐环处筋膜未闭,留有空隙,由于哭闹、用力、便秘、腹水等原因使腹压增加,致使腹内器官,主要是小肠和网膜通过脐部缺损突向体表。脐部缺损一般直径在0.5~3 cm,有的合并脐上腹直肌分离。脐疝很少发生嵌顿或绞窄。

二、诊断要点

一般平时无特殊症状,偶有腹痛、不适表现,很难肯定与脐疝有关。脐部缺损多数在生后前18个月内逐渐缩小,最终愈合。因此,有脐疝者不必急于手术治疗,可以观察,等待其自愈。

三、治疗

临床发现未闭锁的脐环迟至2岁时多能自行闭锁。满2岁后,如脐环直径仍大于1.5 cm,则可手术治疗。原则上,5岁以上儿童的脐疝均应采取手术治疗。

(一)手术适应证

(1)脐疝已发生嵌顿或绞窄者应急症手术。

(2)由于小肠疝出经常发生嵌顿,部分性肠梗阻者应及时手术。

(3)年龄超过2岁,脐环直径仍大于2 cm者。

(4)女婴超过3岁脐疝仍不消失,应行脐疝修补术,否则即便是自行愈合,待成年怀孕或发胖后脐疝均有复发的可能。

(二)手术禁忌证

(1)因各种原因的腹水、腹内巨大肿瘤引起腹压高造成的脐疝,不能单纯行脐疝修补术,应先治疗其原发病。

(2)脐环于生后18个月内可继续缩小,最终闭合,故生后18个月内有脐疝者可密切观察、保护皮肤免受损伤,并注意有否嵌顿发生。在此期间不考虑手术治疗。

（三）麻醉与体位

脐疝修补术操作简单，手术时间短，可作为门诊手术或日间外科手术。选用基础麻醉加局麻或氯胺酮麻醉，均可较好地完成手术。手术时取仰卧位。

（四）术前准备

手术前6~8小时禁食。常规准备皮肤。检查无贫血及出、凝血功能障碍。

（五）手术步骤

（1）切口：多选用疝颈基底脐下弧形切口。合并有脐上腹直肌分离者可选用脐上弧形切口。

（2）游离疝囊：沿皮下游离疝囊，使之与皮肤分开。疝囊顶部与皮肤密切粘连不可分者，可在明视下切断疝囊，使小部分疝囊留在皮肤侧，可免伤皮肤。

（3）打开疝囊，清除疝囊周围的脂肪组织，使脐部缺损的筋膜边缘明显可见，以便于缝合修补。

（4）在疝囊颈部剪除多余疝囊后将腹膜用1-0丝线间断缝合，关闭腹腔。

（5）用4号丝线间断缝合脐部缺损两侧的筋膜。根据缺损长径的方向可采取横行缝合或纵行缝合。

（6）缝合皮肤及皮下组织。

（7）应用与脐窝大小相应的乙醇（酒精）棉球压在脐窝处。使皮肤与筋膜层密切接触，防止积液，并能保持脐孔的外形。然后覆以敷料，加压包扎。

（六）术后处理

脐疝修补术对腹腔扰乱小，麻醉清醒后即可进水、进食。全身应用抗生素。腹部伤口要保持完好的加压。3天后观察伤口、更换敷料，7~8天后拆除缝线。

（七）术后并发症预防及处理

1.脐部皮肤坏死

皮肤发生坏死可有以下三种情况。

（1）脐疝体积较大者游离疝囊时需广泛游离皮肤，在游离皮肤时应保留皮下脂肪层，否则游离皮肤过薄，血循环不良，皮肤缺血、坏死。

（2）切口绕脐超过其周径1/2以上，可影响该处皮肤血液供应。

（3）疝囊与脐疝顶部皮肤紧密粘连，若为了游离完整的疝囊则往往伤及皮肤，可造成术后皮肤局限性坏死。遇有此种情况时可在疝囊粘连处离断疝囊，皮肤留有少量疝囊不影响治疗效果。

若术后已发生皮肤坏死者，应在坏死界限清楚后剪去坏死皮肤，保持局部清洁，每天更换敷料，待肉芽组织填充上皮覆盖愈合。

2.皮下血肿

其形成原因主要是剥离疝囊后局部毛细血管渗血，且由于脐疝皮肤薄，筋膜缝合后在脐部呈一凹窝，在皮肤与筋膜间形成死腔。渗血存留在死腔中形成血肿。若治疗不当可导致感染形成脓腔，甚至发生危及生命的败血症。为了避免血肿的发生，除仔细彻底止血外，术毕在脐窝处放置与脐窝同样大的棉纱球加压包扎。为了防止棉纱球滑动，在脐窝底部通过皮肤缝合1针到筋膜上，把皮肤外的两线端结扎以固定棉纱球，外加敷料及绷带加压包扎。术后7天该固定线与伤口缝线同时拆除。既可防止出血，又可得到美观的脐窝。

若不慎发生血肿，小血肿可自行吸收；大的血肿应剪开部分缝线去除积血及凝块，闭塞腔隙，重新加压包扎，同时全身应用抗生素以防感染发生。

3.切口感染

切口感染表现局部红肿、发热等症状。可应用局部理疗,有积液表现者应及时拆除部分缝线,并置引流物,同时加大抗生素用量。更应防止切口裂开。

(王保刚)

第三节 脐 肠 瘘

脐肠瘘又称卵黄管未闭是卵黄管遗留物,属于先天性发育畸形。正常情况下胚胎第4周时由卵黄囊形成原始消化管,卵黄囊的胚外部分仍与原始消化管的中肠相连。随着胚胎的发育,卵黄囊与中肠连接部分逐渐变窄形成狭长的管道称卵黄囊蒂(即卵黄管)。随着肠管的发育并回转进入腹腔,则卵黄管也逐渐闭锁、消失。据统计由于某些原因致使卵黄管部分或全部未闭者占20%左右,可以形成下列疾病:①卵黄管未闭;②卵黄管脐端未闭(脐窦);③卵黄管中间未闭(卵黄管囊肿);④卵黄管肠端未闭(梅克尔憩室);⑤脐部卵黄管黏膜片状残留(脐茸、脐息肉);⑥卵黄管及其血管纤维索带残留(脐肠束带)。同一患儿也可同时有两种以上病变存在。

患有脐肠瘘患儿出生后就有症状。其症状轻重与瘘管直径大小及长短有关。瘘管细长者仅从脐孔有少量气体或粪臭肠液流出;短粗者可间断排出粪便,哭闹用力时尤甚。由于粪便及肠液的刺激,致使脐周皮肤发生湿疹样改变,甚至发生糜烂形成溃疡。有少数患儿由于瘘管宽大,常因哭闹、腹压增高致使肠管自脐部脱垂,呈腊肠样外翻。因此,患脐肠瘘患儿根据症状多可诊断。仔细检查在脐孔内可见到黏膜,其中央有孔。细探针或细导管自该孔插入可进入而无阻力。如用12.5%碘水向瘘孔内注入,X线下可见造影剂进入肠管即可确诊。凡已确诊为脐肠瘘者应积极准备行脐肠瘘切除术。

一、诊断要点

(一)病史与体检

脐部可见突出的鲜红色黏膜,中央有小孔,经常有气体及肠液排出,肠液刺激周围皮肤而出现糜烂、湿疹及溃疡。瘘管较大时,瘘口处可见部分肠黏膜及肠管外翻脱出,甚至发生肠嵌顿及绞窄性肠坏死。

(二)辅助检查

经瘘口可插入导管,注入造影剂后,正侧位X线片可见造影剂进入小肠。

(三)鉴别诊断

需与脐茸、脐窦、卵黄管囊肿、梅克尔憩室和先天性脐肠索带相鉴别。

二、治疗

(一)手术指征

(1)脐肠瘘伴有肠脱垂者应及时手术治疗,否则拖时过久可引起小儿消化功能障碍,发生营养不良或腹壁发生糜烂、溃疡等有碍手术治疗。

(2)仅有少量漏气、漏液的脐肠瘘,应在完好的准备下行择期手术。

(二)术前准备

(1)有肠脱垂的患儿应先设法使脱垂肠管复位。

(2)根据化验结果积极纠正水、电解质失衡。

(3)保持脐周围皮肤干燥,可加用物理治疗,促使湿疹及溃疡尽快痊愈。

(4)查验血型,做好配血及输血准备。

(5)手术前1天禁食,由静脉输液,并输入抗生素以减少术后感染的发生。

(6)术前置胃肠减压管。

(三)麻醉与体位

硬膜外阻滞、气管内插管全身麻醉均可以得到较好的腹肌松弛。手术时患儿采取仰卧位。

(四)手术步骤

(1)肠脱垂患儿经麻醉后腹肌松弛,送回脱出的肠管多无困难,肠管送入腹腔后可见脐部有宽大的外口。

(2)切口:沿脐上、下做横行梭形切口。

(3)游离瘘管:切开皮肤、皮下组织即可见瘘管,沿瘘管周围游离即进入腹腔。游离后的瘘管有的细长似蚯蚓状,有的如回肠样短粗。

(4)循瘘管可找到其近回肠端,一般终止到肠系膜对侧,与该段肠管的肠壁呈T形延续,无明显分界。脐肠瘘肠端多数终止在回盲部以上100 cm以内。

(5)以瘘管回肠端为中心,在该处回肠上做楔形切除、完整地全部切除脐肠瘘。

(6)将回肠壁切端做内翻缝合后,再将浆肌层缝合,恢复肠管的连续性。

(7)检查吻合口通畅后冲洗腹腔,依层关腹。

(五)术中注意事项

(1)切除脐肠瘘的肠端时多采用肠壁楔形切除,但切除范围应够大。因为在卵黄管的遗留物中往往有迷走的胃黏膜、胰腺等异位组织。这些组织有可能造成局部溃疡,并可以发生出血、穿孔等并发症。这些异位组织可以存在于卵黄管遗留物的任何部分。有人统计40%可以在与正常肠管连接部位的肠壁上,故楔形切除应包括这些可能有异位组织的肠壁,以防日后发生并发症。

(2)有肠脱垂的脐肠瘘,有时因脱出肠管较长,由于肠系膜的被牵拉、压迫、嵌顿,致使脱出肠管血循环不良,不能复位或复位后血液循环仍无明显改善者,应行肠切除吻合术。

(3)术中若发现有脐尿管瘘者应同时处理:①脐尿管位于腹膜外,沿正中线切开皮肤及白线,分离两侧腹直肌后可见瘘管,自脐孔插入探针,在探针的引导下游离瘘管。②显露瘘管膀胱端后,于膀胱顶端切断瘘管。如瘘管较细可双重结扎,亦可贯穿结扎;瘘管宽大者可按膀胱修补法。③瘘管的脐端应切除全部带有黏膜的瘘口,缝合皮肤。④最后缝合白线、皮下及皮肤。瘘管膀胱端宽大者,切除瘘管后膀胱留有缺损,应按膀胱修补法进行妥善修补,同时还应自尿道安置导尿管,持续引流膀胱,保证膀胱无张力,有利愈合。

(六)术后处理

(1)术后禁食,继续胃肠减压,由静脉补液以维持必要的热量和水、电解质平衡。对体弱者应加强支持疗法,待肠功能恢复后由口进食。

(2)全身应用抗生素,最好应用广谱抗生素以抑制需氧、厌氧菌感染。

(3)腹部用腹带包扎,密切观察切口变化,有感染迹象者应早期处理。

（4）腹壁脐周皮肤湿疹未愈者应保持局部干燥、外用药物继续治疗。

（七）术后并发症的预防及处理

切口感染：由于脐肠瘘脐部瘘口与肠道相通，肠道内细菌随粪汁、肠分泌物排出，不能复位的肠管脱垂均造成污染，尽管术中局部消毒，但切口污染仍是不可避免的。因此，除术中操作时注意避免和减少污染，应用抗生素溶液冲洗外，术后应密切观察切口变化，有感染迹象者应及时处理。

（八）附基底大的脐茸切除术

脐茸又称脐息肉，是先天性卵黄管在脐部遗留的点状或片状黏膜，突向脐孔呈红色息肉状，经常有黏液分泌物。轻度外伤可有出血。由于分泌物的集聚可使脐周皮肤有湿疹样变化。脐茸是常见病，几乎门诊天天可见到。小的脐茸可用 10％硝酸银、苯酚、电烙等方法破坏其黏膜后可形成瘢痕愈合；有蒂的脐茸可用丝线在其根部皮肤侧牢固结扎，5～7 天即可坏死脱落，基底自行愈合。但基底大的脐茸采用上述方法往往效果不佳，可采用手术治疗。术前不需要特殊准备，术晨禁食。其可作为门诊手术或日间外科手术。应用氯胺酮麻醉。

麻醉消毒后用三角针深入脐孔，在脐茸边缘皮肤缝合两针牵引线。牵拉牵引线则脐孔外翻，脐茸周边清晰可见。在牵引线拉力下沿脐茸长轴做梭形切除，完整地切除脐茸，切勿遗留黏膜。脐部为纤维结缔组织构成，出血不多，行单纯缝合即可止血。剪断缝合线时要保留 2 cm 左右，以便于牵拉，拆线时不发生困难。最后用酒精棉球填于脐孔，加压包扎。

（王保刚）

第四节　腹股沟斜疝

腹股沟疝是小儿外科最常见的疾病，可分为腹股沟斜疝和直疝。临床上所见到的几乎均为斜疝，直疝罕见，可见于膀胱外翻或结缔组织病患儿。小儿斜疝皆为鞘突未闭、腹压增高使腹内脏器官入鞘突形成疝，故为先天性斜疝，与成人的后天性斜疝有别。斜疝多发生在男孩，3 岁以下者占 60％左右。右侧多于左侧，可双侧同时或先后发生。疝内容物多为小肠，女孩可为卵巢、输卵管。由于疝的存在影响小儿活动及消化功能，有的还可以发生嵌顿或绞窄，不但增加患儿痛苦，甚至还可危及生命。小儿斜疝一旦发生则逐渐长大，极少自愈，故需手术治疗。由于小儿的解剖特点，准确地施行疝囊高位结扎术，对绝大多数小儿斜疝均可达到治愈的目的。对于小儿直疝、巨大疝、复发疝等可行疝修补术。疝修补方法很多，对小儿来讲，在保证痊愈防止复发的前提下，手术操作越简单越好。因为小儿在生长发育过程中腹肌也会逐渐发达、健壮，以弥补腹肌的薄弱因素。

一、解剖

小儿腹股沟管的基本解剖与成人相似，但腹股沟管长度与身体大小相比较短。婴儿腹股沟管的长度平均仅 12 mm。腹股沟管实际上是在腹股沟韧带上方腹壁间的一个斜行间隙，管内有精索或圆韧带穿出腹壁。构成腹股沟管的前壁为腹外斜肌腱膜；上壁为腹内斜肌最下部肌纤维和部分腹横肌下部弓状纤维构成；下壁为腹股沟韧带及陷窝韧带与腹横肌融合而成；后壁由腹横肌构成。内口(内环)位于腹横肌筋膜内;外口(外环)由腹外斜肌腱膜下方裂隙构成。内口在外口的外上方,提供了保护机制。当腹压增加时腹股沟管的后壁被强迫靠向前壁,这样就消灭了此间隙。

精索是由输精管、睾丸动脉和周围的蔓状静脉丛构成。输精管为白色坚硬的结构,位于精索后方。若将精索放在拇示指之间滚动,可触及细硬条索状物即为输精管。腹膜鞘突在婴儿生后第1年约60%开放,到达2岁时仍有40%未闭。鞘突位于精索内前方。鞘突未闭是小儿疝发生的解剖基础。

腹股沟区的血管除供肌肉各层的终末支外,腹壁下动脉更具有重要意义。该动脉在腹股沟韧带稍上方,起自髂外动脉末端的前壁,分出后在输精管或子宫圆韧带及腹股沟管内环的内侧上升,经腹膜与腹横筋膜之间进入腹直肌鞘内。该动脉构成直疝三角的外侧边,是直疝与斜疝鉴别的可靠标志。

腹股沟区的神经主要有髂腹下、髂腹股沟及生殖股神经。髂腹下神经腹下支在髂前上棘内侧穿出腹内斜肌,在腹外斜肌腱膜的下侧向内下方走行,在腹股沟管外环上方穿出腹外斜肌腱膜,分布于耻骨区皮肤。髂腹股沟神经穿出腹内斜肌后进入腹股沟管,沿精索外侧下降,穿出腹股沟管的外环至浅筋膜,分布于大腿内侧皮肤。生殖股神经(生殖支)经腹股沟管的内环绕腹壁下动脉外侧入腹股沟管。男性者与精索伴行支配提睾肌,并分支至阴囊皮肤。由于这些神经与腹股沟管关系密切,在手术时应避免损伤。

二、诊断要点

(一)病史与体检

1.病史

腹股沟区出现可还纳性包块,当哭闹或其他原因致使腹内压增高时,包块可明显增大,甚至掉入阴囊,安静,平卧,睡眠后包块可缩小或完全消失,一般不妨碍活动,不影响小儿正常发育。除非发生疝内容物嵌顿,很少有痛苦不适,年长儿可自述有坠胀感。

2.体格检查

腹股沟区可复性包块,大小不等,光滑柔软,呈椭圆形,刺激婴幼儿哭闹或嘱年长儿咳嗽的同时,将手指伸入外环可感觉有冲击感,以手指尖压住腹股沟管内环处,包块不能再膨出,移开手指后肿物再度出现,透光实验(一)。

(二)辅助检查

B超:患儿行腹股沟及阴囊B超可见腹股沟管内环口未闭及阴囊内的内容物。

(三)鉴别诊断

(1)睾丸鞘膜积液。

(2)交通性鞘膜积液。

(3)隐睾。

(4)精索鞘膜积液。

(5)睾丸肿瘤。

(6)嵌顿性腹股沟斜疝需与睾丸扭转或睾丸附件扭转相鉴别,后两者不会出现进行性腹胀。

三、治疗

小儿腹股沟斜疝极少有自愈的可能,一经发现最好考虑手术治疗。但对于年龄较小患儿

(<6个月),全身情况较差或合并有基础疾病的患儿,可先采用非手术保守疗法。

6个月以内的小儿因有严重的疾病不宜手术时可暂时采取疝带疗法,但对小儿腹股沟斜疝还是主张手术治疗。

(一)手术适应证

(1)择期手术最小年龄以6个月为宜。术前应矫治已存在的腹压增高因素,如慢性咳嗽、排尿困难、便秘等。

(2)斜疝合并隐睾者应早期手术,绝不应拖延至3岁以后,否则影响睾丸的发育和功能。

(3)嵌顿疝手法复位未成功或已确定为绞窄疝者应急症手术。不受年龄限制。

(4)患斜疝小儿多数选用疝囊高位结扎术即可达到治疗目的。巨大疝、复发疝可选用疝修补术。

(二)手术禁忌证

(1)患有严重心、肝、肺、肾等重要器官疾病或营养不良者不做择期手术。

(2)患急性传染病者病愈后3个月内不考虑择期手术。

(3)腹股沟区皮肤有感染灶者暂不行择期手术。

(4)有出血性疾病在出血倾向未纠正前不考虑施行手术。

(三)术前准备

(1)全面查体,胸透,血、尿常规检查。

(2)术前应清洗腹股沟区及外阴部皮肤。

(3)术前6~8小时禁食。

(4)嵌顿或绞窄疝患儿应根据脱水情况及生化检查结果积极纠正水、电解质失衡后行急症手术。病情较重,估计有肠坏死,可能需行肠切除者,应做好配血及输血准备。术前置胃肠减压管。

(四)麻醉与体位

施行单纯疝囊高位结扎术或疝修补术可采用基础麻醉加局部浸润麻醉、氯胺酮麻醉、骶管阻滞。嵌顿或绞窄疝可采用硬膜外阻滞或气管内插管全身麻醉。手术时患儿取仰卧位。

(五)手术步骤

1.疝囊高位结扎术

(1)切口:婴幼儿多选用沿下腹横纹的横行短切口,长约2 cm。此切口符合皮纹走向,张力不大,愈合后瘢痕小。且切口距外阴部较远,减少尿液污染的机会。学龄儿童亦可采用沿腹股沟管的斜切口。

(2)暴露外环:切开皮肤、皮下组织,可见腹壁浅筋膜。婴儿浅筋膜发育良好且较致密,有时误认为是腹外斜肌腱膜。后者色白且可见斜行纤维。切开腹壁浅筋膜其下方还有一层脂肪组织,用血管钳分离脂肪后其下方即为腹外斜肌腱膜。应用拉钩向下牵拉,即可见腹外斜肌腱膜下方的裂隙——外环。

(3)切开外环:清楚地显露外环后,用剪刀挑起外环口,剪开部分外环,注意勿损伤髂腹下及髂腹股沟神经。在小婴儿腹股沟管很短,也可以不剪开外环完成疝囊高位结扎术。

(4)寻找疝囊:在助手的帮助下顺精索剪开提睾肌,在精索的内前方可见白色膜状物,即为疝囊。剪开疝囊,可见内容物及少量液体溢出。

(5)游离疝囊:疝囊较小未进入阴囊者,可将疝囊完全游离。疝囊大已进入阴囊者可自外环处离断疝囊。用2~3把蚊式钳自疝囊前壁的切开部分提起疝囊的后壁,用剪刀紧贴疝囊后壁推开精索,分段剪断疝囊后壁。输精管位于疝囊的后壁,与疝囊紧密粘连,且由于疝内容物坠入阴囊,故将输精管与精索血管分开时注意勿损伤之。

(6)高位结扎疝囊:将疝囊游离到内环处,行贯穿缝合及单纯结扎的双重结扎。然后剪除多余的疝囊。残留的结扎端自动回缩到内环深处。远端进入阴囊的疝囊不做剥离切除,但对其离断端必须彻底止血,以防术后血肿形成。

(7)缝合切开的外环,以外环口能容小指尖为度。缝合提睾肌后分别缝合皮下组织及皮肤。

2.经腹腔疝囊高位结扎术(Laraque手术)

本手术适用于婴儿疝、复发疝及经腹外途径难以找到的小疝囊。手术方法:在患侧腹直肌外侧缘下腹横纹处做切口。分离肌肉后横行切开腹膜,找到内环口,切断内环的后壁。将精索血管及输精管与腹膜及疝囊分开。则腹膜游离,缝合腹膜后则疝囊留在腹膜外,腹腔内容物不可能再进入疝囊。最后依层缝合腹壁切口。

3.疝修补术

巨大疝、复发疝有明显腹壁薄弱者可选用疝修补术。在小儿用加强前壁法(Ferguson法)多可达到良好的治疗效果。手术时可采用沿腹股沟管的斜切口。切开腹外斜肌腱膜后,提起腱膜外侧叶游离至腹股沟韧带,再将腱膜内侧叶提起游离至联合肌腱。寻找、游离、高位结扎疝囊等步骤同疝囊高位结扎术。然后将腱膜内侧叶间断缝合在腹股沟韧带上。再将外侧叶重叠缝合于内侧叶面。新形成的外环不可过紧,以能纳入小指尖为宜。最后缝合皮下组织及皮肤。

4.女童的疝手术

女童的疝内容物为卵巢和输卵管者属滑动疝,其手术步骤与男童的疝不同处为疝囊的处理。其卵巢和输卵管构成疝囊壁的一部分,手术时无法将疝囊与卵巢、输卵管分离。沿输卵管及卵巢两侧剪开疝囊直至疝囊颈部,彻底止血后将输卵管及卵巢送入腹腔,缝合疝囊。荷包缝合高位结扎疝囊,剪除多余疝囊后,依层缝合切口。

5.嵌顿、绞窄疝手术

嵌顿疝手法复位失败或已确诊为绞窄疝者,应积极做好术前准备后行急症手术。手术采用沿腹股沟管的斜切口。打开疝囊后注意疝内容物的血循环状况,同时用手指探查紧勒疝囊颈的束环。在束环的外上部剪开束环,解除对疝内容物的压迫。剪开束环时应将疝内容物固定,以防解除压迫后疝内容物滑入腹腔。解除束环压迫后仔细观察疝内容物的血循环状态。特别注意束环压迫处有无条形坏死。如疝囊内有两个肠袢可能为逆行嵌闭疝(Maydl疝)。两肠袢中间的肠袢在腹腔内可能发生坏死,应拖出检查。如肠管血运恢复良好,则送入腹腔,行疝囊高位结扎术或疝修补术。若肠管已坏死无生机,则应行肠切除吻合术。腹壁切口按层缝合不做修补术,切口应放置引流物。

6.双侧疝手术

双侧疝的发生率约占8.6%。在进行手术治疗时患儿健康状况允许,可同时行两侧疝囊高位结扎术。采用横贯两侧外环的一字形切口;亦可两侧分别做横行切口。如需行修补术者则两侧分别做斜切口。若腹壁缺损或薄弱范围大,两侧同时修补张力过大者,可分两次手术。一侧痊愈后3个月再行对侧修补术。

7.疝合并隐睾手术

疝合并隐睾者应早期手术,绝不应拖延至3岁以后,否则影响睾丸发育及功能。手术时应选用沿腹股沟管的斜切口。剪开腹外斜肌腱膜后充分暴露疝囊及精索。一般合并隐睾者其睾丸多位于腹股沟管内或外环处。高位结扎疝囊后充分游离精索及睾丸周围的粘连,同时做睾丸引降术。若腹股沟内未发现睾丸则应行腹膜后探查。详细方法见泌尿外科手术的有关章节。

8.腹腔镜下疝的治疗

随着腹腔镜外科的迅速发展,目前几乎所有的疝治疗均可采用腹腔镜下手术,对于复发疝、双侧疝的治疗,尤其是对侧隐性疝的探查和治疗是其优势所在。一般采用疝囊高位结扎术,如巨大疝或腹壁薄弱者,也可采用修补术。

(1)腹腔镜下疝囊高位结扎术全麻下,患儿取头低脚高仰卧位,于脐部做 5 mm 长切口,建立气腹后,置入腹腔镜,观察患侧及对侧内环口的情况,以了解是否有对侧的隐性疝;于脐旁 3 cm处(患侧的对侧)另做一 3 mm 切口,置入操作钳,于患侧内环口体表投影处切开皮肤约 2 mm,刺入带 7 号丝线的雪橇针,在操作钳配合下,缝合内环口外半周,缝线一端留在腹腔内,退出雪橇针,在原切口进针处刺入 EndoClose 缝合钩针,穿过内环口的内侧壁和后壁,缝合内环口的内半周腹膜,将留在腹腔内的线头勾起,带线将针退出,牵拉患侧睾丸,挤出疝囊内气体,提起线的两端在皮下打结,使内环口呈环状荷包缝合关闭,如为双侧疝则同法处理对侧疝囊;解除气腹,结束手术。也可用持针器在镜下行荷包缝合后在腹腔内打结,结扎疝囊。

(2)腹腔镜疝修补术对巨大疝、直疝、股疝均可采用,手术方法也较多,常用的有腹膜内铺网法、铺网与侧面缝合法、腹腔外腹膜前铺网法、经腹腔腹膜前固定尼龙网修补法等。

(六)手术经验、术中常遇到的困难和意外的处理

1.切口定位不准、暴露不佳找不到疝囊

小儿行疝囊高位结扎时,采用下腹横纹做横切口,此切口比外环口稍高,随年龄增长切口位置越应偏向腹横纹下方,否则距外环越远不能暴露外环,寻找疝囊困难。我们采用触摸精索的方法确定切口的位置,即在耻骨上方术者用示指左右滑动扪摸精索,在精索向外上方延续摸不到精索处即为外环,以此点为中心做横切口可直接暴露外环。外环为腹外斜肌腱膜在耻骨结节上方的三角形裂隙,切口暴露良好者清晰可见。术中找不到疝囊的原因常常是由于婴幼儿特别是肥胖儿,其外环处皮下脂肪丰满、浅筋膜发育较好,易被认为是腹外斜肌腱膜,未被切开而不能暴露外环找不到疝囊。应先将浅筋膜切开,分开脂肪,用小拉钩牵开切口显露外环。沿外环下方剪开提睾肌后精索血管清晰可见。在精索的内前方寻找疝囊。疝囊为白色薄膜状囊袋,在患儿用力、咳嗽或挤压患儿下腹部时可见疝内容物滑入疝囊。证实为疝囊后剪开其前壁,用钝头止血钳可探入腹腔。如由于疝囊过小或解剖不清,组织已被翻乱而实在找不到疝囊者,可改用 Laraque手术。

2.注意勿损伤神经

分布在腹股沟区的神经有髂腹下、髂腹股沟及生殖股神经。这些神经有其自身走行、支配及分布区域。如在术中切开腹外斜肌腱膜及外环时未将髂腹下或髂腹股沟神经从腱膜下推开而被剪断;切开提睾肌时未看清生殖股神经的终末支走向而切断;在行疝修补时修补腹股沟管后壁、重叠缝合腹外斜肌腱膜时或在精索周围止血时将神经结扎、钳夹造成损伤。神经损伤后可造成相应部位腹壁肌肉萎缩软弱,是疝术后复发的因素之一。当伤及感觉支时患儿术后有耻骨上方、阴囊区甚至大腿内侧皮肤过敏、疼痛、麻木等表现。症状轻者可用局部理疗、封闭治愈;症状重者保守疗法无效,患儿十分痛苦,可采用沿髂前上棘平面做切口,于腹外斜肌腱膜下找到髂腹股沟神经行切断术。但遗留有远期的腹肌软弱因素。若术中发现神经已断则难以吻合。

预防神经损伤甚重要。在切开腹外斜肌腱膜时先沿腹外斜肌腱膜纤维走向做一个切口,在明视下用剪刀尖推开腱膜下的神经后再切开其余的腹膜。若不便操作,可将神经干游离推向腱膜外侧缘,以防损伤。在进行疝修补腹外斜肌腱膜重叠缝合,以及切开提睾肌或重建外环时,均应注意勿伤及神经。

3.疝囊撕裂、疝囊残端结扎不牢或残端遗留过长

小儿年龄越小疝囊越薄,在游离疝囊时按成人疝那样将手指伸入疝囊内,另一手手指钝性剥离疝囊往往会撕裂疝囊。特别是撕裂疝囊的后壁,裂口可以涉及疝囊颈部;还有的在做荷包缝合时撕裂疝囊,如处理不当是术后疝早期复发的重要原因。如果术中发现疝囊撕裂且位置较深,应剪开腹外斜肌腹膜,充分暴露内环,将疝囊断端用一把止血钳全部钳夹,用力向上提拉,再沿疝囊向腹腔侧游离至裂口的上方,行贯穿缝合结扎。切除多余的疝囊后缩窄内环口,按预定方法关闭切口。为了避免疝囊撕裂,我们在游离疝囊后壁与精索血管、输精管分开时,采用止血钳横向钳夹菲薄的疝囊。疝囊完全离断后,用一把止血钳夹牢疝囊的断端。上提疝囊近端,在疝囊周围继续用钝性和锐性相结合游离至疝囊颈部后,将夹持疝囊端的止血钳顺钟向或逆钟向旋转 3~4 周,使游离的疝囊端拧成一条索状,这样可以防止腹腔内容物突入疝囊颈。然后在拧成索条的疝囊颈部贯穿缝合结扎,再做一单纯结扎,不必做荷包缝合。利用此法后我们从未发生疝囊撕裂,也不会造成疝内容物损伤。

疝囊结扎不全主要是离断疝囊边缘部分回缩和荷包缝合时针距过大,虽收紧结扎缝线但仍留有空隙,可导致疝术后复发。如采用荷包缝合时在收紧缝合线后再加一单纯结扎,或采用前述的贯穿缝合法,可避免此并发症。

疝囊应在疝囊颈部高位结扎,若结扎线过低,在疝囊颈以下则遗留小疝囊。术后由于腹压增高仍可形成疝,是术后晚期疝复发的原因之一。为了达到疝囊高位结扎的目的,在游离疝囊近端时必须准确达到疝囊颈部。解剖上疝囊颈部的标志是该处疝囊进入腹腔处,疝囊稍增厚,特别是疝囊后壁由于疝内容物出入的摩擦使局部更增厚;另外,在疝囊颈部有腹膜外脂肪附着。当游离疝囊到高位见到腹膜外脂肪时,即可在该处结扎疝囊。

4.精索损伤

精索包括精索动、静脉血管及输精管。由于术中游离疝囊必须将精索分开,因此易受损伤。

(1)输精管损伤:输精管起自附睾,与精索血管、鞘韧带(鞘突残留物)均包围在精索鞘膜中。疝发生后由于疝内容物的扩张作用,使精索血管与输精管被挤压分开。输精管位于内侧,与疝囊后壁密切相贴,不易分离。在游离疝囊时输精管不如精索血管那样容易辨认,故输精管较精索血管损伤发生率高。Spark man(1962)报道 313 例疝囊切除标本的病理组织学检查,有 5 例(1.6%)含有一段输精管。估计实际输精管损伤要远远超过此数字。一旦发现输精管离断,大儿童应作输精管吻合。婴幼儿输精管过细难于在肉眼下进行吻合,有条件者可在显微镜下吻合,无条件者可将两断端对端缝合在一起,以备成年后必要时再行吻合。若放置不加处理,二次手术时难以寻找。因此,预防输精管损伤十分重要。首先在游离疝囊后壁时应想到有损伤输精管之可能;其次再用手捏摸疝囊后壁,输精管虽细,但均可触及索条状物,外观为乳白色。小心将其自疝囊剥离开,既不能切断又不可钳夹或强力牵拉。

(2)精索血管损伤:精索血管包括精索内动脉(睾丸动脉)及睾丸静脉。精索血管损伤常由于解剖不清盲目分离、剪断结扎而损伤。静脉呈丛状且壁薄,游离疝囊时用力牵拉造成撕裂出血;也可以由于处理精索及其周围出血点钳夹结扎组织过多而致伤;还可以在重建外环时缝合过紧,外环狭小妨碍了静脉血流。静脉回流受阻者术后引起睾丸、附睾疼痛、肿胀。症状轻者可兜起阴

囊,同时局部理疗,症状多可缓解。睾丸动脉切断或血运供应受阻者可引起睾丸萎缩、坏死。为了避免精索血管损伤,切口应暴露充分,在明视下辨清精索与疝囊关系。精索自疝囊分开时,操作要仔细,小心止血,结扎出血点应尽量少带其周围组织。重建外环时不可过紧,外环口可容小指尖使精索不致受压。

5.血管损伤及出血

血管损伤及出血是疝手术的严重并发症,需立即进行处理,以免造成不良后果。

(1)腹壁下动脉损伤及出血:腹壁下动脉在腹股沟韧带稍上方,起自髂外动脉末端的前壁。分出后在输精管或子宫圆韧带及腹股沟管内环的内侧上升,经腹膜与腹横筋膜之间进入腹直肌鞘内。该动脉构成直疝的外侧边,是直疝与斜疝鉴别的可靠标志。在缩小内环时进针过深刺伤该血管,或在嵌顿疝手术时,在内环的内侧剪开紧勒的束环可伤及腹壁下动脉造成大出血。因其位置较深不易直接看到,再加上动脉离断后自行回缩,在腹膜外形成血肿,更不易止血。遇有此种情况应将示指经内环伸入腹腔,在内环内侧向前压迫腹壁,以控制出血。在清除血肿后直视下结扎该血管。

(2)髂股血管损伤出血:多发生在疝修补手术时,股动、静脉紧贴腹股沟韧带中点下通过。在进行疝修补时由于缝合腹股沟韧带进针过深,刺伤血管,再加上用力结扎缝线更可撕裂股部血管。有的医师见到血管出血,在忙乱中用止血钳钳夹止血,会加重血管损伤,造成更严重的后果。若处理不当会造成肢体血循环障碍,甚至坏死。术中如发现进针过深造成出血,应立即去除缝线,用热生理盐水纱布局部加压,多可达到止血的目的。若局部加压不能止血则可能为撕裂伤。应扩大切口,剪开腹股沟韧带,充分暴露股动、静脉血管。用血管阻断钳阻断血管后检查局部损伤情况。根据损伤程度行血管修补缝合术或血管吻合、移植术。

6.疝内容损伤

疝内容物以小肠和大网膜最多见。而婴幼儿大网膜发育未全,大网膜短不能进入疝囊,故疝内容物主要是小肠。造成疝内容物损伤有以下情况。

(1)切开疝囊时伤及疝内容物:一般可复性疝,在进行手术时应首先使内容物复位,然后再切开、离断、剥离疝囊。但在嵌顿疝时疝内容物不能回纳至腹腔。嵌顿时间久者疝内容物与疝囊粘连,切开疝囊时易伤及疝内容物。遇有此种情况时,在暴露清楚确认疝囊无误后,用镊子或止血钳提起疝囊壁后剪开。疝囊为白色肉眼看不见血管的膜状组织。在解除内环处紧勒的束环时,应先用手指或钝头止血钳探入内环,使疝内容物与两囊间粘连分开,然后导入有槽探针,沿槽沟伸入剪刀的一臂,剪开束环,可避免损伤疝内容物。

(2)疝囊高位结扎时伤及疝内容物:有人采用离断疝囊后在疝颈行荷包缝合后高位结扎疝囊。有时由于麻醉不全小儿躁动,致使腹内压增加,疝内容物膨出或内容物与疝颈有粘连,稍有不慎,缝针可刺伤肠管。另外,在收紧荷包缝合时结扎了疝内容物。若疝内容物为肠,可因被结扎而术后发生肠梗阻、肠穿孔;若大网膜被结扎可造成术后大网膜粘连综合征。为此,我们不采用荷包缝合做疝囊高位结扎法,而采用贯穿结扎两次法。贯穿前先将疝囊端旋转拧成绳状,这样可以将疝内容物挤入腹腔,然后在拧成绳状的疝颈部贯穿结扎。运用此法从未发生疝内容物损伤。疝内容物与疝囊有粘连时应先分离粘连,将疝内容物送回腹腔以免损伤。

(3)在滑疝处理疝囊时误伤下滑的盲肠:在滑疝中盲肠下滑者多见。术者应对滑疝有较清楚的认识。一般滑疝在手术前表现有疝内容物不能完全回纳腹腔,术中可见下滑脏器构成囊壁的一部分,且直接延续进入腹腔。确认为滑疝后,应先沿下滑脏器的边缘切开疝囊,做疝囊成形后将下滑脏器送回腹腔再做疝囊高位结扎术。若不慎伤及肠管,应根据情况做修补术。根据污染情况决定是否放置引流物。术后应用抗生素。

7.膀胱损伤

膀胱损伤是小儿疝手术的严重失误,可发生在婴幼儿斜疝手术。因为婴幼儿期膀胱位置相对较高,手术时寻找疝囊偏离了精索,在精索内、后侧分离,将膀胱误认为疝囊切开及在滑疝时将膀胱壁误认为疝囊进行游离、撕裂或切开。切开膀胱有尿液流出,用钝头止血钳探入可通向耻骨后方,不能进入腹腔,亦无疝内容物可见。确诊为膀胱损伤后应立即进行修补术,用可吸收羊肠线做黏膜肌层内翻缝合,再用细丝线做浆肌层单纯缝合。术后保留导尿管1~2周。全身应用抗生素。为了防止膀胱损伤,寻找疝囊时应以精索为标志。要在精索内、前方寻找疝囊,切不可离开精索向其内、后方深处分离。膀胱壁较厚,表面可见血管,与乳白色菲薄"无血管"的疝囊截然不同。对疑有膀胱滑疝的患儿术前应置导尿管。一则可排空膀胱,二则可在分离疝囊时作为膀胱的标志。

(七)术后处理

(1)术后应卧床3~5天,避免哭闹、用力和咳嗽等腹压增高因素。

(2)一般疝手术在严格无菌操作条件下进行,术后可不用抗生素。但巨大疝、复发疝、嵌顿或绞窄疝手术后均应用抗生素。

(3)一般患儿手术后进清淡易消化饮食,2~3天后可恢复正常饮食。多吃蔬菜以防便秘。

(4)绞窄疝行肠切除吻合者术后禁食、胃肠减压,待肠蠕动恢复后再进饮食。

(八)术后并发症的预防及处理

1.阴囊血肿

阴囊血肿的发生主要是疝囊剥离面止血不彻底的结果。形成阴囊血肿有两种情况:一种是伤面渗血到组织间形成阴囊软组织肿胀、积血;另一种情况是远端残留疝囊内积血,表现为阴囊内有一包裹性肿物。如属前一种情况,可兜起阴囊,局部热敷、理疗等方法促进其吸收,一般需时较久。若属后一种情况,应在严格无菌操作下穿刺抽出积血后加压包扎。有时需多次抽吸,配合理疗方可治愈。少数最终遗有远端疝囊积液需再次手术。Larague手术经腹腔疝囊离断术可不发生阴囊血肿。在小儿除疝囊很小,尚未进入阴囊者外,一般不做疝囊完全剥除。多数患儿仅在外环处离断疝囊,近端高位结扎后切除部分多余的疝囊,远端残留疝囊不做剥离。疝囊断端与精索剥离面有时有细小出血点,应彻底止血。但也要注意切勿钳夹过多的组织,以防损伤精索血管。微小渗血可用热生理盐水纱布压迫止血。

2.术后腹膜炎

肠穿孔、肠坏死均可引起术后腹膜炎。

(1)肠穿孔的原因:①切开疝囊时肠管损伤滑入腹腔未能及时发现。②疝囊高位结扎时缝针刺破肠管或结扎疝囊时部分肠壁被结扎,术后肠壁坏死区脱落,肠腔内压力增加而肠破裂。③嵌顿疝时因束环紧勒造成肠壁条形坏死未做处理即送回腹腔。术后因肠蠕动肠腔内压增加而致肠坏死部穿孔。④肠壁疝(Richter疝)是部分肠管壁嵌顿在疝囊内,可发生嵌入部肠壁坏死而术中未做处理,术后破裂穿孔。

(2)术后肠坏死的主要原因:①术者对嵌闭肠管的血液循环判断错误。②逆行性嵌顿疝(Maydl疝)或称W形疝,发生嵌顿时有3个肠袢同时受累,其中两个肠袢在疝囊内,1个肠袢在腹腔中。腹腔内肠袢居中,承受压力最大。有时疝囊内肠袢血液供应尚好时,腹腔内肠袢的供应动脉已发生闭塞,肠管已坏死。若手术时未检查腹腔内肠袢而只将疝囊内肠袢送回腹腔,术后可出现肠坏死和腹膜炎。

(3)有个别嵌顿疝术中检查肠管血液循环良好,术后肠系膜动脉继发血栓而出现迟发性肠坏死。

术后发现的肠穿孔和肠坏死均表现为腹膜炎的症状。术后有腹痛、腹胀、腹肌紧张、压痛、反跳痛。可伴有发热、白细胞增高等全身中毒症状。肠穿孔者腹部透视可有膈下游离气体。腹腔穿刺可抽出脓液或血性液。明确诊断后应积极做好术前准备,行急症手术。肠穿孔者可行穿孔修补腹腔引流术。肠坏死者可行肠切除吻合术。

3.术后肠梗阻

疝手术后发生肠梗阻者不多见,但在某些情况下确实可以发生肠梗阻。

(1)结扎疝囊时将肠管结扎。

(2)缝合疝囊时缝线缝住肠管,造成局部粘连、成角而发生肠梗阻。

(3)肠管与疝囊有粘连,分离粘连不充分即将肠推挤入腹腔,造成肠管成角、扭转形成肠梗阻。

一般疝手术对腹腔扰乱不大,术后腹胀反应不明显。若发生肠梗阻者则术后有阵发性腹痛、腹胀,恶心呕吐,停止排气、排便等症状。腹部 X 线检查有多个液气平面。经非手术疗法无效时应及时行剖腹探查术。根据术中发现做相应处理,以解除梗阻。

4.睾丸移位、扭转坏死、萎缩

睾丸移位主要是游离疝囊时将睾丸提出切口,术毕时复位欠妥,或在重建外环时将精索缝在一起,造成精索短缩,睾丸移位于阴囊上方。睾丸移位在阴囊上方或耻骨部容易受外伤或挤压损伤,而且由于睾丸不在阴囊内失去了阴囊对睾丸温度的调节作用,影响其发育及功能。移位于耻骨上的睾丸应再手术,松解精索,将睾丸置于阴囊内。为了防止睾丸移位,在处理完疝囊后将睾丸置于阴囊底部,同时用手牵扯睾丸 1～2 次,以使精索及睾丸处于适当的位置。

睾丸扭转的发生主要是游离疝囊,特别是切除全部疝囊时精索游离过多,术毕时精索睾丸放置不当所致。发生扭转后首先出现静脉回流受阻而睾丸肿大、疼痛。若未及时处理,最终供应动脉闭塞,睾丸坏死。此时阴囊亦出现红、肿,有的伴有全身症状。有前述症状出现时应急症手术,行睾丸扭转复位术。待睾丸血循环恢复正常后将精索顺序放置,将睾丸鞘膜与阴囊内层固定。若因手术延误,已发生睾丸坏死者,应行睾丸切除术。因此,在疝手术完毕前妥善恢复睾丸的正常位置十分必要。

睾丸萎缩在疝手术后的发生率根据文献记载可达 12%～15%,多因疝嵌顿、绞窄的肠管压迫或因手术伤及精索血管造成睾丸缺血而引起。Richard 报道 322 例斜疝手术,术后随访有12 例发生睾丸萎缩。谷兴琳(1987)观察 27 例 1 岁以下嵌顿疝患儿,随访 2～21 年,有 5 例发生睾丸萎缩。因此,在手术的整个过程中必须保护精索以免损伤。对嵌顿疝手法复位不成功者应及早手术,手术时检查睾丸的血循环情况,对睾丸确已坏死无生机者,应行睾丸切除,以防发生交感性睾丸炎。

5.切口感染

切口感染是外科手术常见并发症。疝切口属 I 类切口,切口本身无污染可能(嵌顿绞窄疝除外)。由于术前准备不良,术中医源性污染,术后护理不当尿液浸泡,小儿用手搔抓伤口等原因造成切口感染。感染一旦发生将使局部软组织遭到破坏,以后虽可瘢痕修复,但遗有腹壁软弱因素,是手术后疝复发的原因之一。因此,疝手术时一定要严格无菌操作,对复杂疝或术中损伤脏器者,术后全身应用抗生素并加强护理。

6.疝复发

根据国内文献报道,小儿疝术后复发率为1%～2.5%。复发有多种因素,常见的有以下几种原因。

(1)疝囊处理不当是小儿斜疝术后复发的主要原因,且多发生在术后早期。常因疝囊未做处理;没有高位结扎疝囊且留有盲袋;囊颈结扎不牢,单纯结扎者的线结脱落或疝囊结扎不全留有空隙;分离疝囊时后壁撕裂未发现或未处理。

(2)巨大疝腹股沟管重建修补不当。

(3)腹股沟区神经损伤,肌肉萎缩,腹壁软弱。

(4)切口感染,局部软组织瘢痕化,腹壁强度减低。

(5)术前腹压增加因素没有解除。

疝手术后一旦复发,均应再次手术。手术时机的选择应根据患儿具体情况确定。术前应明确复发的原因后再慎重选择适当术式。

(王保刚)

第五节 腹股沟直疝

外科临床所见的腹股沟直疝约占腹股沟疝总数的5%,且多发生在老年人,发生在小儿者极为罕见。Fonkalsrud报道的5 452例小儿腹股沟疝中仅有直疝13例,且多与膀胱外翻共存或发生在结缔组织病患儿。直疝的发生主要是由于Hesselbach三角区腹横筋膜薄弱和腹内压增加所致。有人发现约1/3的直疝患儿有同侧腹股沟疝手术史。这可能有两种情况,一种是原为Pantaloon疝,即除有斜疝外在腹壁下血管内侧还存在另一腹膜囊,即直疝疝囊未被处理;另一种原因是在斜疝手术中寻找疝囊时不适当地过分分离腹股沟管的后壁,造成腹横筋膜损伤而腹壁薄弱,术后腹压增高,使腹膜及内脏自腹壁下动脉内侧向体表突出而形成直疝。直疝的特点为腹膜囊口宽大,外形呈半球状,易复位,极少嵌顿。疝内容物不进入阴囊。其手术治疗关键为加强腹股沟管的后壁,常用的手术方法有巴西尼疝修补术和霍尔斯特德疝修补术。

一、诊断要点

属后天性疝,常见于老年体弱者,多有慢性咳嗽、排尿困难及便秘等诱因。在腹股沟管内侧和耻骨结节外上方出现无痛圆形肿块,平卧后可消失,肿块不进入阴囊。咳嗽时可扪及膨胀冲击感。

二、治疗

主要采取手术加强直疝三角,施行巴西尼或麦克凡修补术。如疝囊较小时,可不必切开,行折叠缝合法。如缝合时张力较大,可将腹直肌前鞘作减张切开。如缺损过大,亦可采用自身阔筋膜、腹直肌前鞘或人工材料行疝成形术。

（一）手术适应证

（1）小儿确诊为腹股沟直疝者,手术年龄以 1 岁以上为宜。

（2）斜疝手术后发生直疝者,应在手术后 1 年以上再考虑做直疝修补术,否则局部手术瘢痕尚未软化,解剖不清易再复发。

（3）斜疝手术时如发现为 Pantaloon 疝,应同时处理。

（二）术前准备

同斜疝手术。

（三）麻醉与体位

同斜疝手术。

（四）手术步骤

一般选用 Bassini 手术多能达到直疝修补的目的,很少复发。

（1）切口:为了便于进行修补术,切口应选用平行腹股沟管的斜切口,可以清楚地解剖腹股沟管和加强腹股沟管的后壁。

（2）切开皮肤、皮下组织、浅筋膜后即可见白色腹外斜肌腱膜,其下端为腹股沟管外环。自外环口向外上方剪开腹外斜肌腱膜,则腹股沟管前壁完全打开。分别游离已剪开的腹外斜肌腱膜的内、外侧叶。外侧叶游离到腹股沟韧带;内侧叶游离到联合肌腱。以上这些手术步骤同弗格森疝修补术。

（3）寻找疝囊高位结扎:直疝疝囊自精索内后方膨出,疝颈宽阔,不进入阴囊。将精索游离后拉向外侧即显露疝囊。切开疝囊将示指伸入疝囊可在其外侧前腹壁摸到腹壁下动脉。疝囊全部游离后在疝颈做荷包缝合、结扎。

（4）游离精索:疝囊高位结扎后将精索提起,自腹横筋膜上将精索完全游离。注意勿损伤精索血管及输精管。

（5）加强腹股沟管后壁:将腹外斜肌腱膜的内侧叶自精索后方穿过与腹股沟韧带缝合。

（6）重建腹股沟管:将腹外斜肌腱膜的外侧叶于精索的前方缝合于腹外斜肌腱膜的内侧叶上方。重叠缝合的外环可容小指尖。

（7）依层缝合皮下组织及皮肤。

如将精索提至皮下,将腹外斜肌腱膜内、外侧叶在精索下方折叠缝合,则为 Halsted 疝修补术。

（五）术后处理

同斜疝手术。

（六）术后的并发症预防及处理

直疝手术后除不发生阴囊血肿外,其他斜疝手术后的并发症均有可能发生,其预防及处理方法亦与斜疝手术同。

（王保刚）

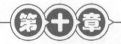

腹腔镜治疗普通外科疾病

第一节　腹腔镜胃十二指肠穿孔修补术

　　胃十二指肠溃疡急性穿孔是溃疡病的并发症之一,表现为严重急腹症,有致命危险,需要紧急处理。由于十二指肠溃疡比胃溃疡多见,因而急性穿孔大多发生在十二指肠,以十二指肠球部前壁偏小弯侧为最多见部位。胃溃疡急性穿孔大多发生在近幽门的胃前壁,也是偏小弯侧,胃溃疡的穿孔一般较十二指肠者略大。溃疡穿孔后,胃肠内容流入游离腹腔,引起急性腹膜炎症状。与前壁溃疡不同,胃十二指肠后壁的溃疡向深部发展时,容易被逐步粘连,因而,大多表现为慢性穿透性溃疡,无急性腹膜炎症状,表现为急性穿孔者少见。对胃十二指肠溃疡急性穿孔的治疗原则首先是终止胃肠内容漏入腹腔,使急性腹膜炎好转以挽救患者生命。在此基础上,当病情需要而又有条件时,可以进一步考虑溃疡病的根治问题。

一、腹腔镜穿孔缝合术原则

　　缝闭穿孔,终止胃肠内容物继续外漏,并较彻底地清除腹腔内的污染物及渗出液,对溃疡穿孔所引起的严重急性腹膜炎有确实疗效。此种手术创伤较轻,对患者的危险较小。穿孔缝合后经过一段时期内科治疗,约 1/3 的患者溃疡可以愈合,症状基本消失。对病期较短的急性溃疡更是如此。穿孔缝合后,即使日后溃疡症状依然存在甚至加重,仍可较安全地进行择期性根治手术。

二、适应证

　　(1)穿孔时间已经超过 12 小时,腹腔感染严重不宜行胃大部切除术者。

　　(2)高龄的胃十二指肠溃疡穿孔患者,全身情况差或伴有心肺肝肾等脏器的严重疾病,不能耐受较大手术者。

　　(3)穿孔修补术不致产生十二指肠狭窄或通过障碍者。

三、禁忌证

　　(1)腹腔粘连多次腹部手术史导致腹腔粘连过重,无法通过肠粘连松解术游离病灶肠管。

　　(2)有凝血机制障碍、腹型过敏性紫癜(Henoch病)、大量腹水、化脓性弥漫性腹膜炎。

　　(3)一般状态极差无法耐受全麻手术。

四、术前准备

(1)置鼻胃管,持续胃肠减压。

(2)输液纠正失水及电解质紊乱,抗休克治疗,必要时输血。

(3)术前应用广谱抗生素,明确诊断后适当给予止痛药或镇静药。

五、麻醉与体位

腹腔镜胃穿孔修补术采用全身麻醉,取平卧体位或术中根据病情改变体位。

六、患者体位与手术人员的位置

根据病情改变手术体位,术者位于患者的左侧,持镜者靠术者左侧站在患者左侧。

七、手术步骤

(一)切口

一般放置 3 枚或 4 枚 trocar:①脐右缘取 1 cm 纵切口,放置 11 mm trocar,作为观察孔。②下面 3 个操作孔根据病情选择,一般以右中腹置入 10 mm trocar 为主操作孔。③左中腹置入 5 mm trocar 作为辅助操作孔。④如穿孔位置较高,需剑突下置入 10 mm trocar,放入三爪拉钩挡住肝脏(图 10-1)。

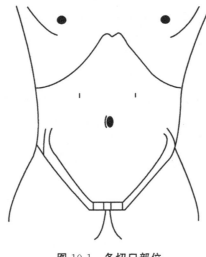

图 10-1　各切口部位

以开放法建立气腹,接通气腹机,注入 CO_2 建立气腹,气腹压力为 1.3~1.9 kPa(10~14 mmHg)。

(二)镜下探查寻找病变,显露胃及十二指肠前壁

胃及十二指肠前壁的穿孔部位很容易发现,可见到穿孔处周围组织明显充血水肿、发硬并有胃或十二指肠液溢出。但有时穿孔处可能被食物或纤维蛋白渗出物所堵塞或被大网膜、肝脏、胆囊所覆盖黏着,将这些粘连物分开后即可看到穿孔部位。若前壁未发现穿孔应切开胃结肠韧带,将胃向上翻开探查胃后。

（三）缝合修补穿孔

胃壁的小穿孔其四周坚硬的范围不大者可用不吸收线做间断的浆肌层缝合，以其周围的正常浆肌层对拢后覆盖穿孔，然后再用大网膜覆盖并与胃壁缝合固定。若为十二指肠溃疡穿孔，可用不吸收线经穿孔边缘做间断缝合。缝合口的方向应与十二指肠纵轴垂直。结扎缝线时不可用力过大，将穿孔的两侧边缘密切对合即可，以防勒断周围有水肿及炎症的组织。缝合后用大网膜覆盖于其表面，再用不吸收线缝合于肠壁表面使之固定。

（四）清洗腹腔

缝合完毕后，用生理盐水冲洗腹腔。尤其注意膈下间隙、盆腔及肠襻间是否有食物残渣或渗出物存留，必须清除并冲洗干净。引流管经右下腹孔引出。

八、术后处理

（1）继续胃肠减压防止胃扩张，一般需持续减压2～3天，直至肠功能恢复。

（2）术后禁食期间给予补液、抑酸、维持营养及水电解质平衡，必要时输血。

（3）术后第2天肠功能恢复后可拔除胃管，可给予流质饮食。术后第3天复查血常规肝功能及血生化，无异常后停止补液、抗炎对症治疗。

（4）术后恢复饮食后给予奥美拉唑口服，每天1次。出院后行正规抗溃疡治疗，2～3个月复查胃镜。

九、手术要点

（1）胃十二指肠溃疡急性穿孔的治疗原则：首先是终止胃肠内容漏入腹腔，使急性腹膜炎好转以挽救患者生命。在此基础上，当病情需要而又有条件时，可以进一步考虑溃疡病的根治问题。为满足以上要求，可供选用的具体治疗方法有三种，即手术缝合穿孔、连续胃肠吸引的非手术治疗以及急症胃切除或迷走神经切断术。穿孔缝合术为缝闭穿孔，终止胃肠内容物继续外漏，并较彻底地清除腹腔内的污染物及渗出液，对溃疡穿孔所引起的严重急性腹膜炎有确实疗效。此种手术创伤较轻，对患者的危险较小，因此，至今仍然是治疗溃疡急性穿孔的主要手段。穿孔缝合后经过一段时期内科治疗，约1/3的患者溃疡可以愈合，症状基本消失。对病期较短的急性溃疡更是如此。穿孔缝合后，即使日后溃疡症状依然存在甚至加重，仍可较安全地进行择期性根治手术。但对于部分患者仍建议行胃大部切除术，而不采用单纯穿孔修补术：①长期溃疡病史，反复发作，症状较重。②以往曾有穿孔或出血史。③急性穿孔并发出血。④手术时见溃疡周围瘢痕多，为胼胝状溃疡。⑤已有幽门瘢痕狭窄，或穿孔大缝合后易造成幽门狭窄。⑥较大的胃溃疡穿孔，特别是疑有癌可能时。⑦多发性溃疡。患者应具备以下条件才能考虑在治疗穿孔的同时进行根治性手术：患者一般情况较好，无心肺等重要器官并存病；根据穿孔大小，胃肠内容物漏出多少，发病后就医的早晚，以及术中所见腹腔渗出液性质等因素，进行综合判断，认为腹腔内感染尚较轻者。因此，对于术方式的选择，术前术者应充分斟酌。

（2）大多数胃十二指肠溃疡穿孔，单纯靠缝线缝合缺损，常常造成缝线撕破水肿变脆的组织，此时宜选择简单地用一块大网膜覆盖于缺损处，并用全层缝合法将大网膜与十二指肠壁缝合，这样可以避免缝线的张力切割所缝合组织。

（3）宜使用大量的生理盐水彻底冲洗腹腔。

（4）腹腔镜下探查腹腔内情况，清理腹腔脓性渗液，找到穿孔部位（多数在胃窦前壁，部分会在幽门管或胃体小弯侧),判断穿孔情况,如怀疑癌性穿孔则需要切片活检,避免漏诊;如果胃内容物较多,可以将吸引器经穿孔处伸入胃腔内,吸尽胃液;由于穿孔处的胃壁水肿、组织松脆,缝合线如靠近穿孔边缘,容易造成胃壁撕裂,故常将入针处选择在距孔边缘 5 mm 处的胃壁;缝合时由穿孔的两侧向中心全层缝合,大网膜覆盖固定修补穿孔处。

(王保刚)

第二节 腹腔镜小肠部分切除术

腹腔镜小肠部分切除术在胃肠微创外科应用较多,肠段切除的范围和吻合方式根据病情及术中情况选择,以保证手术效果。手术方式有全腹腔镜和腹腔镜辅助小肠切除术两种。

一、适应证

(一)小肠肿瘤
小肠良性肿瘤、恶性肿瘤。

(二)小肠损伤
小肠经分离粘连,肠壁浆肌层损伤较重,肠壁菲薄,修补困难;外伤后的小肠穿透性损伤和非穿透性损伤。

(三)小肠炎性疾病
炎性肠道溃疡、穿孔,修补不可靠;或因病变呈节段性。

(四)肠管坏死
由肠粘连、感染性肠疾病、肠系膜疾病、疝等引起的急性肠梗阻所致肠管坏死。

(五)小肠先天性疾病
肠管或肠系膜先天发育异常。

二、禁忌证

(1)腹腔粘连多次腹部手术史导致腹腔粘连过重,无法通过肠粘连松解术游离病灶肠管。

(2)有凝血机制障碍、腹型过敏性紫癜(Henoch 病)、大量腹水、化脓性弥漫性腹膜炎。

(3)一般状态极差无法耐受全麻手术。

三、术前准备

常规检查血、尿、凝血常规、肝肾功能、胸腹部透视、心电图。控制炎症,治疗伴发病,如有贫血、低蛋白血症、电解质紊乱及酸碱平衡失调应及时纠正。

除此之外还应根据患者病情及手术需要进行下列准备。

(1)有明显感染征象者除全身应用抗生素外,应于择期手术前 3～5 天进行肠道准备。

(2)术前行胃肠减压,以减小肠道内压力。

行小肠部分切除的患者其中一部分为急诊患者,如急性肠梗阻、小肠出血等可根据病情给予抗炎、抗休克、胃肠减压。

四、麻醉

腹腔镜小肠切除术采用全麻。

五、患者体位与手术人员的位置

仰卧位或截石位,根据病情改变手术体位,术者位于患者的左侧,助手站于患者的右侧,持镜者靠术者左侧站在患者左侧。

六、手术步骤

一般放置 4 枚 trocar:①脐下 2～3 cm 向左 2～3 cm 处,11 mm trocar。②腹白线脐上 2～3 cm 处 5 mm trocar。③脐与右髂前上棘连线中点处 5 mm trocar。④右锁中线肋缘下 2 cm 处 5 mm trocar。各切口部位如图 10-2。

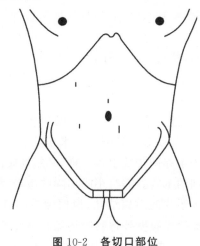

图 10-2 各切口部位

(一)建立气腹

以开放法为例。术野皮肤常规碘伏消毒,铺无菌巾。取脐下 2～3 cm 处切口长约 1.0 cm,逐层切开皮肤、皮下、腹直肌前鞘、向右侧拉开腹直肌、打开腹膜,置入 11 mm trocar,接通气腹机,注入 CO_2 建立气腹,理想的气腹压力为 1.3～1.9 kPa(10～14 mmHg),置入腹腔镜。

(二)trocar 置入

镜下分别于脐上 2～3 cm 处、右肋弓下、脐与右髂前上棘连线中点处穿刺置入 5 mm 3 个 trocar,插入手术操作器械,探查。

(三)镜下探查

明确诊断,确定切除范围,阻断肠腔,将欲切除肠管远近端用布带扎紧,如为肿瘤,需切除肿瘤两侧 5～10 cm 正常肠管。用肠钳提起待切除肠管,保持肠管及系膜一定张力,确认肠系膜血管走行情况,用超声刀分离解剖肠系膜血管,细小血管用超声刀直接闭合,较大血管用血管夹夹闭,然后分离离断。

(四)肠管游离及吻合

1.体外吻合

游离足够的小肠系膜,在适当位置的套管处延长切口,注意小肠系膜有无扭转,同时将小肠两端牵拉出腹壁切口,按开腹手术的小肠吻合,可以手工吻合,也可以使用吻合器。

2.体内吻合

离断肠管使用 30 mm 内镜切割闭合器切割离断肠管,切除肠管置于内镜袋中防止污染腹腔。将游离断的肠管平行靠拢,缝合线固定肠管在同一水平,两侧肠管在同一水平,两侧肠管分别切开一小口,将60 mm内镜切割闭合器由小切口处置入相邻的远近肠管内,击发后行小肠侧侧吻合,再用 30 mm 切割闭合器闭合小肠处小切口。

(五)闭合肠系膜孔

缝合小肠系膜的裂孔。

(六)关腹

腹腔镜观察下,退出各种操作器械,消除气腹,拔除 trocar,缝合各操作孔。

七、术后处理

(1)继续持续胃肠减压,直至肠蠕动恢复,肛门排气即可拔除。胃肠减压期间按体重补充能量,确保水电解质平衡。

(2)术后第 5 天起,每晚口服液状石蜡 30 mL,共 3~4 次。

八、手术要点

(1)小肠肿瘤体积较小、周围粘连不严重的良性小肠病变实施完全腹腔镜下小肠局部切除术,手术操作简单、时间短、创伤小,微创效果显著。手术切除肿瘤肠管,同时要清扫区域淋巴结以达到根治切除的目的,腹腔镜手术亦同传统手术一样,必须彻底清扫与肿瘤转移有关的区域淋巴结,根据肿瘤所占部位采取不同的术式。需行小肠切除的患者,我们主张在腹腔镜下先用布带结扎病灶两端小肠,然后完成小肠系膜的游离结扎,根据肿瘤部位选择辅助腹壁切口 4~5 cm,塑料保护套保护好切口,再将肿瘤提出腹壁外行肠段切除和吻合术,不必强求完全腹腔镜下小肠切除。完全腹腔镜小肠切除和吻合术要求高,而切除的标本仍需经 3 cm 腹壁切口取出。腹腔镜辅助小肠切除术的创伤并不比完全腹腔镜手术创伤大。

(2)小肠探查顺序及病变的定位:小肠病变位置的术中定位是一个难点,我们体会可以遵循从上至下顺序,从上(Treitz 韧带)或从下(回盲部)开始,但须全小肠探查,且应"一个来回"。也可参照术前的初步判定病变部位,必要时将肠管翻转,这样不仅不会遗漏病变,而且可使小肠恢复原来的位置,利于肠功能恢复。探查时宜用两把无损伤肠钳交替钳持肠管,动作轻柔,而不能夹肠管。对于水肿明显的肠管更需要谨慎钳持,以免肠壁受损,一旦发现受损须立即修补。

(3)在行腹腔镜小肠切除术之前,通常是对病变及部位确诊一种探查,对于各种原因所致肠梗阻、不明原因的长期慢性腹痛、小肠出血、小肠肿瘤、克罗恩病、小肠外伤等,我们体会都可作为腹腔镜下全小肠探查适应证。当探查到梗阻部位遇肠管扩张明显时,全程操作必须轻柔、谨慎。

九、常见手术并发症及预防

(一)吻合口漏

因小肠血运丰富,所以小肠吻合口漏相对较少见。一般小的瘘口通过禁食水、胃肠减压、静脉高营养等支持治疗可以治愈,最关键的是引流管通畅,通常的保守治疗均可治愈,如引流无效,出现弥漫性腹膜炎或大瘘口需再次手术治疗,必要时需要开腹手术。

（二）吻合口狭窄

与吻合口漏相似,发生的概率较低,术后早期的吻合口狭窄一般与肠管的水肿经过 2～3 周的治疗均可得到缓解,所以术中应尽量操作轻柔以减轻肠管水肿的程度。

（王保刚）

第三节　腹腔镜阑尾切除术

一、急性阑尾炎

急性阑尾炎是普外科最常见的急腹症之一,多数需急诊手术,手术不及时,可能导致阑尾穿孔、化脓,引起局限性腹膜炎,或致阑尾周围脓肿、弥漫性腹膜炎等并发症,也可能导致肝脓肿、门静脉炎等严重并发症。尤其在老年及儿童,一是年龄大,对疼痛敏感较差,易延误或掩盖病情,另一是年龄小,腹膜发育不完全,病程进展快,对这两者一旦明确诊断为急性阑尾炎时,应立即手术,以避免严重并发症的发生。

（一）适应证

(1)急性单纯性阑尾炎。

(2)急性化脓性或坏疽性阑尾炎。

(3)急性阑尾炎穿孔伴弥漫性腹膜炎。

（二）禁忌证

(1)明显的凝血功能障碍。

(2)年老体弱患严重的内科疾病,不能耐受手术。

(3)患烈性传染病暂不手术,待病情控制后考虑手术。

（三）术前准备

常规检查血、尿、凝血常规,肝、肾功能,胸腹部透视,心电图,腹部,成年女性患者应行妇科超声,以除外宫外孕、卵巢囊肿等妇科疾病。了解并调整全身重要脏器功能,控制血压、血糖、电解质及凝血功能等指标正常或接近正常范围,如存在功能不全应给予纠正。

术前禁食水 6 小时以上。

（四）麻醉

采用硬膜外麻醉或全身麻醉。

（五）患者体位与手术人员的位置

患者多取头低足高 10°～20°、左侧倾斜 10°～30°卧位,术者、助手位于患者的左侧。

（六）操作步骤

1.建立气腹

以开放法为例,术野皮肤常规碘伏消毒,铺无菌巾。取脐右缘弧形切口长约 1.0 cm,逐层切开皮肤、皮下、腹直肌前鞘、向右侧拉开腹直肌、打开腹膜,置入 10 mm trocar,接通气腹机,注入 CO_2 建立气腹,理想的气腹压力为 1.3～1.6 kPa(10～12 mmHg),置入腹腔镜。

2.trocar 置入

常规腹腔镜阑尾切除术腹壁戳孔、置入 trocar 方法,通常有 3 种。①脐缘弧形切口 10 mm trocar、左下腹腹直肌外缘 10 mm trocar、麦氏点 5 mm trocar(图 10-3)。②脐缘弧形切口10 mm trocar,麦氏点上、下 3 cm 处各 5 mm trocar(图 10-4)。③经脐缘部右侧弧形切口 10 mm trocar,脐缘右侧各 5 mm trocar(图 10-5)。

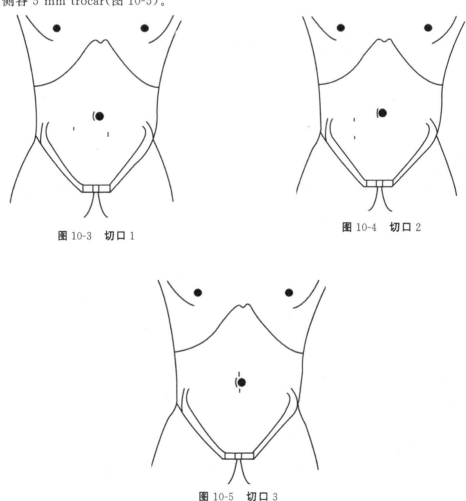

图 10-3　切口 1　　　　　　　　　　图 10-4　切口 2

图 10-5　切口 3

3.探查腹腔

观察腹腔内脏器情况,显露阑尾,进一步明确诊断,了解腹腔内渗出液、脓液分布情况,阑尾炎症程度及阑尾的位置。

4.处理阑尾系膜

吸引器吸出阑尾周围脓性渗出液,用无损伤钳提拉阑尾,显露阑尾及系膜,以超声刀(或电凝钩)离断阑尾系膜血管,边离断边显露,如阑尾动脉较粗可用可吸收夹夹闭或圈套线套扎阑尾动脉,渐显露至阑尾根部。

5.切除阑尾

确定阑尾根部后,明确与回肠末端及结肠关系,用圈套线或可吸收结扎夹于阑尾根部套扎或夹闭阑尾,远端切除,并用电烧或超声刀烧灼、破坏阑尾残端黏膜。

6.取出阑尾

用取石钳取出阑尾,如阑尾取出困难可将切除阑尾装入标本袋,自脐部穿刺孔取出。吸出渗出液或纱布条清拭腹水,根据情况决定行局部冲洗或留置腹腔引流,术区充分止血,拔除诸trocar缝合切口,术毕。

(七)术后处理

术后6小时可离床活动,术后排气后可进半流食,常规应用抗生素,或根据细菌培养结果调整抗生素,术后3天切口处换药,术后5～7天可办理出院。

(八)手术要点

(1)急性化脓性阑尾炎通常表现为阑尾肿胀明显,浆膜高度充血,表面覆有脓苔,阑尾周围通常有脓性渗出液,并与大网膜、肠系膜粘连,显露较困难,可用吸引器吸出阑尾周围、肠间及盆腔脓性渗出液,如阑尾被大网膜包裹可用吸引器分离,如血运丰富可用超声刀、电凝止血,并逐渐暴露阑尾,左手持无损伤钳提拉阑尾中上部,如阑尾较粗提拉困难可钳夹阑尾系膜,暴露阑尾系膜,超声刀于阑尾中上部开始离断阑尾系膜,通常应用边切边凝方式,如见阑尾动脉较粗可用可吸收夹夹闭或圈套线套扎阑尾动脉,并逐渐向阑尾根部离断。

(2)坏疽性及穿孔性阑尾炎通常阑尾与结肠、小肠粘连较重,且结肠及小肠表面充血、水肿明显,应用吸引器、无损伤钳拨、推、吸法作仔细分离粘连,动作应轻柔,防止损伤肠管。吸出阑尾周围、肠间及盆腔脓性渗出液及粪便。坏疽性、穿孔性阑尾炎阑尾系膜通常显露困难,可左手持无损伤钳提拉阑尾,如阑尾较粗提拉困难可钳夹阑尾系膜,如阑尾系膜与周围组织粘连较重,可用弯钳、吸引器分离粘连,逐渐向阑尾根部离断,充分暴露阑尾根部。如阑尾未穿孔,圈套线从阑尾头部套入,左手抓钳提起阑尾头部,右手将圈套线送入阑尾根部,轻轻收紧圈套线,因阑尾根部充血、水肿明显,使阑尾根部闭合即可,反复套扎2次。如阑尾根部已坏疽穿孔,坏疽穿孔处提起阑尾,切断阑尾根部,剪断多余结扎线和阑尾,将阑尾放入标本袋中取出;如阑尾穿孔处距盲肠壁超过0.5 cm,用圈套线轻轻套扎,使阑尾黏膜闭合即可;如根部坏疽穿孔距盲肠壁<0.5 cm,用细针阑尾根部行"8"字全层缝合。

(九)常见并发症及处理

腹腔镜阑尾切除术时出现开腹手术时的并发症机会很少,或者说几乎不会发生,个别人可能因腹腔内脓汁过多,在脐部切开时脓汁溢出,造成脐部切口感染。预防办法:术前考虑可能有腹腔积脓时,在做脐部切口时尽量上提切口,避免腹内脓汁污染切口。一旦发生切口感染,可按开腹手术时的切口感染处理办法处理。

二、慢性阑尾炎

多数慢性阑尾炎是由急性阑尾炎转变而来,只有少数患者没有急性阑尾炎的过程。大多数慢性阑尾炎患者阑尾腔内有粪石,这也是慢性阑尾炎反复腹痛发作的主要原因之一。慢性阑尾炎确立诊断即应行手术治疗,腹腔镜阑尾切除术因具有创伤小、恢复快、腹壁瘢痕小、并发症少、住院时间短等优点,成为目前慢性阑尾炎手术的首选术式,但慢性阑尾炎常有较重的腹腔粘连,手术时应谨慎、细致、轻柔操作,避免副损伤发生。

(一)适应证、禁忌证、术前准备、麻醉及患者体位与手术人员的位置

均同前。

(二)操作步骤

(1)建立气腹、trocar置入同前,宜采用第一种方法置入trocar。

(2)探查腹腔暴露阑尾慢性阑尾炎多表现为阑尾壁增生肥厚,表面灰白色,通常与周围组织粘连,慢性阑尾炎炎症较轻,通常分离粘连后较易寻找。

(3)处理阑尾系膜用无损伤钳提拉阑尾,显露阑尾及系膜,以超声刀(或电凝钩)离断阑尾系膜血管,边离断边显露,如阑尾动脉较粗可用可吸收夹夹闭或圈套线套扎阑尾动脉,渐显露至阑尾根部。

(4)阑尾根部处理确定阑尾根部后,明确与回肠末端及结肠关系,用圈套线或可吸收结扎夹于阑尾根部(双重)套扎或夹闭阑尾,远端切除,并用电烧或超声刀烧灼、破坏阑尾残端黏膜。

(5)取出阑尾将阑尾装入标本袋,自脐部穿刺孔取出。

(三)术后处理

同前。

(四)手术要点

1.粘连的分离

慢性阑尾炎通常与周围组织粘连,如粘连为疏松组织可用剪刀分离,如粘连处有血管可用超声刀边切边凝方法分离,分离粘连时,如为紧密粘连则应仔细辨认粘连处与周围肠管的关系,分离粘连时应小心谨慎,避免肠管损伤。如阑尾根部远端粘连重,无法分离,可于阑尾根部处先行结扎,于结扎线远端离断阑尾,于阑尾浆膜下分离剥脱阑尾,直至将阑尾完全剥出。

2.系膜的显露、阑尾根部的处理

慢性阑尾炎阑尾系膜通常较易显露,左手持无损伤钳提拉阑尾中上部,暴露阑尾系膜。如系膜缩短变硬、阑尾扭曲则应用超声刀于阑尾中上部开始逐渐离断系膜,边离断边理顺系膜,进一步显露阑尾根部,充分暴露阑尾根部时进一步了解与回肠末端、回盲部关系,圈套线从阑尾头部套入,左手抓钳提起阑尾头部,右手将圈套线送入阑尾根部,收紧圈套线,应双重套扎。

三、腹膜后阑尾

阑尾通常情况下是一个腹腔内位器官,少数人的阑尾为腹膜外位或间位器官。传统开腹手术时有术者手的参与,在扩大切口充分显露阑尾的情况下,将后腹膜或侧腹膜打开,将阑尾切除。腹腔镜阑尾切除术开展以来,由于手不能进入腹腔,使这一类阑尾炎变得特殊,处理上增加了一定难度。本部分主要介绍腹膜后阑尾的腹腔镜下切除术,供同行在实际工作中参考。

(一)适应证、禁忌证、术前准备、麻醉及患者体位与手术人员的位置

均同前。

(二)操作步骤

(1)建立气腹、trocar置入同前,宜采用第一种方法置入trocar。

(2)探查腹腔沿结肠带找到阑尾后,无法提起阑尾尖端,进一步将回肠向左侧拉开、充分显露即可见阑尾位于腹膜外,有时可能为根部部分,有时可能为尖端位于腹膜外。

(3)处理阑尾及阑尾系膜根据处于腹膜外阑尾部位不同,有两种处理办法:①远端位于腹膜外而腹腔内可见阑尾根部者,先以超声刀、分离钳分离阑尾根部,然后,以弯钳穿透阑尾根部系膜,拉入丝线,做阑尾根部结扎,于结扎线远端切断阑尾,再次圈套线结扎阑尾根部,钳夹远端阑尾,超声刀或分离钳于阑尾表面或浆膜下剥离阑尾至完全剥出阑尾即可。由于腹膜后阑尾炎腹腔内渗出、脓汁多较少,如此处理较安全,但处理阑尾根部时难度较大,不熟练者不宜采用。②尖端为腹腔内者,腹腔内可能渗出或脓汁较多,周围粘连可能较重,给手术带来一定困难。钳夹阑尾尖端,以超声刀紧靠阑尾剪开侧腹膜及阑尾系膜直至阑尾根部,圈套线(双重)套扎阑尾根部、切除阑尾。

(三)术后处理
同前。

(四)手术要点

1.显露阑尾

腹膜后阑尾通常腹腔内炎症反应较轻,当循结肠带找到阑尾根部,但不能提起远端时,应考虑是否为腹膜后阑尾,此时,不宜粗暴、强行提拉阑尾,而应将回肠向左侧拉开,完全显露阑尾,明确其确切位置。

2.阑尾的处理

腹膜后阑尾有三种情况。

(1)全部位于腹膜外的处理方法:紧靠阑尾打开外侧侧腹膜,将阑尾剥出,如粘连较重或炎症重,可于阑尾浆膜下分离剥脱阑尾,直至将阑尾完全剥出。②远端位于腹膜外的处理方法。①逆行切除:以超声刀、分离钳分离阑尾根部,然后,以弯钳穿透阑尾根部系膜,拉入丝线,做阑尾根部结扎或以带锁结扎夹夹闭阑尾根部,于结扎线远端切断阑尾,再次圈套线结扎阑尾根部,钳夹远端阑尾,超声刀或分离钳于阑尾表面或浆膜下剥离阑尾至完全剥出阑尾。②紧靠阑尾打开外侧侧腹膜,将阑尾剥出。

(3)近端位于腹膜外的处理方法:提拉阑尾,紧靠阑尾用超声刀、分离钳或冲洗吸引器游离阑尾至根部,然后结扎、切除阑尾。

(王保刚)

第四节　腹腔镜腹股沟疝修补术

1992年,加拿大医师 Dion 首先报道了经腹腔腹腔镜腹股沟疝修补术(transabdominal preperitoneal approach,TAPP),应用较广泛,手术是经腹切开腹股沟区腹膜并作分离,回纳或离断疝囊,显露整个耻骨肌孔的腹膜前间隙,然后在此间隙植入网片并固定,覆盖耻骨肌孔,最后将腹膜关闭。TAPP 手术随着对植入补片尺寸的共识(必须≥15 cm×10 cm)及必要的固定,其修补效果是相当满意的,可帮助腹腔镜外科医师在腹腔镜手术的操作如切开、分离、置放补片、钉合固定及缝合等技能上得到训练和提高,但有腹腔脏器损伤及术后腹腔粘连的可能。

一、适应证及禁忌证

TAPP 手术适用于成人的Ⅰ型、Ⅱ型、Ⅲ型、Ⅳ型的腹股沟疝和股疝,对复合疝、双侧疝、非腹膜前开放修补术后的复发疝有比较明显的优点,对单纯的单侧腹股沟疝患者可根据患者意愿采用这一式式。

难复性疝、滑疝或嵌顿疝及有下腹部手术史的腹股沟疝是 TAPP 术式的相对禁忌证,对该类患者可以根据术者经验有选择性地进行。不能耐受全麻及绞窄疝是手术禁忌。

二、术前准备

常规检查血、尿、凝血常规,肝、肾功能,胸腹部透视,心电图。控制炎症,治疗伴发病,如有贫血、低蛋白血症、电解质紊乱及酸碱平衡失调应及时纠正。

手术前 1 天常规皮肤准备,术前禁食水 6 小时以上,留置尿管,熟练后也可不必导尿。

三、麻醉

采用硬膜外麻醉或气管插管全身麻醉。

四、患者体位与手术人员的位置

患者取头低脚高位,两臂缚于身体两侧以便于医师站位和操作,监视器位于患者脚侧,术者立于右侧,持镜者站在主刀医师旁后方或对侧。

五、操作步骤

TAPP 需有 3 个腹壁戳孔,置入 trocar:①脐部 11 mm trocar。②脐水平两侧腹直肌外侧各置入 5 mm trocar。

(一)建立气腹

以开放法为例。术野皮肤常规碘伏消毒,铺无菌巾。取脐下缘切口长约 1.0 cm,逐层切开皮肤、皮下、腹直肌前鞘、向右或左侧拉开腹直肌(患侧),打开腹膜,置入 11 mm trocar,接通气腹机,注入 CO_2 建立气腹,理想的气腹压力为 1.3~1.9 kPa(10~14 mmHg),置入腹腔镜。

(二)trocar 置入

镜下分别于两侧腹直肌外侧穿刺置入 5 mm、5 mm 2 个 trocar,插入手术操作器械,探查。

(三)回纳疝囊及建立腹膜前间隙

先将疝内容物拉回腹腔,注意动作轻柔,避免损伤。如回纳困难可以适当切开疝环。于内环口上方自髂前上棘处向脐内侧韧带切开腹膜,直疝和小的斜疝疝囊可以直接回纳,显露内环口,大的斜疝疝囊应该横断,远端旷置。对于滑疝,应将疝囊全部回纳,切不可离断,以避免误伤膀胱或肠管。进入腹膜前间隙,先向内侧分离腹膜前间隙,暴露耻骨结节和耻骨梳韧带,并超过 3 cm,进入耻骨后间隙,内侧过中线。腹壁下血管留于腹壁方,下缘的腹膜自精索和输精管分离,使精索腹壁化 6 cm 以上,上缘腹膜前继续扩大分离 1~2 cm,外侧适当进行分离至髂前上棘附近,以便有足够的空间置放补片。

(四)放置及固定补片

常用 10 cm×15 cm 的聚丙烯网片作为修补材料。将补片卷曲从 10 mm 穿刺套管置入后展平覆盖整个耻骨肌孔区域。内侧越过中线,下方过耻骨结节和耻骨梳韧带 3 cm 进入 Retzius 间隙,覆盖于内环精索上并延伸至外侧腹股沟间隙腰大肌表面。对于斜疝,以内环为中心来看,四周补片的搭界面已经足够。因此不需要固定,这样可有效防止因为固定引起的神经和血管的损伤。对于比较大的直疝缺损,在缺损下缘和内侧的搭界面可能不够,有可能因补片膨出而导致复发,因此需要在耻骨结节和耻骨梳韧带上及腹直肌和弓状缘上钉合固定补片。

(五)缝合或钉合腹膜

建议练习并掌握腔镜下缝合技术,这样不仅可节约钉枪费用,降低手术成本,还可掌握腔镜下缝合技能,使用 2-0 Prolene 缝线或可吸收缝线,预留 25 cm 长度,在线的头端打一个结并留出能穿过缝合针的小圈,线头留出 4 cm,以备最后打结用。自右侧向左侧缝合,缝合 2～3 针后拉紧并锁结,再依此法继续缝合,缝合完成后再回缝,并与预留的线头打结,这样可使打结简单容易。或使用门状钉钉合腹膜,但需要使用 11 mm 的主操作套管。

六、术后处理

术后常规 6 小时吸氧及平卧,阴囊内如有气肿,切勿挤压回入腹腔,以免补片移位,气体可在 24 小时内吸收。鼓励 6 小时后下床活动及进食,次日可正常生活,2 周后可进行正常运动。

七、并发症及处理

(一)术中并发症

较少见,多因腹腔镜操作不当及解剖不熟悉引起,如肠管及膀胱损伤、腹膜后大血管及腹壁下血管损伤、输精管及精索血管损伤等,通常有下腹部手术史的患者容易发生。熟练掌握腹股沟区腹膜前间隙解剖、术中仔细操作可避免发生严重并发症,仔细检查,及时发现并妥善处理,以避免严重后果的发生。

(二)术后并发症

1.血清肿

为补片与疝囊内的积液,表现为原疝囊部位的肿物,大小与疝相仿,不能回纳,需与疝复发鉴别,可行 B 超检查,为液性暗区。如为较大的血清肿或患者胀痛感明显可以穿刺抽吸。如较小可待其自行吸收。

2.血肿

为术中损伤血管或腹膜前间隙出血所致。表现为阴囊的肿胀和瘀斑,张力可较高,轻微的可自行吸收。较多的积血可等 48 小时后穿刺抽吸。

3.皮下或阴囊气肿

为腔镜手术特有并发症,气体可在 24 小时内吸收,切勿挤压,以免影响补片的位置。

4.尿潴留

常见于前列腺增生的患者,术后如有发生可留置导尿管。

5.睾丸炎和神经感觉异常

睾丸动脉受损影响睾丸血供可发生缺血性睾丸炎,较少见。神经感觉异常多数为暂时性,与腹膜前间隙分离过度、使用电凝或钉合补片时部位不恰当影响神经有关,大多数能自行恢复,必要时可局部封闭治疗。

6.肠梗阻

较少见,多数是因为腹膜撕裂后未修补,补片与小肠直接接触形成粘连有关。

7.腹膜炎

为严重并发症,较罕见,与术中损伤肠管后未及时发现及处理有关,需再次手术处理并取出补片。

8.复发

总体复发率较低,复发大多因手术开展之初,技术因素造成术后补片移位,或使用的补片不够大所致。熟悉腹股沟区的解剖和应用较大的补片后复发率可以控制在较低水平(<1%)。

八、评价

由于腹股沟疝是一常见病及多发病,因此,对于一个已经较熟练掌握腹腔镜胆囊切除术的医师应逐步开展经腹腔腹膜前腹股沟疝补片修补术,可以进一步训练其腹腔镜下操作技术,包括切开、分离、补片置放、钉合固定及缝合,这对一个腹腔镜外科医师来说是极好的锻炼机会。

完全腹膜外腹腔镜腹股沟疝修补术(totally extraperitoneal approach,TEP)是由美国McKernan于1992年首先报道,由于不进入腹腔直接进入腹膜前间隙,保证了腹膜的完整性,最大限度地避免了腹腔脏器的损伤,修补理念上更为合理。但操作空间较小,解剖标志点不熟,手术难度较TAPP高。

九、适应证及禁忌证

TEP手术适用于成人的Ⅰ型、Ⅱ型、Ⅲ型、Ⅳ型的腹股沟疝和股疝(中华外科学会疝与腹壁外科学组2003年8月修订稿),对复合疝、双侧疝、非腹膜前开放修补术后的复发疝有比较明显的优点,对单纯的单侧腹股沟疝患者根据患者意愿可采用这一术式。

难复性疝、滑疝、嵌顿疝、绞窄疝及有下腹部手术史和不能耐受全麻是TEP术式的禁忌证。

十、术前准备

常规检查血、尿、凝血常规、肝肾功能、胸腹部透视、心电图。控制炎症,治疗伴发病,如有贫血、低蛋白血症、电解质紊乱及酸碱平衡失调应及时纠正。

手术前1天常规皮肤准备,术前禁食水6小时以上,留置尿管。

十一、麻醉

采用硬膜外麻醉或气管插管全身麻醉。

十二、患者体位与手术人员的位置

患者取头低脚高位,两臂缚于身体两侧以便于医师站位和操作,监视器位于患者脚侧,术者立于患侧对侧,持镜者站在主刀医师旁后方或对侧。

十三、操作步骤

TEP需有3个腹壁戳孔,置入trocar:①脐部11 mm trocar。②脐下5～6 cm及10 cm腹白线处各置入5 mm trocar。

(一)建立气腹及trocar置入术

将皮肤常规碘伏消毒,铺无菌巾。在脐下偏疝一侧行一切口约1.5 cm,双侧疝选在疝囊较大一侧。拉钩拉开皮下脂肪组织,暴露并切开腹直肌前鞘,注意勿切开腹白线进入腹腔,将腹直肌向外侧拉开,即可见腹直肌后鞘。左手示指插入腹直肌后鞘与腹直肌之间的间隙,并尽手指所长分离该间隙。于示指指尖所示的腹白线上即脐下5～6 cm处切开皮肤5 mm,在示指引导下置入5 mm trocar,注意勿穿破后鞘和腹膜以免造成漏气及内脏损伤。脐下切口置入 10 mm Harson 穿刺套管后,充入 CO_2 气体,压力为 1.3～1.6 kPa(10～12 mmHg)。插入腹腔镜,分离钳从第一个 5 mm 穿刺套管进入直视下分离腹直肌后间隙,向下达耻骨结节,并超过耻骨结节3 cm进入耻骨后间隙,向两侧分离显露耻骨梳韧带。再于这一 5 mm trocar 下方 5 cm 处的腹白线上,置入另一个 5 mm trocar。初学者也可借助于球囊扩张器帮助建立腹膜外空间取脐下缘切口长约 1.0 cm,逐层切开皮肤、皮下、腹直肌前鞘、向右或左侧拉开腹直肌(患侧),打开腹膜,置入 11 mm trocar,接通气腹机,注入 CO_2 建立气腹,理想的气腹压力为 1.3～1.9 kPa(10～14 mmHg),置入腹腔镜。

(二)进入腹膜前间隙

向患侧腹股沟区 Bogros 间隙分离,先找到腹壁下血管,于该血管后方进入外侧的 Bogros 间隙,即可显示内环口及其下缘的髂耻束,而精索血管、输精管和疝囊则被精索内筋膜(腹横筋膜后层)包裹呈圆锥状从内环口穿出。

(三)回纳疝囊

如果存在直疝,在腹壁下血管内侧沿脐膀胱前筋膜和前方的腹横筋膜之间分离使疝囊回纳,不管直疝疝囊多大,此层分离较为容易。不需要打开脐膀胱前筋膜,以避免伤及膀胱。斜疝则必须打开精索内筋膜才能找到疝囊,将精索内筋膜离断,辨别出疝囊,再将疝囊和精索血管及输精管分开,回纳疝囊。剥离的操作要轻柔,避免精索血管和输精管的损伤。如果精索内筋膜离断完全,可以较容易将疝囊拉回回纳。对一些较大的疝囊如果完全回纳困难可以结扎疝囊后横断,远端旷置。疝囊回纳后可以清楚地看到腹膜返折线,尽量向头侧游离腹膜边缘,给放置补片留出足够的空间,一般要求精索与腹膜分开要 6 cm 长。这一步骤被称为精索的腹壁化,对下一步放置补片很重要,而且尽量不要将腹膜拉破。剥离过程中如果腹膜撕裂可以缝合关闭,如果进入腹腔的气体较多影响操作时,可以置入气腹针放气。

(四)放置补片

有数种补片供选择,包括平片及三维补片。通常选用 10 cm×15 cm 大小的网片,将补片卷曲从 10 mm trocar 置入后展平,并覆盖整个耻骨肌孔区域。补片放置的要求是内侧越过中线,下方过耻骨结节和耻骨梳韧带 2 cm 进入 Retzius 间隙,覆盖于内环精索上并延伸至外侧腹股沟间隙腰大肌表面,如果是双侧的疝修补需要将两块补片在中线处重叠。这样就覆盖了整个耻骨肌孔区域。在腔镜的监视下将 CO_2 气体释放后,由于腹膜和腹内压的作用使补片固定于原位,无须固定,这样就有效地防止了因固定引起的神经和血管的损伤。对于斜疝,以内环为中心来看,四周补片的搭界面已经足够。对于比较大的直疝缺损,在缺损下缘和内侧的搭界面就相对不足,压力可使补片膨出而导致移位,最终导致复发,因此需要在耻骨梳韧带上及腹直肌和弓状缘上钉合固定补片。

十四、术后处理

术后常规 6 小时吸氧及卧床,阴囊内如有气肿,切不可挤压回入腹腔,以免补片移位,气体可在 24 小时内吸收,鼓励 6 小时后下床活动及进食,次日可正常生活,2 周后可进行正常运动。

十五、评价

全腹膜外腹股沟疝补片修补术较经腹腔腹膜前补片修补术相对来讲比较难,难在解剖标志点的认知及操作空间有限,因此,我们建议应在开展 TAPP 术熟练后,再开展 TEP 手术。

(王保刚)

第五节　腹腔镜疝囊高位结扎术

小儿腹股沟疝是小儿外科最常见的疾病，几乎所有小儿的腹股沟疝都是斜疝，发病率为 0.8%～4%。小儿斜疝是发育过程遗留的疝囊，腹股沟管并无肌肉薄弱的因素，或即使腹壁有薄弱处也可以在以后的生长发育中得到加强。另外小儿腹股沟短，故不需修补，只做疝囊高位结扎就可以达到根治的目的，是目前公认的治疗小儿斜疝的典型方法。

传统疝囊经腹股沟管的高位结扎术需在患侧做 3～4 cm 切口，找到疝囊后在疝囊颈露出腹膜外脂肪处结扎疝囊，但因其操作的局限性，术中必然会破坏腹股沟的解剖结构，损伤精索血管、神经和提睾肌，在小儿生长发育过程中引起不良后果；同时，如何处理隐性疝也成为棘手的问题。

腹腔镜疝囊超高位结扎术，是在小儿腹腔镜（直径约 5.0 mm）下用形似钩针的器械，在患侧做约1.5 mm小切口，刺入腹内，在疝囊处腹膜外做环形缝合，然后，在皮下打结，完成疝囊的超高位结扎。这一术式具有明显优点：①腹腔镜下疝囊高位结扎术，由于腹腔镜的放大效应，镜下精索血管、输精管等组织清晰可见，完全可以避免或减少副损伤的发生。②疝囊能做到真正标准的超高位结扎，疗效确切，较传统手术的疗效好。③可同时处理双侧疝、复合疝和另一侧隐性疝，减少了手术创伤，而传统手术必须在隐性疝出现症状后再次手术才能解决问题。④手术对患儿损伤小，恢复快，且不留瘢痕美容效果好，患儿可于术后当天恢复正常活动，术后住院日明显缩短，对于不伴有咳嗽及合并其他疾病的患儿，术前预防性使用抗生素 1 次，术后 24 小时即可安排出院，无须再使用抗生素及液体治疗，治疗总费用与传统开放手术无明显差别。

这一手术适用于 2～12 岁小儿，在疝内容还纳回腹的情况下熟练者仅需 15～20 分钟即可完成手术，多数患儿不需全麻。吉林省前卫医院已完成了 30 余例这种手术，疗效令患儿家长非常满意。

一、适应证及禁忌证

2～12 岁斜疝儿童均可行此手术。难复性疝、滑疝、嵌顿疝、绞窄疝和不能耐受全麻者为本术式的禁忌证。

二、术前准备

常规检查血、尿、凝血常规、肝肾功能、胸腹部透视、心电图。治疗伴发病，如有贫血、低蛋白血症、电解质紊乱及酸碱平衡失调应及时纠正。

手术前 1 天常规皮肤准备，术前禁食水 6 小时以上，留置尿管。

三、麻醉

采用气管插管全身麻醉。

四、患者体位与手术人员的位置

患儿取头低脚高位，偏健侧卧位 15°～30°，监视器位于患者足侧，术者立于患侧对侧，持镜者站在主刀医师旁后方或对侧。

五、操作步骤

腹腔镜疝囊超高位结扎术需有 2 个脐部戳孔,置入 trocar:①脐部 5 mm trocar。②前一个 trocar 对侧 2.5 mm trocar。各切口部位如图 10-7。

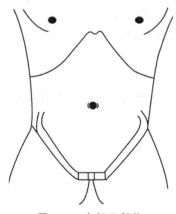

图 10-7　各切口部位

(一)建立气腹及 trocar 置入

术野皮肤常规碘伏消毒,铺无菌巾。在脐缘疝一侧做一个约 0.5 cm 的切口,拉开皮下脂肪组织,暴露并切开腹直肌前鞘,将腹直肌向外侧拉开,钳夹腹直肌后鞘及腹膜,切开后鞘及腹膜,置入 5 mm trocar,充入 CO_2 气体,压力为 1.1~1.3 kPa(8~10 mmHg)。插入腹腔镜,观察腹腔及双侧内环口,镜下在对侧脐缘穿刺置入另一个 2.5 mm trocar,也可在患侧脐与髂前上棘连线中外 1/3 处附近置入。

(二)还纳疝内容

以无损伤钳将疝内容还纳回腹腔,显露患侧内环。

(三)结扎疝囊

将约 20 cm 长,不可吸收 3-0 Prolene 线置入腹腔,于患侧内环口体表投影处切开皮肤约 1 mm,将小儿用缝匠针在切口边缘刺入内环顶部腹壁,在疝囊处腹膜外作半环形潜行,接近内环底部出针,将线头夹持,拉出腹外;于拉出缝线处向内或外略移位,再次刺入缝匠针,做另半环潜行,越过前次出针点出针,夹持拉出另端线头,观察有无遗漏处,收紧缝线,皮下打结,钳夹切口皮缘,略上提,线结即埋于皮下。如对侧存在隐匿疝,同样处理,观察腹腔脏器有无损伤,排出气体,拔除诸 trocar,术毕。

六、术后处理

术后吸氧 6 小时,6 小时后可进食,使用抗生素 1~3 天,对不伴有咳嗽及合并其他疾病的患儿,预防性使用抗生素 1 次,术后 24 小时即可安排出院,无须再使用抗生素及液体治疗。

七、手术要点

腹腔镜疝囊超高位结扎术手术简单,操作方便,用时少,损伤小,但在操作时应注意以下几个问题。

(1)刺入腹壁及在腹膜外潜行时一定要使针隐约可见,确保仅在腹膜下,只有这样,才能避免伤及腹壁血管及精索和输精管。同时,尽量不要穿破腹膜,造成麻烦。

(2)第二次穿刺、潜行后,一定要越过第一针出针处再出针,可以保证形成完整结扎环,否则可能造成疝复发,手术失败。

(3)结扎线应使用不可吸收、较光滑的缝合线,易于穿过腹壁,便于操作,不宜使用手术用丝线,其不易拉出,拉出不完全可造成手术失败。

(4)不宜带线刺入腹壁,那样操作不便。

八、常见并发症及处理

本身多无并发症发生,可能出现腹腔镜手术特有的并发症。

(王保刚)

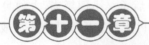

中医治疗普通外科疾病

第一节 肛 窦 炎

肛窦炎可以发生于任何年龄,但以青壮年为主,女性发病率高于男性。临床上肛窦炎以便不尽、坠胀、疼痛、瘙痒为主要表现。由于炎症的慢性刺激,还常伴肛乳头的炎症及增生肥大,二者常可互为因果,因此有人将其视为同一种疾病。

一、病因病机

中医学认为本病的成因为饮食不节、过食肥甘厚味、辛辣醇酒,致湿热内生,下注肛肠;或大便干燥秘结、用力努挣,肛管损伤染毒,致局部经络阻塞、气血瘀滞;或中气不足、气虚下陷;或肺、肾阴虚,热邪郁积肛肠。

二、分类

肛窦炎按照中医证候可以分为以下四型。

(一)湿热下注型

肛门有脓性分泌物,脓质稠厚,肛缘潮湿、瘙痒,肛内坠胀疼痛,局部灼热,便时疼痛加重,并可伴有里急后重感。小便短赤,大便臭秽,舌红苔黄腻,脉弦或滑。检查可见肛窦焮红。

(二)阴虚内热型

肛门坠胀隐痛,便时加重,可有分泌物自肛门溢出。五心烦热、盗汗,口干咽燥,大便干燥,舌红苔黄或少苔,脉细数。检查可见肛窦暗红。

(三)气滞血瘀型

肛门刺痛,便时尤甚。舌质紫暗,脉弦或涩。检查可见肛窦色紫暗或紫红。

(四)脾虚气陷型

肛门下坠不适,便时加重,便后有不尽感,面色少华,少气懒言,纳少便溏,舌淡胖,有齿痕,苔薄白,脉细弱。检查可见肛窦苍白色浅,可有脱肛。

三、治疗

(一)中医药辨证论治

适用于各类急、慢性肛窦炎的治疗,但应依据证型不同而选择不同的立法和方药。

1.湿热下注型

证见分泌物质地稠厚,肛内坠胀疼痛,肛管灼热,伴里急后重。小便短赤,大便臭秽,舌红苔黄腻,脉弦或滑。治宜清热利湿、活血止痛,方用龙胆泻肝汤内服加安氏熏洗剂坐浴或保留灌肠。

2.阴虚内热型

证见肛门下坠隐痛,五心烦热、盗汗,口干咽燥,大便干燥,舌红苔黄或少苔,脉细数。宜养阴清热、润肠通便,方用增液汤加减。

3.气滞血瘀型

证见肛门刺痛,舌质紫暗,脉弦或涩。治宜活血化瘀、理气止痛,方用复元活血汤内服加活血止痛散局部外敷。

4.脾虚气陷型

证见肛门下坠不适,便后有不尽感,面色少华,少气懒言,纳少便溏,舌淡胖,有齿痕,苔薄白,脉细弱。治宜补中益气、升阳举陷,方用补中益气汤。

(二)肛窦炎的手术治疗

常用肛窦切开引流术,适用于急性期肛窦内化脓或已形成隐性瘘管者。

操作方法:患者取侧卧位或截石位,常规消毒、局部麻醉。①肛门镜寻找到原发病灶。②用柔软的弯头探针自病变肛窦缓缓插入,并沿探针自内向外逐层切开。③修剪创缘使创口呈窄长梭形,刮除创面腐肉及感染的肛腺,如有肥大肛乳头一并切除,有出血者可在创缘两侧结扎止血。④加压包扎固定,术毕。

术后处理:正常饮食,便后清洗坐浴,常规换药。

(刘　莹)

第二节　肛门乳头状纤维瘤

肛门乳头状纤维瘤可以发生于任何年龄,以青壮年为主,女性发病率高于男性。因其起病隐匿,初期不引起明显症状,故常被忽略,随着瘤体逐渐增大,便时会时常脱出肛门,并引起瘙痒、出血等不适。肛门乳头状纤维瘤的发生常伴随于肛窦的炎症,二者常可互为因果。

一、病因病机

中医学认为本病或因饮食不节,过食肥甘厚味、辛辣醇酒,致湿热内生,下注肛肠积聚而成;或因大便干燥秘结、用力努挣,致肛管损伤染毒,局部经络阻塞、气血瘀滞,发为肿块。

二、分类

肛门乳头状纤维瘤按照中医证候可分为以下2型。

(一)湿热下注型

肛周潮湿、潮红、有灼热感。肥大的肛乳头充血、水肿。舌红,苔黄,脉滑数。检查可见肛门乳头状纤维瘤嫩红。

(二)气滞血瘀型

排便后肛门部肿物脱出,表面色紫暗,伴有肛门坠胀。舌紫暗,苔薄,脉涩。检查可见肛门乳头状纤维瘤色紫暗或紫红。

三、治疗

依据证型不同而选择不同的立法和方药。

(一)湿热下注型

证见肛周潮湿、潮红、肛内有灼热感。肥大的肛乳头充血、水肿。舌红,苔黄,脉滑数。治宜清热利湿、活血止痛,方用龙胆泻肝汤内服加熏洗剂坐浴、保留灌肠,或选用相同功效的膏剂、栓剂肛内用药。

(二)气滞血瘀型

证见排便后肛门部肿物脱出,表面色紫暗,伴有肛门坠胀。舌紫暗,苔薄,脉涩。治宜活血理气,方用复元活血汤内服加活血止痛散局部外敷,亦可选用其他相同功效药物坐浴、灌肠或栓剂纳肛治疗。

(丁一峰)

第三节 肛 裂

肛裂是指齿线以下肛管皮肤上的非特异性放射状纵行裂口或溃疡。一般呈梭形或椭圆形,长 0.5～1.0 cm,以便时便后肛门撕裂样疼痛和便鲜血为主要特征,疼痛剧烈时难以忍受,需要按急症处理。中医学将本病归属到"痔"的范畴,称为"裂痔""钩肠痔"。该病发病率较高,据统计占肛肠疾病的 15%～22%,以青壮年为主,女性多于男性。75%以上的肛裂位置在肛管后正中,其次是前正中,女性常前后同时发病,两侧肛裂者少见。

一、病因病机

中医学认为,肛裂多由血热肠燥、阴虚津亏或气机阻滞,导致大便秘结,排便努挣,肛门皮肤撕裂而成,如《医宗金鉴·外科心法要诀》曰:"肛门围绕折纹破裂,便结者,火燥也"。而皮肤裂伤后,湿毒之邪又乘虚侵入,局部经络受损,气血运行不畅,破溃处失于濡养,可致肛裂经久不愈。

二、分类

在中医学理论体系中,肛裂按照证候可分为 3 型。

(一)血热肠燥型

大便 2～3 天 1 次,质干硬,便时滴血或手纸染血,肛门疼痛,腹部胀满,溲黄,裂口色红。舌质偏红,苔黄燥,脉弦数。

(二)阴虚津亏型

大便干燥数天 1 次,便时疼痛点滴下血,口干咽燥,五心烦热。裂口深红。舌红,少苔或无苔,脉细数。

(三)气滞血瘀型

肛门刺痛,便时便后尤甚。肛门紧缩,裂口色紫暗。舌质紫暗,脉弦或涩。

三、治疗

(一)中药内治法

肛裂的中医辨证分型包括血热肠燥、阴虚津亏和气滞血瘀 3 种,内服中药须依证立法和选方。

1.血热肠燥

大便 3 天 1 次,质干硬,便时滴血或手纸染血,肛门疼痛,腹部胀满,溲黄。裂口色红。舌质偏红,苔黄燥,脉弦数。治宜清热润肠通便,方用凉血地黄汤合麻仁丸。

2.阴虚津亏

大便干燥数天 1 天,便时疼痛点滴下血,口干咽燥,五心烦热,裂口深红。舌红,少苔或无苔,脉细数。治宜养阴清热润肠,方用润肠汤。

3.气滞血瘀

肛门刺痛,便时便后尤甚。肛门紧缩,裂口色紫暗。舌质紫暗,脉弦或涩。治宜理气活血,润肠通便,方用六磨汤加红花、桃仁等。

(二)坐浴

分为温水坐浴和药物坐浴。便前温水坐浴,可使肛门括约肌松弛,减轻排便时对肛管的挤压和对裂口的刺激;便后坐浴,则可使已发生痉挛的括约肌放松,改善局部血液循环,缓解肛门疼痛。药物坐浴时,所选的药物不必强求一致,常用的包括花椒加食盐和高锰酸钾。医者亦可根据其辨证分型或临床经验自行选用坐浴药物。

(三)药物外敷和纳肛

早期肛裂可选用具有止血止痛、敛疮生肌作用的九华膏、玉红膏或京万红等中药膏剂敷于患处,或使用相同功效的栓剂纳肛,可促进伤口愈合、缓解疼痛和减少出血。

(四)局部封闭疗法

肛裂封闭疗法是指将长效止痛药物或其他复方药液,混合麻醉药物注射到肛周,以解除括约肌痉挛、阻断恶性循环并缓解剧烈疼痛的治疗方法,芍倍注射液封闭法

药物:芍倍注射液 5 mL,0.5％利多卡因 20 mL。

操作方法:局部常规消毒后,在距肛缘 0.5～1 cm、截石位 6、3、9 点分别进针,达内括约肌增生肥厚的下缘,每点呈放射状注药 5 mL。内括约肌内注射射完毕后,再于肛裂基底部注射药液 5～10 mL(图 11-1)。若合并肛门狭窄,注射时可酌情增加药量,至肛门括约肌松弛可容纳 3～4 指为宜。

芍倍注射液为纯中药制剂,现代药理研究表明其具有抑菌抗炎、解痉镇痛的作用,可缓解痉挛,促进创口愈合。有文献表明,早期肛裂单纯在创面注射,即可取得较好疗效。

除传统药物封闭注射疗法外,近年来肉毒毒素 A 也被用于肛裂的注射治疗。肉毒毒素是一种由肉毒杆菌产生的含有高分子蛋白的神经毒素,可抑制神经末梢释放乙酰胆碱,引起肌肉麻痹性松弛,目前已广泛应用于眼睑痉挛、面肌痉挛和斜视。肉毒毒素 A 注射治疗肛裂的应用剂量尚无统一的标准,由于其毒性强烈,过量的注射往往可引起较严重的不良反应,因此使用时需谨慎。

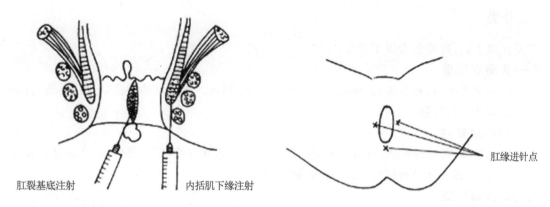

肛裂基底注射　　　　　　　　内括肌下缘注射　　　　　　　　　　　　　　　　肛缘进针点

图 11-1　芍倍封闭法

(五)针灸疗法

临床上常选用承山、长强、三阴交、天枢、大肠俞作为针刺穴位。治疗时,进针得气后一般留针 10～15 分钟,每天 1 次,3～7 天为 1 个疗程。针灸治疗具有止痛、止血、缓解括约肌痉挛的作用,对急性期疼痛较剧的肛裂可选用该法。

（李昌亮）

第四节　肛 周 脓 肿

肛周脓肿在任何年龄均可发病,但多见于 20～50 岁中青年,男性多于女性,婴幼儿也可发病。肛周脓肿发病多较突然、进展快,可引起患者肛周局部剧烈疼痛,重者还可出现发热等全身症状,脓肿破溃脓出后可形成肛瘘。临床多将其作为一种急症处理,因及时积极的治疗不但能减轻患者痛苦,还可避免病情其加重和复杂化。

一、病因病机

中医学中有关于肛痈病因的论述颇多,但归纳起来不外乎虚、实两端。

(一)虚证致病

(1)久病极虚,三阴亏损,湿热积聚肛周,如《疡科心得集·辨悬痈论》云:"患此者俱是极虚之人,由三阴亏损湿热积聚而发"。

(2)虚劳久嗽,痰火结肿肛门,如《外科正宗·脏毒论》云:"又有虚劳久嗽,痰火结肿肛门如粟者,破必成漏"。

(二)实证致病

(1)外邪入里化热,下注肛门,如《河间医学六书》云:"风热不散,谷气流溢,传于下部,故令肛门肿满,结如梅李核,甚者及变而为瘘也"。

(2)过食膏粱厚味、辛辣醇酒,湿热内生,下注积聚肛门,如《外科正宗》云:"夫脏毒者,醇酒厚味,勤劳辛苦,蕴毒流注肛门结成肿块。"

二、分类

按照证候不同,肛痈分为以下 3 型。

(一)火毒蕴结型

肛门周围突然肿痛,持续加剧,伴有恶寒、发热、便秘、溲赤。肛周红肿,触痛明显,质硬,表面灼热。舌红,苔薄黄,脉数。

(二)热毒炽盛型

肛门肿痛剧烈,可持续数天,痛如鸡啄,夜寐不安,伴有恶寒发热,口干便秘,小便困难。肛周红肿,按之有波动感或穿刺有脓。舌红,苔黄,脉弦滑。

(三)阴虚毒恋型

肛门肿痛、灼热,表皮色红,溃后难敛,伴有午后潮热,心烦口干,夜间盗汗。舌红,少苔,脉细数。

另外清代吴谦所著《医宗金鉴》,将肛周脓肿按照部位分为"鹳口疽""坐马痈"等 6 类,论述也较为全面,介绍如下。

1.鹳口疽

又名锐疽,生于尻尾骨尖处。初肿形如鱼肫,色赤坚痛,溃破口若鹳嘴。朝寒暮热,夜重日轻,溃出稀脓为不足;或流稠脓鲜血为有余。

2.坐马痈

此证生于尻尾略上。高肿溃速脓稠者顺;若漫肿溃迟出紫水者险。虚人患此,易于成漏。

3.臀痈

生于臀肉厚处,肿、溃、敛俱迟慢。

4.上马痈与下马痈

生于臀肉之下折纹中。初起如粟,黄脓小疱,渐生焮痛,寒热往来,高肿红亮为轻,平陷黑硬为重。

5.涌泉疽

生于尻骨之前长强穴。初肿坚硬疼痛,状如伏鼠,十日可刺。得白脓者顺,溃迟青脓者险,紫黑水者逆。

6.脏毒

此证有内外、阴阳之别。发于外者,肛门两旁肿突,形如桃李,大便秘结,小水短赤,甚者肛门重坠紧闭,下气不通,刺痛如锥,脉数有力,多实多热,属阳易治;发于内者,肛门内结壅肿,刺痛如锥,大便虚闭,小水淋漓,寒热往来,遇夜尤甚,脉数微细,为虚为湿,属阴难治。

三、治疗

(一)中医学疗法

在中医学理论体系中,肛周脓肿的发展过程一般可分为初起、成脓、溃后 3 个阶段。

1.初起阶段

指脓肿新发尚未化脓阶段,应以"消法"为治疗原则,"审其症而消之",使病灶及时消散。此阶段肛痈,多属火毒蕴结者之实证,证见肛周肿痛突发、持续加剧,伴恶寒、发热,便秘、溲赤,局部红肿焮热,质硬压痛,须治以消肿散结、清热解毒、活血止痛,内服方可用仙方活命饮、内疏黄连汤等化裁,外敷药可以活血止痛散、如意金黄膏、玉露散等为主。少数属阳虚寒凝或阴虚内热之虚证者,分别须治以补阳散寒、温经通阳和养阴清热,方用阳和汤或知柏地黄丸加减。

2.成脓阶段

指脓肿形成期,此期应以"托法"为治疗原则,"因其势而逐之",使脓肿速溃,透脓外出。临证如见肿疡高起、疼痛剧烈、脓根收束、色晕分明,剧痛难忍,脉证俱实者,属正盛邪实,须治以托毒透脓,方用透脓散化裁;如见疮形平塌、根脚散漫、难溃难腐、疼痛不甚,属正虚毒盛,须治以补托透脓,方用托里透脓汤化裁。成脓后的外用药物可选用白降丹,水调和点放疮顶,代刀破头。

3.溃后阶段

指脓肿经治疗或自然破溃,脓液流出之后的阶段,治疗应以"补"为原则,"益其所不足而敛之",促使创口愈合。如溃后脓尽腐除,治法可以补益气血阴阳为主,方用补中益气汤、滋阴除湿汤、四物汤等化裁,同时可外用生肌散、八宝丹等助其生肌收口。但在临证时,常见的情况是脓出不尽、腐肉难除,此时仍须内服透脓散或托里透脓汤透脓外出,亦可外敷升丹等提脓祛腐,待脓尽腐除后,再行"补法"敛疮生肌。

除内服外敷外,目前中药熏洗法也常用于脓肿溃后阶段的治疗。通过熏洗,可起到消肿止痛、清热祛湿、去腐生肌等作用。常用如熏洗剂、苦参汤等。

(二)手术治疗

1.切开术

切开术是目前临床治疗低位肛周脓肿最常用的手术方法。

适应证:肛周皮下脓肿、直肠前后间隙脓肿、坐骨直肠间隙脓肿和黏膜下脓肿等低位肛周脓肿。

(1)黏膜下脓肿手术方法(图 11-2):取侧卧位或截石位,常规消毒铺巾,局麻。①确定内口位置和脓肿范围。②在脓肿内口对应点位齿线下做放射状梭形切口。③肛门镜下暴露脓肿部位,与肠腔平行纵向切开,排出脓液后,将齿线上下切口贯通以保证引流通畅。④清除内口周围及脓腔内坏死组织。⑤结扎出血点、凡士林纱条或乳胶管引流,包扎固定,术毕。

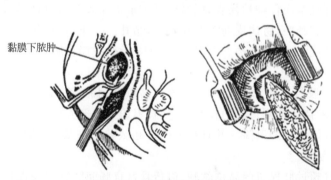

黏膜下脓肿

图 11-2 黏膜下脓肿切开术

(2)其他低位肛周脓肿手术方法(图 11-3):取侧卧位或截石位,常规消毒铺巾,局麻松弛肛门。①确定内口位置和脓肿范围。②在脓肿部位皮肤上做一以肛门为中心的放射状梭形切口(内口在截石位 6 点时,切口位置选取 5 点或 7 点位,下同),切口长度宜超过脓肿范围 0.5~1 cm。切除游离皮肤,切开皮下组织,用止血钳或手术刀敞开部分病灶排出脓液。③将探针探入脓腔,自内口探出后沿探针切开,使脓腔全部敞开。如内口位置和脓腔走行明显,亦可沿坏死组织直接切开。④修剪两侧创缘,清除内口周围及脓腔内坏死组织,以保证引流通畅。⑤止血、凡士林纱条引流、包扎固定,术毕。

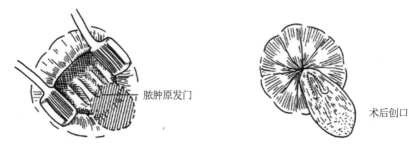

脓肿原发门

术后创口

图 11-3 其他低位肛周脓肿切开术

术后处理:便后冲洗、坐浴并常规换药。①切口的长度取决于脓肿范围的大小,范围越大,切口应越长,以保证引流通畅。切口宽度应能够使脓腔充分暴露,但一般不超过长度的1/3。②内口及脓腔定位要准确,大多数脓肿的内口和脓腔在同一点位,指诊即可确定。内口位置不明确时,可借助探针和肛门镜寻找,或沿坏死腔直接将内口切开。③处理内口坏死组织时要彻底,不残留;清除脓腔坏死组织时,不必过度搔刮,以引流通畅为度,以防创口扩大和疼痛加重。④切开脓腔后应使其引流通畅,切口远端不留"盲袋",必要时可适当延长切口。

2.低位切开高位挂线术

低位切开高位挂线术是在传统"挂线术"基础上演变而来的治疗高位肛周脓肿的手术方法。该方法较单纯挂线法的优势在于皮筋脱落时间变短、疼痛减轻及复发率下降,但因被勒割的肛管直肠环由于炎症浸润而韧性下降质地较脆,仍有一定概率造成肛门失禁。

适应证:高位肛周脓肿。

操作方法:取侧卧位,常规消毒铺巾,宜行骶麻。①明确内口位置和脓肿范围。②按一般低位脓肿手术方法,完全敞开低位脓腔,充分排脓,如无低位脓腔,亦需在肛缘做切口并延至齿线内口处。③钝性分离肛提肌排出高位脓腔内脓液。④以后端结扎橡皮筋的球头软探针自切口探入高位脓腔,沿脓腔底部轻柔而仔细地探查,同时以另手示指深入肛门,指针结合,寻找最薄弱处穿出,使橡皮筋贯穿脓腔和肠腔,将橡皮筋条两端收紧,结扎。⑤止血、包扎固定,术毕。

术后处理:便后冲洗、坐浴并换药。一般在 10～15 天后皮筋可脱落。

3.低位切开、高位乳胶管引流术

低位切开、高位乳胶管引流术是安氏疗法治疗高位肛周脓肿和高位肛瘘的一种经典方法。该法避免了传统挂线术持续勒割造成的长时间疼痛,不切开或部分切开肛管直肠环,与挂线术相比损伤更小,又没有肛门失禁的风险。并且只要内口和脓腔全部敞开、引流彻底,术后一般恢复较快,且瘢痕轻,不会复发。

适应证:脓腔位置超过肛提肌的高位脓肿,包括骨盆直肠间隙脓肿和直肠后间隙脓肿。

操作方法:取侧卧位,常规消毒铺巾,行局麻或骶麻。①确定内口位置和脓肿范围。②在肛缘与内口相同点位的皮肤上做一以肛门为中心的放射状梭形切口,切除游离皮肤,切开皮下组织,敞开部分病灶排出脓液。如无低位脓腔存在,切开时可直接切到内口位置。③将探针探入脓腔,自内口探出后沿探针切开,使低位脓腔全部敞开,内口位置和脓腔走行明显时,亦可沿坏死组织直接切开。④自内口处沿坏死组织向上钝性分离,排出高位脓腔脓液。⑤示指探入脓腔内,适当扩创,以顶端带有侧孔的乳胶管,置入脓腔深部顶端,缝扎固定(图11-4)。⑥修剪创缘,清除内口周围及低位脓腔内坏死组织。⑦止血、凡士林纱条引流、包扎固定,术毕。

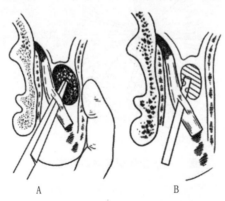

图11-4 钝性分离和乳胶管引流

术后处理:便后冲洗、坐浴。换药时,自乳胶管下端灌入生理盐水,彻底冲洗脓腔,使脱落坏死组织排出。经反复多日冲洗,流出的冲洗液清亮无杂质时,说明脓腔内坏死物已完全脱落,可拔管以油纱条引流。

手术要点和注意事项:①术前和术中要对脓腔、内口位置做出正确判断,必要时可借助B超等辅助检查。②为保证引流通畅,术中可部分切断肛管直肠环,不超过全部1/3时不会造成肛门失禁。③无论低位脓腔是否存在,齿线以下都必须全部敞开,并做梭形切口,以防齿线以上的高位脓肿引流不畅。

4.主灶切开、对口引流术

主灶切开对口引流术适用于各种范围较大的肛周脓肿,术后创伤小、痛苦少、恢复快。克服了将病灶全部敞开而导致的创面范围大,疼痛明显、恢复慢,瘢痕重,肛门变形等缺点。以引流通畅为原则,本术式化繁为简,在尽量少损伤肛周皮肤及皮下组织的同时,可达到最佳的引流效果,术后疗效肯定。

适应证:马蹄形脓肿和其他范围较大的肛周脓肿。

操作方法:取侧卧位,常规消毒铺巾,行局麻或骶麻。①确定内口位置和脓肿范围。②在与内口相同点位的脓肿皮肤上做一以肛门为中心的放射状梭形切口,切除游离皮肤,切开皮下组织,敞开部分病灶排出脓液。③用探针或弯头止血钳探入脓腔,向肛窦方向轻轻探查内口,自内口探出后,沿探针或止血钳切开内口至脓腔间的组织。④示指或止血钳探查脓腔侧缘,探查同时将脓腔内的纤维间隔钝性分离,以保证引流通畅。⑤在侧缘做放射状梭形切口,暴露脓腔,使之与主灶切口贯通(图11-5)。⑥修剪创缘,清除内口周围及脓腔内坏死组织。止血、凡士林纱条引流、包扎固定,术毕。

术后处理:便后冲洗、坐浴并常规换药。如皮桥较窄,术后换药时可直接冲洗,用凡士林纱条贯穿切口引流,如皮桥较宽,则需术中置入带侧孔的乳胶管,每天换药时冲洗,待冲洗液清亮无絮状坏死物后,撤管换凡士林纱条引流。

手术要点和注意事项:①术前和术中要对脓腔的范围、走行及与内口关系做出正确判断。②内口定位要准确,半马蹄或全马蹄形脓肿内口在截石位6点,其他脓肿内口多与红肿最明显处相同点位。③主灶切口如恰在脓腔侧缘处,则只需在另一侧缘做一切口,但如皮桥过宽,则需在两切口间再做一切口,以免引流不畅。

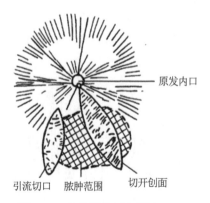

图 11-5　主灶切开对口引流

5.切开引流术

切开引流术,可一次根治无内口的肛周脓肿;对于不宜行一次根治术者,可达到排出脓液、减轻痛苦、防止疾病蔓延和复杂化的目的。

适应证:暂不适宜行根治术及无内口和未找到可靠内口的肛周脓肿。

操作方法:取侧卧位或截石位,常规消毒铺巾,行局麻。①明确脓肿范围。②在红肿最明显处做一放射状梭形切口,排出脓液。③脓腔较大时,以示指或止血钳探查脓腔,并将脓腔内的纤维间隔钝性分离,以避免脓液残留和引流不畅。④修剪创缘、止血、凡士林纱条或乳胶管引流、包扎固定,术毕。

术后处理:便后冲洗、坐浴,换药时冲洗脓腔。

手术要点和注意事项:术前要明确脓腔范围,切开时选择皮肤最薄弱、红肿最明显处。脓腔要引流通畅,范围较大或较深时,可放置乳胶管引流(图 11-6),必要时还可做 2 个或 2 个以上切口,形成对口引流。

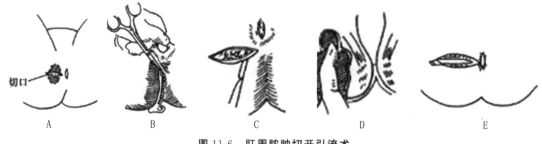

图 11-6　肛周脓肿切开引流术

（李昌亮）

第五节　肛门直肠瘘

我国是认识"瘘"病较早的国家,相关记载首见于战国以前成书的《山海经·中山经》,曰"仓文赤尾,食者不痛,可以为瘘",《黄帝内经》则认为,寒邪滞留经脉,致"陷脉为瘘"。但此阶段所说的瘘泛指全身各部位的瘘管,而非专指"肛瘘"。以后历代医家则对其进行了详细的记载和描述,如《神农本草经》将其称为痔瘘,云:"夫大病之主,……痈肿恶疮、痔瘘瘿瘤",始见痔瘘之名;宋《太年圣惠方》云:"夫痔瘘者,由诸痔毒气,结聚肛边……穿穴之后,疮口不合,时有脓血,肠头肿痛,经久不瘥,故名痔瘘也",将痔与痔瘘从概念上进行了区分;《疮疡经验全书》又称本病为单漏,曰:"又有肛门左右,别有一窍出脓血,名曰单漏";至清末,《外证医案汇编》首次本病命名为"肛漏"。

一、病因病机

中医学有关于肛漏病因的论述颇多,具有代表性的包括以下几类。

(1)肛痈溃后,湿热余毒未尽,蕴结不散,如《医门补要·痔瘘》云:"湿热下注大肠,从肛门先发小疙瘩,渐大溃脓,内通大肠,日久难敛,或愈月余又溃……"

(2)痔久不愈成瘘:如《诸病源候论》:"痔久不瘥,变为瘘也"。《外科启玄》曰:"痔漏,乃痔疮日久不忌房事,破而流脓不收口者是也。"

(3)外感风、湿、热、燥、火邪所致,如《河间六书》记载"盖以风热不散,谷气流溢,传于下部,故令肛门肿满,结如梅李核,甚至乃变而为瘘也"。

(4)气血不足或阴经亏损,如《外证医案汇编》曰:"肛漏者皆属肝脾肾三脏气血不足",《薛氏医按》则曰:"痔属肝脾肾三经,故阴精亏损难治,多成漏证。"

二、分类

按照证候不同,肛瘘分为以下 3 型。

(一)湿热下注

肛周经常流脓液,脓质稠厚,肛门胀痛,局部灼热。肛周有溃口,按之有索条状物通向肛内。舌红,苔黄,脉弦或滑。

(二)正虚邪恋

肛周流脓液,质地稀薄,肛门隐隐作痛,外口皮色暗淡,漏口时溃时愈,肛周有溃口,按之较硬,或有脓液从溃口流出,且多有索条状物通向肛内,可伴有神疲乏力。舌淡,苔薄,脉濡。

(三)阴液亏虚

肛周有溃口,颜色淡红,按之有索条状物通向肛内,可伴有潮热盗汗,心烦口干。舌红,少苔,脉细数。

另外,我国历代文献所记载的肛瘘分类方法多较复杂烦琐,主要是根据瘘管的部位、形态、特征、病因、症状进行分类和命名。如《外科大成》说:"肾俞漏,生肾俞穴;瓜瓤漏,形如出水西瓜瓤之类;肾囊漏,瘘管通入阴囊也;缠肠瘘,为其管盘绕于肛门也;屈曲漏,为其管屈曲不直,难以下药至底也;患臀漏、蜂窝漏,二证若皮硬色黑,必内有重管……通肠漏,惟以此漏用挂线易于除根。"又如《洞天奥旨》中说:"大约瘘病有八,一曰气瘘;二曰风瘘;三曰阴瘘;四曰冷瘘;五曰色瘘,俗名痔瘘;六曰血瘘;七曰偏瘘;八曰瘰瘘,俗名瘰腮瘘。气瘘者,时肿时消,痛胀难忍也;风瘘者,孔窍作痒也,阴瘘者,男女阴内疼痛出水也……"。

三、治疗

须依据证型的不同而选择不同的立法和方药。

（一）湿热下注型

证见脓液量多，质稠厚，肛门灼热胀痛。舌红，苔黄腻，脉弦或滑。治宜清热利湿解毒，内服方用萆薢渗湿汤或化毒除湿汤加减，热重加栀子、黄檗、石膏；流脓多加滑石、车前子、泽泻；疼痛加延胡索、乌药、川芎、米壳；便秘加大黄、槐角、元明粉。外用药可选熏洗剂坐浴。

（二）正虚邪恋

证见脓液质地稀薄，肛门隐隐作痛，局部皮色暗淡，漏口时溃时愈，肛周有溃口，按之较硬，或有脓液从溃口流出。舌淡，苔薄，脉濡弱。治宜扶正祛邪，方用托里消毒散加减，待病情好转时，再以八珍汤或十全大补汤，补益气血。

（三）阴液亏虚

证见肛周溃口色淡红，按之有索条状物通向肛内，可伴有潮热盗汗，心烦口干。舌红，少苔，脉细数。治宜养阴清热，方用青蒿鳖甲汤或知柏地黄丸加减。

以上方药和治法不仅可应用于术前，如证型类似或相同，亦可应用于肛瘘术后。

（李昌亮）

第六节　直肠脱垂

我国是世界上最早对本病进行记述的国家，首见于《五十二病方》，称其为"人州出"；隋《诸病源候论·痢病诸候》将其命名为"脱肛"，谓"脱肛者，肛门脱出也"。本病各年龄均可发病，多见于小儿、老人、经产妇及体弱的青壮年。在儿童，直肠脱垂是一种自限性疾病，大多可随年龄增长而逐渐自行恢复正常，成人发病者则多随发病时间的增加而逐渐加重。长期反复脱垂，可引起神经损伤并导致肛门失禁，还可能出现出血、水肿、绞窄坏死、皮肤湿疹等并发症，因此需积极治疗。

一、病因病机

中医学中有关于直肠脱垂病因的论述颇多，总结各代医家的不同学说，可归纳为虚、实两端。

（一）虚证致病

（1）久痢而致大肠虚冷、脾虚气陷，如《诸病源候论·痢病诸候》云："脱肛者，肛门脱出也，多因久痢后大肠虚冷所为"，《景岳全书·脱肛》谓"有因久泻久痢脾肾气陷而脱出者"。

（2）肺脏虚寒，如《丹溪心法·脱肛》云："肺与大肠相表里……，肺脏虚寒，则肛门脱出。"

（3）纵欲过度、产育用力，如《医学入门·脱肛》云："劳倦房欲过度及产育用力……，具有此证，非虚如何？"

（4）小儿先天不足，后天失养，脾肾气虚或老人肾气不充。

（5）苦寒攻伐失当，损伤真元，关门不固。

（二）实证致病

实证多责之于湿热下坠，若饮食不节，恣食辛辣、肥甘厚味、饮酒无度等，可积湿酿热，湿热下坠，可发为脱肛。

二、分类

按照证候不同,直肠脱垂可分为以下 3 型。

(一)肾气不固

肛内肿物便时滑脱,肛门下坠,伴头昏耳鸣,神疲乏力、腰膝酸软、小便频数、夜尿多,舌淡苔白,脉沉弱。

(二)中气下陷

便时肛内肿物脱出,重者行走、咳嗽、下蹲时即可脱出,劳累后加重,伴有肛门坠胀,神疲乏力,食欲缺乏,气短声低。舌质淡胖,苔薄白,脉弱。

(三)湿热下注

肛内肿物脱出,色紫暗或深红,甚则表面部分溃破,糜烂,肛门坠痛,小便短赤,肛内指诊有灼热感。舌红,苔黄腻,脉弦数。

三、治疗

保守疗法可暂时缓解脱出、坠胀等不适,多用于不宜行注射或手术治疗的患者。另外小儿直肠脱垂有自限性,也应以保守治疗为主,而不需要注射或手术。

1.中药内治法

直肠脱垂的中医辨证分型包括肾气不固、中气下陷和湿热下注 3 种,用药须依证立法和选方。

(1)肾气不固:证见肛内肿物便时滑脱,肛门下坠,伴头昏耳鸣,神疲乏力、腰膝酸软、小便频数、夜尿多,舌淡苔白,脉沉弱。治宜健脾益气,补肾固脱,方用金匮肾气丸加黄芪、升麻。

(2)中气下陷:证见便时肛内肿物脱出,劳累后加重,伴有肛门坠胀,神疲乏力,食欲缺乏,气短声低。舌质淡胖,苔薄白,脉弱。治宜补中益气、升提固脱,方用补中益气汤。

(3)湿热下注:证见肛内肿物脱出,色紫暗或深红,甚则表面部分溃破,糜烂,肛门坠痛,小便短赤,肛内指诊有灼热感。舌红,苔黄腻,脉弦数。治宜清热利湿,方用《薛氏医案》升阳除湿汤。

2.中药外治法

包括坐浴、灌肠和药物外敷法。

(1)坐浴和灌肠:依据"酸可收敛、涩能固脱"的理论,药物多采用具有酸涩收敛功效的五倍子、乌梅、金樱子、石榴皮等,如有局部糜烂、灼热等湿热之象,可加苦参、马齿苋,如有脱肛不收、局部紫暗刺痛,可加红花或乳香、没药。

(2)外敷:可用枯矾、五倍子、石榴皮、冰片等共研细末,敷于脱出的黏膜上,然后将脱出部分回纳,外加纱布加压固定。

3.针灸和穴位注射法

适用于小儿直肠脱垂和部分成人Ⅰ度脱垂。针刺选用长强、百会、足三里、承山等穴,耳针选用直肠下端、神门、皮质下等穴;穴位注射法多采用维生素 B_{12} 注射于长强穴 3 次以上。针刺和注射可增强盆腔内肌肉和其他支持组织的紧张程度,加强对直肠的支撑和固定作用。

(李昌亮)

第七节 肛周湿疹

中医称为湿疡症、浸淫疮、血风疮。《医宗金鉴·外科心法要诀》描述肛周湿疹为"风湿客于谷道,形如风癣作痒,破流黄水浸淫,遍体微痛"。

一、病因病机

中医认为湿疹的内因是脾虚为湿热所困,运化失职,湿热下注所致;外因是感受湿热之邪,充于腠理,湿热搏结是湿疹的基本病因。急性湿疹,为湿热内聚,复感外邪,浸淫肌肤。慢性湿疹,为病久耗血,血虚生风生燥,风燥郁结,肌肤失荣。

二、分类

按其皮损表现及病程一般可分为急性、亚急性和慢性 3 种。

(一)急性湿疹

特点是皮损为多数密集的粟粒大的小丘疹,丘疱疹或小水疱,基底潮红。由于搔抓,疱顶端可见小点状糜烂,有浆液不断渗出,病变中心部较重,向周围蔓延,外围可有散在丘疹、丘疱疹。合并感染后,可形成脓疱,渗出脓液,结黄绿色或褐色脓痂,还可并发毛囊炎、疖肿等。有些患者出现患部覆以细微的白色糠皮状脱屑。

(二)亚急性湿疹

多由急性湿疹炎症减轻,或未及时处理,拖延日久而成。特点是皮损以小丘疹,鳞屑和结痂为主,仅有少数丘疱疹或水疱糜烂。

(三)慢性湿疹

多数由急性、亚急性反复发作不愈而成,少数一开始即呈慢性炎症。特点是局部皮肤增厚、浸润、色棕红或灰色,表面粗糙,肛缘及肛管可有皲裂,鳞骨样抓痕及抓破后形成的结痂,外围可有散在丘疹、丘疱疹。

三、诊断

根据病变形态的多形性,分布对称,渗出瘙痒,病变界限不清楚,病程长,反复发作等特点,即可诊断。

四、鉴别诊断

肛门湿疹与肛门瘙痒症的鉴别:肛门瘙痒症常先发痒,无渗出液。搔抓破后,继发渗出、出血、糜烂。肛门湿疹常先有丘疹、红斑、渗出、糜烂,以后继发瘙痒。

肛门湿疹与接触性皮炎的鉴别:接触性皮炎有明显的接触刺激物病史,皮疹仅限于接触部位,形态单一,水疱大,界限清楚,去除病因后,皮炎消退较快,很少复发。

肛门湿疹与肛周神经性皮炎的鉴别:肛周神经性皮炎,常先瘙痒,后出现扁平丘疹,有苔藓样变,淡褐色,干燥而坚实,病变部位可延至骶尾部、会阴及阴囊。

五、治疗

(一)药物内服

急性、亚急性湿疹引起的局部和全身性反应,宜辨证施治。

急性肛门湿疹多为风湿热邪蕴结肛门而成。治宜疏风清热、利湿止痒。方用四物消风饮、龙胆泻肝汤、四妙丸加减,并发感染,加金银花、连翘、苦地丁、野菊花、紫背天葵加强清热解毒功效,便秘热结,加大黄、枳实;渗出多,加地榆、马齿苋。

亚急性肛门湿疹,常以湿热互结,湿困脾土为主。治宜清热败毒、健脾除湿,方用除湿胃苓汤、萆薢渗湿汤。

慢性湿疹多为血虚风燥,兼有湿热所致。治宜养血祛风,兼清湿热。方用活血润肤汤,脾湿重,加薏苡仁、生黄芪、炒白术,痒甚加珍珠母、牡蛎,皮肤增厚加全蝎 2～3 g。

(二)中药外洗

根据患者临床分期,应用中药辨证外洗,取得良好效果。

急性与亚急性期以清热燥湿止痒立法。方药如下:苦参、黄檗、防风、蛇床子、白鲜皮、土槿皮、苍耳子、苍术、鱼腥草,水煎坐浴,每天 1～2 次,每次 15 分钟。

慢性期以养血润燥、祛风止痒立法。方药如下:当归、生地黄、麦冬、防风、红花、赤芍、蛇床子、白鲜皮,水煎坐浴,每天 1～2 次,每次 15 分钟。

坐浴水应在 40～50 ℃,不可过热。

(三)针灸疗法

针灸法:针灸有良好止痒、抗渗出、改善局部和全身症状作用。

主穴:天枢、关元、中脘、足三里、大肠俞、肾俞、脾俞、三阴交,配穴:大椎、合谷、风池。每天或隔天针刺 1 次,10 天 1 个疗程。针后加灸足三里、曲池、三阴交,或在发痒时施灸湿疹奇痒处。

耳针法:常用穴为肺、大肠、内分泌。每取 2～3 穴,用毫针刺入,留针 1 小时,每天 1 次,10 次为 1 个疗程。或用埋针法,埋针 24 小时,有明显止痒效果。

六、预防

去除各种可能引起湿疹的原因,对各种肛肠疾病如痔、肛瘘、肛裂、肛窦炎、直肠炎、肠道寄生虫病及胃肠疾病等,应积极治疗。少吃辣椒、葱、蒜、芥末、小茴香、白酒等刺激性食物,以及鱼、虾、蟹等,可做变应原测定,根据检查结果,避免接触变应原,保持肛门局部清洁卫生,避免搔抓;要防止腹泻或便秘及其他诱发原因。

(李昌亮)

参 考 文 献

[1] 钟锋.临床普通外科手术技术[M].北京:科学技术文献出版社,2019.

[2] 安东均.普通外科实践辑略[M].西安:陕西科学技术出版社,2019.

[3] 林雁,邢文通,李孝光.常见外科疾病诊疗与手术学[M].汕头:汕头大学出版社,2021.

[4] 高曰文.临床普通外科诊疗[M].北京:科学出版社,2020.

[5] 田浩.普通外科疾病诊疗方法与手术要点[M].北京:中国纺织出版社,2022.

[6] 孙丕忠.普通外科诊疗实践[M].天津:天津科学技术出版社,2019.

[7] 王科学.实用普通外科临床诊治[M].北京:中国纺织出版社,2020.

[8] 任建军.胆胰外科常见术式优化操作经验与技巧[M].北京:人民卫生出版社,2020.

[9] 朱文新.现代普通外科诊疗技术[M].天津:天津科学技术出版社,2019.

[10] 安阿玥.现代中医肛肠病学[M].北京:中国医药科技出版社,2019.

[11] 卢丙刚.外科疾病临床诊疗与麻醉[M].北京:科学技术文献出版社,2020.

[12] 张涛.临床外科疾病诊断精要[M].北京:科学技术文献出版社,2020.

[13] 樊盛军.临床常见普通外科疾病诊治[M].北京:中国人口出版社,2019.

[14] 平晓春,李孝光,邢文通.临床外科与诊疗实践[M].汕头:汕头大学出版社,2021.

[15] 张武坤.普外科临床诊断与治疗精要[M].天津:天津科学技术出版社,2020.

[16] 赵炜煜.实用临床普通外科学[M].哈尔滨:黑龙江科学技术出版社,2020.

[17] 石岳.名老中医白祯祥乳腺疾病经验集萃[M].北京:科学技术文献出版社,2019.

[18] 张海洋.现代普通外科基础与临床[M].北京:科学技术文献出版社,2019.

[19] 鲍广建.现代临床普通外科诊疗精粹[M].上海:上海交通大学出版社,2019.

[20] 韩飞.普外科常见病的诊疗[M].南昌:江西科学技术出版社,2019.

[21] 范明峰.新编肛肠外科疾病手术实践[M].沈阳:沈阳出版社,2020.

[22] 陈义范.历代名医诊疗经验汇粹[M].长沙:湖南科学技术出版社,2020.

[23] 王晋东.实用普通外科手术治疗学[M].长春:吉林科学技术出版社,2019.

[24] 王金保.普通外科手术技术与临床实践[M].天津:天津科学技术出版社,2020.

[25] 王钧.普通外科疾病手术学[M].哈尔滨:黑龙江科学技术出版社,2020.

[26] 于锡洋.现代临床普通外科治疗学[M].上海:上海交通大学出版社,2019.

[27] 柴春.普通外科疾病诊断与治疗策略[M].哈尔滨:黑龙江科学技术出版社,2019.

[28] 杨东红.临床外科疾病诊治与微创技术应用[M].北京:中国纺织出版社,2021.

[29] 刘钊.肝胆胰脾外科学[M].哈尔滨:黑龙江科学技术出版社,2020.

[30] 梁君峰.实用普通外科临床外科疾病诊治[M].天津:天津科学技术出版社,2020.

[31] 刘景德.普通外科疾病临床诊断与处理[M].长春:吉林科学技术出版社,2019.

[32] 朱坤福,祝蕾.中医外治疗法[M].北京:中医古籍出版社,2019.

[33] 陈少华.现代临床普通外科诊疗精粹[M].北京:科学技术文献出版社,2019.

[34] 周钦华.实用普通外科诊疗及手术技术[M].天津:天津科学技术出版社,2019.

[35] 贾小强.中医肛肠专科诊疗手册[M].北京:人民卫生出版社,2020.

[36] 么甲超.中药熏洗坐浴对肛肠外科手术后创面肿痛的疗效[J].河南医学研究,2019,28(23):4326-4327.

[37] 蔡为明.腹腔镜辅助远端胃大部分切除术对胃癌患者的临床疗效评价[J].基层医学论坛,2022,26(22):56-58.

[38] 李新新.某院普通外科手术部位感染及危险因素研究[J].中国消毒学杂志,2019(5):365-367.

[39] 赵玉沛,张太平.普通外科缝合技术的基本原则与缝合材料规范化使用[J].中国实用外科杂志,2019,39(1):3-5.

[40] 李晓奇,范根学,周天志.腹腔镜下穿孔修补术与胃大部分切除术对真菌感染胃溃疡合并胃穿孔的疗效及并发症观察[J].贵州医药,2022,46(3):434-435.